원헬스

사람 · 동물 · 환경

원헬스

사람 · 동물 · 환경

로널드 아틀라스, 스탠리 말로이 편저

김영아, 김현수, 정석훈, 박경운, 이미경, 문희원, 이종윤, 장철훈(역자대표) 역

대 한 임 상 미 생 물 학 회
The Korean Society of Clinical Microbiology

원헬스: 사람·동물·환경
One health: people, animals, and the environment

1 판 1 쇄	2020년 10월 7일
1 판 2 쇄	2022년 1월 7일

편 저 자	로널드 아틀라스, 스탠리 말로이
역 자	김영아, 김현수, 정석훈, 박경운, 이미경, 문희원, 이종윤, 장철훈(역자대표)
발 행 인	유성권
편 집 장	이재선
기 획	신선희
마 케 팅	임태완, 김호철, 최성규, 정명한, 김모란, 한태수, 박만근, 김성환, 박소영, 김지현, 김채환
판 형	178 x 254 mm
발 행 처	범문에듀케이션
주 소	서울시 양천구 목동서로 211 범문빌딩(우 07995)
전 화	(02) 2654-5131
팩 스	(02) 2652-1500
홈페이지	www.medicalplus.co.kr
등 록	제2011-000001호
I S B N	979-11-5943-222-4(03510)

* 역자와 합의 하에 인지를 생략합니다.
* 잘못된 책은 교환하여 드립니다.

이 도서의 국립중앙도서관 출판예정도서목록(CIP)은 서지정보유통지원시스템 홈페이지 (http://seoji.nl.go.kr)와 국가자료종합목록 구축시스템(http://kolis-net.nl.go.kr)에서 이용하실 수 있습니다. (CIP제어번호 : CIP2020037402)

편저자

로널드 아틀라스는 뉴욕주립대학을 졸업하고, 1972년 루트거스대학에서 미생물학 전공으로 박사학위를 받았다. 1981년부터 은퇴할 때까지 루이스빌대학에서 미생물학과 생태학을 가르쳤다. 1991년 응용환경미생물학 분야에서 미국미생물학회상을 수상하였다.

스탠리 말로이는 캘리포니아주립대학(UC Irvine)에서 분자생물학 및 생화학 전공으로 박사 학위를 받고, 일리노이주립대학(UIUC)에서 미생물학 교수로 18년간 재직하다가 현재 샌디에고 주립대학에서 생물학을 가르치고 있다. 미국미생물학회 회장을 역임했고, 살모넬라 연구를 주로 하고 있다.

역자

장철훈은 부산대 교수로, 부산대학교를 졸업한 진단검사의학과 전문의이다. 결핵 관련 연구로 100여 편의 논문을 발표하였고, 한국보건산업진흥원 신기술개발단장을 지냈다. 현재 양산부산대학교병원에 근무하고 있으며, 대한임상미생물학회 이사장 및 의학한림원 정회원이다. 역서로『세상을 바꾼 12가지 질병』이 있다.

김영아는 연세대 임상교수 겸 국민건강보험 일산병원 진단검사의학과 전문의로, 연세대학교를 졸업하였다. 지역사회 감염 세균의 항생제 내성에 관심을 갖고 있고 80여 편의 논문을 발표하였다. 현재 대한임상미생물학회 간행이사이다.

차 례

서문

앞으로 다가올 감염병을 통제하기 위해서는 인간과 동물 그리고 환경의 건강을 하나로 묶는 원헬스라는 새로운 개념을 활용해야 한다. 지난 30년 동안 이전에는 알려지지 않았던 대장균 O157:H7 감염증, 라임병, 한타바이러스폐증후군, 니파바이러스감염증, 중증급성호흡기증후군(SARS)과 같은 신종 감염병이 전례 없는 빈도로 출현하고 있다. 사라져 가던 광견병이나 식품매개 질병과 같은 질병들도 다시 등장하고 있다. 웨스트나일열과 같은 일부 질환은 대양을 건너 타 대륙으로 확산되고 있다. 꾸준히 증가하는 항생제 사용량은 놀랄 만한 속도로 항생제 내성을 증가시키고 있다. 이런 신종 질병은 어디에서 오는 것이며, 그 발생률은 왜 증가하는 것일까? 이와 같은 위협에 맞서 우리가 할 수 있는 일은 무엇일까? 이 문제에 대한 해답은 인간과 동물 그리고 환경의 건강을 통합시키는 원헬스에서 찾을 수 있다. 우리는 원헬스 접근법으로 질병의 발견과 예방을 위해서 조화로운 전략을 수립해야 한다.

인간에서 발생하는 대부분의 신종 감염병은 인수공통감염증이다. 인간이 환경을 파괴하면 미생물은 새로운 서식지에 노출된다. 변화된 서식지에 노출된 미생물은 선택 압력으로 새로운 독성을 획득한다. 이렇게 미생물이 새로운 독성을 획득하는 것이 대개 인간에게 질병을 발생시키는 새로운 요인이 된다. 미생물이 동물에게 전파되고, 이후 유전적인 변화를 거치면서 인간에게 전파되는 것이다. 미생물은 빠르게 진화한다. 인구가 증가함에 따라 새로운 환경에 노출되는 사람이 많아지고, 사람이 사는 지역의 생태계가 파괴된다. 인간과 동물이 야생에 노출되면 이전에는 일부 지역에만 국한되었던 질병이 넓은 지역으로 전파되게 된다.

이 과정은 한 방향으로만 일어나는 것이 아니다. 때로는 인간을 매개로 동물에게 치명적인 감염병이 발생할 수도 있다. 해양 포유류의 톡소포자충증, 강에 사는 수달의 렙토스피라증, 박쥐흰코증후군과 같이 동물을 멸종 위기로 몰아 넣고 생물다양성을 감소시키는 질병들이 적지 않다.

더욱이 국제적으로 확산된 SARS와 인플루엔자, 그리고 양서류에 영향을 미친 항아리곰팡이병에서 잘 알 수 있듯이, 감염병의 출현과 재출현은 전 세계적인 문제이다. 빈번한 해외여행과 다국적인 무역망으로 해서 병원체는 단시간에 세계의 한곳에서 다른 곳, 특히 인구밀집지역으로 이동할 수 있다.

"원헬스(One Health)"는 인간의 건강, 동물의 건강, 환경의 건강 사이의 상호 의존성에 바탕을 둔 개념이다. 감염병으로 인해 생기는 문제들을 해결하려면 의학, 수의학, 환경과학을 포함하는 다양한 학문 분야의 전문가들이 협동해야 한다. 그러나 실제로 다학제간 원헬스 접근법을 시행하는 것이 쉽지 않다. 의사나 수의사나 환경과학자들은 자신의 분야에 관련해서는 집중적인 교육을 받지만 다른 영역은 거의 배우지 않는다. 대부분의 연구비 또한 의학, 수의학 혹은 환경과학 등 해당 분야에 제공되고, 연구 분야 사이에 겹치는 영역에는 제공되지 않는다. 국가 내 그리고 국가간에도 각 부문에 관여하는 당국자들 사이의 소통이 비효율적이다. 그러나 감염병이 건강과 경제에 미치는 영향이 막대해짐에 따라 이 장벽이 무너지기 시작했다.

원헬스는 신종 감염병의 위협에 우리가 어떻게 대응할지에 대한 패러다임이 변했다는 것을 보여 준다. 기존의 방법은 아픈 환자나 동물을 진찰하고, 병원체를 동정하며, 질병의 증상을 경감시키는 치료법을 적용했다. 반면, 원헬스법은 질병이 발생하기 "전"에 환경, 동물, 인간에 대한 감시를 통해 질병의 집단발병을 예측하고, 환경과학자, 수의사, 의사와 함께 감염의 전파를 막을 수 있는 조기중재법을 찾는다. 이러한 접근 방식을 실현시키기 위해서는 전 세계로부터 정보를 모으고, 데이터를 평가하며, 문제를 정확하게 찾아내는 대규모의 전산화된 방식이 개발되어야 한다.

효과적인 감시를 위해서는 의사와 수의사로부터 받는 보고 외에, 사회 연결망과 DNA 서열분석을 위한 새로운 검사법도 필요하다. 오랫동안 우리는 환경, 동물, 인간 사이의 밀접한 관계를 인식하여 왔지만, 원헬스 계획이야말로 광범위한 영향력을 가지는 실질적인 해결책을 제공한다. 감염병의 통제에 상당히 중요한 지역이 개발도상국들인데, 흥미로운 것은 원헬스가 가장 많이 받아들여지고 있는 곳이 바로 이 개발도상국들이다.

이 책은 신종 감염병의 위협을 막기 위한 원헬스 접근법의 핵심적인 개념, 확실한 근거, 성공적인 적용 예, 그리고 우리 앞에 놓인 도전을 보여 준다. 원헬스 접근법은 시대를 초월한 과학적인 통찰을 바탕으로 시의적절한 해결책을 제시한다는 점에서, 무시할 수 없을 만큼 너무나 중요하다.

2013년 11월
로널드 아틀라스, 스탠리 말로이

역자 서문

2020년의 세계는 정지된 세상이고, 닫힌 세상이다. 2019년 말에 중국 우한 지역에서 원인을 알 수 없는 폐렴이 돌고 있다는 소식이 들려온 후 한 달 만인 2020년 1월 30일 세계보건기구가 국제공중보건비상사태를 선포했고, 3월 11일 "감염병 세계적 유행(팬데믹)"을 선언했다. 인간의 이동과 물류가 멈추었고, 강의와 회의가 온라인으로 열리고 있고, 일상적인 인간의 활동에 기반한 산업 생태계가 무너지고 있다. 이렇게 감염병은 전에 가 본 적이 없는 새로운 세상으로 우리를 이끌고 있다.

인류가 신종 감염병으로 겪고 있는 위기가 점점 더 잦아지고 있다. 과거의 기록들을 보면, 역사상 많은 사람들을 희생시킨 감염병은 몇 십 년 혹은 몇 백 년 간격으로 있어 왔다. 가까운 과거일수록 규모가 작은 사건들도 더 잘 기록되기 마련이어서 유행 사례를 나열하는 것이 시대별로 공평하게 감염병의 발생 빈도를 알려 주는 것은 아닐 것이다. 그렇다고 해도 21세기 들어서 20년도 안 되는 기간에 사스, 신종 플루, 메르스, 에볼라, 지카, 코로나19 등의 감염병이 인간 세계에 퍼지고, 그중 일부는 전 세계적인 대유행을 일으켰다는 것은 분명히 인간이 과거와는 달리 훨씬 더 빈번하게 신종 감염병의 위협에 노출되고 있음을 말해 준다.

신종 감염병의 발생 빈도가 높아지고 있는 것은 우연한 현상이 아니다. 인간이 자연의 생태계 안으로 계속 침범해 가면서 인간과 야생동물과의 접촉이 많아지고 있기 때문이다. 신종 감염병은 대개 야생동물로부터 기원한다. 인간의 이동 속도가 전례 없이 빨라져서 지구촌 한 구석에서 생긴 병원체가 전 세계로 퍼지는 데 많은 시간이 걸리지 않는다. 게다가 소위 병원체의 먹잇감이라고 할 수 있는 인간 숙주는 얼마나 많고 밀집되어 있는가? 그래서 새로운 병원체가 인간의 몸 안에 들어와서 적응할 기회뿐만 아니라, 성공적으로 적응한 병원체들이 다른 사람에게 퍼질 수 있는 기회도 많아진 것이다.

이런 맥락에서 보면 신종 감염병은 인간이 만들어 낸 재앙이다. 축산업만 보더라도 과거 소규모 농가형 축산에서 많은 인구를 먹여 살리기 위한 대규모 공장

형 사육으로 바뀌었다. 이런 환경에서는 돼지가 조류와 사람의 인플루엔자바이러스의 도가니가 되어 변종을 만들고 증폭시켜, 그 바이러스가 인간에게 전파될 가능성이 많다. 그 밖에도 기후변화로 인한 매개곤충 서식지의 확대, 생물다양성의 감소, 인구 노령화 등 많은 요인들이 지구의 전 대륙에 한꺼번에 존재하여 새로운 병원체의 발생과 전파를 부채질하고 있다. 그래서 옛날 같으면 신종 병원체가 생기더라도 사람에게 들어올 기회가 없거나 일부 지역에서 조금 유행하고 말았을 것이 순식간에 전 세계로 퍼진다. 이런 감염병의 위협을 말해 주듯이, 2019년 세계보건기구가 인류의 건강에 위협이 되는 요인으로 발표한 10가지 목록에 감염병과 관련된 것이 여섯 개가 들어 있다. 그중 인플루엔자 세계적 대유행이 감염병으로는 가장 상위에 올라와 있는데, 현재 유행하고 있는 코로나바이러스도 인플루엔자바이러스 못지 않게 위협적인 바이러스이다.

이 책은 2014년 미국미생물학회에서 펴낸 것으로, 원헬스의 개념과 주요 적용 사례들을 보여주고 있다. 각 장은 전문가들이 해당 주제에 대하여 정리한 일종의 종설 형식의 논문이다. 따라서 독자들은 이 책의 각 장들 중 흥미있는 주제를 찾아서 독립적으로 읽을 수 있다. 그러나 원헬스에 대해서 보다 잘 이해하고자 한다면, 이 책의 전체 내용이 무척 도움이 될 것이다. 이 책에는 원헬스 접근으로 성공적으로 감염병 관리가 이루어졌던 예와 그 반대의 예들이 많이 제시되어 있다. 대표적으로 호주의 헨드라바이러스와 뉴욕의 웨스트나일바이러스가 흥미롭다. 이 책은 실례를 가지고 원헬스 개념이 인간과 동물과 환경의 전문가들에게 신종 감염병 출현이라는 도전에 어떻게 효과적으로 대응할 수 있는지를 알려 준다.

신종 감염병의 위협에 대응하고자 하는 통합적인 노력의 하나로 원헬스 접근이 시도되고 있다. 우리나라에서도 과거 질병관리본부를 중심으로 "원헬스 항생제 내성균 다부처 공동사업"을 추진하는 등, 근본적인 신종 감염병 대책을 세우고자 노력하고 있다. 또한, 대한임상미생물학회는 몇 년 전부터 심각한 항생제 내성균 발현에 대응하고자 하는 노력의 하나로, 세계보건기구 및 질병관리청과 협력하여 항생제내성균감시시스템(Kor-GLASS)을 운영하고 있다. 그렇지만 이렇게 전문가들이 보다 앞 단계에서 질병을 통제하고자 하는 조치들을 지속적으로 시행하는 것이 쉽지 않다. 그 이유는 충격적인 사건이 미연에 방지되면 일반인들은 그 효과를 인지하기 어렵기 때문이고, 따라서 국가나 국제기구가 원헬스 접근법에 예산과 자원을 투입하고자 할 때 국민들의 호응을 얻기 어렵기 때문이다. 지금 코로나19를 겪으면서 신종 감염병에 대한 보다 근본적인 대처가 필요하다는 인식을 세계 시민이 모두 공유하게 되기를 바란다.

2년 전 이 책을 번역 출간하기로 마음먹었을 때 오늘의 중대한 감염병 위기 상황을 예견한 것은 아니었다. 다만 많은 전문가들이 얘기하던 바 인류에게 닥칠 감염병이 "when, not if"의 문제였던 만큼 언젠가 닥칠 일이 생각보다 좀 빨리 왔을 뿐이다. 이런 위기 상황에서 각자의 바쁜 업무에도 불구하고, 특히 마지막 교열 중에 터진 코로나19로 인하여 눈코 뜰 새 없이 바쁜 와중에 번역, 교열, 교정에 참여한 번역위원 김영아(국민건강보험 일산병원), 김현수(경찰병원), 정석훈(강남세브란스병원), 박경운(분당서울대학교병원), 이미경(중앙대학교병원), 문희원(건국대학교병원), 이종윤(부산대학교병원) 선생님과 함께, 오늘 우리나라의 독자들에게 도움이 되기를 바라는 마음을 가득 담아 이 책을 펴낸다.

2020년 10월
장철훈(역자 대표. 대한임상미생물학회 이사장)

원헬스란 무엇이며
왜 중요한가?

제 1 장

세 영역에 닥친 위협:
원헬스 접근법의 필요성

서론

우리는 지금 점점 더 복잡해져 가는 세상에 살고 있다. 세계의 연결망이 확대되고 있고, 변화의 속도는 점점 빨라지고 있다. 인간, 동물, 그리고 이들로부터 나오는 산물이 섞이고 환경이 파괴되면서, 21세기는 전례 없는 혼합의 도가니가 되고 있다. 이러한 혼합이 인간, 동물, 환경이라는 세 영역 사이에 새로운 역학을 만들어 내고 있다. 이들 3자의 건강은 깊고 밀접하게 연결되어 있다.

인간, 동물, 환경을 서로 연결된 각각의 원으로 표시해 보면 이들의 상호연관성을 잘 이해할 수 있다(그림 1). 이 원들은 서로 밀고 당기면서 상호작용을 통해 커다란 힘을 만들어 낸다. 이러한 힘들의 상호작용은 "모든 운동에는 작용과 반작용이 있다"는 뉴턴의 운동의 제3법칙과 유사하다. 세 영역 중 어디에라도 힘을 가하면 그 힘은 다른 영역에 영향을 미친다. 오늘날의 세계에서 이러한 힘은 대부분 세 영역 모두의 건강에 부정적으로 작용한다. 또한, 전 세계적으로 인구와 동물의 수가 증가하면서 인간과 동물 사이의 상호작용은 빨라지고 확대되며 갈수록 심화되고 있다. 그 결과는 인간, 동물, 환경의 건강과 안녕을 위협하는 것이다. 즉, 한 영역의 문제는 다른 영역에 더 큰 문제와 위협을 야기하는 생물학적 운동의 제3법칙이 적용된다.

현재와 미래에 다가오는 건강에 대한 도전을 효과적으로 해결하기 위해서, 우

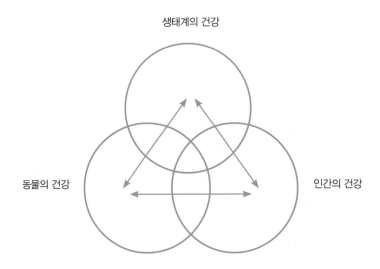

생태계의 건강

동물의 건강

인간의 건강

그림 1. 원헬스의 영역과 영향력. doi:10.1128/microbiolspec.OH-0012-2012.f1

리는 사고방식을 바꾸어 시스템에 기반한 생태학적, 전체적 접근법을 적용해야 한다. 인간, 동물, 환경의 건강에 대한 위협과 우리가 가진 현재의 문제점을 더 잘 이해하고 개선하려는 "원헬스"가 바로 그와 같은 접근법이다. 하나의 영역에 국한해서 바라보고 개입하기보다는, 세 영역 모두의 건강을 증진시키기 위해 협동적, 통합적, 다학제적으로 접근하고자 하는 방식이 바로 원헬스의 본질이다.

배경

비감염성 질환이나 만성 질환, 환경 파괴 등도 우리의 건강에 중요한 요소로 인식되고 있긴 하지만, 원헬스 개념의 핵심은 주로 감염병을 이해하고 통제하는 데 있다. 감염병은 인류 역사의 발전에 커다란 영향을 주어 왔다. 감염병의 출현과 재출현을 촉진시키는 조건은 잘 알려져 있지만, 21세기가 되면서 더욱 확실해졌다. 이러한 조건은 2003년 미국 의학연구소의 보고서에 새로운 융합 모델과 "최악의 미생물 폭풍"을 일으키는 요인으로 언급되어 있다(1).

미생물 폭풍은 미생물의 적응, 해외여행, 무역, 운송, 숙주의 감수성, 기후 변화, 경제의 발달, 토지 이용, 인구와 인간 행동, 가난, 사회 불균형, 공중보건과 동물보건 관련 사회 기반시설의 붕괴, 전쟁과 테러 위협 등과 같은 아주 다양한 요인들에 의해 만들어진다[1]. 이러한 요인은 대부분 인간에 의해서 생긴 것으로, 새로운 환경과 재료들이 지구라는 하나의 커다란 혼합 용기에 담겨 있는 것이라고 할 수 있다. 이 도가니 속에서 미생물은 새로운 서식지를 확립할 기회가 더 많아지면서 종을 넘나들어 전 세계로 이동한다. 그리고 항생제에 내성을 갖게 되고, 신속하게 인간, 동물, 환경에 다가가서 공격한다. 미생물은 숙주 사이에서 직접 전파되거나, 음식과 물을 통해 간접적으로 전파되거나, 모기나 진드기같은 매개체를 통해 전파된다. 그리고 숙주 바깥의 자연에서 환경의 오염균으로 혹은 미생물 개체군으로 생존할 수 있다.

그 결과 신종 감염병과 재출현 감염병의 시대가 새롭게 도래하고 있다. 지난 30년에 걸쳐 인간에서 발생했던 신종 감염병의 약 75%가 인수공통감염증이었으며, 이들 중 많은 것들이 야생동물에서 유래하거나 혹은 야생동물을 통해서 들어왔다[2]. 그리고 어떤 질병들은 발병 지역이 넓어지는 형태로 등장하기도 한다. 예를 들면, 웨스트나일바이러스감염증은 1999년, 원숭이마마와 중증급성호흡기증후군(SARS)은 2003년 미국에서 발생했는데, 이 질병들은 이전까지만 해도 서반구에서는 발생하지 않았던 것들이다.

최악의 미생물 폭풍을 만드는 요인들은 여전히 계속 생겨나고 있다. 따라서 신종 감염병과 새로운 인수공통감염증의 시대는 지속될 것이다. 최근의 한 연구에서는 매년 2~4개의 질병이 새로 출현할 것으로 예측했다. 특히 인간–동물의 공유영역에서 발견되는 RNA 바이러스에 의한 질병이 가장 많이 등장할 것이다[3]. 우리는 현재 전 세계적으로 4천만 명이 넘는 감염자가 있는 HIV/AIDS 유행의 기원이 침팬지 레트로바이러스이며, 이 바이러스가 종을 뛰어넘어 인간 대 인간의 전파에 적응했음을 잘 알고 있다. 최근 외래 동물과 야생동물고기의 인기가 많아지면서 국제무역이 늘어나는 것도 인간과 동물의 건강에 위협이 되고 있다.

전 인류의 건강에 대한 위협은 서로 연결된 것이고, 또한 상호 연결된 사안에 의해서 유발되기 때문에 간단히 해결하기는 어렵다. "난제"라는 개념은 상거래 분야에서 유래하였지만 우리의 건강위협에도 적용할 수 있다. 난제는 복잡하고, 독특하고, 난해하고, 단순한 해결책이 없고, 과거에 그 문제를 해결하는 데 실패했다는 것이 특징이고, 다른 문제가 만들어 낸 하나의 현상이기도 하다. 난제란 단순히 문제가 어렵다는 것만을 의미하는 것이 아니라, 과거에 사용했던 표준 접근 방식으로는 해결하지 못한다는 것을 의미한다(4). 예를 들어, 앞으로 식품을 매개로 일어날 다양한 질병을 예방하기 위해서는 동물 영역이나 환경 영역에 주안점을 둔 새로운 전략과 중재가 필요할 것이다. 이는 과거에 환자를 대상으로 하여 인간 영역에만 국한해서 접근했던 좁은 시각과는 상반되는 전략이다.

세계보건기구(WHO)의 전직 사무총장 그로 할렘 브루틀란트는 이렇게 말했다. "현대 세계에서 세균과 바이러스는 돈만큼 빠르게 이동한다. 세계화가 되면서 하나의 미생물 바다가 온 인류를 뒤덮고 있기 때문에 미생물이 없는 성역이란 없다"(다보스 세계경제포럼, 2001/1/29). 그 바다는 다른 모든 생물들도 뒤덮을 것이다. 그 미생물의 세계는 전파를 위한 기회, 새로운 정착지와 숙주를 찾을 기회가 풍부하게 제공되기 때문에 미생물이 새로운 곳에 서식처를 구축할 수 있게 한다. 따라서 우리 모두는 서로 연결된 커다란 지구촌의 일부이며, 우리나라의 문제는 몇 시간 안에 다른 나라의 문제가 될 수 있다.

인간 영역

세계 인구는 매년 1.2%씩 증가하고 있고, 다음 세기에도 기하급수적으로 증가할 것이다. 현재 세계 인구는 70억 명을 넘어섰으며, 금세기의 중간 즈음 90억 명을 초과할 것으로 추산된다. 세계 인구 증가의 90%가 개발도상국에서 일어나고 있고, 인구 증가율이 가장 높은 곳은 개발도상국 내의 대도시 근교이다(5). 오늘날 약 10억 명에 달하는 인구가 거주하고 있는 대도시 빈민가에서 신종 감염병과 재출현 감염병이 발생할 확률이 상당히 높다. 더욱이 개발도상국은 새로 출현하는 위협을 신속하게 탐지하거나 통제할 공중보건과 동물보건의 기반시설이 부족하기 때문에 세계를 더 위험하고 취약하게 만든다.

우리는 지금 사람들이 전 세계로 이동하고 이주하는 경이적인 시대를 경험하고 있다. 세계 경제는 사람들을 시골에서 도시로 이주하게 만드는 핵심 동인이다. 게다가 사회적, 정치적인 불안으로 많은 사람들이 난민이 되고 있고, 경제와 직업이 변화하면서 세계 곳곳으로 사람들이 재배치되는 새로운 인구 분산이 일어나고 있다. 이러한 인간의 재배치 현상 외에도 매년 10억 명 이상이 국경을 넘고 있다. 사람들뿐만 아니라 동물, 매개체, 식품을 비롯한 상품들 역시 이동한다. 이 모든 것들이 미생물이 전례 없이 빠르게 이동할 수 있도록 하고 있다.

세계는 문자 그대로 움직이는 중이다. 지리학자들은 세계를 "축소된 공간"이라 부른다. 해외여행, 무역, 상업 그리고 인간의 이동으로 공간이 한데 묶이면서 인간, 동물, 동물제품의 상호작용이 증가하여 이 모든 것이 종간 장벽을 뛰어넘는 미생물에 노출될 가능성을 키우고 있다. 사람들이 미답의 영역에 침입하여 서식지를 변화시키고, 그로 인해 지표면의 상당 부분이 파괴되어 환경과 그 환경의 복원력을 위협하면서 이러한 위험을 더욱 부채질하고 있다.

끝으로, 인구집단에서 특정 질병에 취약한 구성원들이 늘어나고 있다. 노인인구는 현재 미국뿐만 아니라 전 세계에서 증가하고 있다. 미국의 경우, 은퇴할 때가 된 베이비부머 세대는 노화와 함께 총체적인 면역 능력이 약화된 대규모 집단이다. 현재 암 환자, 장기이식자, HIV/AIDS 환자를 포함한 면역저하자들이 증가하고 있는데, 이들은 특히 감염병에 취약하다.

빈곤은 건강을 결정하는 핵심 요인 가운데 하나이다. 건강의 악화는 빈곤의 원인이 될 뿐만 아니라 빈곤의 결과로 나타나기도 한다. 일생을 빈곤에 갇혀 사는 많은 사람들의 건강과 삶의 질이 열악하다. 빈곤의 폐해 중 가장 비극적인 것은, 감염병과 빈곤이 철저하게 연결되어 있다는 점이다.

약 10억 명의 인구가 하루에 2불 미만을 가지고 생활한다. 전 세계적으로 시골에 사는 빈민의 2/3와 도시에 사는 빈민의 1/3이 생존에 필수적인 가계 수입, 음식, 영양분을 가축에 의존한다(6). 또한, 동물성 단백질에 대한 요구가 급속하게 확대되고 있고, 가축과 가금 생산이 빈곤을 벗어나게 하는 통로이기 때문에 개발도상국의 가축과 가금 생산량이 가파르게 증가하고 있다. 특히 동남아시아, 아프리카, 인도에 가난한 가축 사육자가 많이 거주한다. 이 커다란 인구집단은 가축과 근접하여 생활하기 때문에 인수공통감염증에 걸릴 위험이 높다. 인수공통감염증은 이들에게 이중의 영향을 미친다. 즉, 실질적으로 질병은 가축을 아프고 죽게 하여 가축이나 가금 자체의 생산성이 줄어들게 만들 뿐만 아니라 사람에게도 병을 일으킨다. 국제축산연구소가 행한 최근의 한 연구는 빈곤, 기아,

가축 사육, 인수공통감염증 사이에는 상관관계가 아주 높다는 것을 보여주었다 (20). 전 세계적으로, 상위 13개의 인수공통감염증은 매년 24억 명의 환자를 발생시키고 220만 명을 사망에 이르게 한다. 위장관 기생충 감염, 렙토스피라증, 낭미충증, 우형결핵, 광견병, 브루셀라증, 톡소포자충증, Q열 등이 그 예이다(6).

개발도상국에서 인수공통감염증이 대규모로 경제, 사회, 보건에 미치는 영향을 줄이려고 하면 원헬스 접근법이 필수적이다. 이 감염증들은 야생동물뿐만 아니라 가축들도 걸리기 때문에 대부분 농업을 바탕으로 한 중재로 통제할 수 있어서 원헬스 전략이 더욱 중요하다.

동물 영역

세계 인구가 현저히 증가함에 따라 반려동물이나 말과 같은 유희용 동물들 역시 빠르게 늘어가고 있다. 또 외래 애완동물이 증가하면서 이 동물들의 불법적인 수출과 이동이 점점 많아지고 있다. 이로 인해서 인간이 새로운 인수공통감염증에 노출될 가능성이 높아지고, 또 새로운 종의 동물에서 새로운 질병이 출현할 가능성이 농후해지고 있다. 현재 전 세계적으로 중요한 감염의 대표적인 것이 HIV/AIDS, 말라리아, 결핵이다. 이 세 가지는 모두 동물에서 유래하였으며, 인간에게 적응하여 인간 대 인간으로 전파되고 있다.

인간의 식생활에서 동물성 단백질 수요가 증가하면서 식용 동물의 수가 빠른 속도로 늘고 있다. 지난 해 70억 명 이상의 인구를 먹이는 데 240억 마리의 식용 동물이 사육되었다(6). 국제연합 식량농업기구(FAO)는 새로운 농업혁명을 언급하면서, 다음 10~20년에 걸쳐 동물 단백질에 대한 요구가 50% 증가할 것이라 예측하였다. 이 농업혁명은 개발도상국들의 부가 상대적으로 증가함에 따라 상당수의 식품이 동물제품으로 바뀌는 것과 관계가 있다(7).

식용 동물의 생산을 늘리려면 가축과 가금의 생산 방식이나 생산지에 변화가 일어날 수밖에 없고, 결과적으로 환경에도 중대한 변화가 생기는 가축혁명이 일어나고 있다. 말 그대로 수십억 마리의 식용 동물이 대규모의 전문화된 생산시스템을 통해 공급될 것이다. 개발도상국에서도 사육량이 점점 더 많아질 것이다. 방목지가 확장될 것이며 사료 작물의 생산량도 더 많아질 것이다. 이와 동시에 환경 지속성, 영양 관리, 이산화탄소 배출량의 확대 등 주요 문제점들이 새로운 골칫거리가 될 것이다.

세계 식량시스템

현재의 세계 식량시스템은 "대규모 융합"을 특징으로 한다. 2011년 미국의 목장과 축산업자들은 약 422만 톤의 고기를 생산하였다. 식량의 수출입은 세계의 가장 대표적인 무역과 상업시장 가운데 하나이다. 현재 미국은 전체 식량의 15% 가량을 수입하며, 새우를 포함한 해산물, 과일, 야채와 같은 제품은 수입 비중이 더 높다(8). 그러나 세계 식량시스템의 발전은 미생물 운반이라는 또 다른 문제를 낳는다. 미생물은 잠복기보다 더 빠른 속도로 전 세계로 이동할 수 있다. 미생물은 식품과 물 등 병원체를 전파하는 잠재적인 매개체와 함께 인간과 동물 모두의 건강에 큰 위협이 된다.

인간의 질병처럼 동물의 질병 역시 새롭게 발생하기도 하고, 예전 질병들이 재출현하기도 한다. 세계적인 농업 기반 사업체들은 그들의 사육 동물, 동물 제품, 제품의 공급망이 미생물에 노출되어 미생물의 영향을 받고, 생물학적 안전 문제가 일어날까 우려하고 있다. 인플루엔자, 구제역, 광우병, 아프리카돼지열병과 같은 질병은 대규모의 집단발병으로 엄청난 경제적, 비경제적 손실을 야기하였다. 동물이 병에 걸리고 죽고, 상품이 못쓰게 되고, 통제와 회복에 비용이 들었다. 또, 세계시장의 손실, 공급망 붕괴, 단백질 공급원 감소, 지형과 환경의 손상, 수입감소와 실직, 농촌 지역의 경제사회적 안녕과 건강에 대한 악영향, 잠재적인 공중보건 비용—특히 인수공통감염증에 대한 비용— 문제와 같은 부정적인 결과를 초래하였다. 더욱이 생물다양성과 야생동물 개체군의 감소, 동물의 고통, 인간의 정신건강 비용, 공공의 신뢰 상실 등 부수적인 문제도 있다. 우리는 최근 영국에서 광우병과 구제역의 유행을 겪으면서 가축과 가금의 질병이 가져온 결과를 알게 되었다. 이러한 질병의 유행은 동물 집단 그 자체의 크나큰 손실 외에도 인간의 삶을 바꾸고, 많은 개인과 공동체에 장기적으로 깊은 사회적, 경제적인 후유증과 정신적인 상처를 남겼다. 그리고 SARS의 유행은 동물 거래 시장에서 동물의 질병으로부터 시작되고 확산되었지만, 관광과 자본시장과 그 외 수많은 부대산업에 심각한 손실을 입혔다. 앞으로 그러한 질병이 습격하게 되면 과거보다 훨씬 더 심각한 결과가 나타날 것이며, 농업공동체에만 국한되지 않고 훨씬 더 널리 그리고 깊게 영향을 미칠 것이다. 이러한 질병을 확산시키는 요인과 질병의 영향력을 파악하고, 새로운 중재와 예방에 대한 통찰력을 얻으려면 우리는 원헬스 접근법을 사용하여 정보를 수집하고 분석해야 한다.

외래 질병이 대단위 사육 농장을 습격하면 이로 인한 경제적 휴유증과 정신적 결과가 심각하다는 것 때문에 생물테러분자들이 의도적으로 병원체를 활용한 테러의 목표물로 삼을지도 모른다. 현재 미국에서 선정한 고위험 병원체의 목록 가운데 80%가 인수공통감염증의 원인이기 때문에 이들은 사람에서 환자가 발생하기 전에 동물 집단에서 먼저 발견될 수도 있다. 이런 면에서 볼 때 국가적으로 원헬스를 준비하고 감시하는 계획의 일환으로 동물과 환경에 대한 감시가 반드시 포함되어야 한다.

식품 안전성

오늘날 동물건강 영역과 공중보건 영역은 우리의 식량시스템에서 매우 긴밀하게 연결되어 있으며 중요한 공유영역을 형성하고 있어서 보건 측면에서 이로 인한 우려가 더욱 커지고 있다. 현재 미국에서 매년 약 4,800만 건의 식품매개 질병이 발생하여 128,000명이 입원하고 3,000명이 사망하고 있다(9). 세계적인 자료는 부족하지만 매년 전 세계에서 약 10억 명이 식품매개 질병에 걸리는 것으로 추정된다. 의심의 여지 없이 식품매개 질병이 갖는 부담이 의미하는 것은 엄청난 건강관리 비용이다. 노로바이러스감염증이나 간염과 같은 많은 식품매개 질병은 음식물을 매개체로 하여 사람 사이에서 직접 전파된다. 하지만 많은 식품매개 질병이 인수공통감염증이다.

또한, CDC의 연구는 원인의 양상이 변화되고 있음을 보여 준다. 녹색잎채소, 토마토, 싹과 같은 식물 유래 식품과 관련된 식품매개 질병이 점점 더 많이 발병하고 있는 것이다. 얼마 전까지만 하더라도 땅콩버터, 피자, 시금치, 아이스크림, 쿠키반죽, 애완동물 사료, 멜론, 망고, 후추, 당근주스 등이 더 많이 연관되어 있었는데 말이다. 숨은 매개체에 의한 전파 우려도 있다. 예를 들면, 식품에 섞여 있는 양념에는 성분이 여러 종류가 있어서 그중 어떤 것이라도 질병 전파의 매개체가 될 수 있지만 이런 것들은 집단발병의 조사에서 잘 고려되지 않는다.

　새로운 집단발병은 대장균, 살모넬라, 캄필로박터, 리스테리아처럼 전부터 알려진 식품매개 병원체 외에도 새로운 병원체로 인해 발생하는 경우가 종종 있다. FoodNet 시스템(18장 사례연구4 참조)이 집단발병을 분석한 결과 아데노바이러스, 사포바이러스, 피코비르나바이러스, 사폴드바이러스 등도 잠재적인 병원체임을 보여주었다. 더 혼란스러운 것은, 새로운 기회가 생기면 미생물의 매개체가 바뀔 수도 있다는 점이다. 예를 들어, 과일 박쥐(*Pteropus*)가 자연 숙주인 니파바이러스는 처음에는 말레이시아에서 돼지와 사람에서 집단발병하여 사망에 이르게 만들었던 인수공통감염증으로 알려졌는데, 최근에는 방글라데시에서 음식재료로 쓰이는 대추야자의 수액에 오염된 것이 확인되었다. 크루스파동편모충은 샤가스병을 일으키는 기생체이며 대개 흡혈곤충을 통해 인간에게 전파되지만, 최근 브라질에서 사탕수수 주스에서 발견되고 있다. 이처럼 식품매개 질병에 관계되는 식품과 병원체의 종류는 매우 광범위하고, 또한 끊임없이 변하고 있다. 농작물은 식품매개 병원균의 매개체로서 점점 더 중요해지고 있지만, 동물 병원소가 이러한 감염의 기원이 되는 경우가 많다. 원헬스는 우리에게 이러한 연관성을 더 잘 이해할 수 있는 시각을 제공해 준다. 보다 중요한 것은, 우리의 중재와 예방 전략을 변화시킬 수 있는 새로운 통찰력을 얻게 해 준다는 것이다. 사실 환자는 복잡한 역학적 순환고리의 종착점이고 지표가 되는 숙주이다. 하지만 우리가 계속 인간의 집단발병에 대한 대응과 후향적인 분석에만 집중한다면, 우리는 이러한 질병이 진짜로 발원된 곳을 모르게 되고, 그곳에서 핵심적인 예방 조치를 취할 기회를 놓치게 될 것이다. 어느 정도까지는 병에 걸린 사람들도 보다 근본적인 생태학적 문제를 발견하는 지표가 될 수 있지만, 우리가 중재하고자 하는 핵심 지점으로서 가장 적합한 곳은 아니라는 말이다. 원헬스는 사전 대책을 강구하고 예방하는 사고방식이다. 원헬스는 질병의 원인이 되는 생태계나 동물이나 환경의 근원까지 우리의 관심을 끌어 올리는 것이다. 따라서 식품 안전 활동을 시작하기 위한 가장 효과적인 지점이 어디인지를 찾아낼 수 있게 해 준다.

환경 영역

환경은 계속해서 생태계를 해치는 방향으로 바뀌고 있다. 그 이유는 주로 인간의 활동 때문이다. 이러한 변화는 생태계의 지속가능성을 위협하기도 하지만, 환경이 파괴되고 변화된 결과 새로운 질병이 생기고 있다는 점도 중요한 문제이다.

라임병의 발생이 증가한 것은 인간이 환경을 변화시킨 결과, 특히 미국 동해안의 환경을 변화시킨 결과이다. 개발 과정에서 삼림이 줄어들고 분할되어 포식자가 사라지고, 사슴과 흰발생쥐 개체군이 늘어나면서 참진드기와 보렐리아균이 번식하게 되었다. 질병은 이들의 새로운 서식처와 가까운 곳에 위치한 인구집단으로 계속해서 흘러들어 왔다. 생태계가 자연적인 생물다양성과 함께 파괴되면서 다양한 종의 생물이 주는 방어 효과도 사라졌다(11).

어떤 과학자는 지금을 지구의 6번째 멸종의 시대라 말한다(12). 동식물 종들이 대부분 인간의 파괴적인 활동으로 인해 전례 없는 멸종을 당하고 있다는 것이다. 결과적으로 우려스러운 것은 생물다양성을 통한 방어적인 완충 효과가 사라지고 있으며, 미생물이 그 동안 숙주로 이용했던 종이 사라지면서 인간에게 직접 침입할 수 있게 되었다는 것이다.

서식지의 파괴와 토지 이용의 변화 역시 매개체의 개체군에 영향을 미친다. 기후변화와, 이로 인한 질병 매개체의 서식 범위 확대도 우려스러운 일이다. 모기만 해도 3천 종이 넘으며 그중 일부는 질병을 전파하는 능력이 아주 뛰어나다. 역사학자들은 인류의 역사에서 사망자의 절반이 모기에 의한 것이라 평가한다(13). 말라리아, 황열병, 그리고 최근 심각하게 유행하고 있는 뎅기열이 모기매개 질병이다. 현재 대부분의 유럽에서 찾아볼 수 있는 동물 질병인 청설병은 최근에 발견되었는데, 온난한 기후로 인해 등에모기(무는깔따구)가 퍼진 결과일 것이다. 그리고 유럽에서 반추동물 가축에 침범하는 신종 질병의 원인인 슈말렌베르크바이러스도 오르토부니아바이러스에 속하는 새로 발견된 바이러스이며, 등에모기를 매개체로 전염되는 것 같다. 이러한 곤충은 온난한 기후로 인해 새로운 서식지를 확보했을 것이다. 리프트밸리열은 아프리카에서 홍수로 모기 개체군이 크게 늘어난 뒤 동물과 사람에서 유행했다. 콜레라는 방글라데시 저지대의 태풍과 연관된다. 태풍은 홍수를 일으키고 플랑크톤이 성장하기에 좋은 환경을 만들면 플랑크톤을 먹고 사는 콜레라균의 수가 크게 증가하고 사람의 감염도 많아진다. 아이티에서 지진이 일어난 후 이어진 콜레라의 유행성 집단발병은 아시아에서 온 감염된 구호요원이 식수를 오염시켜 시작된 것이었다.

진균이 전 세계적으로 농업, 임업, 야생동물에 전에 알던 것보다 더 큰 위협이 되고 있다는 것이 증명되었다. 무수한 양서류가 죽었으며, 일부 종은 멸종하였다. 세계 양서류 개체군의 1/3이 진균 감염의 유행으로 인해 멸종의 위기에 있거나 멸종되었다[14]. 밀, 쌀, 콩과 같은 곡식도 진균에 심각하게 오염되었다.

증가하는 국제무역과 국제여행, 변화되는 농업기술, 그리고 지구온난화가 진균 감염을 증가시키며 진균의 분포 지역을 변화시켰다. 그중에서도 중요한 두 부류의 동물에 닥친 위기, 즉 양서류 종의 심각한 감소와 북미 박쥐에서 생긴 질병의 집단발병이 특히 심각하다. 항아리곰팡이(*Batrachochytrium dendrobatidis*)는 포자가 냇물이나 호수에서 생존하면서 중미와 북미 그리고 호주에서 생물다양성을 비극적으로 감소시켰다. 박쥐흰코증후군은 *Geomyces destructans*에 의해 생기는데, 미국에서 약 6백만 마리의 박쥐를 죽게 만들었다[19]. 이 진균은 환경에서 계속 살아남아서 수 년 동안 숙주 밖에서도 생존한다. 크립토콕쿠스 뇌수막염은 매년 백만 명의 인간, 특히 면역억제 환자를 감염시키는 것으로 추산된다. *Cryptococcus gattii*는 호주로부터 캐나다 서부와 미국 북서부로 확산되면서 인간, 가축, 해양 포유류를 감염시키고 삼림을 오염시키고 있다. 진균의 지리적인 분포와 생태적인 서식지가 모두 변했다. 우리는 아직까지는 전체 진균 중 극히 일부밖에 동정하지 못한다. 그렇지만 진균은 금세기 인간과 동물을 둘러싸는 융합의 환경에서 매우 중요한 위치를 차지하는 미생물이다. 진균은 앞으로도 세계화된 환경에 매우 잘 적응할 것이고, 우리의 건강에 대한 위협이 될 것이다.

자연은 우리 인간이 하고자 하는 많은 일을 도와 준다. 삼림은 물을 여과시키고, 벌과 새는 작물을 수정시키고, 다양한 종의 동물은 감염 미생물에 대한 여과기와 완충기의 역할을 하여 인간이 유해한 병원체에 노출되지 않도록 보호한다.

그러나 전 지구적인 온난화로 해서 매개체의 서식 범위와 생활사가 현저히 변할 것이고, 인간의 벡터매개 질병과 수인성 질병에 대한 노출 양상이 바뀔 것이다. "질병의 생태학"이라는 용어가 이러한 역동성을 잘 나타내고 있다. 만일 우리의 자연 생태계가 붕괴된다면 우리가 알지 못하는 새로운 방식으로 우리 인간과 동물의 건강에 부정적인 영향이 생길 것이다.

전례 없는 융합의 결과

우리는 위험한 세상에 살고 있다. 우리의 공간이 작아지고 있고, 더 많은 인간과 동물이 공존하게 될 생태계는 현 상태를 유지할 수가 없을 것이다. 다시 말하면, 세상은 더욱 더 위험해지고 있다.

반면, 미생물은 유리한 상황을 맞고 있다. 미생물은 새로운 환경에 적응하고, 전 세계로 이동하고, 종간장벽을 뛰어넘고, 항생제에 내성을 갖게 되고, 살아갈 숙주, 벡터, 공산품 등 선택의 폭이 넓어지고, 더 취약한 집단을 마주하고 있다. 미생물 무리가 우위를 점하고 영향력을 얻는 만큼 이들의 서식 범위, 규모, 영향력 또한 증가하게 되고, 건강 위협은 더욱 커지게 된다.

많은 국가에서 인간과 동물의 건강을 지원하는 기반시설이 증가되는 위협을 따라가지 못하고 있다. 공중보건과 동물보건 안전망에 대한 연구와 투자를 줄이고 있을 뿐만 아니라 질병에 대한 감시와 발견과 대응 능력을 지원하는 핵심 시스템이 망가지고 있다. 질병의 집단발병이 의료비용을 상회하고, 여행, 상업, 공급망, 공공의 신임과 신뢰 등에 중대한 영향을 미칠 수 있다는 데 공감대가 형성되고 있는 것은 다행스럽지만 말이다.

이러한 문제에 맞서기 위한 새로운 모델의 필요성

사람, 동물, 환경의 상호 연관성이 점점 더 늘어나고 문제 해결이 어렵기 때문에 3자의 건강에 대한 위협을 다룰 새로운 해결 방안과 전략을 재구성할 필요가 생겼다. 현재는 기존의 해결책은 더 이상 작동하지 않고, 새로운 해결책은 아직 만들어지지 않은 상황이다.

원헬스는 질병 생태학을 포용하는 개념이다. 우리는 생태계와 우리의 연결성을 전체적인 관점에서 이해해야 질병의 통제와 예방 그리고 건강증진에 대한 새로운 통찰력을 얻을 수 있다. 하지만 이러한 개념은 의학, 특히 확진을 내리고, 즉각적인 인과 관계를 확립하고, 최선의 치료를 결정하고 수행하는 임상의학의 개념과는 많이 다르다. 의학과 과학은 경이적인 발전을 거듭해 왔지만, 새로운 분자생물학적, 유전학적 발전은 원인을 파고드는 생물학적 환원주의 경향을 보여주었다. 이러한 경향은 총체적인 생태 연구를 도외시하고, 질병, 특히 인수공통감염증이 복잡하고 역동적인 것임을 인식하지 못하는 결과를 낳았다. 반면 원헬스는 환원주의와 생태학적 관점 사이에 균형을 유지하게 하고, 보다 효과적으로 의학적인 중재를 이끌어 낸다.

원헬스는 인간과 동물 그리고 환경에게 최적의 건강을 부여하기 위해 지역 내, 국가적 혹은 전 세계적 규모에서 여러 분야의 전문가가 상호 협동하는 것이다[15]. 원헬스는 인간과 동물과 환경의 상호 연결성을 인식하고 질병의 예방을 강조한다. 건강에 대한 위협의 규모와 복잡성 때문에 과학자들과 여러 분야의 전문가들은 자신의 전문 분야나 전문 기술, 혹은 자신만의 사고 방식에 국한되지 않고, 팀으로 접근하는 새로운 조직 모델을 탐구하게 되었다. 원헬스는 이러한 개념을 담고 있다. 원헬스의 범위는 매우 넓고, 그 범위는 더욱 커지고 있다. 최근까지도 원헬스의 초점이 대부분 신종 감염병에 국한되어 왔지만, 지금은 그 개념이 환경과 생태계의 건강, 사회과학, 생태학, 비감염성 질환과 만성 질환, 야생동물, 토지 이용, 항생제 내성, 생물다양성 등을 포괄하고 있다.

이러한 요소들은 넓은 차원에서 건강에 관한 이해의 범위 안에 있다. 하지만 이런 많은 요소들은 동시에 원헬스를 더 복잡하게 만든다. 또한 협동적인 전략을 수행하고, 여러 분야의 과학 공동체를 움직이는 것을 더 어렵게 만든다. 그렇지만 우리는 원헬스에 대해서 다음과 같은 공감대를 가지고 있다. 즉, 감염병에 대해서 그때그때 대응하는 방식보다는 감염병을 예방하는 새로운 틀을 만드는 것이 필수적이라는 것이다.

세계보건기구는 건강을 단지 질병이 없는 것만이 아니라, 더욱 활기차고 안전하고 행복하고 더 생산적인 삶을 살 수 있도록 하는, 신체적, 정신적, 영적인 건강을 포괄하는 양질의 삶이라고 정의한다. 이러한 광의의 건강에 대한 정의는 원헬스 개념을 바탕으로 하면 더 잘 이해할 수 있다. 그리고 건강이 많은 요인에 따라 좌우되는 역동적인 개념이라는 것도 이해하게 된다.

건강을 결정하는 요소로는 유전, 사회적인 상황, 환경 조건, 습관, 의료 혜택 등이 있다. 의료 혜택은 우리의 건강 상태를 결정하는 전체적인 영향 중 25% 이하를 차지한다. 미국은 매년 의료비로 약 2조 불을 소비하지만, 이 중에서 아주 적은 액수만이 건강에 큰 영향을 미칠 수 있는 질병 예방과 건강 증진에 사용된다(16). 원헬스는 문제의 근원에 더 가까운 앞 단계에서 미리 중재하여 질병의 발생을 예방하는 것이다. 그래서 원헬스팀을 구성할 때는 과학자, 연구자, 의료계 종사자 등 여러 분야의 전문가들이 참여해야 한다.

원헬스라는 개념은 새로운 것이 아니다. 이미 19세기 말 파스퇴르 등 여러 사람들의 발견에 근거를 두고 있으며, 의학이 분야별로 전문화되기 전에는 널리 받아들여지던 것이었다. 이러한 개념은 노벨상 수상자 조슈어 레더버그가 옹호한 대로, 감염병의 출현 문제를 생태계와 연관지으면서 "재등장"하게 되었다. 레더버그는 그의 보고서 「감염의 역사」에서 다음과 같이 언급하였다. "(신종 감염병) 대응을 위한 분명한 출발점은 간단히 말하면 인간, 동물, 식물, 미생물이 이 지구에서 공존한다는 것을 인식하는 일이다. 그러면 이러한 공존의 맥락에서 감염병 출현의 기원과 역동성에 초점을 맞춘 적절한 질문을 할 수 있다. 감염병 출현의 주된 원인은 2가지인데, 대략 생태학적인 것과 진화적인 것으로 설명할 수 있다(17)."

과학철학자 토마스 쿤이 그의 주요 저서 「과학혁명의 구조」에서 설명한 바와 같이, 원헬스의 개념을 채택하는 것은 패러다임을 바꾸는 것이다(18). 의과학을 대할 때, 그리고 신종 질병을 다룰 때 우리는 오래된 모델은 작동하지 않고 새로운 모델은 아직 만들어지지 않은 시대, 즉 기본적인 가정에 의문을 제기하고 바꿔 가야 하는 시대에 살고 있다.

그와 같은 변화에 반드시 과학 공동체가 앞장서야만 하는 것은 아니다. 소비자가 그러한 패러다임의 변화를 이끌 수 있다. 실제로 원헬스는 이해관계자의 경제적 이익의 관점에서 고려되어야 한다. 또한 원헬스의 가치가 현재의 접근 방식보다 더 우수하다는 증거가 있어야 한다. 그러기 위해서는 계량적인 지표를 통해 비용이 줄고 환자와 사망자가 적어지고 효과는 더 크다는 것을 입증해야 한다.

결론

"최악의 미생물 폭풍"을 일으키는 요인이 줄어들거나 약화되고 있다는 증거는 없다. 우리의 세계는 계속해서 점점 더 가까워지고 있다. 무역, 여행, 상업이 늘어가고, 인구, 동물, 야생동물의 개체군들이 증가하며, 동물과 인간 사이의 상호작용은 가속화되고 심화되고 있다. 세계 식량시스템은 확장되고 있고, 서식지의 파괴와 환경의 오염은 무분별하게 지속되고 있다. 기후변화로 인해서 벡터를 매개로 한 감염과 수인성 감염에 대한 노출 양상이 바뀌고 있다. 식물과 동물의 생물다양성 역시 빠르게 감소되고 있으며, 건강의 악화가 계속해서 빈곤의 결과이자 원인이 되고 있다. 취약 인구집단이 증가하고 있다. 미생물은 새로운 서식지를 구축하고 항생제 내성을 획득하고 있다. 그 결과 인간, 동물, 환경 3자의 건강이 위협받고 있다. 이러한 많은 요인에 의한 위협을 감소시키기 위한 방안으로 우리는 새로운 원헬스 접근법을 제시하고자 하는 것이다. 이 책에서 우리는 질병의 출현과 재출현을 유발하는 인자를 파악하기 위하여 이 문제들을 하나씩 다룰 것이다. 우리는 전체적인 관점에서 상호협력적으로 우리의 노력을 기울여야 한다. 더 이상 인간과 미생물에만 집중해서는 안되고, 인간과 동물과 환경 사이의 상호작용, 즉 원헬스에 주의를 기울여야 한다.

신종 감염병과 재출현 감염병을 일으키는 기전을 이해하는 것은 현대사회가 직면하고 있는 가장 어려운 과학적인 문제 중 하나이다. 신종 감염병에 대해서 연구가 많이 이루어졌지만 아직은 모르는 것이 많다. 우리가 감염병의 재유행에 대한 대응에 실패하는 이유는 병원체만을 바라보는 좁은 시각 때문이고, 사회적, 생태학적 맥락을 고려하지 않은 탓이다. 그리고 환경의 변화에 대해서 병원체가 단순하게 일차원적으로 반응한다는 가정 때문이다. 그렇지만 사실은 대부분의 신종 감염병에서 자연적인 병원소와 전파율은 계절적 요인이나 기상 이변과 같은 다양한 환경 요인, 즉 본질적으로 예측 불가능한 요인들에 의해 영향을 받는다. 그래서 우리는 신종 감염병에 대해서 전체적으로 살펴볼 수 있어야 한다. 이러한 통합적인 관점은 전 세계적인 시스템을 사회적 차원뿐만 아니라 물리적, 화학적, 생물학적 차원에서 모두 통합하는 것을 말한다. 원헬스라는 개념에는 이러한 다원성, 그리고 무엇보다 중요한 인간과 자연계의 상호작용이 들어 있다. 신종 감염병에 대한 이해를 촉진시키고, 신종 감염병을 체계적으로 관리하며, 3자의 건강에 대한 위협에 내재된 난제를 성공적으로 다루기 위해서는 사회적–생태학적인 접근 방법과 연결된 다학제적 접근 방법을 만들어야 한다.

이 장의 약어

CDC	Centers for Disease Control and Prevention	미국 질병통제예방센터
FAO	UN Food and Agriculture Organization	유엔 식량농업기구
HIV/AIDS	Human immunodeficiency virus/acquired immune deficiency syndrome	인체면역결핍바이러스/후천성면역결핍증
SARS	Severe acute respiratory syndrome	중증급성호흡기증후군
WHO	World Health Organization	세계보건기구

제2장

원헬스 접근법의 가치:
발생 후 대응보다 예방이 중요하다

신종 감염병에 대한 긴급 대응

동물에서 유래한 병원체는 종간장벽을 뛰어넘어 인간을 침입하여, 이전에는 노출된 적이 없는 집단에 감염을 일으킨다. 사람과 미생물에 연관된 위험요인들이 모두 알려져 있지는 않지만(그림 1), 미생물이 전파되는 경로는 몇 가지가 있다. 즉, (i) 광견병과 변종 크로이츠펠트−야콥병처럼 병에 걸린 사람이 종숙주이기 때문에 더 이상 전파되지 않는 경우, (ii) 인플루엔자 A H5N1과 원숭이마마처럼 병에 걸린 환자와 긴밀하게 접촉할 때 간헐적으로 인간 대 인간 전파가 일어나는 경우(1~4), (iii) 2009년 출현하여 범유행했던 인플루엔자 A H1N1처럼 최초에 동물로부터 전파된 다음 지속적으로 인간 대 인간 전파가 일어나는 경우, (iv) 지역 내 감염을 일으키면서 지속적으로 전파가 일어나는 경우 등이다. 마지막 경우를 보여주는 최근의 예가 바로 HIV이다. 그러나 동물의 감염이 인간에서 풍토성으로 되는 예는 인류의 역사에서 종종 있어 왔던 일로, 이는 사람의 풍토병이 대부분 동물로부터 기원되었음을 시사한다(5, 6).

미생물, 인간, 동물이 공존하는 생태계는 정교한 균형을 유지하고 있다. 그래서 평형을 이룬 생태계에서 일어나는 미세한 변화마저도 미생물이 종간장벽을 무너뜨릴 기회를 증가시킨다. 인간이 동물과 공유하는 생태계에서 가축이나 야

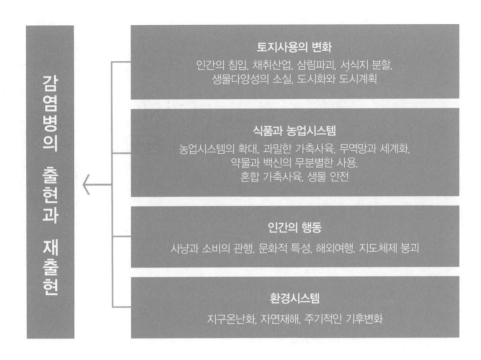

그림 1. 감염병 출현 이후 인간 사회에 전파되는 경로. doi:10.1128/microbiolspec.OH-0011-2012.f1

생동물 또는 그 배설물에 직접 접촉할 때 그런 기회가 생길 수 있다[7]. 또는 식품의 생산망과 유통망에 걸쳐 인간과 동물이 접촉할 때도 그런 기회가 생긴다[8]. 기회는 점점 늘어나고 있다. 그 이유는 도시화, 벌목, 광물 채굴, 취미 활동을 통해 인간이 동물의 서식지를 계속 침범하고 있기 때문이다. 그리고 동물성 식품에 대한 요구가 높아지고 음식에 대한 선호도가 바뀌면서 대규모의 축산과 국제무역이 일어나고 있기 때문이기도 하다.

인간의 행동이 동물과 접촉하는 방식에 영향을 미치고, 따라서 병원체가 종간 장벽을 뛰어넘을 위험도 유발하지만, 병원체가 가지고 있는 본래의 생물학적, 유전학적 특성도 중요하다. 어떤 미생물은 유전적인 변이가 잘 일어나서 동물이나 인간의 몸 안에서 번식하는 동안 유전체가 돌연변이, 복제 오류, 유전자 재편성 또는 유전자 재조합을 잘 일으킨다. 그러한 유전체의 변화는 전파의 특성을 바꾸고 독성을 변화시킬 수 있다. 미생물의 유전체가 변화하면 그 미생물은 질병을 일으키고 전파하고 생존하는 능력을 획득할 수 있다[9]. 특히 RNA 바이러스는 돌연변이가 일어나는 경향이 매우 높기 때문에 동물 바이러스가 인간을 감염시키고, 인간 대 인간 전파를 일으킬 수 있다(10).

"신종 감염병"이란 용어는 동물과 인간의 공유영역에서 새로 확인된 인수공통감염증에 흔히 사용된다. 경우에 따라서는 이 신종 감염병이 종 사이의 장벽을 넘은 지 몇 년이 지나서야 알려지기도 한다(11). 지난 40년 동안 새로 확인된 인수공통감염증 혹은 신종 감염병 병원체는 에볼라바이러스, 마버그바이러스, HIV, 파라믹소바이러스(헨드라바이러스와 니파바이러스), 베로독소를 생성하는 O157형 대장균 등이 있다(12, 13). 신종 감염병은 대부분 기원하는 동물이 알려지기 전에 인간에서 먼저 확인된다. 또한 종간 전파될 수 있는 여러 위험요인들이 합쳐졌을 때 반복적으로 출현하기도 한다.

경우에 따라 인간이 동물 병원체에 감염되어도 증상이 없거나 경미할 수 있고, 중증 질환을 일으키기도 한다. 또 환자의 치료나 관리 과정에서 질병이 퍼져나가지 않도록 긴급한 대처가 필요할 수도 있다.

인수공통감염증에 대한 치료적 대응에는 막대한 비용이 든다. 이는 특히 보건 예산이 적은 저소득 국가에게 경제적인 부담이 된다. 광견병을 예로 들면, 광견병 노출 후의 예방 조치에는 사하라 이남의 아프리카에서는 대략 40불, 아시아에서는 49불이 드는 것으로 추산되는데, 이는 각각 1인당 국민총소득의 5.8%와 3.9%에 해당한다(14). 하지만 선진국에서도 인수공통감염증에 대한 비용이 만만치 않다. 스페인의 예를 들면, H1N1 환자가 발생했을 때 환자 한 명당 비용은 보건의료서비스 비용, 결근으로 인한 비용, 입원에 따른 직접비용 등 모두 6,236 유로인 것으로 추산되었다(15).

신종 감염병으로 인한 집단발병이 생기면, 역학조사를 실시하여 인간에 대한 위험을 평가하고, 병의 근원을 찾아내고, 해당 근원이 동물이면 계속해서 인간에게 전파시킬 위험이 있는지를 파악한다. 그 다음 수많은 비상 대응 조치가 시행된다. 여기에는 감시, 접촉 관찰, 격리, 사회적인 봉쇄, 백신 접종이나 예방, 그리고 경우에 따라서는 동물의 살처분이 포함된다. 개정된 국제보건규약(IHR 2005)에서는 다음과 같은 조치를 요구하고 있다(17). 즉, 집단발병이 국제적으로 우려할 만한 공중보건비상사태의 기준에 부합하고 국제적으로 전파될 위험이 있다면, WHO 회원국은 신종 감염병의 집단발병을 신속하게 평가하고, WHO에 보고하며, WHO는 이를 전 세계의 국가들에 통보하는 것이다.

예를 들어 보자. 연구 결과 송아지의 소해면상뇌병증과 인간의 변종 크로이펠츠-야콥병 사이에 인과관계가 드러나자 소를 집중적으로 도살함으로써 영국 정부는 수출 손실로 인한 비용 20억 불을 포함하여 57억 5천만 불의 비용 부담을 안았다(18). 아시아의 여러 나라들에서는 H5N1에 감염된 닭을 살처분하면서 보상 비용을 일부 받은 것을 계산해도 농가당 평균 210불이 들었는데, 이 금액은 월 평균 소득이 120불에 불과한 농민들에게는 큰 금액이다(19)(그림 2). 신종 감염병이 인구집단의 풍토병이 되면 그 질병 부담과 비용이 장기적으로 경제에 미치는 영향이 심각하다. 경제적인 손실이라는 맥락에서 AIDS가 미친 영향은 특히 최빈국에서 심각했는데, 아프리카의 여러 나라에서 국내총생산이 2~4% 감소한 것으로 계산되었다(20).

중증급성호흡기증후군(SARS)은 21세기에 처음으로 확인된 신종 감염병이다. SARS의 기원, 인간에서의 집단발병과 그로 인한 사망, 국제적인 대응, 아시아의 경제에 미쳤던 효과에 대한 정밀조사를 통해서 우리는 신종 감염병의 영향에 대한 교훈을 얻었다. 신속하고 효과적인 대응과 더불어 신종 감염병을 즉각적

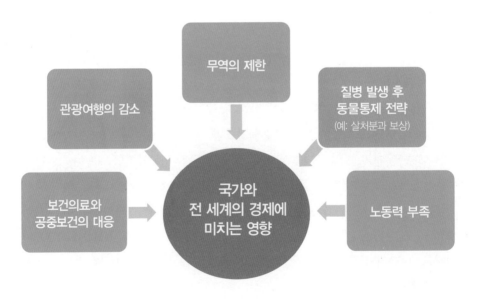

그림 2. 최근의 신종 감염병이 경제에 미친 영향. doi:10.1128/microbiolspec.OH-0011-2012.f2

으로 평가하고 관리해야 할 이유가 분명해졌다.

SARS가 중증의 비정형폐렴을 일으킨 것으로 확인되면서 곧 중국 광둥성의 병원으로 환자가 몰려들었다. 환자들은 인공호흡기를 달아야 했고, 광범위 항생제는 전혀 효과가 없었다. 환자 진료를 담당했던 병원 관계자도 곧바로 감염되었다. 그중 한 의사는 홍콩으로 여행을 가서 중국인과 해외여행객들과 같은 층에 머물렀다. 그 과정에서 호텔 투숙객 일부가 감염되었다. 감염이 호텔의 환기시스템을 통해 전파되었다느니, 공용 엘리베이터와 같은 폐쇄된 환경에서 전파되었다느니 하는 다양한 가설이 나왔지만 정확한 감염 경로는 파악할 수 없었다(21).

호텔에서 노출된 사람 중 증상이 나타난 사람들은 홍콩의 병원에 입원했다. 일부는 잠복기 동안 여러 나라로 여행을 떠나서, 현지에서 발병하여 입원하면서 병원 관계자들을 감염시켰다. 병원 관계자들은 또 자기 가족들과 다른 환자들을 감염시켰다.

최초의 환자는 확인되지 않았지만 분자역학조사 결과 최초의 환자 감염이 단 한 번 일어났다는 점을 시사하였다. 조사가 더 이루어지면서 코로나바이러스를 갖고 있는 사향고양이와 접촉하여 최초의 감염이 일어났고, 이 코로나바이러스는 사향고양이나 사람에서 돌연변이를 일으켜서 인간에게 중증 질환을 일으킨 것으로 추정되었다(22).

전 세계가 항공 운송으로 연결된 것이 SARS의 국제적인 전파를 촉진시켰다. 반면, 인터넷의 연결은 감시와 긴급한 집단발병의 조사, 관리, 봉쇄를 위한 온라인 협업을 가능하게 했다. 즉, 가장 효과적인 치료법과 전파 방식이 신속하게 알려졌고, 원인 바이러스가 동정되면서 특징이 알려졌으며, 국제여행주의보가 발령되어 국제적 확산을 막았다. 인간 대 인간의 전파가 차단된 뒤에는 그 동안 수집된 과학적인 증거를 향후의 집단발병에 대비하기 위한 지침으로 활용하게 되었다(23).

SARS로 인한 감염자는 8,422명, 사망자는 916명(11%)이었다. 또한, 집단발병이 상업, 여행, 관광을 감소시켜 국내총생산에 미친 경제적 영향은 300억 불에서 1,000억 불로 추정되었다(24). 하지만 HIV와 달리 SARS 코로나바이러스는 풍토병으로 이어지지 않았다.

집단발병 동안에는 전파 방식에 대한 여러 가설을 조사하고 의약품과 백신을

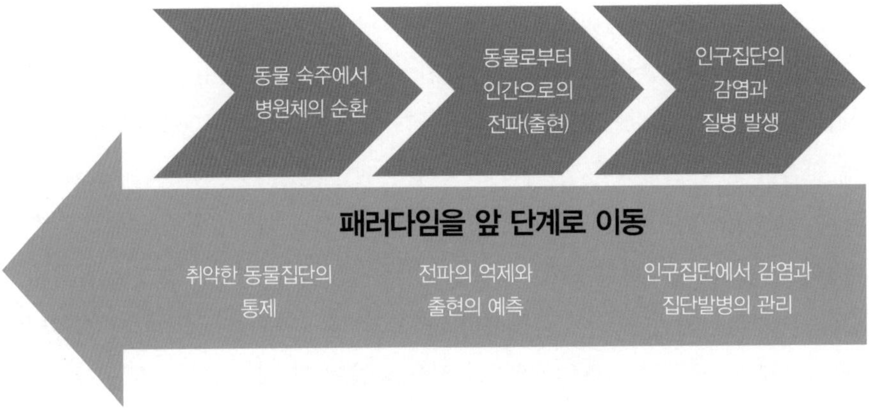

그림 3. 긴급 대응에서 근원적인 예방으로 패러다임이 이동함.
doi:10.1128/microbiolspec.OH-0011-2012.f3

개발하기 위한 연구가 활발하게 진행되었다. 하지만, 그 다음 해에 감염자가 발생하지 않게 되자 연구가 정체되었고, 우선순위가 밀리면서 연구 자원은 다른 곳으로 넘어갔다.

SARS나 다른 신종 감염병에는 공통점이 있다. 즉, 감염은 보통 인구집단에서 처음으로 확인되기 때문에, 감염원이 밝혀지기도 전에 긴급한 임상 대응과 가설에 기반한 집단발병 조사가 먼저 이루어진다. 대개 통제를 위한 초기의 조치로, 현재의 집단발병이나 유사한 미생물에 의한 이전의 집단발병에서 얻은 근거에 기반하여 사전 예방조치를 취하게 된다. 이런 조치는 경제에 심각하고 부정적인 영향을 미칠 수 있다.

야생동물과 가축이 보유한 병원체를 알아내고 언제 어디에서 인간에게 출현할지 예측할 수 있다면, 그리고 이러한 동물들이 사람과 접촉하지 못하도록 하거나 감염이 안되도록 할 수 있다면 사람이 병에 걸리거나 죽는 것을 막고 경제를 보호할 수 있을 것이다.

야생동물과 가축에서 미생물을 찾아내고 감시하는 활동을 강화하여 사람의 감염을 예방하고자 하는 원헬스 접근법이 활발하게 추진되고 있다(25). 역사적으로 신종 감염병이 가장 많이 발생했던 지역이 어디인지를 알아내는 것도 그런 활동의 하나이다. 그러한 지역을 파악한 다음, 해당 지역의 야생동물과 가축의 집단 내에 존재하는 감염 미생물을 알아내어 어떤 감염 미생물이 그 지역에서 출현할지를 예측한다. 그 다음 미생물의 유전자서열을 분석하고, 기존에 연구된 다른 감염 미생물의 유전자서열과 비교함으로써 감염을 일으킬 수도 있는 유전적인 변화를 확인한다(26, 27).

원헬스 접근법은 미생물들이 동물의 감염 위험을 높이고 동물에서 인간으로 종간장벽을 뛰어넘는 여러 복합적인 결정인자들을 찾아내고 경감시킬 수 있다. 그러면 인간과 동물 모두가 질병과 사망으로부터 보호받을 수 있을 것이며, 경제적인 피해도 줄일 수 있을 것이다. 이렇게 감염병이 생길 위험요인들을 관리하고 줄여서 감염병의 출현 자체를 막기 위해서는 현재의 긴급 대응 패러다임, 그리고 예측 및 예방 패러다임을 훨씬 더 앞 단계로 이동시켜야 한다(그림 3).

질병 출현의 결정인자와 그 해소책

감염병을 일으키는 결정인자는 인간, 동물, 그리고 동물이 옮기는 감염성 미생물 3자 사이의 평형을 바꾸는 위험요인들이다. 그 결정인자들은 인간과 동물의 건강, 축산, 농업, 지역사회의 정책, 식수와 위생, 상업, 임업, 광업, 동물성 식품의 가공, 무역 등 아주 많은 영역에 걸쳐서 존재한다. 감염병이 생기면 사례별로 특정한 결정인자를 찾아내야 하며, 향후 같은 일이 벌어지지 않도록 그러한 결정인자를 없애야 한다.

결정인자가 여러 영역에 걸쳐서 있기 때문에 원헬스 접근법, 즉 인간, 동물, 환경이 최적의 건강을 얻기 위해 여러 분야가 협동적으로 노력하는 것이 중요하다(28). 그림 4는 과거의 예를 분석하여 (i) 과거나 현재에 감염병을 발생시킨 복합적인 결정인자를 찾아내고, (ii) 이러한 결정인자를 이해하기 위하여 의료계뿐만 아니라 다른 관련자나 이해관계자가 함께 연구하여, (iii) 단기적으로는 감염병으로 인한 부정적인 영향을 최소화하고, 장기적으로는 감염병의 출현을 예방하도록 하는 것을 보여 준다.

원헬스 접근법을 사용하면 시간이 지남에 따라 감염병을 출현시킬 수 있는 결정인자가 경감될 것이기 때문에, 감염병을 찾아내고 긴급으로 대응하는 기존의 패러다임을 바꾸고 감염병의 출현 빈도를 줄일 수 있다. 정부기관이나 그 외 감염병 출현과 관련된 기구에서 먼저, 미래의 감염병 발생을 막기 위한 정책을 개발해야 한다. 그러기 위해서는 과거에 발생했거나 현재 발생한 사건을 면밀히 살펴보고 분석할 필요가 있다. 그래야 감염병 발생의 결정인자를 줄일 수 있다. 그리고 이러한 전략은 관련된 모든 영역이 서로 연계하고 협력하는 원헬스 방법을 통해 모든 분야에 적용되어야 한다.

SARS의 사례를 보면, 광둥성에서 집단발병이 있을 때와 그 직후에는 현장 연

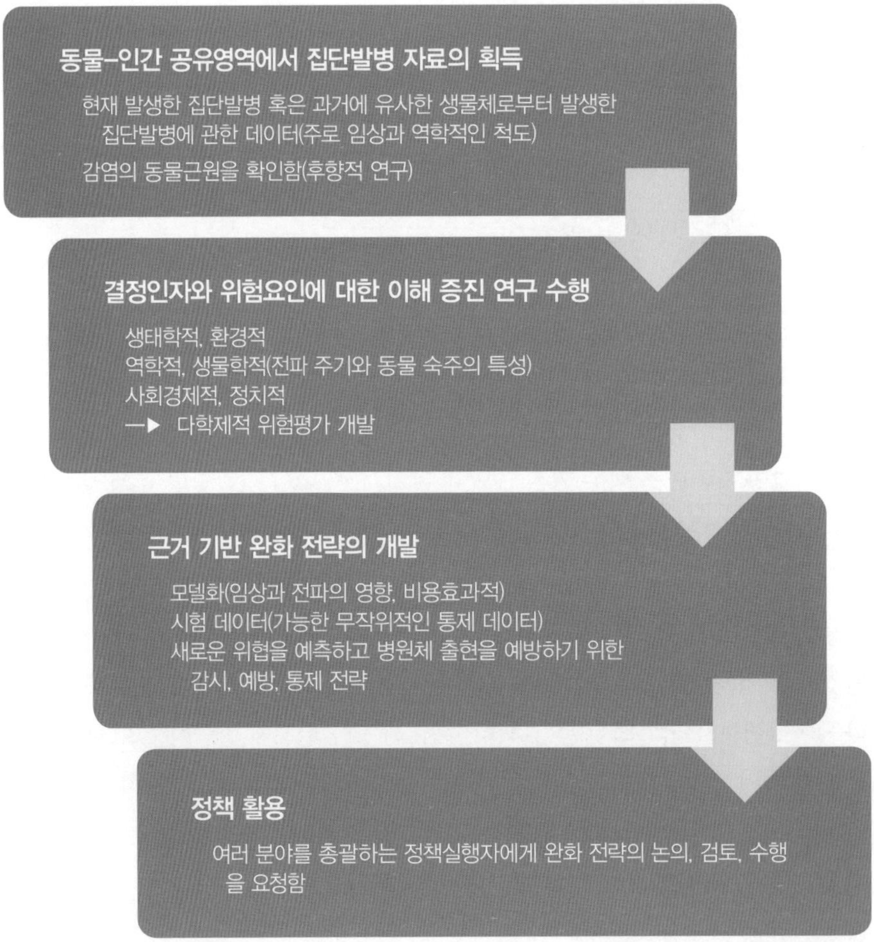

동물-인간 공유영역에서 집단발병 자료의 획득

현재 발생한 집단발병 혹은 과거에 유사한 생물체로부터 발생한 집단발병에 관한 데이터(주로 임상과 역학적인 척도)
감염의 동물근원을 확인함(후향적 연구)

결정인자와 위험요인에 대한 이해 증진 연구 수행

생태학적, 환경적
역학적, 생물학적(전파 주기와 동물 숙주의 특성)
사회경제적, 정치적
━▶ 다학제적 위험평가 개발

근거 기반 완화 전략의 개발

모델화(임상과 전파의 영향, 비용효과적)
시험 데이터(가능한 무작위적인 통제 데이터)
새로운 위협을 예측하고 병원체 출현을 예방하기 위한
감시, 예방, 통제 전략

정책 활용

여러 분야를 총괄하는 정책실행자에게 완화 전략의 논의, 검토, 수행을 요청함

그림 4. 동물-사람 공유영역에서의 감염병 유발 근거가 정책으로 전환되는 단계를 보여 주는 순서도.
doi:10.1128/microbiolspec.OH-0011-2012.f4

구조사 활동이 많이 이루어졌다. 광둥성의 일부 재래시장에서 일하는 노동자들에 대한 한 연구에서 대상자의 22%(12/55)가 SARS 코로나바이러스와 관련된 코로나바이러스 항체를 가지고 있었지만, 아무도 SARS 환자에서 보였던 중증 호흡기증상의 병력은 없었다[29]. 추가적인 현장조사 연구가 이루어졌다면 감염병의 출현에 대한 위험요인을 더 잘 규명할 수 있었을 것이다. 하지만 추가 연구가 이루어지지 않았고, 감염 역학이 명확하게 밝혀지지 않았다.

연구에서 보여준 것처럼 재래시장에서 일하는 것이 감염병 출현의 한 결정인자였다. 그러나 그것 말고도 야생동물을 사냥하고, 식당에서 야생동물을 도살하거나 손질하고, 살아 있는 야생동물이나 금방 잡은 고기를 재래시장에서 사다가 집에 두고 하는 것도 모두 결정인자가 될 수 있다.

유일한 SARS 역학조사 결과이긴 하지만, 이 연구로 광둥성에서 향후 또 다른 신종 병원체의 출현을 막을 수 있는 활동들을 제시할 수 있다. 이 활동들은 인간과 동물의 보건 분야의 활동과는 별개이다. 즉, (i) 사냥동물(및 가축)과 접촉하는 모든 사람들이 감염으로부터 자신을 보호하는 교육, (ii) 음식점이나 재래시장에서 숨어서 거래하는 행위가 아니라 오히려 동물을 안전하게 다루도록 유도하는 정책, (iii) 사냥꾼과 시장, 시장과 소비자 사이의 상거래에 대한 규제 등이다. 그 외에도 야생동물을 사람에 대한 감염 위험이 없이 상업적으로 사육할 수 있을지 알아보는 연구를 수행할 수도 있다. 보건종사자를 대상으로 감염병 통제교육을 실시할 수도 있을 것이다. 그런 교육은 감염 예방 조치들이 실패하여 감염병이 실제로 출현했을 때 신종 병원체의 전파와 확산을 막을 수 있을 것이다.

신종 감염병이 생기는 수많은 상황들이 있고, 이를 분석한 수많은 논문들이 있다. 열대우림, 사바나, 산악지대, 사막에 위치하는 소규모 농촌에서 사는 사람들은 야생동물과 접촉하는 일이 잦고, 또 그들이 키우는 가축들도 야생동물과 접촉하는 일이 많다. 노출되는 정도는 야생동물이나 가축과 직접 접촉하는 것부터 물, 농작물, 혹은 동물의 배설물로 오염된 환경의 생태계와 간접 접촉하는 것까지 범위가 매우 넓다. 2004년 한 조사에서 영장류에 노출된 시골 마을의 거주민 중 1%가 원숭이포말상바이러스에 대한 항체를 가진 것으로 확인되었다[30]. 미국 아메리카 원주민 공동체의 한 마을에서 흰쥐의 오줌으로 오염된 먼지 입자를 흡입한 사람들, 그리고 최근에 미국의 국립공원에서 설치류의 배설물과 직접 접촉한 사람들에게 한타바이러스폐증후군 집단발병이 생겼다(31). 아프리카의 사하라 이남 열대우림에서 설치류가 옮기는 오르토폭스바이러스의 하나인 원숭이마마바이러스는 포획한 동물과 접촉한 사냥꾼이나 거주자들에게 감염을 일으키기도 했다(32).

도시에서는 인간이 접촉하는 동물이 애완동물, 집 근처 농장에 있는 동물들, 그리고 설치류나 그 외 방목(예: 아시아 일부 지역의 소와 닭) 혹은 배회(예: 도시여우와 설치류)하는 동물들 정도이다. 작은 뒷마당이든지 더 큰 시장이든지 어디에서라도 인간과 동물 사이에 계속해서 접촉이 일어나면 인간은 계속 바이러스에 노출되고 감염된다. 아시아에서는 사람들이 뒷마당에 있는 닭과 접촉할 때 인플루엔자 A H5N1에 감염되었고, 또 닭을 키우거나 잡는 과정에서 감염되기도 했다(33). 최근 미국에서 집단발병한 원숭이마마는 서아프리카에서 수입한 외래 애완동물에서 시작되었다. 이 동물이 동물 가게에 있는 다른 동물을 감염시켰고, 이후 이를 만진 어린이를 감염시키기에 이르렀다(34).

인구밀도가 높은 도시, 특히 농촌으로부터 인구 유입이 많은 도시에서는 인구 증가와 함께 환경위생이 불량해지고 폐기물 처리가 제대로 이루어지지 않아서 동물의 배설물로 오염된 환경, 물, 혹은 음식을 통해 동물 병원체가 지속적으로 전파될 수 있다(35). 위스콘신주와 러시아의 상트페테르부르크에서 식수 오염으로 가축과 야생동물의 장내 기생충에 의한 람블편모충증이 대규모로 발생한 것이 그 예이다(36).

민간인의 소요 사태, 공동체 기반시설의 붕괴, 이로 인해 발생하는 인구의 이동도 인간과 동물의 상호작용을 변화시키고 감염병의 출현을 초래한다. 예를 들어, 서아프리카 내전 후에 난민촌에서 라싸열이 집단발병한 것은 난민들을 환경이 매우 열악한 캠프에 수용한 것과 관계가 있다. 그 지역은 라싸열바이러스의 자연 숙주인 설치류(나탈다유방쥐)가 많이 번식하는 곳이었다(37).

이처럼 부적절한 도시계획, 동물 접촉에서 생기는 위험에 대한 대중의 이해 부족, 안전한 영농 방식 적용의 실패, 그리고 위생과 식수를 위한 기반시설의 미비 등이 감염병 출현의 결정인자가 된다. 원헬스 접근법은 도시계획을 통해 보다 안전한 주거환경을 개발하고, 수자원과 위생을 위한 기반시설을 확보하며, 도시 인근에 있는 설치류를 비롯한 동물 개체군을 통제하고, 안전한 축산을 보장하고,

위험에 대해서 맞춤형 교육을 실시하는 등 모든 영역을 관장한다.

가축과 접촉하는 사람들뿐만 아니라 다른 직업군도 야생동물로부터 감염될 위험요인을 가지고 있다. 1998년 말레이시아의 니파바이러스 집단발병은 야생동물과 가축 사이, 즉 박쥐로부터 돼지에게 바이러스가 전파되면서 시작되었다. 이후 돼지에서 증식한 바이러스는 돼지 사육자와 도축업자에게 전파되었다[38]. 그리고 바이러스에 감염된 박쥐의 배설물에 오염된 야자술을 채취하거나 마신 사람에게도 니파바이러스가 전파되었다[39].

에볼라출혈열의 집단발병도 직업과 관련이 있다. 콩고민주공화국의 첫 환자는 열대우림에서 숯을 굽는 사람으로, 감염된 동물에 노출되었거나 박쥐의 배설물에 노출되었을 것이다[40].

HIV 출현의 기원도 식용으로 침팬지를 사냥하여 도살한 것이고[41], SARS 병원체인 코로나바이러스도 중국의 재래시장에서 야생동물과 직접 접촉했거나 혹은 야생동물을 먹으려고 조리하는 과정에서 인간에게 전파되었다. 에볼라출혈열이 반복적으로 집단발병하는 것도 계속되는 영장류의 사냥, 도살과 관련이 있다[42].

벌목과 광업과 같은 채취산업으로 과거에는 사람이 살지 않던 삼림같은 곳에 인간이 정착하게 된다. 인간이 천연의 생태계로 이주하게 되면 그들과 그들의 가축이 야생동물에 존재하는 감염에 노출될 기회가 많아진다[30]. 채취산업과 연관된 집단발병이 아직까지는 없지만, 가능성이 낮을 뿐 실제로 일어날 수 있는 것이다. 그런 일이 일어난다면 파급력이 매우 클 것이다. 황열병이나 페스트가 야생동물로부터 인간으로 전파된 예에서 보듯이, 삼림의 벌채나 채굴 과정으로 인해서 서식지가 재편되고 단절되면 감염을 전파하는 매개체와 동물 모두가 영향을 받는다[43].

야생동물이나 가축이 감염을 전파시킬 수 있는 구역에서 사람들이 일을 하거나 사냥을 하는 것도 감염병 출현에서 직업과 관련된 결정인자의 하나이다. 여기에는 야생동물과의 직접적인 접촉뿐만 아니라 야생동물을 문 모기처럼 매개체를 통한 간접적인 접촉도 있다. 직업상 감염 위험이 있는 사람을 대상으로 교육을 시행해야 하고, 작업자들이 도축장, 광산, 삼림업 등 어느 분야에서 일하건 간에 야생동물에 노출되지 않고 안전하게 일할 수 있도록 해야 한다. 아울러 야생동물을 판매하는 시장을 규제하고 암거래를 막을 수 있는 조치도 이루어져야 한다.

기후변화 또한 감염이 출현하는 하나의 요인이 될 수 있다. 동아프리카에서 엘니뇨-남방진동에 따른 폭우는 홍수를 일으켜 결과적으로 모기의 번식지를 증가시킴으로써 리프트밸리열이 빈번하게 집단발병하였다(44). 라틴아메리카, 방글라데시, 인도에서는 폭우와 홍수로 설치류에서 인간으로 퍼지는 렙토스피라의 전파가 늘어나기도 했다(45). 시에라리온에서는 극심한 가뭄 후에 바이러스를 옮기는 설치류가 경작지나 저장 시설의 곡식을 먹으려고 사람이 사는 곳으로 이동하여 식량을 오염시키면서 라싸열이 발생하였다(46).

기후변화와 관련된 요인들 때문에 우리는 (i) 홍수를 예방하고 관개용수를 공급하는 토목 계획을 잘 짜야 하고, (ii) 설치류와 야생동물을 잘 통제해야 하고, (iii) 기후변화에 관한 UN 기본 협약(UNFCCC)의 협상에 전 세계가 지속적으로 참여하도록 해야 한다(47).

20세기와 21세기는 농업생산시스템이 동남아시아 전반에서 보였던 식량생산 극대화시스템으로부터 도시근교 영농이 증가하고 생산과 공급이 세계화되는 쪽으로 바뀌는 경향을 보이고 있다. 많은 개발도상국에서 동물성 식품에 대한 요구가 늘어나면서 식품 공급망이 점점 더 복잡해지고 있다. 동물이 수적으로 늘어나면서 식품을 처리하고 살아 있는 동물을 다루는 일들이 많아졌다. 무역망이 급속하게 확장됨으로써 식품 안전이 위태로워지고 있고, 감염성 미생물이 더 쉽게 이동할 수 있게 되었다.

아라비아반도에서 리프트밸리열이 출현한 것은 집단발병이 빈번하게 발생하는 동아프리카로부터 불법적으로 소를 수입한 것과 관련이 있다(45). 야생동물이 많이 유통되는 동남아시아의 경우, 가금류에서는 H5N1 인플루엔자가 하나의 풍토병이 되었다. 유럽에서는 가금류의 생산이 급속하게 확장되면서 식품매개 인수공통감염증이 크게 증가하여, 계란과 계란 제품에서 오는 감염병이 식품매개 감염병 집단발병의 약 15%를 차지한다(49). 육류와 동물부산물의 대규모 처리는 인수공통감염증의 집단발병을 유발할 가능성을 높인다. 1980년대 말 영국의 소에서 생긴 광우병은 골분을 제조할 때 사용하는 화학용매를 줄이고 온도를 낮추면서 생긴 결과로, 골분으로 만든 사료를 통해 감염성 유기체(프리온)가 가축에게 다시 옮겨가게 되었다(50). 중증 질환과 사망을 초래하는 대장균 O157의 집단발병은 육류와 육류제품으로부터 기원한 것으로 알려졌다[51].

가축을 사육할 때 항생제를 과다하게 사용하면서 동물에서 항생제에 내성을 가진 세균이 많아지고 있다. 이는 주로 "성장 촉진"을 위해 항생제를 사료에 무분별하게 사용한 결과이다[52]. 가축의 장관으로 항생제가 들어가면 정상 세균총에 진화적 압력이 작용하여 항생제 내성 세균이 선택적으로 살아남는 것이다.

영농에서 항생제를 사용하는 것이 항생제의 내성을 증가시킨다는 것에 대해서는 여전히 학계에서 의견이 분분하며, 병원체의 항생제 내성에 미치는 영향도 잘 알려져 있지 않다. 하지만 일반적으로 영농시스템이 사람이 쓰는 물에 항생제 내성 미생물을 유입시킴으로써 더 넓은 생태계와 인간에 전파시킨다는 것에 대해서는 의견이 일치한다[53, 54]. 이는 경제적으로 열악하고, 인구밀도가 높고, 위생/하수시스템이 불량한 영농사회에서 특히 더 그렇다.

동물과 인간의 상호작용이 감염을 유발하는 예는 또 있다. 유럽과 북아메리카에서 멧돼지의 배설물이 대장균 O157:H7을 농작물에 오염시켜서 용혈성요독증후군이 집단발병한 것으로 알려지고 있다[55].

야생동물을 사냥하고 판매하는 것은 식품 생산이라는 관점에서는 미미하지만 감염병 측면에서는 중요하다. 예를 들면, 1990년대 중반 가봉의 열대우림에서 침팬지를 잡아서 도살한 남자들 사이에서 에볼라출혈열이 집단발병하면서 심각한 감염병 출현의 원인을 제공하였다[56].

식품망에서 나타나는 감염 미생물의 결정인자에는 가축의 사육/도살 과정에서의 개인 보호 실패, 식품 가공 과정의 품질관리 실패, 잘못된 저장/수송 과정 등이 있다. 그 외에도 항생제의 남용과, 수계나 환경으로 항생제가 유출되는 것도 포함된다. 이러한 위반은 대부분 우연한 사고로 인한 것이지만 일부는 고의로 이익을 극대화하고자 하면서 일어나기도 한다.

식품망과 영농시스템을 통해서 발생할 수 있는 감염병의 출현을 막으려면 농장에서 식탁까지 이르는 수많은 단계들 각각에 개입해야만 한다. 감염 미생물이 식품망을 통과해서 음식으로 들어오더라도 최종 개입지점인 식품 공장, 식당, 가정 등에서 감염의 위험을 없애는 방법으로 조리함으로써 위험을 최소화할 수 있다. 동물을 사육, 도축, 운반하는 과정에서 병원체가 미리 통제될 수도 있을 것이다. 감염병 출현의 원인이 되는 것은 반드시 위험을 평가하고, 위험하다고 생각되는 원인은 제거해야 한다. 토지를 경작할 때나 벌채할 때 생기는 야생동물 노출 위험을 줄이고, 생물다양성 감소를 완화시키려는 노력이 필요하다. 그리고 인간의 행동에 대해서도 고려하여 가장 위험한 집단에게는 위험성이 높은 행동을 줄이는 방안을 명확하게 이해시켜야 한다.

원헬스 접근법의 정책화

과거의 감염병 출현에 대한 연구와 위험평가를 통해서 이미 우리는 동물과 인간 사이에 감염병이 나타날 수 있는 위험 요소나 결정인자들을 많이 알고 있다. 또 새롭게 발생하는 감염병에 대한 연구로 더 많은 지식을 얻을 수 있을 것이다. 연구는 인간의 행동에 대해 고려하면서, 가장 위험한 집단이 위험을 줄이고 위험으로부터 보호받을 수 있도록 하는 방법을 포함해야 한다(57).

지식을 정책으로 전환시켜야 감염병의 출현을 찾아내고 대응하는 패러다임을 더 앞 단계로 이동시켜 그 근원에서 예방할 수 있다. 그렇게 하여 지금보다 한층 더 높은 수준에서 동물과 인간 그리고 경제를 보호할 수 있다.

하지만 이런 근거 기반 정책이 상업적인 이익을 해칠 경우 정치적인 장벽에 봉착하게 될 것이다. 동물의 건강영역과 인간의 건강영역의 목적은 서로 차이가 있다는 것을 명확히 이해해야 한다. 우유를 얻기 위해 소를 키우든, 계란을 얻기 위해 가금류를 키우든, 육류와 육류제품을 얻기 위해 돼지를 키우든 농업이라는 것은 이익을 얻기 위한 것이다. 가장 쉽게 받아들일 수 있는 위험 완화 전략은 비용효과적이어야 하고, 수익에 부정적인 영향을 주지 않아야 한다. 선택된 정책이 비용효과적이지 않을 때 취할 수 있는 방법은 법적 강제성이다. 하지만 비용효과적인 방법이 수익이 줄어드는 방법들보다 더 잘 받아들여질 것은 분명하다. 위험 완화 전략이 비용효과적이라는 증거를 명확하게 제시함으로써 서로 다른 영역 사이의 장벽을 허물어야 한다. 동물과 인간의 공유영역에서 원헬스 접근법을 사용하는 협동적인 노력으로 감염병 출현을 감소시키고 생명과 경제를 살릴 수 있다.

완화 정책이 잘 시행되어도 감염병은 생길 수 있다. 신종 감염병이 발생할 것에 대비하여, 동물과 인간의 공유영역에서 더 강력한 합동 감시와 위험평가가 필요하다. 발생 위험을 조기에 탐지하고 평가하여 적절한 조치를 취하기 위해서는 기본적으로 가축과 야생동물 개체군 모두를 모니터링해야 한다. 영국은 인간감염위험감시단에서 매달 국가의 공중보건을 위협할 수 있는 신종 인수공통감염증의 발생 가능성을 탐지하고자 하는 조사를 하고 있다. 다른 나라에서도 동물과 인간에 대한 감시와 위험평가 활동을 채택하고 있다. 원헬스는 인간의 행동, 특히 가장 위험이 높은 인구집단의 행동과 인간에 대한 감시, 동물에 대한 감시를 통합적으로 다룬다. 이러한 관점은 인간과 동물과 환경의 공유영역에서 병원체의 흐름을 모니터링하는 비용효과적이고 지속가능한 접근법이 될 것이다(58). 최근 세계은행보고서(59)는 지속적으로 발생하는 풍토병인 인수공통감염증의 모니터링에 신종 인수공통감염증의 감시활동을 통합시키는 것이 상당히 유용하다고 결론지었다.

결론적으로, 이러한 결정인자를 완화시켜 감염병의 출현을 성공적으로 예방하려면, 동물과 인간의 공유영역에서 감염을 출현시키는 결정인자를 찾아내고 이해하는 것만으로는 부족하다. 비용효과적인 다양한 근거 기반의 완화 정책을 제시하고, 동물과 인간의 건강, 무역, 교육, 도시계획 등 관련된 모든 정책담당자들이 필요로 하는 정보를 명확하게 제시하는 시나리오를 개발해야 한다. 진정한 원헬스 접근법을 적용해야 인간과 동물의 공유영역에서 감염을 예방하기 위한 협업 체계를 구축할 수 있다.

이 장의 약어

BSE	Bovine spongiform encephalopathy	광우병 (소해면상뇌병증)
HIV/AIDS	Human immunodeficiency virus/acquired immune deficiency syndrome	인체면역결핍바이러스/후천성면역결핍증
IHR	International Health Regulations	국제보건규약
SARS	Severe acute respiratory syndrome	중증급성호흡기증후군
UNFCCC	United Nations Framework Convention on Climate Change	기후변화에 관한 유엔 기본 협약
WHO	World Health Organization	세계보건기구

제3장

인간과 동물의 공유영역

서론

　인간과 동물 사이에 접촉이 일어난 역사는 인간이 처음 직립보행했던 시기만큼이나 오래되었다. 이 접촉은 선사시대부터 인간의 발전과 함께 늘어나서 현대에는 전례 없이 광범위하게 이루어지고 있다. 인간과 동물 사이에 있는 접점의 영역과 범위를 규정하는 공유영역이라고 하는 것은 다양한 형태로 나타난다. 공유영역의 형태는 접촉이 시작된 이래 계속 진화하고 확장되어 왔으며, 그에 따라 질병의 출현도 가속화되어 왔다. 역사적 관점에서 보면 인간과 동물의 공유영역은 매우 가변적이고 역동적이다. 가축화, 농업, 도시화, 이주, 무역, 산업화의 영역과 범위가 늘어나면서 병원체들이 종을 뛰어넘어 전파될 위험이 늘어나고 있다. 앞으로 이런 위험이 줄어들지는 않을 것이기 때문에, 우리는 인간과 동물의 접점에 숨어 있는 병원체의 위협을 확인하고 모니터링해야 한다.

　인간–동물의 공유영역은 원헬스라는 개념의 핵심적인 목표 지점으로, 인간, 동물, 동물제품, 환경 사이에 연속적으로 접촉과 상호작용이 일어나면서 미생물이 종간장벽을 뛰어넘어 인간과 동물에게 신종 감염병을 일으키는 장소가 된다. 인간과 동물의 공유영역에는 인간의 진화와 인류의 발전 과정에서 형성된 수많은 요소들이 들어 있다[1]. 주된 요소에는 인간이 진화 과정에서 얻게 된 병원체뿐만 아니라 가축화, 농업과 식량의 생산, 도시화, 이주, 정복과 무역, 산업화와

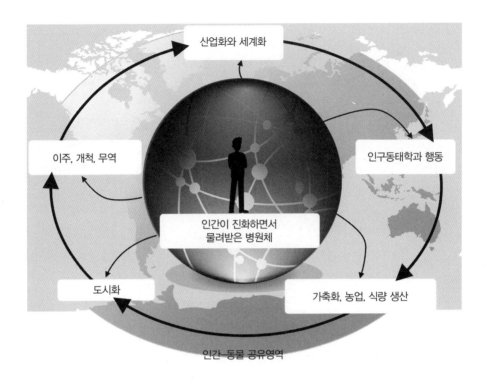

그림 1. 인간–동물 공유영역의 모식도. 인간–동물 공유영역에는 인간이라는 종이 진화하면서 물려받은 병원체, 그리고 가축화, 농업, 식량 생산, 도시화, 전 세계로의 이주, 식민지화, 무역, 산업화와 세계화와 연관되는 인간의 인구동태학과 행동 등 여러 요소들이 들어 있다. 이 요소들은 인류가 발전하면서 계속 서로 상호작용하고 확장된다. doi:10.1128/microbiolspec.OH–0013–2012.f1

세계화 등 인간이 만들어 낸 모든 것과 연관되는 인적 구성과 행동이 포함된다(그림 1). 인류의 발전과 확장으로 환경에 미치는 영향이 계속 커져가면서 이러한 요소들도 진화하여 전례 없는 범위까지 확장되고 있다. 이렇게 인간–동물의 공유영역은 인간에서 감염병을 출현시키고, 또한 사람에서만큼 잘 인지되지는 않지만 인간과 연관되는 동물이나 야생동물에서도 감염병을 출현시키는 동인으로 계속해서 작용할 것이다.

　인간의 신종 인수공통감염증은 (i) 반복적으로 종간장벽을 통과하는 병원체에 의해 산발성의 감염을 일으키나 사람에서는 더 이상 확산되지 않는 경우, (ii) 종간장벽을 통과하는 병원체에 의해 발생하고 사람들 사이에 제한적으로 확산되는 경우, 그리고 (iii) 종간장벽을 통과한 후 결과적으로 사람에 적응하여 효과적으로 확산되면서 유행이나 심지어 범유행을 초래하는 경우로 분류할 수 있다. 최근의 자료에 의하면 아주 작은 돌연변이만으로도 병원체가 새로운 숙주 종에서 효과적인 전파 능력을 얻을 수 있다(2~4). 인간-동물의 공유영역은 인수공통감염 병원체가 종간장벽을 뛰어넘어 인간에게 들어오게 하고, 인간에서 새로운 병원체가 진화하여 결과적으로 효율적으로 전파되는 장을 제공한다. 가축, 야생으로 돌아간 동물, 공생동물처럼 인간과 연관된 동물, 그리고 야생동물에서도 위의 세 범주로 신종 감염병을 분류할 수 있다. 그런데 마지막 범주에 속하는 감염병의 잠재적인 영향이 훨씬 더 크기 때문에 이러한 감염병이 가장 많이 확인되고 보고되고 있다. 이 장에서 우리는 인간-동물의 공유영역에 있는 여러 요소들을 알아보고, 이들이 인간과 동물에서 종간 전파와 병원체의 출현에 미치는 영향에 관해 설명하고자 한다.

인간의 병원체 유산

인간이 진화적으로 물려받은 병원체 유산은 인간과 동물의 공유영역 중에서 가장 오래된 것이지만, 인간-동물의 공유영역을 고려할 때 간과되는 수가 많다(1). 병원체 유산은 인류와 그의 조상 사이에 존재했던 공유영역의 범위를 알려준다. 병원체 유산은 인류가 탄생하기 전에 이미 갖고 있던 병원체에 더해서 인류의 탄생과 함께 등장한 신종 병원체까지 인류가 가지게 된 다양한 병원체의 원천이다(그림 2). 현재 사람에게만 감염을 일으키는 것으로 알려진 병원 미생물들, 예를 들면 바이러스(예: 헤르페스바이러스, 내인성 레트로바이러스), 마이코박테리아(예: 결핵균), 원생동물(예: 말라리아원충, 파동편모충), 외부 기생체(예: 이) 등은 약 250만 년 전 호모(*Homo*)속이 출현할 때 혹은 그 이후 새로운 종으로 분기될 때 인수공통 병원체가 종을 뛰어넘어 사람에게 전파되면서 등장한 것들이다(5~9). 사람T세포친화바이러스들(HTLVs), 엔테로바이러스, 간염바이러스들, *Helicobacter pylori*, 촌충 등은 현생 인류가 태동하기 전에 호모 속의 종들 사이에서 수평적으로 종간 전파된 것이다(5, 10, 11). 이런 병원체들은 호모 속이 다른 영장류를 포함한 먹이동물을 포식한 결과로 얻은 것일 가능성이 높다.

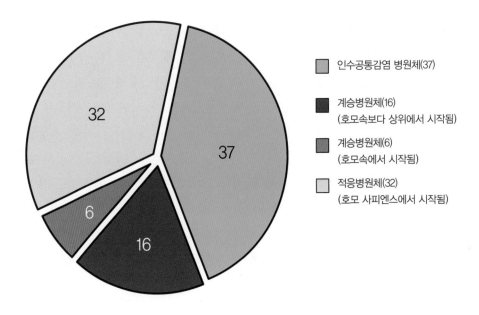

그림 2. 인간 병원체의 기원. 인간을 감염시킬 수 있는 대부분의 병원체는 종간장벽을 건너 뛴 동물 병원체로
부터 기원하였다. 37개의 바이러스는 인간 사이에 전파될 능력이 거의 없거나 제한적인 인수공통감염
병원체이다. 계승 병원체는 인간과 같이 진화한 병원체이다. 이들 중에서, 16개의 바이러스는 호모속
이 출현할 때 호미닌에서 적응한 반면, 6개의 바이러스는 호모속의 다른 종으로부터 현생 인류인 호모
사피엔스가 분기될 때 같이 진화하였다. 32개의 바이러스는 동물에서 기원하였지만 인간들 사이에 효
과적으로 전파되도록 적응하였다. doi:10.1128/microbiolspec.OH-0013-2012.f2

이러한 병원체가 호모 종들에서 잘 적응하고 살아남은 다음, 종들이 분화하면서
약 20만 년 전 오늘날의 인간, 즉 호모 사피엔스에게 유산으로 남겨졌다. 계통발
생학적 분석은 이러한 숙주와 병원체들의 종간 분화를 알려준다(5). 즉, 병원체
와 숙주의 계통발생학적 분석 결과 병원체 종의 분기점이 그들에 상응하는 숙주
의 분기점과 일치했다는 것을 보여 주었다(12, 13).

　인간이 진화적으로 물려받은 병원체 유산은 20만 년 이상 전 선사시대 인간과
동물의 공유영역을 투영한다. 그 공유영역의 범위를 이해하면 병원체가 출현했
던 시기에 인간이 걸릴 수 있는 병원체가 다양했다는 것을 알 수 있다. 계통발생
학적인 도구와 현대의 유전체 연구로 병원체의 다양성에 대한 연구가 이루어진
결과, 그 시대에 이미 많은 병원체가 인간-동물의 공유영역에서 양자를 교차 침

범했다는 것을 알 수 있다. 인간이 출현한 다음에 인간을 감염시켰던 병원체 대부분은 대체로 강한 종 특이성을 가지면서, 일반적으로 면역 능력이 정상인 개인에게 병원성이 낮은 만성 감염을 일으키고, 주로 점막, 피부, 혈액 혹은 기타 체액을 매개로 한 긴밀한 접촉을 통해 전파되었다(1). 이러한 병원체는 인간에 맞게 진화되었으며, 동시에 다른 영장류에 있는 이들의 자매 병원체 종은 그 영장류에 적응하면서 진화되었다. 따라서, 우리가 인간—동물 공유영역의 구성 요소를 연구하면, 병원체가 한정된 숙주 범위를 갖고 특별한 종 특이성을 보이고 종간장벽을 뛰어넘지 못하는 이유에 대해 더 잘 이해할 수 있을 것이다.

인간이 출현하고 진화하던 초기에 인간을 침범한 병원체의 목록에서 상대적으로 독성이 강하거나 급성인 감염이 드문 것은 현재와 아주 다른 점이다. 역학이론을 통해서 우리는 급성이거나 혹은 독성이 높아서 강한 면역을 유도하는 병원체가 유지되려면 숙주 군집이 커야 한다는 것을 알게 되었다(14, 15). 따라서 초기의 인간, 특히 수렵채집민의 습성이나 인구 구성으로는 급성 혹은 강한 독성의 병원체가 정착될 수 없었을 것이다. 그러므로, 우리가 전통적으로 급성 병원체라고 알고 있는 홍역바이러스나 두창바이러스는 그 시대에는 출현하지 않았을 것이다. 이는 인류가 선사시대 이래 이룩해 온 발전 과정에서 나타났던 인간의 행동 변화와 인구 구성의 변화가 오늘날 우리가 알고 있는 현대의 인간—동물 공유영역을 규정짓는 데 중요했다는 것을 말해 준다.

가축화와 농업

수렵 채집민이 아프리카의 고향을 떠나 전 세계로 이주하여 흩어진 뒤, 세계의 여러 지역에서 놀라울 정도로 비슷한 시기에 중요한 혁신이 일어났다(16). 약 1만 2천 년 전, 그 이전에는 이동성이 높았던 인구집단이 세계의 첫 번째 마을이라 할 수 있을 곳에 정착하였으며, 귀중한 식량과 사료를 생산하기 위해 야생식물과 동물을 가축화하였다. 이러한 고대 혁신의 증거가 비옥한 초승달 지대에서 최초로 발굴되었고, 비슷한 연대의 증거가 메소포타미아, 중국, 남미, 북미 동부에서도 발굴되었다. 그렇게 해서 새로운 농업경제가 농업의 발상지에서 빠르게 확산되어 전 세계의 수렵 채집 경제를 대체하였다.

소위 신석기혁명 동안 가축화와 농업의 탄생이라는 혁신은 동물들과 인간 사이의 긴밀한 접촉과 상호작용을 늘리기 시작했고, 선사시대의 인간-동물간 상호 접점을 극적으로 변화시켰다[16]. 신석기혁명 이전까지는 인간과 동물의 상호작용이 주로 포식자-먹이 관계였지만[1], 신석기혁명은 음식 생산 활동으로 동물을 사육하고 관리하도록 만들었다. 계통분류학적인 분석에서 확인되었듯이 이때 새로운 인간 병원체와 가축 병원체가 대규모로 출현하는 역사적인 전환점을 맞이하게 되었다. 볼거리(유행성이하선염)바이러스, 두창바이러스, 디프테리아균, 백일해균 등이 기원이 어디인지는 확실하지 않지만 가축화와 농업의 태동 직후에 인간에게 출현하였다[17]. 비슷하게, 칼리시바이러스, 로타바이러스, 환경 병원소를 통해 전파된 일부 살모넬라와 같은 병원체들은 가축화가 시작된 직후 출현하여 소, 돼지, 인간 사이에서 전파되었다[1, 5, 18]. 이들의 종간 전파의 시작을 정확히 추적하기는 어렵지만, 그 후 이들은 가축에서 인간으로 또는 인간에서 가축으로 빈번하게 확산되었다. 촌충, 우형결핵균도 역시 가축화의 시점 무렵 아프리카 사바나에서 살았던 호모속의 종들에게 등장한 인간의 오래된 병원체이다[10, 19].

새로운 숙주 종에서 새로운 병원체의 출현을 초래하는 가축-인간 사이의 병원체 교환은 가축화와 농업의 태동 이래 멈추지 않고 있다. 가축화와 농업은 가축 종과 인간, 그리고 가축 종과 가축 종을 밀접하게 접촉하도록 했을 뿐만 아니라 쥐나 생쥐와 같은 공생동물의 진화와 정착에도 도움을 주었다. 이렇게 하여 다양한 종이 섞이면서 병원체의 종간 전파를 위한 이상적인 조건이 만들어졌다. 예를 들어, 설치류레트로바이러스의 종간 전파로 고양이백혈병바이러스가 출현했는데, 이 병원체는 집고양이에게 더 잘 적응하였다[20]. 최근 개C형간염바이러스가 확인되었는데, 5백~1천 년 전에 처음 출현한 것으로 추정된다[21]. 이는 선사시대 이래로 인간을 감염시킨 것으로 알려진 사람C형간염바이러스와 아주 가까운 관계에 있다. 따라서, 중세의 어느 시기에 C형간염바이러스가 인간으로부터 개로 종간 전파된 것이라 추정할 수 있다[1]. 최근에 발견된 또 다른 바이러스인 사람메타뉴모바이러스는 조류메타뉴모바이러스와 가까운 관계에 있으며, 아마도 가금류에서 150~200년 전에 인간으로 전파된 것으로 생각된다

(22). 그 후 사람에 적응하여 전 세계의 인구집단에 확산되었으며, 오늘날에는 5세 이상인 모든 개인이 적어도 한 번은 이 병원체에 감염되고 있다. 마찬가지로, 최근에 발견된 사람보카바이러스는 소와 개에서 기원한 재조합 파르보바이러스가 인구집단에 적응한 것으로, 거의 모든 어린이에서 5세 전에 감염된다(23, 24). 히포크라테스전집에서도 암시하듯이 인플루엔자바이러스는 기원전 5세기 이전에 출현하였을 것이다. 하지만 일반적으로 인플루엔자는 서기 16세기 이후 인구집단에서 반복적으로 범유행하는 것으로 받아들여지고 있으며, 그 기원은 아마도 돼지나 가금류와 같은 가축에서 인간으로 건너 온 동물 바이러스일 것이다(25, 26). 20세기에 출현한 고양이범백혈구감소증바이러스는 집고양이 병원체로, 1940년대 이래 밍크, 여우, 너구리와 같은 야생 육식동물에서 자연적으로 발견되는 병원체로 알려져 있다. 1970년대 말, 고양이범백혈구감소증바이러스가 종간 전파를 일으켜 개에서 적응하여 개파르보바이러스가 출현하였다(26). 개파르보바이러스는 전 세계로 빠르게 확산되어 현재 개의 대표적인 주요 병원체가 되었다. 이러한 예는 병원체가 새로운 종에 적응한 후 집안의 인간-동물 접점에서 동물들 사이에, 그리고 동물과 인간 사이에 계속적으로 종간 전파된다는 점을 확실하게 보여 준다.

현재 애완동물, 식품, 공생동물의 종류가 전례 없이 다양해지면서 동물과 인간 사이 그리고 인간과 관련된 동물 종들 사이에서 인수공통 병원체와 동물 병원체의 종간 전파가 더욱 빈번하게 일어나고 있다. 파충류나 설치류와 같은 외래 애완동물이 살모넬라와 같은 흔한 병원체뿐만 아니라 페스트균처럼 중세시대 이래 인간을 공격했던 병원체, 원숭이마마바이러스와 같은 외래 병원체 등 많은 병원체의 근원이다(27). 이러한 병원체는 동물에서 인간으로 종간 전파가 일어날 뿐만 아니라 동물 종들 사이에서도 전파되고 있다. 많은 개발도상국에서는 최근 급속도로 증가하는 인구로 야생육의 소비가 크게 증가하면서 식용동물 종의 범위가 크게 넓어졌다(28). 식용으로 잡히는 야생동물은 HIV, 에볼라바이러스, 박쥐리사바이러스, 그리고 최근에 발견된 코로나바이러스, 즉 SARS-CoV와 hCoV-EMC 등 수많은 새로운 인수공통감염 병원체의 기원이 되고 있다(29, 30). 이처럼 최근 들어서 많은 병원체들이 동물-인간, 동물-동물 사이에서 종의 장벽을 뛰어넘었다. 마지막으로, 농업의 확장으로 인간이 계속해서 자연서식지를 잠식함으로써 인위적인 환경에서 대단히 많은 공생 종이 번성할 수 있는 새로운 조건이 만들어졌다. 아시아와 오세아니아의 과일박쥐와 신세계의 설치류처럼 최근 새롭게 인간과 연관되게 된 종들은 헤니파바이러스, 신대륙(아메리카)의 한타바이러스 등 인수공통감염 병원체들의 근원이 되고 있다(31~33). 설치목의 설치류와 익수목의 박쥐는 모든 포유동물 종의 60%를 차지한다. 설치류 몇 종은 오래 전부터 사람과 관련을 맺어 왔지만, 앞으로 훨씬 더 많은 종의 설치류나 박쥐 종이 인수공통감염 병원체의 중요한 병원소가 될 것이다. 특히 박쥐는 다른 포유류에서 고도로 병원성을 보인 광견병바이러스와 그 외의 리사바이러스, 그리고 필로바이러스, 코로나바이러스에 속하는 많은 병원체의 숙주로 드러나고 있다.

식용으로 이용되는 공생 종과 야생 종 모두 거주지 내의 인간–동물의 공유영역과 야생 환경 사이에 효과적인 연결고리로 작용한다. 그리하여 야생의 병원체가 인간과 직접 연관되지 아니한 숙주 종으로부터 인간에게 쉽게 전파되도록 만든다. 증거가 빈약하기는 하나 가축화와 농업이 태동된 직후에 출현한 일부 병원체가 야생동물 병원소나 공생동물로부터 기원되었을 수 있다. 예컨대, 두창바이러스는 저빌폭스바이러스와 밀접한 관련이 있고, 설치류 숙주로부터 인간으로 전파되었을 것이다(5). 페스트균은 아마도 동물의 가축화, 그리고 이로 인한 공생동물의 구성과 행동 변화로 해서 *Yersinia pseudotuberculosis*의 조상 균주가 돌연변이를 일으켜 생겨났을 것이다(34). 그리고는 인간에서 역사적인 페스트의 범유행이 시작되는 시기에 세계 여러 지역에서 여러 종의 설치류에서 다양하게 진화되었을 것이다. 오래 전과 비교적 가까운 과거의 예로 우리는 공생동물과 야생육이 야생의 병원체를 종간 전파하는 중개자 역할을 한다는 것을 쉽게 확인할 수 있다. 고대와 중세의 발진티푸스와 페스트는 공생동물과 관련이 있다. 페스트균은 실크로드를 따라 인간과 함께 온 흑쥐에 의해 전파되어 역사적으로 가장 파괴적인 페스트의 범유행을 일으켰다(35). 보다 최근에 아프리카에서 검출된 식용 야생동물의 에볼라바이러스와 동남아시아에서의 SARS–CoV는 야생동물이 박쥐의 바이러스를 인간에게 종간 전파시키는 중개자였음을 보여 주고 있다(28). 마찬가지로, 과일박쥐의 헤니파바이러스를 인간에게 전파시킨 종은 돼지(말레이시아의 니파바이러스)와 말(호주의 헨드라바이러스)이었다(31, 36). 자연서식지가 파괴되고 농경지화되면서 환경이 변화하여 영농 영역에 과일박쥐가 서식하게 되었고, 결과적으로 새로운 병원체를 가축과 인간에게 감염시킨 것이다. 그렇게 보면, 농업과 자연서식지의 파괴가 복합적으로 과일박쥐로 하여금 인공적인 환경에 서식하도록 만들어 새로운 공생 종이 되게 하였다. 마찬가지로 최근에 남미에서 농업이 자연서식지를 잠식하면서, 그 옛날 구대륙의 공생 설치류 종이 인위적인 환경으로 이주한 것처럼 다양한 설치류 종이 문명사회로 이주하여 인간에게 새로운 부니아바이러스와 아레나바이러스를 전파시켰다[32, 33].

　가축, 공생동물, 혹은 야생동물로부터 종간 전파되어 인간에서 출현하는 새로운 인수공통감염 병원체가 증가하고 있지만, 우리의 인식과 검사 기법의 진보가 이렇게 폭발적으로 늘어나는 병원체를 잘 따라잡지 못하고 있는 점은 우려스럽다. 실제로, 선사시대 이래 인간-가축의 공유영역은 숙주 종과 병원체 종 모두가 섞일 수 있는 조건을 만들어서 병원체가 활발하게 종간 전파될 수 있게 하였다[1]. 동물 병원체가 인간에게, 그리고 동물 종들 사이에서 미생물이 종간 전파되는 추세는 지속될 것이다. 식량과 사료를 생산하는 가축화와 농업은 동물과 인간을 밀접하게 접촉하게 했으며, 오늘날 인간, 가축, 공생 종의 개체군 크기를 증가시켰다. 또한, 전례 없는 식량과 사료의 전 세계적인 이동은 인간과 동물 모두에서 새로운 병원체의 출현과 확산을 촉진시키고 있다. 이러한 개체 구성의 변화는 늘어가는 개체군에서 병원체가 종의 장벽을 넘어 전파되고, 새로운 병원체가 등장하고, 그리고 결과적으로 병원체가 지속적으로 개체군에 존재하도록 조장하고 있다.

식량 생산, 인구 증가, 도시집중화

　약 1만 2천 년 전에 태동된 가축화와 농업은 오늘날까지 인구 그리고 인간과 관련된 동물의 개체군을 대량으로 증가시켰다[16]. 인구가 증가하면서 인간은 마을에 모여 생활하게 되었고 마을이 커지면서 도시화가 시작되었다. 고대사에서 메소포타미아의 바빌론은 최초의 도시 중 하나로, 20만 명의 거주민이 살았다. 초창기에 도시가 발달하면서 마을 안에서 가축이나 식용동물이 인간과 밀접하게

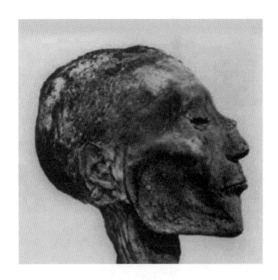

그림 3. 파라오 람세스 5세의 두창 소견. 두창의 농포를 연상시키는 두창 유사병변이 3000년 전의 미라 머리에서 관찰된 것이다(출처. 세계보건기구). doi:10.1128/microbiolspec.OH-0013-2012.f3

접촉하게 되었다. 도시 안의 과밀한 인구와 가축과 공생동물은 병원체의 종간 전파에 불을 지폈고, 결국 병원체는 새로운 숙주 종 안에서 지속적으로 유지될 수 있게 되었다. 이는 그 후 인간과 동물에서 대규모 질병을 발생시키는 원인이 되었다. 도시가 확장되고 발달하면서 만들어진 현재의 대도시는 더 커지고 과밀한 인간과 동물 집단을 수용하면서 병원체가 지속적으로 확산되는 토양을 제공하였다. 이렇게 더 많은 포유류, 조류, 야생동물, 야생화한 동물들이 인간의 도시화로 인한 새로운 서식지와 연결되고 있는 점에 주목할 필요가 있다(37).

역학 연구를 통해 확인된 바에 의하면, 면역을 유도하는 급성 감염 병원체가 개체군에서 유지되려면 일정한 크기 이상의 숙주 군집이 필요하고, 군집의 크기가 작으면 병원체가 지속되지 못한다(14, 15). 예를 들어, 홍역바이러스에 걸리면 평생 동안 강력한 면역이 생기기 때문에, 이 바이러스가 인구집단에서 유지되고 주기적인 유행을 재발시키려면 20만~50만 명의 인구를 가진 군집이 필요하다. 마찬가지로, 가축화와 농업이 시작된 직후에 인간에게서 출현하였던 두창바이러스, 백일해균, 기타 급성 병원체들도 확산되고 지속될 수 있으려면 일정한 크기 이상의 인구가 필요했는데, 인구의 증가가 따라 주었기 때문에 이들 병원체가 유지될 수 있었다. 가축화와 농업의 시작으로 식량 생산이 증가하면서 병원체가 면역을 유도하는 급성 병원체로 진화하는 단계로 들어서게 되었고, 선사시대의 마지막 기간 동안 인구 증가와 도시화 때문에 병원체가 지속적으로 살아남아서 고대사에서 대규모 질병을 발병시켰을 가능성이 높다. 파라오 람세스 5세(20번째 왕조, 기원전 12세기)(그림 3)의 미라화된 피부에 있는 농포는 두창이 원인이었을 가능성이 크다(38). 이후에 히포크라테스전집에서도 질병의 대유행이 보이는데, 이는 일반적으로 인류 집단을 휩쓸었던 급성 감염이 기원전 5세기 이전에 이미 흔히 일어났음을 보여 준다.

선사시대의 마지막 시기와 고대사에서 보면, 농업이 시작되고 한곳에 정착하면서 인구 구성의 변화가 나타났고, 이는 가축에도 영향을 미쳤다. 이러한 변화는 병원체를 정착시키고 유지시켰을 가능성이 높으며, 급성 감염을 더 잘 일으키거나 독성이 더 강한 병원체로 진화시켰을 것이다. 이는 도시의 인간-동물의 공유영역이 인간과 관련된 동물의 개체군에서도 질병의 출현에 영향을 미쳤다는 것을 보여 준다. 마을과 도시에 모여 살게 되면서 증가하는 인구를 먹이기 위해서 가축 개체군의 밀도가 더 높아짐에 따라 홍역바이러스와 가까운 모빌리바이러스에 의해 소의 우역, 양과 염소의 가성우역, 개의 홍역과 같은 대규모 가축 질병이 출현하고 진화하였을 가능성이 있다. 또 다른 예는 야생동물과 가축에서 상기도를 감염시키는 병원체 *Bordetella bronchiseptica*이다. 이 세균의 조상은 아마도 인간에서 백일해를 일으키는 *B. pertussis*의 조상일 가능성이 높다(14). *B. pertussis*는 인간에서 급성 감염을 일으키는 반면 *B. bronchiseptica*는 동물에서 만성의 경미한 감염을 일으킨다. 앞에서 보았듯이, 백일해균이 인간에서 급성 감염을 일으키는 것으로 진화되려면 충분히 거대한 인간 군집이 필요하였을 것이다(14). 놀라운 것은, *B. bronchiseptica*의 일부 균주는 돼지와 개에서 더 급성 또는 독성의 감염을 일으키는데, 이는 인간에서의 백일해균처럼 가축 개체군의 크기와 밀도가 더 커짐으로 인해 진화한 결과일 것이다.

도시화는 인간과 동물의 개체 구성에 극적인 변화를 초래하였고 행동 변화도 유발하였다. 이는 특히 인간 그리고 인간과 관련된 동물에서 병원체의 출현과 확산에 기여한다. 실제로, 선사시대 동안 첫 번째 마을에 정착한 인간은 불균형적인 식사, 정적인 생활, 병원체가 전파되기 쉬운 밀집된 조건 등으로 해서 유목 생활을 하는 수렵채집민보다 건강하지 못했다(39). 역사시대에는 도시화로 인한 불량한 위생조건도 질병과 관련이 있었다. 발진티푸스나 림프절페스트와 같은 중세의 질병은 공생 숙주, 특히 곡물창고가 풍부하고 배설물 처리가 불량한 도시에서 번성했던 설치류와 관련이 있다(40). 기원전 430년 아테네의 역병에 대한 투키디데스의 설명은 비위생적인 도시에서 분변 병원체에 의한 장티푸스의 확산을 잘 보여 준다(41). 놀랍게도 투키디데스는 인간뿐만 아니라 동물에서도 병이 확산된다고 보고하였는데, 이는 그 병원체가 그 당시에는 사람에게만 걸리는 병원체가 아닐 수도 있었음을 시사한다. 이와 같이, 도시화는 숙주 개체군이 충분히 커지고 인간과 동물이 혼재하고 위생이 불량하여 병원체가 지속적으로 확산되고 질병이 반복적으로 유행하는 이상적인 조건을 제공한다. 흥미로운 것은 도시화나 인간 사회의 발전과 연관되는 질병이 급증하면서, 이에 대한 직접적인 반응으로 행동의 변화와 위생의 개선이 이루어졌고, 현대의학이 태동했다는 점이다(1). 도시화, 그리고 그에 연관된 인간의 행동 변화는 수 세기 후에 인간이 맞이한 재앙, 즉 HIV를 효율적으로 확산시키는 결정인자가 되었다. 계통분류학적 분석을 통해서 보면, AIDS 범유행의 대부분을 차지하는 HIV-1이 1980년대 인구집단에서 효과적으로 확산되기 전에 이미 침팬지로부터 인간으로 여러 번 종간장벽을 넘었다(42). 도시 이주, 빈곤, 사회 불평등, 난교, 주사 바늘의 공유는 모두가 그 당시 아프리카에서 발전해 가는 도시의 일상적인 모습이었다. 그리고 전쟁과 관련된 사회문화적인 변화도 있었다. 이런 모든 요소들이 궁극적으로 HIV가 인구집단에 적응하고 효과적으로 전파될 수 있도록 한 결정적인 행동 변화였다고 생각된다(43).

행동 변화는 도시로 이주하는 인간뿐만 아니라 공생 동물과 기타 도시에 상주하는 동물에도 영향을 미쳤다. 도시화된 인위적인 환경에 서식하는 야생동물 집단에서 인수공통감염 병원체를 보유하는 빈도가 시골이나 자연 서식지에 서식하는 야생동물 집단에서보다 더 높다(37). 이렇게 병원체의 전파율이 높은 것은 숙주 개체군의 밀도가 높고, 먹이나 서식지로 인간의 자원을 사용하는 행동 변화와 관련이 있다. 예를 들어, 미국너구리의 인수공통감염성 회충인 북미너구리회충은 도시화된 환경에서 유병률이 더 높은 것으로 보고되었다. 미국너구리에서 기생하는 기생체의 종류가 더 많아지고 북미너구리회충의 유병률이 증가하는 것은 모두 도시 개체군의 밀도가 높고 저장된 식량자원을 활용하는 것과 관련이 있다. 다른 예로는 흰발생쥐의 보렐리아 감염, 노새사슴의 만성 소모성 질병, 그리고 북미 대도시 지역 명금류의 웨스트나일바이러스가 있다. 인위적인 환경에 유연하게 적응하는 능력은 도시나 자연 서식지에서 해당 종이 번식하면서 병원균의 침입을 조장하는 요인이 되는 것이다(37).

도시화가 확대되면서 도시에 상주하는 동물 집단이 증가하기도 했지만, 개발도상국 특히 아시아와 아프리카의 여러 지역에서 식용 야생동물의 수요가 증가하였다(28). 이는 도시에서 인간-동물의 공유영역의 범위를 팽창시키는 결과를 만들어냈다. 자세히 살펴 보면 첫째, 도시화, 그리고 그와 연관된 식량에 대한 압박은 도로망의 발달과 인공 구조물의 확대로 이어져 자연서식지를 더 많이 침해하게 만들었다. 산림의 파괴, 서식지의 잠식과 분할은 야생동물과 인간을 더 많이 접촉하게 만들고 양 방향으로 병원체의 종간 전파를 가속화시켰다. 중요한 예로는 레트로바이러스와 필로바이러스 등 많은 병원체가 영장류로부터 인간으로 종간 전파된 것을 들 수 있다(28). 둘째, 자연서식지에서 수렵된 야생육이 도시화된 구역으로 반입되어 판매되고 소비되고 있다. 아시아와 아프리카의 도시 대부분에서는 야시장이 번성하고 있어 인구가 밀집된 지역에 새로운 병원체가 유입될 가능성이 높다. 이러한 재래시장에서 가축과 야생동물 모두가 판매되면서 인플루엔자바이러스와 SARS-CoV와 같은 수많은 인수공통감염 병원체의 출현을 촉진시키고 있다. SARS-CoV는 재래시장에서 살아 있는 야생동물로부터 인간에게 종간 전파된 직후 인간 사이에서 효과적으로 전파될 수 있게 적응하였다(29). 그리고는 처음에는 국지적으로, 나중에는 전 세계로 전파되어 대도시의 사람들을 공격했다. 개발도상국에서도 도시화가 지속적으로 확대되고 있다. 도시화는 식량을 얻기 위해서 야생동물을 사냥하는 도시의 인간-동물 공유영역에 잠재된 위험을 더욱 증가시킬 것이다(28).

선사시대의 마지막 시기와 고대에 도시화가 시작되었을 때는 무역이나 사람, 동물의 이동이 도시 사이에 한정되었다. 그러다가 결국 대륙간 이동까지 확대되었다. SARS-CoV의 확산에서 볼 수 있듯이 무역과 인간, 동물, 상품의 이동은 현대의 인간-동물 공유영역의 완결판이라 할 만하다(29). 하지만 가축화, 농업, 식량생산, 도시화, 전 세계적인 이동, 이주, 무역과 그로 인한 질병의 출현은 고대로부터 시작되었다.

인간의 이동, 이주, 무역

　인류는 선사시대에 수렵채집인들은 사냥감을 찾아서 아프리카를 떠나 해안선을 따라서 혹은 대형 동물의 이동 경로를 따라 이동하여 세계 곳곳에 정착했다(44). 계통지리학적인 분석 결과를 보면 인간 병원체도 선사시대 인간의 이동 경로를 따라 전 세계로 확산되었다는 것을 보여 준다. 예를 들어, 유두종바이러스, 폴리오마바이러스, HTLV, *H. pylori*, 그리고 뭄니의 계통지리학적인 분석은 고대 인류의 이동에 관한 놀라운 통찰력을 제공한다(5, 45). 이러한 병원체들은 만성 감염을 일으켰기 때문에 인류의 이주 속도가 상대적으로 느렸음에도 불구하고 먼 거리로 확산될 수 있었다. 병원체가 이동경로를 따라 전파되는 것 외에도, 선사시대 인류는 새로운 지역으로 이주하면서 새로운 병원체를 획득했다. 예를 들어, HTLV-1 바이러스는 아시아에서 영장류T세포친화바이러스가 원숭이에서 인간에게 들어왔다. 계통발생학적 분석에서는 HTLV-1 균주가 여러 번 인간에서 다른 영장류로, 또 그 반대로도 전파되었음을 보여 준다(46, 47). HTLV-2는 40만 년 전 아프리카에서 출현한 반면, HTLV-1 균주는 선사시대 인류의 이동으로 거꾸로 아프리카에 도입되었다. 따라서, 인간에 의해 병원체가 대규모로 확산된 것은 현생 인류의 등장 초기에 시작된 후 여행과 무역의 수단이 진보하면서 점진적으로 가속화된 것임을 알 수 있다.

　고대, 중세, 그리고 근대 초기에 일어난 식민지화는 식민지 개척자와 원주민 모두에서 새로운 병원체에 의한 대규모 유행병의 원인이 되었다. 성경에도 인간이 그런 질병에 노출된 것이 잘 기술되어 있다. 중세시대에는 질병의 확산이 종종 전쟁이나 정복과 연관되었다. 서기 6~8세기 아프리카대륙에서 기원한 페스트균에 의해서 발생한 유스티니아누스 역병은 유스티니아누스 1세가 북아프리카를 포함한 지중해 연안 대부분을 정복하면서 출현하였다(35). 그 후 이 병원체가 수백 년 동안 유럽과 북아프리카 전역에 확산되면서 비잔틴제국의 멸망에 기여하였다. 14세기 두 번째 페스트의 범유행 역시 전쟁과 정복과 관련이 있다. 무역을 통해 시칠리아와 유럽에 흑사병이 들어오기 전, 몽골군은 페스트균을 크림반도의 도시 카파를 포위하는 데 사용하였다(48). 1346년 몽고군이 크림반도의 도시 카파를 포위하여 감염된 시체를 성벽 너머로 던지면서 *Y. pestis*가 파괴적인 생물무기로 사용되었다. 이후 시칠리아와 유럽에 페스트가 발생하였다. 현대가 시작되면서 이주와 정복은 보다 먼 대륙으로 이어졌다. 아메리카의 발견과 초기의 정복 시기에 두창바이러스나 홍역바이러스처럼 구세계에서 대중성 질병을 일으키는 병원체가 면역이 전혀 없는 원주민들에게 유입되었고, 경우에 따라서는 의도적으로 살포되기도 하였다[49, 50]. 이러한 새로운 병원체의 유입은 대규모 유행과 이에 따른 인구 감소를 가져왔다. 반면, 식민지 개척자들은 아프리카에서 말라리아를 일으키는 열원충이나 황열바이러스와 같은 열대 병원체의 공격을 받았다[49]. 이런 질병들은 아프리카대륙의 제도적인 발전을 가로막았고, 노예무역에도 지대한 영향을 미쳤다[51]. 사실 감염병은 초기 근대사의 형성에 근본적인 영향을 준 것으로 보인다. 후기 근대사와 현대사에서도 발진티푸스와 장티푸스, 그리고 1918년 인플루엔자 범유행과 HIV-2의 확산까지 감염병은 전쟁과 함께하면서 전쟁의 향방을 바꾸는 데 중요한 역할을 했다[25, 43].

과거의 신세계 정복이 이제는 비즈니스나 관광을 위한 여행으로 대체되었지만, 인간의 이동으로 인해 기존에 노출이 되지 않았던 개체군이나 새로운 지역에 감염병이 퍼지는 것은 여전하다. 여행자들은 전에 전혀 접해 보지 못했던 병원체에 노출될 수 있고, 무척 짧은 시간 안에 병원체를 전 세계로 확산시킬 수 있다. 지난 수십 년 동안 여행으로 인해 생긴 신종 병원체에 관한 보고가 수없이 많다. 박쥐리사바이러스, 필로바이러스, 인간의 hCoV-EMC 감염[30, 52, 53]과 같이 제한된 영역에서 유행한 것부터 HIV나 SARS-CoV처럼 전 세계로 확산된 것까지 다양하다. 특히 최근의 SARS-CoV는 불과 몇 달 만에 26개 나라로 확산되었다[29]. 여행과 인간-동물의 공유영역에서 출현하는 병원체의 확산과의 관계는 2009년 인플루엔자 유행, 그리고 전 세계적으로 계절성 인플루엔자바이러스의 반복적인 유행을 보아도 명백하게 확인된다. 2009년의 신종 플루 때는 멕시코에서 인플루엔자바이러스가 돼지-인간 사이의 종간 전파로 인해 처음 출현한 것으로 보인다. 그런데 첫 환자가 발생한 지 불과 몇 주 만에 주요 항공여행 경로로 인간-인간 전파를 통해 전 세계로 확산되었다[54]. 특정 지역에서 이 새로운 인플루엔자바이러스의 범유행이 시작될 때의 환자 분포와 멕시코에서 들어온 여행자의 도착지 사이에는 강한 상관관계가 있었다. 마찬가지로, 매년 계절성 인플루엔자가 전 세계로 확산되는 것을 보면, 동남아시아에서 새로운 병원체가 나타나고 이 지역과 무역이나 여행으로 연결되는 지역으로 퍼지는 것 사이에 대단히 일관적인 양상이 보인다(55).

고대로부터 도시 사이의 무역과 여행으로 인간 그리고 인간과 관련된 동물 집단에서 병원체가 끊임없이 순환하면서 질병이 지역을 넘어 파도처럼 확산되었다. 게다가 숙주 개체군의 크기가 커짐에 따른 상승작용으로 대중성 질병이 장기간 유지될 수 있었다. 유럽의 광대한 지역에 파괴적인 페스트의 유행을 일으켰던 페스트균은 지중해의 상업로를 통해 시칠리아로 유입된 것에서 시작하였다(35). 세균은 아시아의 흑쥐로부터 옮겨져 정복군과 실크로드를 여행하는 상인에게 확산되었다. 유럽으로 유입된 후에는 림프절페스트가 크게 유행하여 몇 년 만에 대륙을 황폐화시켰다. 좀 더 작은 규모의 유행을 보면, 20세기 영국의 홍역보고서는 바이러스가 유지될 만큼 충분히 큰 공동체인 대도시로부터 작은 시골 공동체로 향한 홍역의 확산을 잘 보여 주고 있다(56). 이 질병은 인간의 상행위와 생업을 위한 이동을 통해서 대도시로부터 시골지역으로 퍼져 나갔다. 또한, 계절성 인플루엔자바이러스가 출퇴근 이동을 통해 확산된 것으로 나타나, 인간의 단거리 이동도 감염성 병원체 확산의 동력이 될 수 있음을 보여 주었다(57).

인간이 이동할 때 동물도 함께 이동하면서, 이러한 인간–동물 상호간에 형성된 공유영역이 인수공통감염 병원체와 동물 병원체가 전 세계로 확산되는 데 중요한 역할을 한다(27). 인간은 수천 년 동안 동물을 사고 팔고 이동시키면서 인간과 관련된 특정한 동물개체군을 만들었다. 선모충과 같은 일부 기생체가 야생 종에 비해 가축 종에서 특별히 유전적 다양성이 낮다는 것은 선사시대 혹은 고대에 이들 가축 종이 무역과 가축화로 인해 정착지가 바뀐 결과로 생각된다(58). 마찬가지로, 계통분류학적으로 서울바이러스와 연관된 변이주들이 전 세계에 분포한다는 것은 이 병원체가 인간과 연관된 노르웨이쥐의 이동을 따라 전 세계로 퍼졌음을 뜻한다(59, 60). 보다 최근의 역사에 동물 병원체의 전 세계적인 확산이 잘 기록되어 있다. 19세기에 우역바이러스가 아프리카에 처음 유입되어 그 지역의 소와 야생 유제류에서 높은 사망률과 함께 커다란 유행을 초래하여 거의 모든 소들을 죽였다(61). 그 지역에서 소에 의존하는 경제의 비중이 컸기 때문에, 그 바이러스는 동물 병원체지만 인구집단에 대규모의 기근을 유발하였다. 유럽에서는 18세기에 이미 구제역바이러스, 우역바이러스, 그리고 탄저균과 같이 전염력이 높은 병원체들 때문에 병이 유행하는 동안에는 법으로 동물의 이동을 금지하기도 하였다[62]. 이는 인간-동물 사이의 공유영역이 질병의 출현과 확산에 중요하다는 것을 일찌감치 인식했음을 보여 준다.

현재, 매매와 이동으로 동물이 점점 더 인수공통성 병원체를 전 세계로 퍼뜨리는 트로이목마가 되고 있는데, 이는 거래되는 종이 훨씬 다양해지고 대규모 거래가 이루어지기 때문이기도 하다. 곤충 매개체는 인간의 활동을 통해 확산될 수 있는 동물 가운데 가장 간과되기 쉬운 종이다. 뎅기바이러스의 중요한 숙주인 아시아호랑이모기, 즉 흰줄숲모기는 물이 고인 폐타이어와 함께 항공과 해상 운송으로 전 세계에 퍼지고 있다[63]. 또 다른 플라비바이러스인 웨스트나일바이러스가 북미로 유입된 경로는 아직까지 밝혀지지 않았지만, 항공기를 통해 감염된 조류와 함께 들어온 빨간집모기일 가능성이 있다[64]. SARS-CoV는 아시아에서 야생육이 거래된 결과 인구집단으로 유입되었다[29]. SARS-CoV는 인간에서 놀라울 정도로 빠르게 적응하고 효과적인 전파 능력을 획득하여, 처음에는 국지적으로, 나중에는 전 세계로 순식간에 퍼졌다. 최근에 원숭이마마바이러스가 아프리카 밖으로 나간 주요 경로는 아프리카로부터 북미로 애완용 설치류가 거래된 결과였으며[65], 결국 80명 이상의 인수공통감염증 환자를 발생시켰다. 인수공통 감염성을 보이는 광견병바이러스는 불법으로 애완용 고양이, 개, 기타 육식동물이 질병이 만연한 국가로부터 질병이 없는 국가로 유입되면서 인간과 동물 개체군을 감염시키고 있다[27]. 이런 사실을 보면 구제역바이러스와 같은 가축의 주요 병원체도 고의적이거나 불법적으로 유입된 후 질병이 없는 개체군을 감염시키면서 산불처럼 퍼져나갈 수도 있다. 실제로 2001년 구제역이 만연한 아시아로부터 영국으로 육류 폐기물이 불법 도입된 후, 영국과 뒤이어 유럽의 여러 나라에서 병이 크게 유행하였다[66]. 집단발병의 경제적 피해는 영국에서만 600만 파운드를 넘었다[67]. 마지막으로 중요한 것은, 무역이 인간 그리고 인간과 관련된 동물에서뿐만 아니라 상대적으로 청정한 환경에 서식하는 야생동물에서 질병이 생기게 할 수도 있다는 것이다[68]. 무역은 북미에서 박쥐흰코증후군을 일으키는 진균 *Geomyces destructans*의 확산[70]뿐만 아니라, 전 세계적으로 양서류에서 항아리곰팡이병을 일으키는 진균의 확산을 유발한 원인[69]이 되었다. 이 두 질병은 야생동물 개체군의 대량 폐사와 멸종을 초래하였다.

근래 들어 식품산업의 산업화와 세계화로 인해 거래되는 동물 종이 다양해지고 수가 더 많아지고 있다. 이는 현재의 세계화된 세상에서 인간-동물의 공유영역의 대표적인 모습이다.

산업화와 세계화

산업혁명은 18세기 중반부터 20세기 초반까지 이어지는 근대사를 여는 역사적인 전환점이 되었고, 현대를 특징짓는 세계화의 발단이 되었다. 식품 생산의 산업화는 인구와 그와 관련된 동물을 대량으로 증가시켰다. 최근에 등장한 이런 인간-동물 공유영역의 새로운 요인은 전에는 없던 새로운 문제점을 가져왔다.

산업혁명은 인간과 관련된 동물들, 즉 가축, 공생동물, 상업동물 등의 개체군을 대규모로 성장시켜서, 인간-동물의 접점에서 감염병의 위험을 증폭시켰다. 게다가 축산업의 양상이 바뀌면서 동물들의 자연서식지가 대량으로 잠식되고, 가축과 야생동물 사이의 접촉이 늘어나게 되었다. 또한 가축과 야생동물에서 질병의 역동학을 복잡하게 만들어 가축동물 개체군에서의 질병 통제를 어렵게 했다(71). 예를 들어, 우형결핵균과 브루셀라균은 야생동물 개체군에서 돌고 있는 인수공통감염 병원체로, 처음에 가축으로부터 야생동물로 종간 전파되면서 시작된 것이다. 병원체가 야생동물에 존재하는 경우에는 가축에서 이 병원체를 박멸시키기가 곤란하다. 아시아에서 출현한 니파바이러스는 농경과 돼지 사육을 위해 자연서식지를 잠식한 것과 직접적으로 연결된다(31, 36). 과수 재배와 돼지 농장은 과일박쥐의 병원체가 돼지와 사람에게 종간 전파되기에 좋은 조건을 만들어 주었다. 비슷한 사례로 중국의 농업과 양식, 가금류, 돼지 사육은 점진적으로 자연수계의 조류 서식지를 잠식해 가고 있는데, 이것은 가축과 야생조류 사이에서 인플루엔자바이러스가 더 확산될 수 있는 복합적인 요인으로 작용한다(72, 73).

식품 생산의 산업화 역시 기존의 병원체와 신종 동물 병원체를 출현시키고 유전적인 다양성을 높이면서 무역을 통해 전 세계로 급속하게 확산되게 하였다. 유라시아에서 유행하는 구제역바이러스 변이의 다양성이 급격히 증대하게 된 시

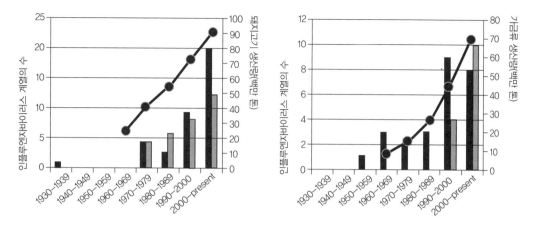

그림 4. 돼지/조류인플루엔자바이러스의 다양성. 1960년대 이후 돼지고기와 가금류의 연간 육류 생산이 극적으로 증가하였다(선그래프). 1930년대 돼지와 1950년대 가금류에서 바이러스가 발견된 이후, 돼지(흑색 막대)에서 새로운 인플루엔자바이러스 계열의 수와 가금류(흑색 막대)에서 고병원성 조류인플루엔자의 집단발병 수가 비슷하게 증가하였다. 바이러스의 다양성이 이렇게 증가한 것은 인간에서 감염을 야기했던 돼지와 조류의 인플루엔자바이러스 아형 혹은 계열의 증가와 맥을 같이 한다(회색 막대)(75). doi:10.1128/microbiolspec.OH-0013-2012.f4

기는 19세기 산업혁명이 일어난 때로 거슬러 올라간다(74). 약 150~200년 전 사람메타뉴모바이러스가 조류의 메타뉴모바이러스 선조로부터 출현한 것도 가금류 사육의 산업화와 맥을 같이 할 것이다(22). 최근 돼지와 가금류에서 인플루엔자바이러스 변이주의 다양성이 큰 폭으로 증가한 것 역시 전 세계적으로 돼지와 가금류의 개체군이 늘어난 것과 관련이 있다(그림 4)(75). 대륙 간 무역의 증가와 더불어 인플루엔자바이러스도 재배열이 활발하게 일어나면서 동물 집단에서 인수공통감염 병원체로 발전할 수 있는 바이러스가 크게 증가하였다. 인플루엔자바이러스는 밀집 사육되는 가금류에서 순환하면서 고병원성(HPAIV)으로 불리는 더욱 강한 병원성을 가진 바이러스로 진화하여 바이러스의 역학을 크게 변화시켰다. 특히, HPAIV의 일부 균주는 조류로부터 인간을 직접 감염시킬 수 있고, 종종 치명적인 질환을 일으킨다. 또한 가축 사육 방식이 효율이 높은 대규모 밀집 사육 방식으로 바뀌면서 이로 인해 소해면상뇌병증, 인간 변종 크로이츠펠트-야콥병, 그리고 고양이와 같은 애완동물에서 이와 유사한 질병을 일으키는 새로운 종류의 프리온을 출현시켰다(76). 1980년대 영국에서 소의 내장 처치 방법을 바꿔서 반추동물의 단백질 보충 사료로 사용되는 육골분 사료의 생산 효율을 증가시키고자 하였다. 이로 인해 프리온과 같은 단백질이 충분히 파괴되지 않게 되었다. 오염된 육골분 사료의 교역으로 이 신종 병원체는 유럽 전역으로 확산되어 소와 인간에서 유행하였다. 엄격한 조치가 성공했지만, 잠복기가 길기 때문에 병원체가 출현한 이래 수십 년 동안 발병 사례가 나타났고 현재도 계속 나타나고 있다. 산업화는 전에 본 적이 없던 병원체의 진화와 출현에 양호한 조건을 만들었다. 이러한 병원체는 산업화된 가축 없이는 지속될 수 없는 것이기에, 이 가축의 군집이 현재 인간-동물의 공유영역의 산업적인 측면에 의해서 유발되는 독특한 문제임을 뜻한다.

산업혁명의 또 다른 결과는 인간에서뿐만 아니라 가축 개체군에서도 항생제를 일상적으로 사용하게 되었고, 그로 인해서 항생제 내성을 증가시킨다는 것이다(77). 최초의 항생제 내성은 항생제가 도입된 직후에 대부분의 항생제가 사용되었던 곳인 병원에서 나타났다. 식용 동물에게 치료뿐만 아니라 성장 촉진을 위한 목적으로 항생제가 사용되기 시작하던 1950년대에 다제내성균이 출현하기 시작했다. 이후 동물 병원체의 항생제 내성도 보고되었다. 동물 개체군 내 미생물의 항생제 내성이 인간의 건강에 미치는 영향에 관해서는 여전히 논란이 있지만, 미래에 건강 부담을 증가시킬 수 있는 심각한 문제인 것은 틀림없다(참고문헌 80 참조).

끝으로, 현재 가장 큰 문제 가운데 하나는 산업화가 지구의 기후에 큰 영향을 주었고 앞으로도 계속 그럴 것이라는 점이다(78). 기후변화는 환경 조건과 관련된 특정 숙주-병원체 관계에 작용하여 인간-동물의 접점에서 질병 출현을 가속화시킬 수 있다. 지구온난화는 수중 포유류와 조류의 이동 양상을 변화시키고, 인수공통감염 병원체들, 즉 말라리아원충, 치쿤구니아바이러스, 리프트밸리열바이러스, 크리미안콩고출혈열바이러스, 뎅기바이러스, 황열바이러스 등과 같은 외래 병원체들의 매개곤충 서식 범위를 확장시킨다. 기후변화와 벡터매개 병원체의 지리적분포 사이의 연관성은 아직 밝혀지지 않았다. 하지만 유럽에서 진드기에 의해 매개되는 뇌염바이러스와 유럽과 북미에서 라임병의 병원체인 *Borrelia burgdorferi*의 분포 범위가 확대되는 것은 눈여겨볼 대목이다(79).

결론

지구상에서 인류가 처음 직립보행을 하게 된 이래 인간-동물의 공유영역은 계속 커지면서 인류에게 영향을 끼쳐 왔다. 그 고유영역의 속성은 역사적으로 인간이 발전해 온 것만큼 진화되고 확장되었다. 그래서 우리가 인간-동물의 공유영역에 숨어 있는 병원체에 대항하기 위해서는 인간-동물의 공유영역이 변화하는 본질과 확장 범위를 이해하는 것이 중요하다. 앞으로도 새로운 병원체는 인간 그리고 인간과 관련된 동물에서 계속 출현할 것이다. 그렇기 때문에 병원체가 인간-동물의 공유영역을 넘어 새로운 숙주에 적응하고 효과적으로 확산되기 전에, 병원체를 찾아내고 대처할 수 있는 방법과 기술을 개발하는 것을 최우선적으로 고려해야 한다. 오래지 않은 과거에 두창과 우역이 박멸되었다. 그러나 질병 자체를 통제하는 것보다는, 인간-동물의 공유영역에서 병원체를 통제하는 것이 감염병에 대항하는 싸움에서 유리하다. 최근에 등장한 사람메타뉴모바이러스와 HIV의 예처럼 수십 년 내에 동물 기원의 새로운 인간 병원체가 인류에게 심각한 재앙으로 다가올 것이다(이것은 이 책의 원서가 출판된 후 코로나 COVID-19이 전 세계에 팬데믹을 일으킴으로써 입증되었다. 역자 주). SARS-CoV는 병원체가 전 세계로 확산되기 시작하자마자 다각적인 공중보건 노력과 연구를 통해 추가 확산을 미연에 방지할 수 있었다. 이는 인류 역사상 한 획을 긋는 사건으로, 병원체의 출현에 대항하는 최전선에서 성공을 거두었다는 의미가 있다.

이 장의 약어

hCoV-EMC	Middle East respiratory syndrome coronavirus, MERS-CoV	메르스바이러스
HIV/AIDS	Human immunodeficiency virus/acquired immune deficiency syndrome	인체면역결핍바이러스/후천성면역결핍증
HPAI	Highly pathogenic avian influenza	고병원성 조류인플루엔자
HTLV	Human T-lymphotropic virus	사람T세포림프친화바이러스
SARS-CoV	Severe acute respiratory syndrome coronavirus	중증급성호흡기증후군 코로나바이러스

제4장

인수공통감염증 연구의
생태학적 접근

서론

신종 감염병에 대한 연구로 그 원인을 포괄적으로 이해하게 되면서 우리는 인간, 동물, 생태계의 건강 사이에 연관성이 높다는 것을 인식하게 되었다. 역사적으로 보면 이미 19세기 교과서에 "원메디신(One Medicine)"이라는 용어가 등장할 정도로 동물과 인간의 건강 사이의 연관성은 잘 알려져 왔다[1, 2]. 하지만 20세기 초반 의학과 수의학이 분리되면서 이 두 분야가 서로 별개의 분야로 인식되기 시작했다. 그러면서 인간과 동물의 감염병이 환경의 문제라는 폭넓은 관점은 거의 사라졌다[3].

그러다가 1960년대에 수의역학자이며 기생충학자인 캘빈 슈바베에 의해 "원메디신"이라는 개념이 부활하였다[1, 2]. 하지만 그 당시 이 개념은 개별적인 임상 문제에 한정되었고, 인간과 동물의 건강 사이의 모든 상호작용으로 확대되지는 못했다. 즉, 감염병의 출현을 이해하기 위해서 필수적인 생태 개념, 공중보건, 그리고 보다 넓은 사회 전체와 환경의 영역을 포괄하지 못한 것이었다[4].

서식지의 분할, 벌목, 도시화와 같은 인간의 행위가 자연 환경을 대규모로 변화시킴으로써 감염병의 출현을 촉발한다는 것은 이미 잘 알려져 있다. 이러한 교란은 인간, 야생동물 그리고 이들 사이를 이동하는 병원체 사이의 생태적, 진화적 관계를 변화시켜 질병을 출현시킨다[4, 5]. 예를 들면, 말레이시아에 니파바이러스가 출현한 것은 농경이 확대되면서 망고과수원과 상업적인 돼지 사육이 직접적으로 겹쳐서 야기된 결과였다. 니파바이러스는 황금볏과일박쥐로부터 밀집 사육되는 돼지에게 종간 전파되어 결과적으로는 인간에게 전파되었다(6).

이전에는 사람의 발길이 닿지 않았던 지역에 인간의 영향력이 미치고 있고, 전 세계적으로 연결망이 확대되고 있는 점도 신종 감염병의 발생을 증가시키고 있다(4, 7~10). 최근의 한 연구는 인간에서 발생하는 약 60%의 신종 질병이 동물로부터 시작되었으며, 특히 이 중 70% 이상이 야생동물로부터 유입되었다는 것을 보여 주었다. 이 보고서를 보면, 보고 편향을 보정한 후에도 근래로 올수록 질병의 출현 빈도가 현저히 증가하고 있음을 알 수 있다(8).

인간의 행위가 인간과 야생동물 개체군 모두에게 새로운 병원체를 노출시킬 수

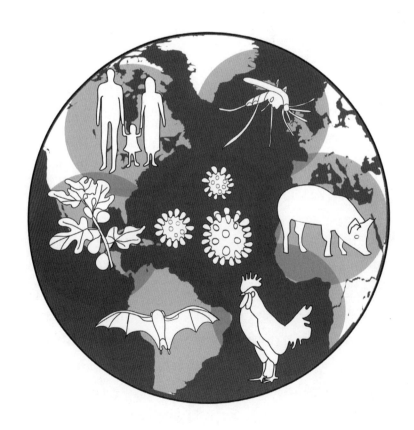

그림 1. 원헬스 접근법은 인간, 환경, 동물의 건강 사이에 내재되어 있는 관련성을 인식한다.
doi:10.1128/microbiolspec.OH-0009-2012.f1

있으므로 파급 효과는 대개 양방향으로 일어난다(11, 12). 중앙아프리카의 생태관광산업에 노출된 고릴라가 여러 인간 병원체에 감염된 것이 좋은 예이다(13). 이러한 관계를 인식하게 되면서 원메디신의 개념은 인간, 동물, 환경의 건강을 포괄하는 상위 개념인 원헬스라는 개념으로 발전하였다(그림 1).

이처럼 질병이 복잡한 요인에 의해 출현한다는 것을 고려하면, 인간-동물-환경의 공유영역에서 건강 문제를 다루기 위해서는 여러 학문 분야가 상호 협력해야 한다(14). 특히 야생동물, 가축 그리고 인간 사이에 종간 전파되는 질병들, 예를 들면 헤니파바이러스, 필로바이러스, SARS, 3종 유전자 재편성 인플루엔자 H1N1 등이 생기면서 여러 분야의 협력이 꼭 필요하게 되었다. 질병의 복잡한 역학을 밝혀내고 효과적인 해결책을 제시하기 위해서는 생태학, 의학, 수의학, 공중보건, 사회과학의 분야를 포괄하는 전문가 집단이 필요하다.

지난 10년 동안 계속해서 원헬스 접근법이 추진 동력을 얻고 있다. 현재는 세계은행, 유엔 식량농업기구(FAO), 세계동물보건기구(OIE), 미국 국무부와 농림부(USDA), 질병통제예방센터(CDC) 등 여러 영향력 있는 기관들이 이 접근법을 받아들이고 있다. 원헬스 접근법은 질병에 대한 이해와 대응 역량을 개선시키는 데 활용되고 있다(15~19). 예를 들면, 세계 여러 나라에서 감염병이 발생했을 때 질병 출현의 동인을 찾아내고, 고위험 경로와 지역을 특정하고, 통상적인 분야간 장벽을 넘어 자원과 전문가를 공유함으로써 질병의 예방, 조사, 대응을 위한 분야간 협력을 강화하고 있다(3, 20, 21).

최근에 신종 인수공통감염증이 증가하면서 분야간 협력이 필요하다는 인식이 높아지기도 했지만, 현재의 생태 이론이 생물학적 현상을 잘 반영하지 못한다는 사실을 드러내기도 했다(22). 이론생태학자들은 수 년 동안 이 분야를 연구하면서 생태학적 접근법이 인류 집단 내 숙주와 병원체의 역학을 잘 설명할 수 있음을 알게 되었다(23, 24). 실제 이러한 접근법이 공중보건에 적용되고 있다. 또한 생태학자들은 환경 변화가 숙주-병원체의 상호작용이나 감염의 결과에 중요한 영향을 미친다는 것을 보여 주었다. 원헬스 접근법이 점점 더 활성화되고 있는 이때 원헬스의 틀에 추가로 생태학적 접근법을 통합시킬 필요가 있다.

이 장에서 우리는 (i) 핵심적인 생태학적 개념과 접근법을 논의하고, (ii) 야생동물의 질병과 그로 인한 인수공통감염증의 발생 가능성을 연구하는 방법론을 검토하며, (iii) 원헬스 접근법이 앞으로 나아갈 방향을 파악함으로써, 인수공통질병에서 생태학적 방법과 이론의 중요성에 대해 논의하고자 한다.

인수공통감염증을 연구하기 위한 생태학적 접근법

야생동물의 질병에 관해 우리가 이해하는 것은 대부분 과거 각 개체의 개별적인 감염에 대한 연구로부터 나왔다(25). 하지만 최근 20년 동안 야생동물의 건강과 질병을 연구하는 데 군집생태학 및 기생충학의 개념을 채택하면서 더 많은 것을 알게 되었다. 즉, 기생충과 병원체가 개체군을 조절하고 개체군과 집단의 역동학에 영향을 주며, 숙주의 유전적인 다양성이나 생태적 진화 과정에도 영향을 미친다는 것이다(26~29). 또한 숙주-병원체의 상호작용도 야생 종과 포획 종의 관리에 광범위한 영향을 끼쳤다(30, 31). 감염병도 급격한 개체 감소를 초래하는 돌발적인 유행을 일으킬 수 있기 때문에 상당한 주목을 받았다(4, 32, 33).

야생동물의 질병에 대한 연구가 증가하게 된 주 요인 가운데 하나는 가축 및 인간의 질병 체계에서 야생동물의 역할이 중요하다는 인식이다(14, 34~36). 개체군의 수준에서 기생체가 하나의 숙주로부터 다른 숙주로 이동하는 속도는 주로 숙주의 행동, 분포 및 수에 영향을 받는다. 따라서, 병원체가 야생동물 병원소로부터 인간과 가축에게 전파되는 것을 이해하려면 우리가 이해하는 인체생물학과 생태학을 야생동물의 질병과 잘 연결시켜야 한다. 그러려면 각 숙주 별로 개체와 군집과 개체군을 연결시키는 데이터가 필요하다.

숙주-병원체 생태학

질병생태학은 환경과 진화의 관점에서 숙주-병원체의 상호작용을 연구한다(24). 감염병은 숙주와 병원체가 상호작용을 하는 생태학적 과정이라고 할 수 있다. 병원체가 숙주의 건강 상실을 유발하는 효과를 독성이라고 하며, 이 독성이 미치는 영향은 경미한 질환에서부터 사망에 이르기까지 다양하다. 독성은 병원체의 특성이긴 하지만 숙주에 따라서 달라지기도 한다[38]. 병원체와 숙주 모두 역동적이고, 선택 압력에 의해 변화되며, 외적 요인에 의해 영향을 받는다. 그러므로 기생체만 숙주의 건강에 영향을 미치는 것은 아니라서, 기생체의 독성이 약할지라도 숙주의 건강에 해로울 수 있다.

병원체는 군집생물학에서의 차이에 따라 소기생체와 대기생체로 분류한다[39]. 소기생체(바이러스, 세균, 원충)는 대개 단세포 정도로 크기가 작고 세대가 짧으며, 숙주 내에서 번식을 아주 많이 하고, 살아남은 숙주는 면역을 획득하는 경향이 있다[39, 40]. 대기생체(소위 말하는 기생충과 절지동물)는 일반적으로 더 크고, 종숙주 혹은 중간숙주 내에서 살아가는 기간이 더 길다[39, 40]. 소기생체는 동물이나 인간에서 급속히 환자 수가 증가하면서 질병이 전파되는 유행병을 일으키는 경향이 있고 숙주의 수를 극적으로 변화시킬 수 있다. 하지만 대기생체는 시간이 지남에 따라 상대적으로 안정된 감염인 풍토병을 일으켜서 감지하기 힘들 정도의 개체군 조절이 일어난다. 양서류에서 항아리곰팡이병을 일으키는 원인 진균인 *Batrachochytrium dendrobatidis*와 같은 일부 병원체는 소기생체와 대기생체의 특징 모두를 가지고 있어서[41], 이런 구분이 모호하다.

전파

질병의 전파는 감염자와 감수성이 있는 사람 사이에서 일어나는 것으로, 감염병의 역동성을 유발하는 핵심 과정이다. 전파는 (i) 숙주와 병원체 사이의 접촉과 (ii) 접촉 후의 감염이라는 두 핵심 과정에 의해 영향을 받는다. 이 요인들은 주로 전파의 방식에 따라 달라지며[42, 43], 접촉 및 전파 확률과 관계가 있다[25].

이론적으로 개체군의 크기와 병원체 전파 규모는 병원체가 숙주를 전멸시킬 수 있는지를 결정하는 인자가 될 수 있다. 숙주의 밀도에 따라 전파가 증가하는 것을 밀도의존성 전파라 부른다. 예를 들어, 소도시에 비하여 대도시에서 홍역의 감염률이 높은 것은 대도시에서 감염자와 비감염자 사이의 접촉률이 현저히 높기 때문이라는 연구가 있다[44]. 생태학적 관점에서 이는 감염률이 숙주 개체군의 밀도에 비례한다는 것을 의미한다.

밀도의존성 병원체의 한 가지 중요한 특징은, 숙주 집단은 존속하면서 병원체는 유지될 수 없는 숙주의 한계밀도가 있다는 것이다(42, 45~48). 이때 병원체가 숙주에게 치명적인 경우 병원체에 의해서 숙주의 개체 수가 한계밀도까지 내려간다. 단일 숙주의 숙주-병원체 관계에서 밀도의 효과를 보여주는 연구가 있다. 그 연구는 멕시코양진이(명금류)가 서식하는 장소에 새로운 병원성을 가진 *Mycoplasma gallisepticum* 변이주가 침범하였을 때 *M. gallisepticum*이 맥시코양진이의 개체 수에 미친 영향을 조사하였다. 그 결과, 멕시코양진이가 고밀도로 분포하고 있던 지역에서는 마이코플라스마에 의해서 그들의 밀도가 국소적으로 감소하지만, 낮은 밀도로 분포한 지역에서는 밀도가 비슷하거나 높아졌다. 그렇지만 *M. gallisepticum*의 유행이 풍토병 단계로 정착된 이후에는 모든 지역에서 멕시코양진이의 밀도가 비슷해졌다(49). 인플루엔자바이러스처럼 밀도의존적으로 전파되는 병원체의 경우, 숙주의 수가 매우 많으면 비교적 단순하게 전파가 증가한다. 그러나, 라임병과 같이 여러 숙주를 거치는 벡터매개 질병에서도 숙주의 수와 군집의 구성이 질병의 전파에 중요한 영향을 미친다.

반면, 빈도의존성 병원체는 숙주의 밀도와 무관하게 동일한 수의 개체를 감염시킨다. 예를 들어, 웨스트나일바이러스의 전파는 흡혈하기 위해 능동적으로 숙주를 찾는 모기 때문에 일어난다. 따라서 웨스트나일열은 개체군의 밀도가 낮아도 전파율이 높게 유지될 수 있고, 밀도가 높은 경우에도 전파가 제한될 수 있다(21, 24, 48). 이 경우에는 이론적으로 감수성이 있는 숙주의 밀도는 중요하지 않다. 왜냐하면 감염력, 즉 감수성이 있는 숙주가 실제로 감염되는 비율은 숙주의 밀도가 아닌, 감염되어 있는 숙주의 비율에 좌우되기 때문이다. 감염력은 단위시간당 발생하는 새로운 일차감염의 수로 알 수 있는데(50), 검사실이나 현장에서 신생아, 미감염자 또는 이미 치료를 받은 사람이 감염되는 비율을 파악하여 추정할 수 있다(42, 51). 빈도의존성 병원체의 경우에는 전파 방식이 벡터매개처럼 간접적이거나, 사회의 구조나 숙주의 행동에 의해 영향을 받는다. 그래서 숙주의 밀도가 다르더라도 상대적으로 전파속도는 크게 바뀌지 않는다(42).

야생집단에서 숙주와 병원체 사이의 접촉 단계를 알아내기는 매우 어렵다. 전송기를 달 수 있을 만큼 충분히 큰 동물에 대해서는 접촉률 측정에 원격 데이터가 사용되지만, 무선, 위성 혹은 위치정보시스템의 오류가 생기는 수가 많다. 게

다가 대부분의 병원체는 한 종 이상의 숙주를 감염시키기 때문에[52] 종 사이의 접촉과 전파를 확인하는 것이 어렵다. 그래도 최근에는 이러한 다숙주 병원체에 대한 연구가 이루어지고 있다. 예를 들어, 크래프트 등(2008)은 변형 SIR(S: 감수성 있는 개체, I: 감염된 개체, R: 회복된 개체) 모델을 개발하여 세렝게티에서 사자 무리, 재칼 가족집단 그리고 점박이하이에나의 집단 내, 집단 간 개디스템퍼바이러스 역동학을 기술하였다. 이들은 종들 간의 집단생활 구조의 차이가 다숙주 유행의 크기, 속도, 지리적 분포에 영향을 미칠 수 있다는 점을 발견하였다. 이들의 연구는 보통 한 지역 내에서 종 내 접촉으로 인해서 한 종 안에서만 전파가 이루어질 병원체도 종간 전파를 통해 확대될 수 있다는 것을 보여 주었다[53].

일반적으로 개체군 내에서 병원체의 전파 능력은 기초감염재생산수(R_0)로 나타낼 수 있다. 기초감염재생산수는 모든 숙주가 동일하게 감수성이 있는 미감작 숙주라는 가정 아래, 감염된 숙주가 이차감염을 일으킬 수 있는 숙주의 수로 정의된다. 쉽게 말해서 $R_0 > 1$(즉, 평균적으로 하나 이상의 추가적인 숙주를 감염시키는 기생체)이라면 병원체는 개체군 내에서 확대되고 지속되며, $R_0 < 1$이라면 감염개체의 수는 감소되고 병원체는 결국 소멸된다[25, 54~56]. R_0를 계산하는 것은 관련된 환자 데이터를 잘 확보할 수 있는 인간의 유행병에서는 비교적 쉽다. 그러나 야생동물에서는 접촉을 추적하는 것이 어렵거나 불가능하여 일반적으로 R_0를 평가하기가 훨씬 더 어렵다. 그래서 기초감염재생산수로 야생동물의 질병을 관리하기에는 한계가 있다[57]. 이때는 다른 방법이 필요하다. 예를 들면, 포획-표지-재포획 모델과 점유모델이다.

시공간 구조

최근의 연구들은 질병의 전파가 시공간적인 구조, 확산의 양상, 지형의 이질성에 의해 어떻게 영향을 받을 수 있는지를 보여 주었다[25, 58]. 예를 들어, 코엘레 등(2009)의 연구로 공간적으로 사람의 이동을 제한하면 사람의 인플루엔자 감염이 최고점에서 최저점으로 떨어진다는 것이 입증되었으며[59], 너구리광견병의 양상도 유사한 것으로 밝혀졌다[60]. 시간적 공간적 차이에 따라 질병 발생률이 변화함을 이해해야 전 세계적으로 발병하는 주요 질병으로부터 인류의 건강을 지킬 수 있다. 조직화된 공중보건 감시와 보고가 시행되었던 첫 번째 질병인 콜레라가 좋은 예이다. 콜레라를 일으키는 병원체인 콜레라균은 현재 키틴 성분이 풍부한 동물성 플랑크톤(예: 요각류)과 조개, 해류, 그리고 그에 영향을 주는 요인과 아주 밀접하게 연관되어 있다[61]. 콜레라 유행의 양상을 밝히기 위해서는 이런 모든 요인들을 잘 파악해야 한다[62].

질병의 전파는 병원체 또는 숙주가 공간적으로 군집되어 있는지 혹은 무작위적으로 분포하고 있는지에 따라 달라지기도 하고, 연령과 일시적인 거주지 분포에 의해서 변화되기도 한다[25]. 알티저 등(2011)은 북미 동부에 있는 제왕나비의 이주에 대한 연구에서 시간적 분포의 중요성을 기술하였다. 번식기에 원충 기생체인 *Ophryocystis elektroscirrha*의 유병률이 증가되었지만, 유병률은 한 서식지에 더 오래 거주한 성체에서 가장 높았다. 또한 가장 먼 거리(최대 2,500km)로 이동하는 나비가 번식지와 동일한 지역에서 겨울을 보내는 제왕나비보다 유병률이 낮았고 독성이 약한 기생체를 가졌다는 것도 발견하였다[58].

토지 이용의 변화와 인수공통감염증

토지 이용이 변화하면 질병의 역학이 변화되고 숙주 집단도 영향을 받는다[63]. 예를 들면, 새로 관통된 지역에 있는 도로를 따라 숙주에 새로운 병원체가 유입될 수 있다. 또 벌목이나 토지의 용도 전환으로 숙주의 서식지가 교란된다든지, 정상적으로는 접촉이 거의 없는 종들 사이에 새로운 접촉이 생길 수도 있다. 이렇게 되면 숙주-병원체시스템에 교란이 일어난다.

많은 인수공통감염증이 대규모 토지 이용의 변화와 관련이 있다[5, 64, 65]. 인간으로 인해 나타나는 환경의 변화는 야생동물과 인간의 접촉을 증가시키고, 생물다양성에 직접적으로 영향을 주며, 숙주가 갖고 있는 질병의 생태를 바꿀 수 있다. 이는 다시 병원체와 인간, 동물, 환경 사이의 관계에 영향을 준다. 또한 토지 이용의 변화는 초목의 구조와 양상, 벡터와 숙주 종들의 행동, 분포, 개체 수 그리고 지역 내 기후를 변화시킨다. 이러한 효과는 대부분 미세하거나 인식할 수 없어서 밝혀내기가 어렵다. 하지만 이로 인해 유발되는 영향은 말라리아와 라임병 등 벡터매개 인수공통감염증에서 잘 확인되고 있다(5, 66). 미국 북동부에서 벌목, 재조림, 서식지의 분할이라는 일련의 과정으로 야생의 포식자-피식자 개체군이 바뀌어 라임병이 출현하였다(5, 66, 67). 그뿐만 아니라 작은 포유류의 포식자가 사라져서 먹이사슬 하위 단계에 있는 숙주가 늘어나면서 그들의 인수공통감염증이 늘어날 것으로 보고 있다(68). 열대지역의 경우, 토지 이용의 변화는 샤가스병(69), 황열병, 리슈만편모충증(70)과 연관되어 있다. 특히 이와 같은 질병들은 광업, 벌목, 농장 개발, 석유와 가스의 탐색과 추출 등으로 원시림이 급속하게 파괴되는 지역에서 심각하다(71, 72).

야생동물 질병의 연구 방법: 인수공통감염증에 대한 적용

야생동물 개체군의 질병은 이론적인 예측 자료가 풍부하고, 실제로도 가축과 인간의 질병시스템에서 야생동물의 역할이 많이 밝혀지고 있음에도 불구하고 일반적으로 인간이나 가축의 질병보다 덜 알려져 있다(4, 34, 35). 야생동물에만 걸리는 질병에 대한 연구는 유행병을 감지하고 현장의 자료를 확보하는 것이 어렵기 때문에 많이 진행되지 못하고 있다(40, 48, 73). 심지어 대량으로 폐사하는 사건이 일어나도 관찰이 쉽지 않고, 더구나 죽은 동물을 다른 동물이 먹어 치워버리기 때문에 아프거나 죽어 가는 야생동물을 잘 찾아내지 못한다. 안정적인 풍토성 감염으로 인한 보다 미세한 영향을 감지하는 것은 더욱 힘들다(40).

이러한 문제들 때문에 인수공통감염증에 대한 연구로 확대 적용할 수 있는 유용한 생태학적 개념이 생겨나게 되었다. 이 개념은 인구집단에서 병원체가 나타나고 전파되는 역학에 대한 통찰력을 제공한다. 이미 광범위한 분석과 통계 방법들이 만들어져서, 실험이 불가능한 상황에서도 균형 잡힌 데이터를 수집할 수 있게 되었다. 이런 방법을 활용하면 생태 조사에서 불분명하고 빈약한 자료를 해석할 때 편향과 오류를 최소화할 수 있다. 예를 들면, 야생동물의 습성과 이동을 이해하고, 개체 수의 과다나 지리적인 분포를 추정하고, 개체군의 역동성을 추적하는 경우 등을 들 수 있다.

포획-표지-재포획
(Capture-mark-recapture; CMR)

야생동물의 질병을 관리하고자 하면 집단의 유병률과 감염 상태에 대한 믿을 만한 추정이 선행되어야 하지만, 질병 검출이 불완전하여 그 추정이 심하게 편향될 수 있다[74]. 야생동물의 질병에 대한 연구에서 흔히 간과되는 중요한 문제는 질병이 검출되는 정도가 질병의 상태에 좌우된다는 것이다[75]. 질병은 동물의 행동, 활동성, 기타 생리학적 과정을 변화시켜서, 감염 개체와 비감염 개체가 표본으로 채집될 확률에 현저한 차이가 생길 수 있다[76]. 이렇게 되면 여러 역학적인 변수를 올바르게 평가하기 어렵다[75].

CMR은 복잡한 질병시스템의 모델을 만들고 불완전한 검출을 보완하기 위해 사용되는 방법이다[75, 77, 78]. CMR 법은 생존율, 질병으로 인한 사망률, 질병에 따른 검출 확률, 그리고 그 외 질병 유무를 알려주는 지표 등, 질병의 전파나 회복에 대한 정보를 왜곡하는 수많은 역학적인 변수를 평가한다.

감염이 개체의 활동 감소를 유도하여 검출률이 감소되면 개체군 내 질병의 유병률이 아주 낮게 평가되어 틀린 추론을 하게 될 것이다[21]. 포스티노 등[79]은 여러 주에서 표지-재포획 모델을 사용하여 야생동물의 질병 상태를 추정하는 과정에서 나타나는 부정확성을 확인하고, 감염력, 회복률, 사망률을 추정하였다. 이들은 새를 관찰할 확률은 새들의 질병 상태에 달려 있음을 발견하였다[79]. CMR 모델은 질병이 숙주 개체군의 분포에 미치는 효과를 평가하는 데도 활용된다.

점유모델

점유모델도 개체군과 군집생태학에서 관찰 오류를 분석하여 추론의 신뢰성을 높인다. 이 모델은 대개 특정 종이 특정 지역 혹은 세력권에서 점유하는 비율이 얼마인지를 측정하기 위한 것이며, 검출 가능성도 잘 설명해 준다. 점유율이라 함은 일반적으로 어느 곳에 무엇이 얼마나 많이 있는가 하는 의미이지만, 질병모델에서 사용되는 "점유율"은 숙주 개체군에서의 질병 유병률과 같다. 라키

쉬 등(2012)은 야생의 푸른박새 개체군에서 말라리아의 유병률을 추정하기 위해 위치−점유모델을 사용하였다[74]. 이들은 숙주의 병원체 부하가 열원충의 검출률에 많은 영향을 준다는 점을 확인하였다. 이들은 검출이 불완전한 상황에서 점유모델이 개체군의 유병률에 대한 추정치를 얻는 데 유용하게 사용될 수 있음을 밝혔다. 즉, 점유모델을 이용해서 병원체 부하의 다양성을 설명하면 진단검사의 민감도가 높아진다고 하였다[74]. 이 접근법은 인수공통감염증의 연구에 여러 단계의 질병, 즉 증상이 있거나 없는 상태의 질병을 평가하는 데 사용할 수 있다. 여기에서 질병의 단계라고 하는 것은 감염되지 않았거나(미점유 상태), 감염되었지만 증상을 발현하지 않거나(점유 상태, 미검출), 증상이 있는(점유 상태) 상태를 말한다.

생물지리학

생물지리학이란 생물의 다양성이 시간적, 공간적으로 어떻게 분포하는지를 기록하고 해석하는 과학이다[80, 81]. 종의 공간적인 분포는 새로운 종이 생기거나(종분화) 소멸하는 진화적 과정으로 변화하기도 하고, 또 새로운 장소에 이주하여 정착하면서 변화하기도 한다. 생태계와 인간의 건강에 중요한 요소 중 하나인 바이러스와 세균에 대한 생물지리학적 지식은 아직까지 많지 않다[80, 82]. 이 절에서 우리는 인수공통감염증의 유형, 진행 그리고 시공간적인 역학에 기여하는 요인들을 이해하기 위해서 숙주−기생충 상호작용에 생물지리학적 이론을 적용할 수 있는지 알아보고자 한다.

맥아더와 윌슨[83]은 특정 섬에 서식하는 종의 수가 이주과 소멸 사이의 동적 평형을 나타낸다고 하였다(그림 2). 이주율은 본래 섬에 살지 않는 종이 들어오는 비율인데, 섬이 비어 있는 경우라면 최대치에서 시작하여 점점 줄어들 것이고, 인근의 섬이나 대륙 본토 등 넘어올 수 있는 지역에 있는 모든 종이 섬에 들어와서 살게 되면 최소치인 0이 된다. 반면, 소멸률은 해당 섬에 있는 종이 사라지는 속도인데, 섬이 비어 있는 경우 0일 것이고, 근원 지역의 모든 종이 섬에 살고 소멸되기 쉽다면 최대치까지 올라갈 것이다(그림 2). 어떤 종에서 이주율과 소

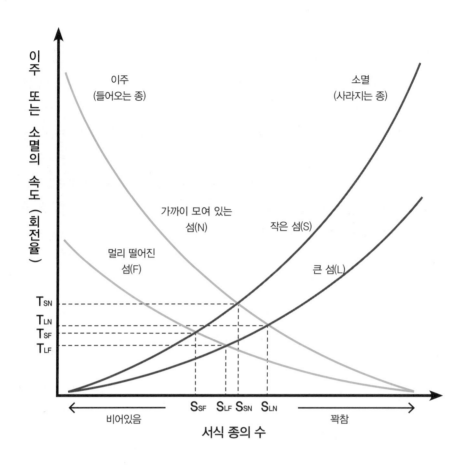

그림 2. 섬의 생물지리학에서의 동적평형모델. 섬의 크기[작은 섬(S), 큰 섬(L)], 종의 수(S)와 종의 회전율(T)에 대한 섬의 고립도[가까이 모여 있는 섬(N), 멀리 떨어진 섬(F)]의 효과를 나타내었다. 참고문헌 83에서 인용. doi:10.1128/microbiolspec.OH-0009-2012.f2

멸률이 동일하면 안정적인 평형에 도달한다(S). 이론적으로, 시스템이 일시적으로 어느 정도 불안정하면 종이 수적으로 증가하거나 감소하지만, 항상 평형점으로 복귀하게 된다.

커리스 등[84]은 병원체에게는 숙주가 섬으로 보일 수 있다는 의견을 제시하였다. 이 경우 특정 숙주 개체군 내 혹은 특정 숙주 종 내에 있는 병원체 종의 수는 새로운 병원체 종이 숙주 내로 이주하거나 숙주 안에서 종분화를 하거나 병원체가 소멸되는 속도에 의해 결정된다[85, 86]. 종이 분포하고 있는 지역과 가까운 섬에 새로운 종이 이주할 확률이 높은 것처럼, 병원체의 이주율은 숙주의 공간적인 분포에 의해 영향을 받는다. 예를 들어, 광범위하게 분포하는 종은 여러 다른 숙주 종과 접촉할 가능성이 높기 때문에 병원체 이주의 가능성이 높아진다. 마찬가지로 소멸률은 숙주 종의 신체적인 크기에 영향을 받을 수도 있다. 신체의 크기가 큰 숙주 종은 작은 숙주 종에 비해 이용할 수 있는 서식지가 더 많기 때문에 보다 많은 병원체가 들어올 수 있다[86]. 다른 중요한 요인으로, 숙주가 사는 서식지의 특이성, 먹이와 습성, 개체군의 밀도, 수명 등도 병원체의 이주율과 소멸률 모두에 영향을 줄 수 있다.

레퍼란트[85]는 신종 인수공통감염증과 벡터매개 질병의 발생 요인을 예측하기 위해 섬의 생물지리학적 접근법을 사용하였다. 이 모델에서는 서식지의 붕괴, 소실, 분할 그리고 모든 인간의 행위가 병원체의 이주율와 소멸률을 변화시킬 수 있기 때문에 숙주의 동역학에 영향을 미친다. 그는 숙주−병원체의 동역학이 변화하면 인간이나 동물집단에서 새로운 병원체의 수가 증가한다고 한다[85]. 예를 들어, HIV 감염에서 감염자의 행동 변화(이민 증가 등)로 인해 위에서 말한 이주율의 증가와 같은 효과가 나타남으로써 HIV 감염자가 처음 생기고, 또 점차 많아지게 되었다[87]. 호주에서 생물안전성 측면에서 가장 위험한 지역은 대륙의 북부이다. 이 지역은 인접 국가가 신종 인수공통감염증과 벡터매개 질병을 갖고 있는 개체군들이 있는 지역이기 때문이다[88]. 생물지리학적 변화가 신종 감염병을 유발한다는 증거로는 호주의 벡터매개 질병들이 동남아시아 지역의 나라들 중 파푸아뉴기니와 가장 유사하다는 것을 들 수 있다. 이것은 한 국가에서 어떤 질병이 잠복하고 있을 것인지 예측하는 정보를 그 인접 국가에서 발생하는 질병에서 얻을 수 있음을 시사한다. 생물지리학 이론이 질병의 분포와 확산에 대한 이해를 돕고 협동적인 관리에 활용할 수 있는 실질적인 수단이라는 것을 잘 보여 주고 있는 것이다.

결론

생태학에서 만들어진 방법론들은 인수공통감염증의 연구에도 적용될 수 있다. 신종 감염병의 대부분이 인수공통감염증이며, 특히 약 75%는 야생동물로부터 들어왔다[8]. 따라서 원헬스 프로그램에서 인간-동물의 공유영역에 대한 관심이 상당히 커지고 있다. 질병의 감시와 모니터링에 CMR, 점유모델, 그리고 섬 생물지리학 이론과 같은 생태학적 접근법을 적용하면, 관찰 오류에 의한 불확실성을 보정하고, 질병의 효과, 유병률, 역학에 관한 광범위한 질문에 대한 답을 알 수 있을 것이다.

생태학에서 나온 개념들이 질병의 역학과 위험을 이해하기 위해 적용될 수 있기 때문에 생태학 도구들을 원헬스의 뼈대에 통합시키는 것이 중요하다. 생태학적 개념은 또 광범위한 영역에 걸쳐 무작위로 표본을 채집하는 대신 보다 체계적인 연구 계획 수립을 요구한다. 연구 목적을 달성하기 위해서는 표본채집과 추론을 위한 명확한 뼈대가 세워져야 효율적인 표본채집 디자인을 개발할 수 있다. 중구난방식의 표본채집보다 잘 계획된 체계적인 접근법이 더욱 비용효과적이며 분명하게 이해할 수 있는 자료를 제공해 준다[78]. 이러한 접근법만으로 인간과 동물 개체군에서 병원체의 출현과 역학을 완전히 이해할 수는 없다. 다만, 생태학적 접근법을 원헬스 전략에 통합한다면 우리는 생태 분야의 복잡한 시스템을 설명할 수 있는 새로운 도구들을 공중보건 분야에 도입할 수 있게 되는 것이다. 이는 특히 향후 수십 년에 걸쳐 환경의 변화, 사회의 변화, 그리고 거듭 출현하게 될 신종 감염병의 동역학의 변화와 마주할 때 도움이 될 것이다.

CMR	Capture-mark-recapture	포획-표지-재포획
CDC	Centers for Disease Control and Prevention	미국 질병예방통제센터
FAO	U.N. Food and Agricultural Organization	유엔 세계식량농업기구
HIV	Human immunodeficiency virus	인체면역결핍바이러스
OIE	World Organization of Animal Health	세계동물보건기구
SARS	Severe acute respiratory syndrome	중증급성호흡기증후군
USDA	U.S. Department of Agriculture	미국 농림부

제5장

야생동물: 신종 감염병과 종의 보존

서론

기록에 따르면 인간이 여러 가지 방법으로 전체 생태계를 급속하게 변화시킨 사례들이 많다(1). 인구가 늘고 인간이 토지를 이용하는 양상이 변화하면서 인간, 가축, 야생동물 사이의 접촉이 늘어나게 되었고, 이로 인해 동물로부터 인간으로 혹은 인간으로부터 동물로 병원체가 전파될 위험이 커지고 있다(2, 3). 질병은 야생동물과 가축 사이에 전파되기도 하고, 침입 종으로부터 토착 개체군으로 전파되기도 한다(4, 5). 숙주나 병원체의 생태계가 바뀌면 새로운 감염병이 출현하게 되고(6), 생태학적 변화로 인한 효과는 생태계의 다른 여러 부분에도 많은 영향을 미친다(7). 인간의 활동이 증가하면서 동물 숙주가 감소하고, 외래 종이 유입되고, 토착 종이 소멸되고, 오염, 도시화, 기후변화 등과 같은 환경 변화가 일어나면서 생물다양성에 큰 영향이 미치게 되었다. 이러한 환경의 교란은 모두 감염병의 생태학에 영향을 미친다(3).

생물다양성이란 지구상에서 살고 있는 종의 개체군 내 유전자의 다양성, 생태계의 생물 군집을 구성하는 종의 다양성 등 생물계의 모든 수준에서 보이는 생물의 다양성을 말한다(8). 병원체, 벡터, 숙주의 유전적인 변이, 각 집단에 속하는 종의 수, 종 사이의 경쟁, 생태계 내 서식지의 다양성, 혹은 동물의 행동 변화 등 모든 측면에서 생물다양성은 감염병 발생과 관련이 있다(9). 이를테면 일반적으로 서식지의 감소나 분할, 과잉 개발과 남획, 외래 종의 유입, 환경 오염, 기후변화 등이 야생동물에게 신종 감염병을 일으킬 수 있다(3, 10~13). 인간의 직접적인 개입으로 인간이 새로운 병원체에 노출되고 사람 사이에 질병의 전파가 촉진되어 신종 감염병이 발생한 예는 많다. 더욱이 농업, 상업, 여행 등의 세계화도 전 세계적으로 신종 질병을 급속하게 전파시키고 있다(14).

야생동물의 신종 감염병

신종 감염병이 야생동물 개체군의 감소와 죽음의 원인이 되고 있다는 보고가 많다(10). 1988년 유럽의 바다표범(*Phoca vitulina*)에서 바다표범디스템퍼바이러스에 의한 집단발병이 있었다. 이는 감염된 하프바다표범(*P. groenlandica*)이 오염에 의해 면역이 약화된 상태에서 인간의 남획으로 인한 먹이 부족으로 남쪽으로 이동하면서 발생했다. 그 결과 북대서양의 유럽 해안에서는 18,000마리의 바다표범이 죽었다(15~17). 미생물이 인간의 행위로 남극대륙의 야생동물에게 유입되었다는 증거가 최근에 밝혀졌는데, 남극대륙에서 야생의 육상 동물과 해양 동물에서 신종 감염병이 발생한 사례는 아주 많다(18, 19). 남극대륙의 조류들이 질병으로 폐사한 사례가 있다. *Pasteurella multocida*에 감염되어 발생한 조류콜레라가 한 예이다(20). 이 세균은 남극 연안의 캠벨섬에서 여러 번 관찰되었다(21). 죽은 남부바위뛰기펭귄에서 *P. multocida*가 검출되었다. 남극대륙의 시그니섬에서는 수백 마리의 젠투펭귄 새끼들이 죽은 채로 발견되었다(22). 또한, 닭의 병원체인 전염성에프낭병바이러스가 아델리펭귄에서 동정되면서(23), 펭귄이 유입 신종 병원체에 의해 위협받고 있음이 알려졌다. 바이메르스커쉬(24)는 암스테르담섬에 살고 있는 커다란 노랑코알바트로스 개체군 감소의 원인이 *Erysipelothrix*도 있었지만 주로 조류콜레라의 전 세계적인 확산 때문이라고 하였다. 남극대륙의 다른 동물 감염병으로는, 1955년 남극반도 크라운프린스구스타프해협에서 1,500마리 이상의 게잡이바다표범이 죽은 채로 발견된 예가 있다(25). 발병된 모든 바다표범이 목이 붓고 입에서 피가 흘렀으며, 해부 결과 장은 비어 있었고 간은 창백했으며 목샘에서는 고름이 나왔다(26). 원인은 고병원성인 바이러스였다. 얼음에 갇혀서 기아로 인한 스트레스 때문에 바이러스에 쉽게 감염된 것으로 추정되었다. 최근의 기온 상승과 같은 비생물학적인 요인 또한 남극 대륙에서 병원체의 존재, 분포, 전파에 영향을 미치고 있다[27]. 이러한 기후변화는 고위도 지역으로 질병이 확산되는 데 중요한 역할을 한다[3].

병원체의 지리적 기원

토착 병원체는 토착 숙주 개체군과 공존하는 병원체이고, 외래 병원체는 다른 장소나 다른 집단에서 들어와서 새로운 숙주에게 위협을 가하는 병원체이다[28]. 하지만 질병의 출현과 야생동물의 개체군 감소가 범지구적 범위로 일어나는 것을 고려하면 외래 병원체와 토착 병원체의 구별은 쉽지 않다. 예를 들어, 양서류의 병원체인 항아리곰팡이는 양서류에서 항아리곰팡이병을 일으킨다[29~31]. 고병원성이면서 여러 종의 동물에 감염력을 보이는 이 진균은 신종 질병을 전례 없이 쉽게 일으키고 있다[32]. 1988년 호주와 중앙아메리카에서 항아리곰팡이가 양서류 개체군의 감소와 연관되었음이 알려진 후로, 이 병원체는 수백 종의 양서류에서 발견되었고 양서류의 개체군을 격감시킨 범유행병을 일으켰다[33]. 항아리곰팡이는 세계 여러 지역에서 발견되고 있다. 특히 인간에게 노출된 양상이 지역별로 아주 달랐다. 그래서 이 병원체가 그러한 환경에 서식하던 토종인지, 최근의 변화가 병원체의 독력을 증가시켰는지, 혹은 최근에 유입되어 전 세계로 급속하게 전파되었는지 알기가 어렵다. (우리나라 학자가 포함된 최근의 연구⁴에서 20세기 한반도에서 애완용으로 수출된 무당개구리에서 이 곰팡이가 기원했다는 것이 밝혀졌다. 역자 주)

감염병 전파는 숙주의 밀도에 비례하는 특성이 있으므로, 감염병이 숙주의 멸종 원인일 가능성은 낮다고 생각했다[34]. 하지만 미포자충인 *Steinhausia*는 폴리네시아의 나무달팽이를 멸종시킨 원인임이 확실하다[35]. 마찬가지로, 항아리곰팡이는 코스타리카의 황금두꺼비뿐만 아니라, 호주의 위부화개구리 두 종과 뾰족코낮개구리의 멸종과 관련이 있다[36, 37].

생물다양성의 역할

감염병이 종의 다양성에 직접적인 영향을 미치기도 하지만, 역으로 서식지의 생물다양성도 개체군의 감염병에 대한 감수성에 영향을 미친다. 인간이 환경을 변화시킴으로 해서 생물다양성이 줄어들면서 감염병의 발생에도 영향을 주었다. 이러한 생태학적인 영향에 대한 예를 들어 보면 아래와 같다.

1. **포식자와 경쟁자에 의한 조절 실패가 낳은 생태적 해방.** 멸종과 그로 인한 생물다양성의 감소는 우연하게 진행되는 과정이 아니다[38, 39]. 일반적으로 "패배자"인 종은 수명이 길고, 몸집이 크고, 먹이가 한정되어 있고, 생식률이 낮고, 인간의 행동에 훨씬 더 많은 영향을 받는 종이다[40]. 그래서 육식동물 포식자는 그 수와 다양성이 크게 감소하기 쉬운데, 이들은 보통 개체 수가 적어서 서식지의 감소와 분할에 영향을 많이 받기 때문이다[38, 41, 42]. 안정적인 먹이사슬은 특정 개체군의 폭발적인 증가를 막는 장치로 작용하기 때문에 포식자의 수와 다양성이 감소하면 후과가 따르게 된다[43]. 즉, 최상위 포식자 개체군이 감소하면 하위의 먹이동물 군집에서 건강하지 못한 개체가 제거되지 않고 살아남아서 종종 질병의 병원소로 작용하게 된다[13]. 같은 먹이나 공간을 이용하는 경쟁 종의 감소로 인해 생태적 해방이 일어날 수도 있다[44, 45]. 사막에 서식하는 설치류에 대한 장기간 연구에서 군집 구성에 종간 경쟁의 중요성이 밝혀졌다. 예를 들어, 실험적으로 캥거루쥐와 같은 큰 경쟁자를 제거하면 다른 초식동물의 밀도가 증가하는 것이 관찰되었다[46].

2. **생태적 단순화.** 생태적 해방의 결과로 전 세계적인 생물다양성의 감소와 더불어 작은 잡식성 동물들이 많아졌다. 생태적 해방의 파급 효과는 작은 동물들이 개체 수가 많아지고 지리적으로 더 널리 분포하게 되는 것이다[39, 40]. 현재 전 세계적으로 생태적 단순화라고 부르는 이 과정이 진행되고 있다[40, 48]. 이런 종들은 지리적으로 광범위하게 분포하고 적응성이 높을 뿐만 아니라, 특정한 생태적 지위를 가진 종에 비해 병원체를 보유하거나 전달하는 능력이 더 크다[9, 13, 49, 50].

3. **희석 효과의 감소.** 희석 효과는 생태계에서 질병의 위험을 줄여 주는 역할을 하는데, 생물다양성이 줄어들면 희석 효과도 줄어든다[11]. 군집 내에 분포하는 종이 아주 많으면 병원체를 보유하거나 전달하는 개체군의 밀도가 줄어들기 때문에[51] 병원체 보유자 혹은 전달자와 접촉하는 빈도가 감소하여, 가령 사람의 라임병과 같이 표적 종으로 질병이 전파되는 것을 감소시킨다[12]. 결과적으로 희석 효과는 군집 내 종의 다양성의 증가로 인해서 개별 종에서 병원체의 유병률이 감소되는 것을 말한다[52].

지형 구조의 효과

지형에 따라 다양한 종류의 서식지가 있다. 각종 동식물의 서식지를 결정하는 물리적, 생물학적인 조건과 서식자들 간의 상호작용은 호수, 강, 습지, 녹지, 삼림, 하천식생, 해변이나 이들 사이의 천이지역에서 보이는 생물다양성에 중요한 영향을 미친다. 지형에는 야생동물 서식지 주변을 둘러싸고 있는 많은 인공 지역들, 즉 인간에 의해 개발된 농지, 가축을 위한 녹지, 통제된 삼림, 고속도로, 휴양지, 도시, 철도, 그 외 편의를 위해 만들어진 지역들이 있다. 이처럼 인간이 변형시켜 만든 지역 가까이에서 살고 있는 동물들은 서식지가 바뀐 것을 경험하게 된다. 동물의 일부 개체군은 이러한 변화에 적응하지 못하고, 다른 개체군은 새로운 지형에 효과적으로 적응한다. 이 지형 내의 야생동물은 적대적인 환경, 서식지의 분할, 지형 내 동물이 이용할 수 있는 통로 등에 의해 분포 영역에 제한을 받는다. 이 결과로 지형 내 새로운 서식 동물 집단이 만들어진다. 여기서 특정 종의 개체 수가 많아지거나 적어지는 것은 그 서식지의 질과 주변 지역의 환경에 따라 결정된다[53]. 특정의 고립된 서식지 내에서 소멸과 재점유의 역동적 과정을 거쳐 형성된 야생동물 개체군을 메타개체군이라 한다[54]. 이렇게 해서 새로운 서식지에 그 지형을 좋아하거나 싫어하는 종들이 혼합된 개체군이 형성된다. 따라서 서식지의 종의 분포는 자연 서식지의 단절과 지형의 이질성, 개체가 주변으로 이동하는 데 방해가 되는 장벽 등 여러 가지 요인으로 해서 시간적, 공간적으로 제약을 받는다[55]. 이렇게 인위적인 요인이 서식지 주변을 장벽으로 차단하거나 지형 간의 연결성을 없앰으로써 종을 소멸시킬 수도 있고(3), 서로 완전히 격리되는 국소 개체군을 만들 수도 있다(56). 이 개념은 강가나 해변에도 적용된다. 칠레 해안은 바다수달의 주 서식지이다. 메디안–포겔 등(57)과 비아나 등(58)은 이 해

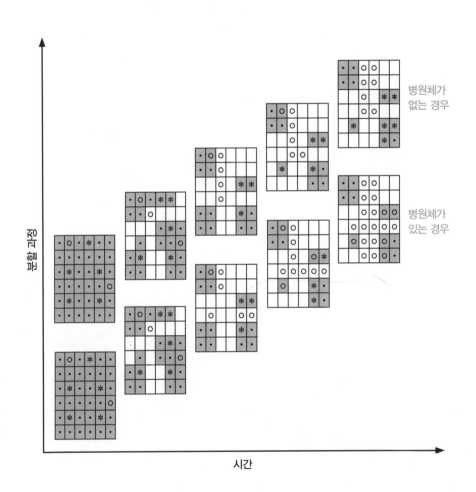

그림 1. 서로 다른 세 종(•, ✳, ○)에 대한 서식지의 분할 효과. 종 ○는 종 •, ✳와 경쟁하지 않지만, 종 •에게는 독성이 덜하고 종 ✳에게는 고도로 독성인 병원체의 병원소이다. 종 ○는 종 ✳를 대체하며, 종 •와 자원에 대해 경쟁하였다. 속이 빈 상자는 서식자가 없는 영역을 나타낸다.
doi:10.1128/microbiolspec.OH–0004–2012.f1

변가의 암반으로 나뉘어져 있는 모래사장을 따라 사람과 개의 움직임이 많아지면서 바다수달의 서식지가 분할되는 것을 확인하였다. 이러한 상황에서 들개가 바다수달에 대한 포식자와 질병의 전달자로 작용하면서 가축과 야생동물의 종간 상호작용은 피할 수 없게 되었다[59]. 감염병 생태학에 중요한 서식지의 분할 과정은 다음의 네 단계로 구분할 수 있다. 즉, (i) 지형 내 전체 서식지의 양적인 감소, (ii) 분할 서식지 사이의 거리 증가, (iii) 분할된 서식지에 대한 서식지 주변의 영향력 증가 (주변 효과), 그리고 (iv) 각각의 분할된 서식지 내의 종의 다양성 변화이다(그림 1). 그 결과 동물과 식물의 군집 구조가 현저하게 변화된다[1]. 감염병의 생태학적 관점에서 일어나는 변화를 보면 다음과 같다. 첫 번째 변화는 밀도 혹은 빈도에 영향을 받는 상호작용으로, 감수성이 있는 숙주와 감염된 숙주 사이의 접촉률이 감소한다. 그 다음으로 병원체에 대한 노출이 적어져서 개체군의 "군집 면역"이 감소된다. 세 번째로 새로운 병원체나 전달자의 유입이 촉진된다. 마지막으로 질병의 전파를 촉진시킬 수 있는 새로운 종이나 종간 상호작용을 증가시킨다(그림 1). 그 과정의 초기에 등장한 종은 경쟁력이 떨어지지만, 살아남게 되면 두 번째 종에 대해 독성을 가지는 병원체의 숙주로 작용하기 때문에 결국 경쟁의 결과 두 번째 종을 대체할 수 있게 된다[60](그림 1).

미국 북서부에 있는 프레리도그의 군집들은 크기와 세력이 다양하다. 페스트균에 의해 발생하는 야생흑사병은 군집의 크기와 관계가 있다[61, 62]. 프레리도그는 페스트균과 그 벡터(벼룩)의 병원소인 흰발생쥐와 같은 지역에 산다. 프레리도그는 큰 서식지에 더 적합하기 때문에 대규모 군집에서 더 많이 번식한다. 이에 따라 큰 군집이 페스트균에 감염된 프레리도그, 혹은 감염된 벼룩이 기생하는 프레리도그를 끌어들일 확률도 높아진다. 반대로, 군집이 나뉘어져서 감염된 프레리도그와 멀어지면 야생흑사병의 발생을 줄이는 효과가 있다. 심지어 도로조차 페스트균의 숙주나 벼룩의 이동, 서식지의 질에 영향을 줌으로써 검은꼬리프레리도그 군집에서 페스트가 전파되는 데 대한 장벽으로 작용한다[63].

길레스피와 채프먼[64]은 우간다 서부의 삼림 분할지에 서식하는 붉은콜로부스원숭이 메타군집에서 기생충 감염의 역동학을 연구하였다. 연구 결과 벌목에 대한 지표로 그루터기의 밀도와 같은 서식지 붕괴 지수가 삼림 분할지에서 선충의 유병률과 상당히 밀접한 관계가 있다는 것을 확인하였다. 실제로 이들은 그

루터기의 밀도가 가장 높은 분할지에서 원숭이의 선충 감염 위험이 가장 높다는 것을 발견하였다. 이런 곳에 서식하는 콜로부스는 병원체를 가진 인간과 접촉할 가능성이 높은 것이다(64). 야생동물에서 질병에 노출될 위험이 도시에 근접한 정도나 인간과의 접촉 빈도와 관계가 있다는 것은 캘리포니아의 도시와 농촌의 여우와 보브캣에서도 잘 알려져 있다(65).

외래 종의 효과

서식지 분할이라는 관점에서 보면 외래 종이 특히 중요하다. 외래 종은 인간에 의해 새로운 지역으로 들어오거나 우연히 유입된 종이다. 감염된 야생동물이나 가축의 유입과 이동은 많은 동물 유행병의 출현에 중요한 인자이다. 외래 종은 미국의 웨스트나일바이러스(66), 영국의 다람쥐폭스바이러스(67), 하와이의 조류 말라리아(68)의 출현과 관련이 있다. 외래 종은 병원체의 전달자뿐만 아니라 병원소로도 작용하기 때문에 새로운 병원체에 대한 내성을 갖지 못한(31) 토착 개체군에 질병이 유입되는 경우 전 세계적인 생물다양성에 심각한 위협이 된다(10, 69).

야생에서 어떤 동물들은 일정 영역 안에 서식하면서 그 영역을 독점하기 때문에 그 동물들이 다른 동물과 접촉하는 빈도와 그 개체군 자체의 크기와 밀도에도 영향을 준다. 어떤 동물은 매년 특정 계절에 번식을 위해 혹은 먹이를 찾아서 다른 곳으로 이동한다. 같은 지역에서 서식하는 종 사이에서, 혹은 토착 종과 외래 종 사이에서는 경쟁 회피가 일반적이다. 그러나 경쟁을 피하더라도 이들이 가까이에 근접해 있으면 병원체의 전파가 일어날 수 있다(3). 감염병은 지형에 의해 영향을 받는 개체군들 사이에서 대개 동적 평형을 유지하고 있다(70). 따라서, 새로운 숙주나 병원소의 유입처럼 동적 평형 상태를 바꿀 수 있는 어떤 환경 요인이 개입되면 병원체의 역학이 바뀔 수 있다(71).

복합효과 – 렙토스피라 증례

렙토스피라증은 전 세계적으로 분포하는 인수공통감염증으로, 약 200가지의 혈청형을 가진 병원체인 렙토스피라에 의해 야기된다[72]. 질환의 중증도는 무증상 감염으로부터 신장, 간, 기타 중요 기관에 침범하는 치명적인 병까지 광범위하다. 혈청형에 따라서 감염의 양상이 다르지는 않으므로, 혈청형에 관계없이 숙주에 따라 경증이나 중증의 질환을 일으킨다. 열대지역에서 특히 발생률이 높다. 칠레에서도 환자가 산발적으로 발생한다. 칠레에서 사람의 렙토스피라증은 정부기관에 반드시 보고해야 하는 질환이다. 렙토스피라는 병원소로 작용하는 야생동물 숙주가 있기 때문에 개체군 내 혈청형의 다양성이 유지되고 있다[73]. 다양한 야생 동물과 가축이 한 혈청형 혹은 여러 혈청형의 병원소 숙주로 작용하며, 감염되면 수 개월이나 수 년 동안 소변으로 균을 방출한다. 북미의 개, 쥐, 돼지, 소, 미국너구리도 렙토스피라의 숙주이다[74]. 가축과 야생동물 모두 종간 접촉이나 물을 마시고 물에 들어가고 흙탕물 속을 걷고 하는 등의 행위로 해서 가축의 소변에 노출되어 렙토스피라에 감염된다. 인간은 점막 표면이나 찰과상을 입은 피부에 오염된 토양, 물, 혹은 동물의 소변이나 조직이 묻어 감염된다. 예를 들어, 오염된 물에서 노는 것이 감염의 위험을 증가시킨다[75].

동물 개체군에서 렙토스피라증의 유병률을 비교해 보면 렙토스피라의 전파가 인간의 행위에 영향을 받고 있다는 것을 알 수 있다. *Leptospira interrogans*에 대한 항체를 검사한 결과, 워싱턴주의 수달 35마리 중에서 50%가 혈청 양성이었지만 알라스카의 수달 15마리는 모두 음성이었다[76]. 이러한 결과는 수달이 톡소포자충에 노출되는 현상과 유사하다. 즉, 워싱턴주의 수달은 톡소포자충에 많이 노출된 반면 알래스카의 수달은 그렇지 않았다. 캘리포니아 남부의 해달 개체군과 알류산열도의 알래스카해달 개체군에 대한 연구 결과 역시 렙토스피라 노출의 차이를 보여 주고 있다[77]. 이러한 연구 결과는 인구밀도가 높거나 농경활동을 하는 지역에 사는 생물들, 가축, 그리고 설치류들이 이러한 병원체에 더 많이 노출된다는 점을 시사한다.

칠레 남부에서 진행 중인 한 연구는 야생동물과 가축의 병원체인 바이러스와 세균을 동정하고, 이들의 유병률과 연관되는 환경 변수를 평가하는 것에 초점을 맞추고 있다. 연구자들은 칠레 남부의 가축과 야생동물로부터 얻은 200개 이상의 검체를 대상으로 렙토스피라를 검사하였다. 결과를 보면, 개에서 37%, 소에서 88~92%, 양에서 25%, 말에서 7%, 돼지에서 70%, 들쥐에서 47%로 감염률이 매우 높게 나타났다[78].

칠레에서는 외래 종의 수입이 야생 수달에서 렙토스피라의 전파에 중요한 영향을 미쳤다. 1930년대에 모피산업을 위해 북미밍크를 칠레로 들여왔다. 1970년대, 밍크가 농장에서 탈출하면서 야생의 밍크 개체군이 생겼다[79]. 현재 북미밍크는 안데스산맥의 호수와 아르헨티나의 강가 서식지 그리고 남위 38°로부터 남위 55°에 있는 티에라델푸에고 섬과 인접한 군도까지 광범위하게 분포하고 있다[80~83]. 외래 종인 북미밍크는 현재 칠레 남부의 강, 호수, 해안가에서 남부수달의 토착 개체군과 공존하고 있다. 이 수달은 전 세계적으로 멸종의 위기에 처한 종 가운데 하나이다. 수달의 서식지는 하천을 준설하고, 주변의 식물을 제거하고, 하천이 오염되고 하는 등의 결과로 계속 감소되고 있다[84~86]. 반면, 밍크는 인간의 행동에 영향을 덜 받아서 가금류를 잡아 먹기 위해 인간의 정착지 주위에도 나타난다. 따라서, 집개나 고양이가 밍크 개체군과 서식지를 공유하면서 이들의 상호작용으로 밍크가 렙토스피라에 감염되었다. 또한, 밍크는 반수생성으로 남부수달의 개체군과도 서식지를 공유하지만[80, 81, 87], 수생 환경에 더 잘 적응된 수달(족제비과)은 밍크보다 가축 종과 서식지의 중복이 훨씬 적다. 밍크의 먹이 중 50% 이상이 야생 설치류인 반면, 수달의 먹이는 거의 100%가 큰 무척추동물과 어류이다[80]. 그럼에도 불구하고 수달은 가축 종과 야생 종을 통틀어 가장 높은 렙트스피라 유병률을 보인다(그림 2). 야생 병원소는 역학적으로 병원체가 영구적으로 유지될 수 있는 개체군이며, 이들 병원소로부터 표적 개체군으로 감염이 전파된다[88]. 육상 종에 비해 수달에서 렙토스피라증의 유병률이 더 높다는 것은 이들 멸종 위기에 있는 수달 개체군에게 렙토스피라가 전파되고 있다는 뜻이다. 이와 같은 병원체의 전파는 결국 인간에 의한 지형의 변화, 그리고 가축 종과 외래 종의 침입과 같은 인간의 개입 때문에 일어나게 되었다.

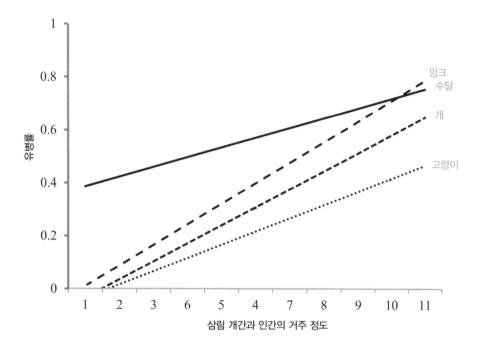

그림 2. 칠레 남부의 호수와 강가에 사는 동물에서 지형의 변화 및 인간의 거주와 렙토스피라증 유병률 사이의 관계. 삼림의 개간과 인간의 거주 정도를 보여 주는 척도: 1(본질적으로 변화 없음)부터 10(변화의 정도가 높고 인간이 존재함)까지. doi:10.1128/microbiolspec.OH-0004-2012.f2

결론

생물다양성의 감소가 인수공통감염증의 증가에 중요한 역할을 한다. 하지만 포유류의 생물다양성이 더 높아진 곳에서 감염병의 출현 위험이 더 높을 것이라는 전망도 제시되었다. 그 이유는 각각의 종들이 우리가 알지 못하는 수많은 잠재적인 병원체를 운반하기 때문일 것이다(89, 90).

감염병의 출현 및 증가와 관련된 생물다양성의 감소로 나타나는 세 가지의 결과는 (i) 생태적 해방, (ii) 생태적 단순화, (iii) 희석 효과의 감소이다. 이처럼 생물다양성은 동물의 감염 위험을 높이고 신종 인수공통감염증을 출현시키는 중요한 요인이다. 서식지의 분할, 숙주와 병원소가 되는 동물의 남획, 토착 종과 외래 종 또는 가축 종과 외래 종 사이의 새로운 종간 상호작용, 기후변화의 결과로 생기는 새로운 종의 분포 등으로 해서 생물 종의 서식지에 변화가 생겼다. 이와 같은 변화는 전례 없이 빠르게, 그리고 광범위하게 생물다양성에 영향을 미치고 있다. 하지만, 특별히 관심을 가져야 하는 것은 이전에는 서로 접해 본 적이 전혀 없었던 가축 종과 외래 종과 야생 종 사이의 상호작용이 증가하고 있다는 점이다. 이는 특히 섬, 국립공원, 보호구역 등 자연이 잘 보존된 지역에서 더 그렇다. 기후변화로 해서 많은 종들이 지리적으로 새로운 곳에 분포하게 되었으며 특정 지역의 동물 군집이 변화하고 있다. 결과적으로 어떤 종은 소멸할 것이고, 어떤 종은 확산될 것이며, 새로운 숙주-기생체, 기생체-전달자-숙주, 숙주-숙주의 상호작용이 정착되게 될 것이다.

생물다양성과 지형의 구조는 다양한 방법으로 야생동물의 건강에 영향을 미친다. 야생동물에서 신종 감염병을 모니터링할 때 집중해야 할 취약 부분은 삼림 벌채를 통해 야생동물의 서식지가 감소되는 구역이며, 특히 가축 종이 야생동물의 서식지로 이동하는 구역과, 인조 환경과 자연 서식지 사이의 가장자리이다. 또한 관개, 농업, 혹은 양식의 개발 프로젝트가 진행되는 곳도 취약 부분이다. 간단히 말해, 원하지 않는 병원체 전달자나 병원소 개체군이 증가하는 것을 막고, 서식지의 감소와 토지 이용의 변화로 초래되는 질병의 출현을 예방하기 위해서는 질병을 끊임없이 감시하는 것이 필요하다. 더욱이, 멸종위기 종의 건강을 유지하기 위해서는 가까이에 있는 가축 종의 질병과 그와 유사한 외래 종의 질병도 계속 감시해야 한다.

감염병 연구에 야생동물과 가축 사이의 종간 상호작용과 다양성을 포함시키는 것은 인간의 건강, 그리고 전체 생태계의 건강을 이해하는 데 중요한 부분이다. 이 책에서 전반적으로 강조하는 바와 같이(91), 인간에서 생기는 신종 감염병의 원인 대부분이 인수공통감염증이다. 생물다양성의 감소가 질병이 발생하는 궁극적인 결정인자이므로, 질병의 발생에 필요한 모든 요인(병원소가 되는 종, 병원체, 중간숙주나 종숙주, 적절한 기후 조건)이 다 있는 경우라 하더라도 다양한 생물이 있는 군집은 감염병의 출현을 완화시킬 능력을 갖고 있다. 바로 이런 점에서 질병의 집단발병이나 출현을 예방하기 위해서 생물다양성의 감시가 중요하다고 할 수 있다.

신종 감염병의 출현: 동물과 환경의 역할

제6장

RNA 바이러스:
신종 감염병의 생물학

서론

인체에 감염을 일으키는 1,400종 이상의 미생물 대부분은 세균, 진균 혹은 기생충이고, 바이러스는 작은 부분에 불과하다[1]. 하지만 홍역 등의 소아감염, AIDS와 인플루엔자의 범유행에서 보듯이, 바이러스는 전 세계적으로 공중보건의 관심목록 상위에 있다[2]. 더욱이, 지난 수십 년에 걸쳐 새로이 발견된 인체 감염 병원체의 상당 부분이 바이러스이며[3], 범유행 신종 감염병 대부분이 바이러스 감염이다[4].

바이러스에는 RNA 바이러스와 DNA 바이러스 두 종류가 있다. DNA 바이러스는 소수의 폭스바이러스와 헤르페스바이러스를 제외하고 대부분이 오랜 시간에 걸쳐 인간에 적응하며 함께 진화해 온 바이러스이다. 그렇지만 RNA 바이러스는 다르다. 인체 감염을 유발하는 RNA 바이러스의 대부분은 인수공통성인데, 이는 RNA 바이러스가 인간뿐 아니라 척추동물 숙주의 감염도 유발할 수 있음을 의미한다. 현재 사람에만 감염을 일으키는 RNA 바이러스도 진화적으로 보면 최근까지 인수공통성의 기원을 가졌던 것으로 추정된다. 따라서 원헬스의 맥락에서 가장 흥미로운 것이 RNA 바이러스이다.

이 장에서는 인체 감염을 유발하는 RNA 바이러스가 과거에 어떤 곳에서 출현하였고, 또 미래에는 새로운 것이 어떤 곳에서 출현할 것인지를 알아보고자 한다. 그리고 인간과 기타 척추동물이 RNA 바이러스 진화와 어떤 역학적 연관성이 있는지에 대해 검토하고자 한다. 최근까지 이런 주제에 대한 연구는 대개 증례 연구였다. 특히 중앙아프리카에서 HIV-1이 나타났고[5], 최근 동남아시아에서 니파바이러스가 나타난 사건[6]에 대해서는 아주 상세한 연구가 이루어졌다. 바이러스의 등장 이야기는 그 자체로도 흥미로운 주제이다. 하지만 지금 우리의 목표는 이러한 지엽적인 논의를 넘어서, 생물학적으로 RNA 바이러스의 출현이 갖는 의미를 밝혀줄 일반적인 법칙을 규명하는 것이다.

우리는 인체 감염을 유발하는 RNA 바이러스를 다양성의 관점을 통해 비교해 보고, 다른 숙주를 감염시키는 바이러스와 인체 감염 바이러스에서 공통되는 부분을 찾아보고자 한다. 특히 바이러스가 전염병을 일으키는 기본 조건인 사람간 전파를 유발하는 능력에 따라 바이러스를 구분하여 분석하고자 한다. 비인간 숙주를 통하지 않고서도 인체 감염을 지속할 수 있는 인간 RNA 바이러스에 대해서는 보다 세분화하여 분석하고자 한다. RNA 바이러스가 종간장벽을 넘을 수 있는 이유와, 심각한 질병을 일으키거나 특히 공중보건에 큰 위협이 되는 RNA 바이러스의 특성을 확인하고자 한다. 새로운 인간 RNA 바이러스가 어떻게 발생하고 소멸하는지에 대해 논의하고자 한다. 또한 인간과 다른 숙주의 RNA 바이러스 사이의 관계에 대한 개념적 모델을 정립하고자 한다. 그리하여 신종 바이러스에 대한 위험평가 및 신종 감염병 감시프로그램 설계에 이런 모델을 적용할 수 있을 것인지를 검토하고자 한다.

인간 RNA 바이러스의 다양성

우리는 인체 감염을 일으키는 RNA 바이러스가 아주 다양하다는 연구 결과[3]를 얻었다. 여기에 그 결과를 제시한다. 의도적인 실험실 피폭의 결과로 인체 감염을 일으킨 바이러스는 제외하였다.

여기서는 국제바이러스분류위원회(ICTV) 9차 보고서에서 지정한 바이러스 종을 기준으로 분류하였다[7]. ICTV의 기준이 "종"의 생물학적 의미, 즉 생식의 관점을 정확하게 반영하지 않을 수도 있다. RNA 바이러스를 분류하는 기준에는 (i) 염기서열에 기반한 계통발생학적 연관성, (ii) 혈청학적 교차반응, (iii) 숙주 범위, 그리고 (iv) 전파 경로 등이 있다. 바이러스를 종 수준에서 분석하는 것은 의학적으로 중요한 다양성을 암묵적으로 무시한다는 측면도 있다. 이는 A형 인플루엔자바이러스에서 잘 드러난다. 계절성 독감 바이러스인 인플루엔자 A와 "조류독감" H5N1, H7N9 변종의 중요성은 매우 다르지만 모두 같은 종으로 분류한다. 또한 인플루엔자 A보다 변종의 수가 적은 바이러스에서도 혈청형이 많고 기능적으로 구별되는 아형을 가지는 것이 많다. 이러한 한계가 있지만, 분류학적으로 바이러스의 종은 바이러스의 다양성을 연구하기 위한 가장 유용한 단위이다.

최근의 연구[3]와 새로운 분류[7]에 의하면 인체 감염 RNA 바이러스는 180종에 달한다. 이 바이러스들은 현재 과가 할당되지 않은 델타바이러스 1속을 포함하여 17개의 과와 50개의 속에 속해 있다. 이걸 어떻게 생각해야 할까? 180이란 수가 큰 수일까, 작은 수일까? 생각보다 훨씬 많다는 것에 놀랄 것인가, 아니면 훨씬 적다는 것에 놀랄 것인가? 이러한 의문은 나중에 생각해 보자. 최소한 우리는 180이라는 수가 과소평가된 것이라고 확신한다. 최근의 연구[8]에 의하면 발견되지 않은 종이 많지 않을 수도 있지만, 아직도 매년 약 2종의 새로운 인간 RNA 바이러스가 발견되고 있다[3].

아직 발견되지 않은 바이러스의 수가 많다면 이는 확인 편향(표집 편향) 때문일 수가 있다. 즉, 어떤 RNA 바이러스는 기존에 알려진 바이러스에 비해 훨씬 덜 밝혀져 있을 수도 있다. 이들은 덜 심한 질병이나 증상과 관련된 바이러스일 수도 있고, 단순히 연구가 덜 이루어졌거나 희귀한 바이러스이거나 혹은 특정 지역에만 있는 바이러스일 수도 있다. 그러나 바이러스의 검출 기술이 발달하였고, 또 여러 장소와 시간대에서 바이러스의 발견을 위해 노력했지만 새로 발견되거나 확인된 RNA 바이러스의 종류와 수가 지난 반세기 동안 큰 변화가 없었다는 것을 보면, 미발견 바이러스가 아주 많지는 않은 것 같다[3].

인간과 동물의 RNA 바이러스

한 가지 놀랄 만한 점은 인체 감염 RNA 바이러스 중 160종(전체의 89%)이 인수공통성이라는 점이다. 즉, 이들은 다른 종류의 척추동물 숙주를 감염시킬 수도 있다. ("인수공통성"이라는 정의에는 절지동물 벡터는 제외된다. 이들은 숙주 종이라기보다는 특별한 전파 경로로 간주된다.) 비인간 숙주에는 대개 다른 포유류(모든 인수공통성 RNA 바이러스 종의 90% 이상)와 일부 조류(40% 이하)가 있으며, 그 밖의 다른 동물들과는 거의 공유하지 않는다. 인간이 다른 포유류와 바이러스를 공유하는 경향이 많다는 것은 분명하지만 어느 포유류와 바이러스를 더 잘 공유하는지는 명확하지 않다. 수많은 인간 바이러스(RNA와 DNA 모두)가 유제류, 육식동물, 설치류, 영장류, 박쥐에도 감염되지만[3], 바이러스의 숙주 범위에 대한 일반적인 양상을 말하기에는 지식이 매우 부족하다. 나머지 20종의 RNA 바이러스는 일반적으로 인간만을 숙주로 삼는다. 그래도 대부분은 자신들과 비슷하면서 다른 포유류를 감염시킬 수 있는 유사종이 존재한다. C형간염바이러스, 델타간염바이러스, 루벨라바이러스는 예외적으로 비슷한 바이러스도 없다.

바이러스들이 인간과 다른 포유류에 감염을 일으킬 수 있는 능력을 모두 갖는다는 것은 다른 방식으로도 설명이 가능하다. 적어도 한 종류의 포유류를 감염시킬 수 있는 종이 포함된 62속의 RNA 바이러스 중에서 50개(81%)는 인간을 감염시킨다. 포유류를 감염시키는 것으로 보고된 종이 포함된 19과의 RNA 바이러스도 2종을 제외하고 모두가 인간에서도 발견된다. 인간에게 감염을 일으키지 않는 2과의 바이러스는 노다바이러스와 아르테리바이러스이다. 노다바이러스는 곤충바이러스이고, 아르테리바이러스는 많은 포유류를 감염시킨다. 원숭이출혈열바이러스가 여기에 속한다.

포유류의 RNA 바이러스 중 인체 감염 종이 널리 분포하는 것은 진화론적으로 바이러스가 인간을 감염시키는 능력을 매우 쉽게 획득한다는 점을 강하게 시사한다. 또한 대부분의 인간 RNA 바이러스가 다른 인간 RNA 바이러스로부터 진화하여 생겨날 필요가 없다는 것을 의미한다. 이 개념은 세 과(파라믹소바이러스, 칼리시바이러스, 랍도바이러스)와 두 속(알파바이러스, 플라비바이러스)

의 RNA 바이러스의 계통발생과 숙주 범위 사이의 관계에 대한 최근의 분석으로 뒷받침되고 있다. 종 분화의 대부분이 숙주 종의 도약과 관련이 있다는 것도 밝혀졌다(9). 이 양상은 인간 DNA 바이러스와는 매우 대조적인 것으로, 유두종 바이러스와 아넬로바이러스 등은 인체 내에서 광범위하게 분화가 진행된 것으로 보인다.

병원체 피라미드

인간을 감염시키는 능력에 기반한 바이러스의 분류 만으로는 매우 가벼운 뉴

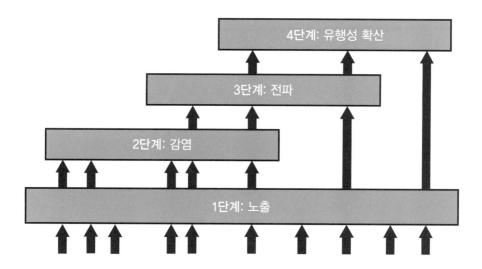

그림 1. **병원체 피라미드의 설명.** 피라미드의 각 단계는 바이러스와 인간 숙주 사이의 각기 다른 상호작용의 정도를 나타낸다. 1단계는 인간의 노출, 2단계는 인간을 감염시킬 능력, 3단계는 인간 대 인간으로의 전파 능력, 그리고 4단계는 유행병을 야기할 수 있는 능력 혹은 풍토성의 감염으로 지속될 수 있는 능력을 나타낸다. 화살표는 바이러스가 각 단계에 도달하는 경로를 의미한다. 예를 들어, 1단계로 비인간 병원소로부터 바이러스에 노출된 후 4단계에 바로 도달할 수 있다. 이는 "기 적응" 바이러스라 부른다. 반면, 처음에는 2단계나 3단계의 바이러스로, 인간에서 전파를 일으킬 능력이 없이 인구집단으로 들어간 후 인구집단 내에서 높은 비율로 지속되면서 인간 사이에 전파될 능력을 발전시킨다. 이는 "순차 적응" 바이러스라 부른다. 참고문헌 25에서 인용함.
doi:10.1128/microbiolspec.OH-0001-2012.f1

캐슬병바이러스 감염에서 인플루엔자 A 또는 HIV-1의 범유행에 이르기까지의 광범위한 역학적 차이를 구별하기가 쉽지 않다. 이 문제를 논의하는 데 유용한 개념이 병원체 피라미드이다. 여기에 사용된 피라미드에 대한 설명은 네 단계로 이루어진다(그림 1).

1단계는 노출이다. 이것은 바이러스를 섭취, 흡입하거나 절지동물 벡터에 물리거나 하는 것이다. 앞에서 얘기한 것처럼 가장 중요한 노출원은 다른 포유류가 가장 흔하고, 그 다음이 조류이다. 포유류와 조류의 바이러스의 다양성에 대한 추정치는 없으나, 인구집단은 일반적으로 수백 혹은 수천 종의 포유류나 조류에 노출될 가능성이 높다. 새로운 바이러스에 대한 노출 빈도는 인간의 생활양식과 활동, 비인간 바이러스 병원소, 그리고 때에 따라서는 절지동물 벡터에 의해 결정된다.

2단계는 인간의 감염이다. 이는 바이러스가 사람 안에서 세포에 들어가 복제할 수 있는 능력을 의미한다. 지금까지 알려진 모든 RNA 바이러스의 감염이 질병의 증상을 나타내지는 않지만, 숙주의 반응은 유발한다. 인간을 감염시키는 핵심 결정인자에는 침입경로(예: 주사바늘을 함께 사용할 경우 혈액매개 바이러스의 새로운 침입경로가 생김)와 인간-바이러스 상호작용의 분자생물학적 특성이 있다. 인간을 감염시킬 수 있는 180종의 RNA 바이러스 중에서 약 60%(107종)가 2단계에 국한된다(표 1).

3단계는 인간을 감염시키고 사람들 간에 전파되는 것이다. 전파 능력은 벡터를 포함하는 모든 종류의 전파 경로를 포함한다. 인체 감염 RNA 바이러스의 절반 이하(전체 73종)가 사람-사람 사이에서 직접 전파될 수 있다. 이 중 일부(26종)는 3단계에 국한된다(표 1).

4단계는 바이러스가 인구집단 내에서 전염병을 일으키거나 고착화된 풍토병으로 확립될 수 있는 전파 능력이다. 역학적 용어에 의하면 이는 인구집단 내에서 R_0가 1 이상인 상태에 해당된다. R_0는 기초감염재생산수로, 대규모의 미감작 숙주 집단으로 유입된 첫 감염 증례에 의해 발생된 2차감염 증례의 수로 정의할 수 있다. 3단계 바이러스는 인간에서 R_0가 1 이하인데 이는 제한적인 집단발병이 생기더라도 감염이 파급되어 주요 유행병으로 진행하지는 못한다는 의미이다. R_0는 바이러스의 전염성에 의해 결정되기도 하지만, 숙주 집단의 행동 및 인

표 1. 각 단계별 인간 병원체 RNA 바이러스[a]

4단계 (47종)	**벡터매개(2종)** Dengue, Yellow fever **기타 경로(45종)** Aichi, Betacoronavirus 1, Hepatitis A, Hepatitis C, Hepatitis E, Hepatitis delta, Human astrovirus, Human coronavirus 229E, HKU1, NL63, Human enterovirus A-D, HIV-1 and -2, Human metapneumovirus, Human parainfluenza 1-4, Human parechovirus, Human picobirnavirus, Human respiratory syncytial virus, Human rhinovirus A-C, Human torovirus, Influenza A-C, Mammalian orthoreovirus, Measles, Mumps, Norwalk, PTLV 1-3, Rotavirus A-C, Rubella, Sapporo, SARS-related coronavirus, Theilovirus
3단계 (26종)	**벡터매개(12종)** Barmah Forest, Bwamba, Chikungunya, Colorado tick fever, Crimean-Congo hemorrhagic fever, O'nyong-nyong, Oropouche, Ross River, Semliki forest, Venezuelan equine encephalitis, West Nile, Zika **기타 경로(14종)** Andes, Guanarito, Junin, Lake Victoria Marburg, Lassa, Lymphocytic choriomeningitis, Machupo, Nelson Bay orthoreovirus, Nipah, Rabies, Reston Ebola, Sabia, Sudan Ebola, Zaire Ebola
2단계 (107종)	**벡터매개(68종)** Aroa, Bagaza, Banna, Banzi, Bunyamwera, Californian encephalitis, Candiru, Caraparu, Catu, Chandipura, Changuinola, Dhori, Dugbe, Eastern equine encephalitis, Edge Hill, Everglades, Gadgets Gully, Getah, Great Island, Guama, Guaroa, Highlands J, Ilheus, Isfahan, Japanes e encephalitis, Kairi, Kokobera, Kyasanur Forest disease, Langat, Lebombo, Louping ill, Maraba, Marituba, Madrid, Mayaro, Mucambo, Murray Valley encephalitis, Ntaya, Nyando, Omsk hemorrhagic fever, Oriboca, Orungo, Piry, Pixuna, Powassan, Punta Toro, Rift Valley fever, Rio Negro, Sandfly fever Naples, Shuni, Sindbis, St. Louis encephalitis, Tacaiuma, Tembusu, Thogoto, Tick-borne encephalitis, Tonate, Uganda S, Una, Usutu, Uukuniemi, Vesicular stomatitis Alagoas, Vesicular stomatitis Indiana, Vesicular stomatitis New Jersey, Wesselsbron, Western equine encephalitis, Whataroa, Wyeomyia **기타 경로(39종)** African green monkey simian foamy, Australian bat lyssavirus, Avian metapneumovirus, Bayou, Black Creek Canal, Borna disease, Bovine enterovirus, Bovine viral diarrhea 1, Chapare, Dobrava-Belgrade, Duvenhage, Encephalomyocarditis, Equine rhinitis A-B, European bat lyssavirus 1-2, Foot-and-mouth disease, Hantaan, Hendra, Irkut, Laguna Negra, Ljungan, Macaque simian foamy, Mokola, New York, Newcastle disease, Parainfluenza 5, Pichinde, Puumala, Rio Bravo, Saaremaa, Seoul, Simian foamy, Simian virus 41, Sin Nombre, Tai Forest Ebola, Thailand, Tula, Whitewater Arroyo

[a] 밑줄이 그어져 있는 바이러스는 사람에서 혈청학적 방법으로만 확인된 것임.

doi:10.1128/microbiolspec.OH-0001-2012.f2

구 분포와도 관계가 있다. 예를 들어, 생활 조건, 여행의 유형 및 성적인 행동(성 전파 바이러스의 경우)의 변화는 모두 R_0에 큰 영향을 줄 수 있다. "대중성 질병"이라 함은 숙주, 즉 인구집단의 밀도가 유의한 임계 밀도에 도달되어야만 바이러스 등 특정 병원체가 유행할 수 있는 질병이다[10]. 4단계에 해당하는 인체 감염 RNA 바이러스는 47종으로 추정된다[표 1].

연습삼아 피라미드의 2, 3, 4단계에 어떤 종류의 바이러스가 발견되는지를 찾아보는 것이 좋다. 주 결정인자 세 가지는 (i) 과와 속 수준의 분류, (ii) 전파 경로(특히 벡터매개 전파와 기타 경로 사이의 구별), (iii) 숙주 범위(여기에서는 다른 목의 포유동물을 감염시키는 능력)이다. 이러한 세 가지의 요인은 서로 독립적인 것이 아니다[1]. 특히 좁은 숙주 범위를 가진 벡터매개 바이러스는 몇 개 없다[11].

이를 통해 우리는 몇 가지 양상을 알 수 있다. 첫째, 왜 그런지는 명확하지 않지만 피라미드 상부(4단계)에 있는 벡터매개 바이러스는 황열바이러스와 뎅기바이러스 뿐이다[표 1]. 이 점에 대해서는 뒤에 다시 논의할 것이다. 둘째, 원숭이포말상바이러스와 같은 일부 예외가 있긴 하지만, 우리가 알고 있는 한, 영장류에 국한된 숙주 범위를 가진 바이러스는 피라미드의 아래 단계(2단계와 3단계)에서는 드물다. 이는 바이러스가 우리와 유연관계가 가까운 동물을 감염시키고 전파시킬 수 있다면 우리에게도 동일한 능력을 발휘할 가능성이 매우 높다는 의미이다. 그 양상은 인체 감염 바이러스의 분류에서도 명확히 확인할 수 있다. 예를 들어, 부니아바이러스과, 랍도바이러스과, 아레나바이러스과, 토가바이러스과(풍진바이러스는 이 그룹에 속하지만 비전형적이므로 예외)는 4단계에서는 전혀 보이지 않는다. 이는 이 네 과에 속하는 바이러스들이 벡터매개성이면서 영장류 친화성은 적은 바이러스임을 뜻한다.

끝으로, RNA 바이러스에 대한 병원체 피라미드의 모양이 비바이러스성 병원체의 경우와는 다르다는 점이 주목할 만하다. 무엇보다도, 기존에 알려진 세균, 진균, 원충, 혹은 기생충 중에서 인구집단에서 광범위하게 확산될 수 있는 종, 즉 4단계에 분포하는 종은 바이러스에 비해 훨씬 적다. 반면, 인체 감염 DNA 바이러스는 피라미드의 최상층에 더욱 집중되어 있어서, 종의 약 90%가 4단계에 존재한다. 이러한 패턴은 피라미드의 하위 단계에 있는 바이러스의 다양성에 대한 우리의 지식이 불완전하기 때문일 수도 있지만, 바이러스와 다른 종류의 병원체 사이에 실제로 생물학적 차이가 있다는 뜻이다. 다시 말하면 바이러스(특히 DNA 바이러스)는 인간 내에서 종 분화를 더 잘 할 수 있다. 또한 바이러스(특히 RNA 바이러스)는 종간장벽을 뛰어넘어 인간에게 일단 들어오면, 인구집단 내에서 빠르게 확산할 수 있는 능력을 획득한다.

인체 적응 RNA 바이러스

비인간 병원소가 없이 인구집단 내에서 존재할 수 있는 바이러스들만을 "인체 감염" 바이러스라고 불러야 한다는 주장이 있다. 앞에서 정의한 바에 따르면 4단계 바이러스가 이에 해당되며, 여기에는 47종이 있고, 이 중 20종은 사람 이외의 자연 숙주가 밝혀지지 않았다. 인체에 적응된 이 47종의 바이러스는 12과 29속으로 분류된다. 이들의 공통적 특징은 거의 모두가 섭취, 흡입, 혹은 직접적인 접촉에 의해 전파된다는 것이며, 단 2종만 예외적으로 벡터에 의해 전파된다.

병원체 피라미드에서 바이러스가 4단계에 도달할 수 있는 경로는 다양하다 (그림 1의 화살표 참조). 그중 한 가지는 이미 인간 사이에서 효과적으로 전파될 수 있는 바이러스에 인간이 노출되는 것이다. 즉, 바이러스는 인체에 이미 적응된 상태이며(하지만 인구집단 내에 유입되면 더 추가적인 적응을 할 수도 있다는 점도 유의할 것), "기 적응" 바이러스라 부른다. 그러한 바이러스는 비인간 병원소 개체군에서는 극도로 드문 변이형이다. 그러한 바이러스가 인구집단에 유입되는 비율은 병원소 내에서 유전적 변이를 일으킨 정도와 인간에게 이미 적응된 변이체에 노출되는 사람들의 빈도에 의해 결정된다.

또 다른 가능성은 바이러스가 인간 사이의 전파력이 제한된 채로 먼저 인구집단에 침입한 후(즉, 3단계), 감염이 소멸되기 전에 전파력을 획득하는 방향으로 진화가 이루어지는 경우이다[12]. 이들을 "순차 적응" 바이러스라 부른다. 이러한 바이러스가 인구집단에 침투하는 속도는 원발성 감염의 빈도와 바이러스의 변이율에 의해 결정된다. 우리는 2단계 바이러스가 인간에 대한 전염성을 진화시키려면 원발성 감염의 과정 중에 일어날 수밖에 없다는 사실에 주목한다. 이러한 감염 하에서는 진화가 상대적으로 덜 발생할 것이므로 2단계 바이러스는 진화적인 관점과 역학적인 의미에서 "막다른 길"일 수 있다. 예를 들어, 광견병의 감염은 인간에서 상대적으로 흔하며 수천 년 동안 감염을 일으켰지만 인간 사이에서 전파될 수 있는 변이형은 만들어 내지 못했다. (단, 광견병바이러스는 장기 이식을 통해 드물게 인체 간 전파가 발생하기 때문에 의학적으로는 3단계 병원체이다.)

인체 적응 RNA 바이러스의 기원은 인류의 건강을 위협하는 바이러스가 출현할 수 있는 근원을 암시하는 중요한 관심사이다. 지금까지 RNA 바이러스를 포함한 소수의 인체 병원균의 기원에 대한 정보가 알려져 왔다[10]. 그러나 위에서 말한 바와 같이 이들 중 많은 수가 다른 포유류 혹은 조류로부터 종을 뛰어넘어 전파되었으며, 아마도 인체 내에서의 어떤 종 분화(예를 들면, 사람엔테로바이러스나 파라인플루엔자바이러스)가 뒤따른 것으로 보인다. 이러한 바이러스의 대부분은 직접 전파되는데, 이는 대중성 질병의 특징이다. 즉, 벡터매개 바이러스와는 다르게 인구밀도에 비례하여 R_0도 증가한다.

기전

위에서 설명한 대로, 바이러스가 피라미드의 2단계, 3단계, 혹은 4단계 중 어디에 해당되는지는 인간 사이의 전파력을 반영하여 결정된다. 인구 변화와 행동 양식이 전파 가능성에 핵심적인 부분이지만, 바이러스의 본질적인 특성도 중요하다.

첫 번째로 고려할 사항은 바이러스가 인간을 조금이라도 감염시킬 능력이 있는지를 알아보는 것이다. 이 주제의 중요성을 감안하면, 우리는 놀라울 정도로 이에 대해 아는 것이 없다. 사실 이 질문은 숙주 범위에 대한 질문이다. 경험적으로 볼 때 인간을 포함한 여러 포유류 사이의 종간장벽은 매우 약하며, 포유류 RNA 바이러스는 대부분 여러 종을 감염시킬 수 있다. 두 연구[3, 13]에서 그 기전을 체계적으로 조사하였다. 연구에 따르면, 인간과 비영장류 모두를 감염시킬 수 있는 바이러스는 숙주세포에 침입하기 위해서 반드시 계통발생학적으로 보존된 수용체를 사용해야 한다. 하지만 그것이 충분조건은 아니었다.

숙주세포에 침입하는 것은 감염이 시작되는 첫 번째 단계에 불과하다. 바이러스는 숙주세포 내에서 복제되고 방출되어 선천면역반응을 회피하면서 또다시 숙주세포로 침입하는 과정이 진행되어야 한다. 이 모든 과정은 바이러스와 숙주 사이의 특수한 분자적 상호작용에 의해 진행되며, 이러한 특성에 따라 숙주 범위가 제한되고 종간장벽이 발생한다[14]. 종간장벽은 정량적으로 표현할 수 있다. 즉, 종간장벽이 높다는 것은 더 높은 감염량이 필요하다는 뜻이다. 종간장벽에 대한 연구는 매우 드물지만, 광견병바이러스의 50% 치사량은 개나 고양이보다 여우에서 최대 백만 배나 더 낮다는 것이 확인되었다[15]. 마찬가지로 사람인플루엔자 A는 침팬지에서도 증식될 수 있지만 증식 속도가 훨씬 낮았다[14].

숙주에 침입하는(즉, 감염시키는) 능력과 숙주로부터 탈출하는(즉, 한 숙주로부터 다른 숙주로 전파되는) 능력은 다르다. 전파력은 외부로 연결되는 특정 조직, 특히 하부 위장관, 상기도, 비뇨생식기계, 또는 혈액이나 피부의 세포에 침입하여 복제할 수 있는 능력에 따라 결정된다. 일부 바이러스는 조직친화성을 결정하는 요인이 잘 밝혀져 있다. 예를 들어, 인플루엔자 A H5N1은 오리와 가금류에서는 전파가 잘 되지만 인간에서는 잘 전파되지 않는다. 이는 이 바이러스가 숙주세포막에 있는 변이형 시알산수용체를 이용하기 때문인데, 이 변이형 수용체는 오리와 가금류에서는 상기도에 존재하지만 인간에서는 하기도에 존재한다[14].

본질적으로 조직친화성이 호흡기 전파, 대변-구강 전파, 혹은 절지동물벡터 전파 등 바이러스의 경로를 결정하는 핵심적인 역할을 한다. 바이러스의 입장에서는 종을 넘어 다른 숙주에 적응하는 것보다 조직친화성을 변화시키는 것이 더 어렵다[9]. 이는 전파 경로와 바이러스 계통발생과의 연관성이 과의 수준까지 올라갈 정도로 본질적인 것이며, 상대적으로 숙주 범위는 훨씬 더 유연한 경향이 있다는 관찰로 뒷받침된다.

어떤 바이러스에서는 이러한 몇 가지 기계적이고 역학적인 관찰만으로 병원체 피라미드에서 단계를 뛰어넘는 것을 적절하게 설명하기 어렵다. 대신에 숙주와의 관련성이 더 중요한 것 같다. 즉, 숙주 관련성과 병원체 전파성에 관한 연구에서 보여주듯이, 다른 영장류로부터 온 바이러스는 비영장류로부터 온 바이러스에 비해 인간을 더 쉽게 감염시키는 듯하다[16]. 하지만, 전염성이 매우 높은 인간 바이러스가 모두 다른 영장류로부터 온 것은 아니다. 전파 경로도 중요하여, 벡터매개 바이러스는 상대적으로 인간을 잘 감염시키지만 인간에 의한 전파는 드물다[17]. 인간은 벡터매개 바이러스에 자주 노출되고 감염될 수 있지만 이들 바이러스는 새로운 숙주에 쉽게 적응할 수 없다. 아마도 그 이유는 새로운 척추동물 숙주에 적응하기 위해 무척추동물 벡터와의 상호작용을 손상시켜서는 안 되기 때문인 것으로 생각된다[14]. 인간에 적응한 뎅기열바이러스와 황열바이러스는 아마도 다른 영장류로부터 기원하였을 것이다.

독성

공중보건의 측면에서 보면, 바이러스의 전파 능력과 함께 바이러스가 인간에게 해를 끼치는 능력, 즉 독성이 중요하다. 또한, 인간 RNA 바이러스의 독성은 계속 변한다. 인체 감염의 관점에서 우리는 일반적으로 질환에 의한 사망률이 높거나 심각한 임상 증상을 야기하는 경우 병원체로 간주한다. 이 기준에서 보면, HIV-1, 중증급성호흡기증후군 코로나바이러스(SARS-CoV), 광견병바이러스는 독성이 있고, 파라인플루엔자바이러스와 리노바이러스는 그렇지 않다.

병원체의 독성은 병원체와 숙주가 어떤 특성을 가졌는지 그리고 그 둘 사이의 상호작용의 특성이 어떠한지를 반영해 주는 매우 복잡한 현상이다. 많은 문헌에서 독성은 전파경로, 숙주 범위, 병원체 피라미드에서의 단계, 그리고 병원체와 숙주가 함께 진화되었던 시기에 의해 영향을 받는다고 주장하였다[18]. 이런 여러 인자들은 서로 독립적인 것이 아니다. 그래서 일부 이론은 그럴듯해 보이지만 가설을 직접적으로 검증할 수는 없다. 예를 들어, 최근 새로 출현한 4단계 병원체인 HIV-1과 SARS-CoV는 둘 다 독성이 매우 큰데, 이는 새로운 병원체가 숙주에 독성을 나타내기 위해 굳이 진화 과정에서의 최적조건이 필요하지 않음을 뜻한다. 벡터로 매개되는 4단계 RNA 바이러스의 두 종류, 즉 뎅기열과 황열도 역시 상대적으로 독성이 강한데, 사람으로부터는 전염이 되지 않으므로 벡터매개 질병의 독성이 더 강할 수 있다는 생각과 일치한다. 독성이 매우 강한 RNA 바이러스의 좋은 예가 사실상 인간이 최종 숙주인 광견병바이러스인데, 이 바이러스는 다음 숙주로 감염을 이어갈 수 없기 때문에 바이러스가 진화 압력을 받지 않는다는 주장의 근거가 된다. 반면, 뉴캐슬병바이러스, 신드비스바이러스 등과 같은 많은 2단계 바이러스는 단지 경미한 감염만을 유발한다.

영장류 대 비영장류 혹은 포유류 대 조류와 같은 특별한 종류의 병원소로부터 얻은 바이러스가 더욱 독성이 강할 것이라는 의견도 있다. 그러나 증거는 이 주장과 일치하지 않는다. HIV-1 바이러스와 뎅기바이러스처럼 독성이 대단히 강한 몇몇 인체 감염 바이러스는 계통적으로 우리와 가까운 다른 영장류로부터 유래하였거나 함께 감염된다. 반면에 예컨대 조류에서 유래한 인플루엔자 A H5N1이나 박쥐에서 유래한 SARS-CoV와 니파바이러스처럼 독성이 매우 강한 몇몇 바이러스들은 최종적으로 인간으로부터 훨씬 더 멀리 떨어져 있는 숙주로부터 전파되었다.

RNA 바이러스의 출현과 소멸

새로운 인체 감염 RNA 바이러스들이 계속해서 발견되고 있다. 최근의 예는 넬슨베이오르토레오바이러스, 이르쿠트바이러스, 영장류T세포친화바이러스 3, 사람코로나바이러스 HKU1, 사람리노바이러스 C 등이다. 또한 아직 공식적으로 종으로 인정받지 못한 새로운 인체 감염 바이러스에 대한 보고가 계속 이어지고 있다. 이 모든 바이러스들이 최근에 새로 인구집단을 침범한 것이 아니라, 단지 최근에 알려지고 "종"으로 인정되었을 뿐 오래 전부터 인간 병원체로 존재했던 것으로 밝혀지게 될 것이다.

그러므로 인체 감염 RNA 바이러스가 새로 생긴다는 것은 대부분 비인간 병원소로부터 획득된 새로운 바이러스가 계속 출현한다기보다는, 우리에게 있던 바이러스가 새롭게 알려지는 것일 가능성이 크다. 지금 우리가 발견한 바이러스와 지금 우리를 발견한 바이러스 사이의 차이는 신종 감염병의 맥락에서도 매우 중요하다. 소위 새로운 바이러스라 부르는 것의 대부분이 새로운 것이 아니라면, 이는 1980년대 초 HIV/AIDS의 출현이나 2003년의 짧은 SARS 유행과 같은 사건이 그 자체의 특이적인 원인을 가진 일과성 출현이라는 점을 시사한다. 반면, 진정으로 새로운 바이러스가 항상 출현한다면 HIV와 SARS-CoV

는 훨씬 더 큰 빙산의 꼭대기로 간주해야 할 것이다. 잘 작성된 공중보건 지표와 함께 모든 인간 바이러스의 계통발생과 기원을 더 잘 이해해야 이 문제를 해결할 수 있다.

최근에 발견된 RNA 바이러스들에서 보이는 가장 두드러진 특징은 우리가 이미 알고 있었던 RNA 바이러스와 매우 비슷한 경향이 있다는 점이다. 이들은 같은 과에 속하는 바이러스들과 동일한 전파경로를 가지고 있고 동일한 종류의 비인간 숙주를 공유한다. 실제로 이러한 바이러스가 새로이 출현한다고 해도 최소한 생물학자의 관점에서는 특별히 새로운 출현이라고 볼 수 없을 것이다. 그렇다 하더라도 새로운 병원체의 증가 비율은 과거보다 21세기 초반이 더 높다는 주장이 여전히 존재한다. 이는 인구 증가로부터 농법의 변화에 이르기까지 다양한 요인이 복합적으로 결합하여 "거대한 미생물 폭풍"을 일으킨다는 개념을 반영한다. 이 생각에 반론을 제기하기는 쉽지 않다. 분명 지난 세기 동안은 HIV-1, 변이형 인플루엔자 A 등 전 세계적으로 출현한 신종 감염병이 몇 개 되지 않는다. 반면, 21세기 들어서 40개 정도의 인체 적응 RNA 바이러스가 출현했다. 물론 금세기 들어서는 일부 지역에 국한되어 웨스트나일바이러스가 확산되었다거나 에볼라출혈열의 집단발병이 생겼다는 정도의, 말하자면 덜 심각한 사건들이 주로 발생한다고 주장할 수는 있겠지만, 이러한 주장은 검증하기가 더 어렵다.

이 문제의 또 다른 측면이 있다. 최근의 한 연구(8)는 많은 바이러스가 생기는 사이에 지난 수 년에서 수십 년 동안 알려져 온 많은 종들이 사라진 것 같다고 보고한다. 이는 전체 바이러스의 약 1/3에 해당한다. 물론 인간이 개입하여 인체 감염 RNA 바이러스, 즉 SARS-CoV가 소멸된 예가 있고, DNA 바이러스인 두창바이러스가 박멸된 예가 있기는 하지만, 많은 바이러스들이 저절로 사라진 예가 더 많다. 이러한 관찰 결과는 주의 깊게 고려할 만한 가치가 있다. 여기에는 여러 가능성이 있다. 무엇보다도 임상소견이 경미하거나 일반적인 희귀 감염이 간과되어 아무도 이에 대해 보고하지 않았을 수도 있다. 또 다른 가능성은 이전 시대의 보고서를 신뢰할 수 없다는 점이다. 예를 들어, 몇몇 보고가 있었던 1950년대 중반 이래 인간에서는 구제역이 확인되지 않았다는 점은 놀라운 일이다. 하지만, 없어진 많은 바이러스가 여전히 비인간 병소에 존재하면서 적어도 일시적으로는 인간으로부터 사라진 듯이 보일 가능성이 있다. 이 중 일부는 이후 다시 인간에게 나타날 것이다. 예를 들어 박쥐리사바이러스의 경우가 그랬으며, SARS-CoV에 대해서도 그 가능성이 우려되고 있다.

이러한 사라진 바이러스가 갖는 의미는 현존하는 인간 감염 RNA 바이러스가 이전에 확인되었던 180종보다는 100종에 더 가까울 수 있다는 점이다. 사라지는 바이러스의 수는 대략 매년 평균 한 종 정도이다[8]. 이를 다르게 표현하면 매년 인체 감염 RNA 바이러스 한 종이 새롭게 발견되거나 재발견되어야 우리가 현재 알고 있는 바이러스 다양성의 수준이 유지된다는 것이다.

인간과 RNA 바이러스의 관계

이상의 내용들은 인간을 감염시킬 수 있는 RNA 바이러스와 인간 외의 숙주, 특히 다른 포유류에서 발견되는 RNA 바이러스 사이의 관계에 대한 다음 개념과 일치한다. 즉, 포유류의 바이러스와 인간의 바이러스는 별개의 집단이 아니라 진화하는 동안 쉽게 상호교환되었다. 종간장벽을 건너 뛰는 일부 바이러스는 인간에서 계속 존재하며, 상대적으로 드물지만 인체 적응 바이러스가 될 수도 있다. 많은 것들이 인수공통감염증으로 남아있는 반면 어떤 것들은 사라진다. 따라서 수십 년 동안 인체 감염 바이러스의 목록은 고정된 것이 아니라 변화하고 있다[8]. 하지만 이 과정이 무작위적인 것은 아니다. 인간은 많은 다른 포유류와 RNA 바이러스를 공유하지만, 영장류로부터 온 바이러스들이 인구집단 속에서 확산될 가능성이 가장 높다. 그리고 과 수준에서 포유류에서 발견되는 거의 모든 바이러스에는 인간에서 발견되는 종 수준의 바이러스들이 들어 있지만, 일부 과는 인간 집단에서 잘 확산되지 않는다. 이 개념을 그림 2에 개략적으로 도시하였다.

감시와 위험평가

우리의 개념모델은 특히 새로 출현하는 감염병에서 실제적으로 질병 감시와 위험평가 모두에 적용된다.

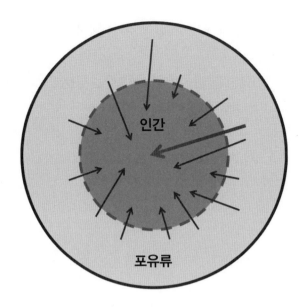

그림 2. 인간 바이러스와 기타 포유류로부터 온 바이러스 사이의 상관관계를 보여 주는 모식도. 인간 바이러스는 포유류 바이러스의 아집단이며, 부분적으로 종간장벽에 의해 방어된다. 인수공통 바이러스(작은 화살표)의 빈번하고 경미한 침입이 있으며, 이들 중 많은 것이 인구집단 내에서 지속되지 못한다. 포유류 바이러스가 인간을 감염시키도록 적응하고 인간 사이에서 전파됨으로써 새로운 인간 바이러스로 확립되는 심각한 사건(큰 화살표)이 있을 수 있다.
doi:10.1128/microbiolspec.OH−0001−2012.f3

감염병이 대규모로 유행할 가능성을 검토하고, 그러한 감염병을 조기에 발견하고자 하는 노력은 아무리 강조해도 지나치지 않다(2). 우리는 SARS가 발생했을 때 환자 감시를 통한 조기 발견, 환자의 격리, 검역을 기반으로 한 효과적인 조치로 치명적이면서 대규모로 유행할 가능성이 있는 감염병을 통제하였다(19). 문제는, 이렇게 "앞서 나가는" 것, 즉 새로운 인간 병원체가 출현할 가능성이 가장 높은 비인간 병원소로 감시를 연장시키는 것에 대한 반발이다.

그렇지만 이와 같은 감시와 위험 평가가 우리가 무엇을 찾을지, 어디에서 그것을 가장 잘 찾을 수 있을지를 아는데 당연히 도움이 된다(20). 우리는 이제 비로소 이러한 질문에 대한 답을 찾기 시작했다. 바이러스, 특히 호흡기바이러스는 종종 전 세계 공중보건에 명백한 위협으로 다가온다(2). 새로운 바이러스는 인수공통 감염일 가능성이 높으며, 포유 동물이나 조류에서 얻게 될 것이 거의 확실하다. 긴급 상황은 인구밀도가 높고 가축의 밀도가 높거나 야생동물의 다양성이 높은 지역에서 발생할 가능성이 높다[4]. 이 모든 정보는 유용하지만 실현 가능한 전 세계 감시시스템을 구성하기에는 미흡하다[20].

조기 발견의 가능성을 높이기 위한 방법 중 하나는 야생동물 사냥꾼이나 도축장 작업자처럼 동물 집단과 접촉 위험이 가장 높은 사람에 대한 감시를 시행하는 것이다. 특히 고성능 염기서열분석법을 바탕으로 최근 많은 발전을 거듭한 바이러스 검출 기술을 통해, 인간이 노출된 최전방에서 바이러스의 다양성을 탐색해야 한다[10]. 그리고 병원체 발견 프로그램[21]을 통해, 특히 야생 설치류와 박쥐처럼 연구가 미진한 분류군에서 인류 보건의 잠재적 위협에 대한 많은 지식을 추가해야 한다.

일단 새로운 바이러스나 이전에 알려지지 않은 바이러스가 확인되면 공중보건에 대한 잠재적 위험을 평가하는 것이 대단히 중요하다. 초기 평가는 일반적으로 여기에서 논의된 일종의 비교생물학적 방법에 기반한다. 최근의 예로, 2011년 북유럽에서 처음으로 양과 소에서 새로운 바이러스인 슈말렌베르크바이러스가 확인되었다. 슈말렌베르크바이러스는 다양한 숙주, 특히 유제류에서 발견되는 벡터매개 부니아바이러스의 오르토부니아바이러스속에 속한 종이다. 유연관계가 먼 일부 오르토부니아바이러스, 그중에서도 주로 오로퓨스바이러스가 인간에게 질병을 일으키고 심지어 사람을 통해 전파될 수 있다. 슈말렌베르크바이러스는 잠정적으로 인간에 대한 위험도가 낮은 것으로 평가되었고, 아직까지 인체 감염 사례가 발견되지 않았다[22]. 보다 최근에 보고된 중동호흡기증후군(MERS) 코로나바이러스[23] 역시 많은 우려를 야기하고 있다.

결론

RNA 바이러스에 의한 신종 질병은 원헬스 접근법으로 다루어야 할 문제이다. 사람의 바이러스와 동물의 바이러스 사이에는 역학적, 진화적으로 지속적인 상호작용이 있어 왔다. 전 세계 공중보건에 심각한 위협을 가하는 RNA 바이러스는 수천 년 동안 다른 동물로부터 인간으로 종간장벽을 넘어와서 반복적으로 질병을 일으켜 왔다. 우리는 앞으로 몇 년 혹은 몇십 년 안에 출현할 새로운 바이러스의 위협을 예상해야 하며, 새로운 문제가 나타날 때마다 대응할 준비가 되어 있어야 한다.

말구제역바이러스는 사람에서 발견되기 전에 19세기 말 동물에서 처음으로 발견되었다는 점에 주목할 필요가 있다. 레트로바이러스(특히 렌티바이러스), 로타바이러스, 유두종바이러스, 코로나바이러스도 마찬가지이다. 따라서 새롭게 발견된 바이러스에 대해 적어도 초기에는 의학보다는 수의학이 더 나은 지식을 제공할 수도 있다.

이 장에서 우리는 새로운 바이러스에 대한 효과적인 감시의 필요성을 살펴보았다. 출현할 가능성이 가장 높은 바이러스를 특정하려는 시도는 유용하긴 하지만, 적어도 아직까지는 정확한 예측이 현실적인 목표는 아니다. 반면에, 가장 중요한 숙주 종에서 RNA 바이러스의 다양성을 더 잘 이해하면 도움이 될 것이다. 현재 우리는 인체 감염 바이러스에 대해서 많이 알고 있지만, 목록이 완전하지 않다. 주요 가축 종의 바이러스에 대해서는 어느 정도 알고 있다. 하지만 야생 포유류나 조류의 바이러스에 대해서는 거의 아는 바가 없다. 이러한 지식의 공백을 메워야 한다.

이 장의 약어

HIV	Human immunodeficiency virus	인체면역결핍바이러스
HIV/AIDS	Human immunodeficiency virus/acquired immune deficiency syndrome	인체면역결핍바이러스/후천성면역결핍증
ICTV	International Committee on Taxonomy of Viruses	국제바이러스분류위원회
MERS	Middle East respiratory syndrome	중동호흡기증후군
SARS-CoV	Severe acute respiratory syndrome coronavirus	중증급성호흡기증후군 코로나바이러스

제7장

광견병 통제의 문제점

서론

광견병은 오래 전부터 전형적인 인수공통감염증으로 알려져 왔다. 리사바이러스속에 속하는 여러 바이러스가 질병을 일으킬 수 있지만, 인수공통감염증의 관점에서는 광견병바이러스(RABV)가 가장 중요하다. RABV가 신경친화성이 매우 높고, 포유류의 뇌가 진화적으로 잘 보존되어 왔다는 점으로 볼 때 이 바이러스가 복제에 가장 적합한 틈새를 찾아내었고, 동시에 익수류와 육식동물의 전형적인 생활 습성을 잘 이용하게 되었다는 점을 시사한다. RABV는 처음 박쥐로부터 기원하여 이후 숙주를 바꾸면서 전 세계적으로 개의 광견병으로 확산되었다. 파스퇴르의 뛰어난 업적에 힘입어 유럽에서는 개의 광견병이 성공적으로 박멸되었지만, 유럽형 RABV가 전 세계의 다른 지역으로 광범위하게 퍼졌다. 광견병은 1900년대에 빠르게 확산되면서 대부분 개로부터 유래된 광견병 환자가 매년 많이 발생하고 있고, 현재 모든 개발도상국에서 풍토병이 되었다. 바이러스에 감염된 개를 통제하고 광견병바이러스에 노출된 환자에게 효과적인 백신을 주사하면 사람에서 광견병이 발병하는 것을 막을 수 있다. 이는 강력한 공중보건 전략을 수립하고 실행하도록 하는 근거가 된다. 여기서는 광견병이 현대 사회에서 계속 무시되는 이유가 무엇인지를 알아보고, 전 인류의 복지가 나아지도록 하기 위한 원헬스 기반의 광견병 통제 계획을 논의한다.

랍도바이러스

바이러스, 특히 인수공통감염증의 원인이 되고, 그래서 원헬스 전략에서 중요한 바이러스는 대부분 RNA 바이러스이다. RNA 바이러스에 속하는 여러 과의 바이러스 중에서 동물 바이러스는 대개 감염세포로부터 방출되는 동안 획득한 외피를 가지며(그림 1), 이로 인해서 이후에 새로운 숙주세포에 쉽게 침입할 수 있다. 반면, 식물 바이러스는 대부분 지질막이 없다. 하지만 여기에는 두 가지 중요한 예외가 있다. 하나는 리프트밸리열바이러스, 크리미안콩고출혈열바이러스가 속한 부니아바이러스과이고, 다른 하나는 랍도바이러스과이다. 랍도바이러스는 곤충, 식물, 어류, 포유류 등 아주 다양한 숙주를 감염시킨다(1). 그중 곤

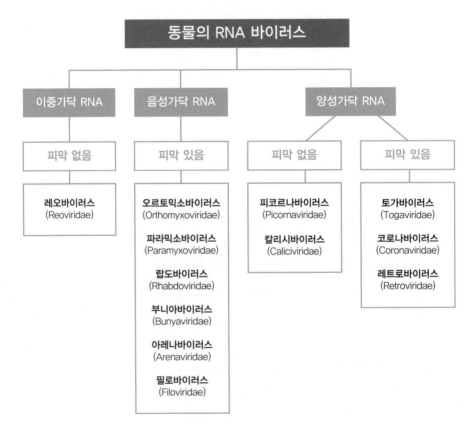

그림 1. 주요 동물 RNA 바이러스의 특징. doi:10.1128/microbiolspec.OH-0006-2012.f1

충의 랍도바이러스의 수가 가장 많고, 곤충 이외의 숙주를 감염시키는 랍도바이러스도 흔히 곤충에 의해 전파된다. 곤충 전파성을 보이지 않는 특이한 예외가 이 장의 주제인 리사바이러스이며, RABV가 여기에 속한다. 독특한 전파 기전을 가진 광견병은 과거 전 시대에 걸쳐 인간에게 두려움을 안겨 주었던 전형적인 인수공통감염증이다(2).

리사바이러스의 다양성

리사바이러스속에는 12종이 있는데, 이 중에는 최근에 발견된 것이 많다(표 1). 새로운 바이러스의 발견으로, 속 내 바이러스들이 아주 다양하고 아직 발견되지 않은 종이 많다는 것을 알게 되었다. 하지만 현재까지 인수공통감염증의 측면에서 가장 중요한 것은 처음 알려진 리사바이러스인 RABV이다(3~5).

RABV의 출현과 진화

고대 문서에 역학적, 임상적으로 현재의 광견병과 매우 유사한 소견을 보이면서 개로부터 인간으로 전파되는 질병이 기술되어 있는 것을 보면, 개의 광견병은 고대부터 존재했을 가능성이 매우 높다(6). 보다 최근에 염기서열분석 기법의 발전으로 분자시계를 이용하여 RABV 숙주가 익수류로부터 육식동물로 바뀐 원리를 알 수 있게 되었다(7). RNA 바이러스는 돌연변이가 빠르고, 유사 종을 잘 만들고, 적자생존의 원리에 따라 선택되는 경향이 많기 때문에, 분자시계를 가지고 RNA 바이러스의 진화를 해석할 때는 주의해야 한다(8). 그래서 분자시계로는 이렇게 새로운 숙주에 적응한 사건이 일어난 정확한 시기를 결정하기는 어렵다. 하지만 조상의 연결과 분기의 경로는 잘 확인할 수 있다.

아프리카의 모콜라바이러스를 제외하고(9, 10) 리사바이러스의 모든 종은 박쥐 바이러스이며, RABV의 경우에는 박쥐와 육상 포유류에만 감염을 일으킨다. 최근에 발견된 리사바이러스의 하나인 이코마리사바이러스가 현재까지 다른 숙

표 1. 리사바이러스의 숙주와 지리적인 분포[a]

바이러스 종	주요 숙주	다른 숙주	지리적 분포
광견병바이러스 (Rabies virus)	육식동물과 익수류 (식충성과 흡혈성)	인간을 포함한 다양한 포유류	전 세계, 일부 국가에서만 광견병이 없음
라고스박쥐바이러스 (Lagos bat virus)	익수류(과식성)	육식동물, 식충성 박쥐	아프리카, 광범위
모콜라바이러스 (Mokola virus)	뾰족뒤쥐	인간을 포함한 다양한 포유류	아프리카, 광범위
듀벤헤이즈바이러스 (Duvenhage virus)	익수류(식충성)	인간	아프리카, 동남아
유럽박쥐리사바이러스-1 (European bat lyssavirus-1)	익수류(식충성)	인간을 포함한 다양한 포유류	서유럽과 동유럽, 러시아
유럽박쥐리사바이러스-2 (European bat lyssavirus-2)	익수류(식충성)	인간	서유럽
호주박쥐리사바이러스 (Australian bat lyssavirus)	익수류 (과식성과 식충성)	인간	호주
아라반바이러스 (Aravan virus)	익수류(식충성)	확인되지 않음	키르기스스탄
후잔트바이러스 (Khujand virus)	익수류(식충성)	확인되지 않음	타지키스탄
이르쿠트바이러스 (Irkut virus)	익수류(식충성)	확인되지 않음	시베리아
서부캅카스박쥐바이러스 (West Caucasian bat virus)	익수류(식충성)	확인되지 않음	캅카스산맥
시모니박쥐리사바이러스 (Shimoni bat lyssavirus)	익수류(식충성)	확인되지 않음	케냐
보켈로박쥐리사바이러스 (Bokeloh bat lyssavirus)	익수류(식충성)	확인되지 않음	독일
이코마리사바이러스 (Ikoma lyssavirus)	아프리카 사향고양이	확인되지 않음	탄자니아

a. 보켈로박쥐리사바이러스와 이코마리사바이러스는 임시로 새로운 종으로 간주함.

주(탄자니아의 사향고양이)에서 발견된 유일한 예이나, 아직까지 사향고양이를 숙주 종으로 결론을 내리기는 쉽지 않다[11]. 박쥐리사바이러스에 관한 한, 최근의 연구에 의하면 RABV 변종이 공간적인 요인이나 다른 생태학적 요인과 무관하게 원래의 숙주 종과 계통발생학적으로 가까운 박쥐 종에 효율적으로 전파됨을 알게 되었다[12]. 더욱이, 온대지역과 대조적으로 열대기후와 아열대기후에서 발생하는 박쥐리사바이러스는 박쥐가 일 년 내내 활동하므로 현저히 빠른 속도로 진화될 것이다[13]. 아프리카의 열대지역과 아열대지역에서 발견되는 리사바이러스가 다양한 이유가 바로 이것이다[14, 15]. 육상 RABV는 상대적으로 서로 밀접한 연관성을 보이는 반면 박쥐리사바이러스는 유전적 다양성을 보이기 때문에, 개의 광견병이 박쥐로부터 흘러들어 와서 전 세계로 파종되었다는 증거는 매우 많다. 현대에는 그러한 사건이 잘 기록되었기 때문이다. RABV의 박쥐 변종이 스컹크와 여우로 유출되고 새로운 숙주들 사이에서 전파된 10년 동안의 기록을 보면, 이런 일들이 자연적으로 일어나는 빈도를 알 수 있다[16].

광견병바이러스: 탁월한 기회주의자

RABV가 신경친화성이 매우 높고, 포유류의 뇌가 진화적으로 잘 보존되어 왔다는 점에서 볼 때 이 바이러스가 복제에 가장 적합한 틈새를 찾아내었다는 것을 알 수 있다. 바이러스는 면역반응을 회피하면서 최적의 환경에 도달하기 위해서, 염증성 면역 반응을 유발하지 않고 항원의 도입을 허용하는 신경계통 내에서 신속하고 지체 없이 이동한다[17]. 뇌의 신경조직에서 광범위한 복제가 일어난 다음, 바이러스는 일차적으로 주로 침샘으로 이동한다. 물론 나중에 다른 곳으로도 이동하지만 말이다. 많은 수의 바이러스 입자가 타액에 축적되면, 어떤 식으로든지 바이러스가 효과적으로 새로운 숙주의 점막에 노출되거나 진피의 방어막을 뚫어서 전파되게 된다. 개와 기타 육식동물의 뇌에서 신경독성을 보이는 감염이 일어나는 동안 실제로 바이러스는 감염된 동물을 공격적으로 만들어 다른 개체를 물게 함으로써 새로운 숙주를 찾아갈 수 있게 된다. 전파 기전을 보면 RABV는 포유류의 행동 습성을 매우 효율적으로 이용하는 것이 틀림없다. 그러한 숙주 종

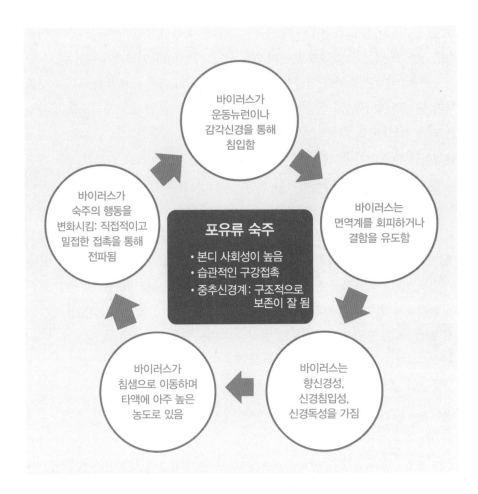

그림 2. 광견병의 순환. 리사바이러스는 포유류 일차 숙주와 벡터의 생태학적, 해부학적 특징
을 효과적으로 이용하도록 독특하게 적응하였다.
doi:10.1128/microbiolspec.OH-0006-2012.f2

은 대부분 식육목과 익수목에 속한다(3, 18, 19). 신경친화성, 신경독성, 숙주 면역
의 회피와 활용, 침샘으로의 이동, 직접적인 접촉 전파 등 전체적인 바이러스의
전파 과정은 대단히 효과적이다(그림 2).

병원성, 면역회피의 양면성 그리고 혈액-뇌 장벽

바이러스가 감수성이 있는 숙주의 진피나 다른 세포 조직을 통과해서 들어오면 이후 바이러스가 수용체를 매개로 비신경세포에도 침입하여 거기서 복제될 가능성이 있다. 니코틴아세틸콜린 수용체가 이와 같은 목적으로 이용될 수 있다[20]. 연접 후의 위치를 고려할 때 신경-근 접합부에서 운동뉴런으로 침입하기는 힘들지만, 실험적으로 신경-근 접합부에 RABV를 농축시켜 근육세포를 감염시킬 수 있었다. 수용체의 또 다른 좋은 후보는 p75 뉴로트로핀(p75NTR)인데, 이는 신경세포뿐 아니라 비신경세포에도 광범위하게 존재한다[21]. 광견병바이러스에 대한 저항성 세포에서 p75NTR을 발현시켜 바이러스에 감염되게 할 수 있었다. 질병의 진행은 p75NTR이 결핍된 생쥐와 야생형 생쥐에서 차이가 없었지만 말이다[22]. 한 연구에서는 RABV와 유럽박쥐리사바이러스-1은 p75NTR에 결합하는 반면, 다른 박쥐리사바이러스는 그렇지 않다고 하였다[23]. 또한 개의 RABV는 뉴런에만 특이적으로 감염되는 반면, 박쥐의 RABV는 뉴런과 별아교세포를 모두 감염시킬 수 있었다. 다만, 숙주에서 박쥐리사바이러스의 질병 진행에 관련해서는 명확하지 않은 점이 많다. RABV의 경우, 뉴런에 침입할 경로일 가능성이 높은 수용체는 신경세포접착분자(NCAM)이다[24]. 이 분자는 펩티드 호르몬을 생산하는 모든 세포와 뉴런에 광범위하게 존재하며, 연접 전에 위치하기 때문에 RABV를 위한 이상적인 수용체 후보가 된다. 바이러스에 내성을 보이는 세포에 NCAM이 발현되면 세포에 바이러스가 침투할 수 있다. 그리고 NCAM이 결실된 형질전환 생쥐는 여전히 RABV의 감염에 취약하지만 병의 진행은 현저히 지연된다. 따라서, NCAM이 바이러스 감염에 필수적이지는 않지만 어떤 역할을 한다는 것을 알 수 있다[24]. 따라서 RABV 수용체는 어디에나 있으며, RABV 균주와 리사바이러스 종에 따라 서로 다른 수용체와 보조수용체가 관여한다고 볼 수 있다. 이들 수용체가 각기 다른 리사바이러스 종과 RABV 변이형의 세포친화성, 병원성, 감염 결과에서 보이는 차이에서 중요한 역할을 할 가능성이 있다.

일단 연접 틈새가 연결되면 RABV는 축삭종말로부터 뉴런세포체로 이동한다. 뉴런의 세포체에서는 바이러스의 복제가 일어나고, 바이러스가 연접 틈새를 가로질러 다음 뉴런으로 건너가게 된다. 바이러스의 이러한 상행성 이동은 바이러스 단백질과 디네인경쇄 8의 상호작용으로 이루어진다(25, 26). 그리고 나중에 밝혀진 바에 따르면, 경쇄 8이 전사 수준에 영향을 미친다고 생각된다(27). 어쨌든 뇌로 향하는 바이러스는 신속하고(50~100mm/일) 정확하게 한 방향으로 이동한다. 이러한 특성 때문에 뉴런망과 구조를 파악하기 위해 RABV를 이상적인 추적자로 이용하기도 한다(28).

리사바이러스가 복제될 때 바이러스 단백질 각각에 하나씩 5개의 mRNA가 합성된다(3′-N-P-M-G-L-5′). 특이한 것은, 유전체의 3′에서 5′까지 점진적으로 전사 속도가 감소하기 때문에 RNA 유전체 상에 있는 유전자의 순서대로 전사체의 수가 결정된다(14). 바이러스의 표현형을 조절하고 유지하기 위해서는 각 단백질의 상대적인 복제 수가 중요하다. 예를 들어, 바이러스 RNA 상의 G 유전자의 위치나 복제 수가 바뀌고 그에 따라 G의 전사율이 높아지면 바이러스의 표현형이 약화된다(28, 29). 즉, 병원성과 G 발현율이 역의 상관관계가 있다는 것이다(29, 30). 하지만 최근의 발견은 리사바이러스의 독성에 영향을 미치는 요인이 많고 복합적이라고 한다(31). 여러 연구에서 G가 병원성의 주된 결정인자라는 점은 확인되었다. 예를 들어, 이토 등(32)은 비병원성 RABV가 G 유전자 내 3개의 돌연변이를 통해 병원성 바이러스로 전환되며, 이러한 돌연변이가 중추신경 내 바이러스의 세포-세포 확산에 영향을 미쳐 병원성에 영향을 준다는 것을 보여주었다. RABV의 G 단백질 내 Arg-333 단일 돌연변이는 약독화와 관련이 있어서 백신 개발에 중요하다(33, 34). 이렇게 바이러스 유전자형의 관점에서 G, P, M을 포함하는 여러 단백질이 병원성의 결정인자이면서 아미노산 하나가 바뀌는 것도 병원성의 발현에 중요하다.

RABV의 병원성이 바이러스의 복제율 및 뉴런의 세포자멸사 유도 능력과 역의 상관관계에 있다는 증거가 있다. RABV는 인터페론에 의해 활성화되는 전사 신호전달 및 활성화인자(STAT) 단백질을 선택적으로 건드려 숙주의 선천면역을 회피한다. 이 과정은 바이러스의 인단백질을 통해 이루어진다. STAT 신호전달이 억제되는 방식은 다양하다(17). 면역회피는 모든 리사바이러스에서 보이는데(35), RABV 병원성에 대한 선천면역반응은 양면적인 역할이 있다(36). 예를 들면, LGP2(RIG1-like receptor의 하나로, RIG1과 같이 선천면역에서 바이러스를 인지하는 효소이다. RIG1을 매개로 하여 선천면역을 조절한다. 역자 주)를 과발현하는 형질전환 생쥐는 선천면역에 결함이 있으며, 이것으로 해서 뇌로부터 RABV를 제거하도록 만들기 때문에 광견병에 걸려도 생존율이 증가된다. 이렇게 보면 RABV는 선천면역을 이용하여 면역회피 전략을 발전시키는 것으로 보인다. 생쥐의 혈액−뇌 장벽(BBB)은 독성이 강한 RABV 균주에 감염된 경우 견고하게 닫힌 채로 남아 있는 반면, 약화된 RABV 균주에 감염된 경우에는 BBB가 열린다[37]. 이러한 BBB 장벽의 소실은 대뇌피질보다 소뇌에서 더 광범위하게 일어난다. CD8 이외의 면역세포는 일반적으로 바이러스를 제거하고자 할 때 소뇌를 표적으로 한다. 즉, 약화된 RABV에 감염되면 RABV 특이항체가 CNS 조직으로 잘 들어갈 수 있고, 인위적으로 주사한 RABV 특이항체가 특정의 조건에서 BBB를 통과하는 현상은 향후 광견병의 치료에 응용할 수 있을 것이다[38].

개광견병의 통제와 야생동물 광견병의 출현: 선진국의 예

광견병은 1800년대 유럽과 북미의 공중보건의 주된 관심사였다. 파스퇴르의 업적으로 광견병의 예방접종법이 개발되었고, 초기 영국과 서유럽을 시작으로 나중에 북미에서도 개광견병이 소멸되었다[39, 40]. 하지만 야생동물의 광견병은 여전히 존재하였다. 유럽에서는 광견병바이러스의 보유자와 전달자가 붉은여우였고, 북미에서는 너구리, 스컹크, 그리고 많은 여우 종과 코요테 등이 중요한 보유 숙주였다[39, 41, 42]. 서유럽에서는 광범위한 예방접종과 경구용 예방접종의 발전으로 여우광견병을 소멸시킬 수 있었으나, 북미에서는 수많은 보유 숙주들 때문에 경구용 예방접종 캠페인의 비용을 감당할 수 없어서 야생동물에서 광견병이 지속적으로 생기고 있다[43, 44].

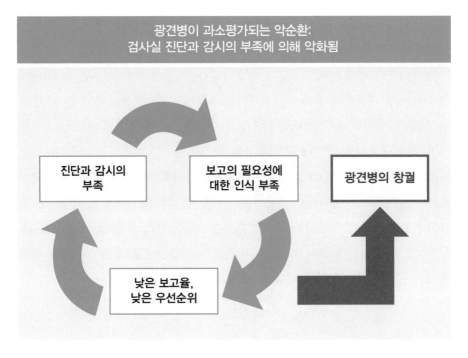

그림 3. 지속적으로 과소평가되는 인수공통감염증. 비특이적인 임상증상, 감시의 부족, 검사실 진단의 부족을 고려할 때 광견병은 개광견병이 풍토성인 개발도상국에서 과소평가되고 있다. doi:10.1128/microbiolspec.OH-0006-2012.f3

개광견병의 출현과 사람광견병의 부담: 개발도상국의 예

　북미에서 개광견병의 통제와 박멸이 성공하고 있던 때에 세계 곳곳에는 유럽형 RABV가 광범위하게 유입되었다(45). 그 결과 1900년대에 개광견병이 빠르게 확산되면서 현재는 매년 수십만 명의 사람에서 광견병 환자가 발생하고 있고, 많은 개발도상국에서 풍토병이 되었다. 아프리카에서 수백만 명이 풍토성 개광견병의 위험에 노출되어 있으며, 매년 30만 명 이상이 사망하는 것으로 추산된다. 아시아에서는 매년 4만 명이 사망하는 것으로 추정된다(2020년 현재 전 세계적으로 매년 6만 명 정도 광견병으로 사망한다. 역자 주)(46). 개 병원소의 통제와 노출 후 예방접종을 통해 사람광견병을 완전히 예방할 수 있다. 이는 개발도상국에서 광견병 통제를 위한 공중보건 전략의 수립과 실행이 강력히 요구되는 근거가 된다.

광견병의 통제에 영향을 미치는 요인

아주 치명적이고, 또 예방 가능한 인수공통감염증이 아프리카와 아시아 전역에서 계속 무시되는 이유는 무엇일까? 많은 요인이 있겠지만 우선순위에서 제외되는 가장 큰 원인은 광견병이 공중보건에 미치는 영향에 대한 인식 부족과 그로 인한 통제기관의 정책 부재가 가장 클 것이다. 개발도상국에서는 광견병이 농업에 전혀 영향을 미치지 못한다는 점이 우선순위에서 밀리는 요인이다. 광견병이 경제에 큰 영향을 미쳤다면 효과적으로 통제하기 위한 추진력이 더 컸을 것이다. 소는 바이러스의 우연한 숙주에 불과하지만, 검사실에서 확인된 소광견병의 사례가 바이러스의 주요 보유 숙주인 개와 기타 육식동물에서 확인된 사례보다 더 많았다는 점을 보면, 이는 어느 정도 사실에 가깝다(14. 47). 아프리카, 아시아, 라틴아메리카에서는 광견병이 풍토병인데도 불구하고 개가 통제받지 않고 자유롭게 돌아다닌다. 전통적인 건강관리시스템에서는 이러한 배회 동물은 고려 대상에서 배제되고, 얼마 안되는 반려견만 개인 수의사의 돌봄과 수의서비스를 받고 있다(48). 대규모로 방임된 개의 개체군에 대해 일차 건강관리를 하고자 하면 자원이 꽤 많이 필요하다. 게다가 광견병은 흔히 마비와 같은 비특이적인 임상 소견을 나타내므로(51. 52. 72) 진단이 잘못 되는 경우가 많다(49. 50). 그렇다고 해도 광견병이 풍토병인 지역의 전문가들조차 광견병을 무시하는 것은 납득하기 어렵다(49. 53). 광견병은 빈곤한 오지 농촌의 인프라가 열악하고 건강 관리에 소홀한 곳에 일차적으로 영향을 미친다. 종합적으로 보면, 동물 병원소에 대한 감시와 진단이 부족하고, 의료 측면에서도 오진, 무시, 불충분한 서비스가 복합적으로 작용하여 무관심의 악순환이 반복되면서(그림 3) 광견병은 더 퍼지고 있다. 2005년 발간된 보고에 의하면, 아시아와 아프리카에서 150개 이상의 국가와 지역에서 30억 명 이상이 광견병으로부터 위협을 받고 있다(54).

세계적으로 중요한 보건 문제의 목록을 나열할 때 뉴스적 가치나 지정학적인 문제는 질병의 우선순위를 정하는 데 큰 영향을 준다. 개광견병은 지속적으로 발생하고 있고 또 통제가 가능한 것이지만, 개발도상국에서만 만연하고 있기 때문에 본질적으로 인플루엔자나 새로운 코로나바이러스감염증만큼 주의를 받지 못하고 있다. 실제로 소아나 건강의 위험요인이 없는 성인에서 발생하는 광견병의 사망률은 인간의 모든 감염병 중에서 가장 높다(52, 54, 55). 세계보건기구는 광견병을 신고대상 질병으로 지정했다. 그러나 광견병이 유행하고 있는 인도와 같은 나라에서는 광견병을 신고하지 않고 있으며(56), WHO에서 만든 광견병에 대한 통계 체계도 많은 회원국들이 잘 따르지 않는다. OIE 역시 세계동물보건정보데이터베이스(WAHID)에 통계를 발표하면서 광견병을 신고대상 질병으로 정하고 있지만(57), 일반적으로 개광견병이 풍토병인 국가의 통계조차 최소로 잡은 추정치보다 적다(46, 58).

가난한 사람들의 질병이나 혹은 일차 보유 숙주가 가축이 아닌 동물의 질병에 대해 무관심하게 된다는 것은 예상할 수 있는 일이다. 그렇기 때문에 향후 세계적, 다국적, 국가적 수준에서 "원헬스" 개념을 조건 없이 실행하고 보급함으로써 특정 질병을 통제하고자 한다면 그 전형적인 예가 바로 광견병이라고 할 수 있다.

광견병 없는 세상과 새로운 파트너십을 위한 염원

UN이나 WHO, OIE 같은 주요 기구 말고도 많은 국제기구와 단체가 세계의 여러 지역에서 광견병 퇴치에 전력을 다하고 있다. 예를 들면, REDIPRA(1983년 설립)는 아메리카 대륙의 중요한 연합체이다. 아메리카대륙광견병연합(RAA)은 1990년 결성되어 매년 아메리카광견병회의(RITA)를 주관하는데, 이는 전 세계의 청중을 지속적으로 끌어들이는 가장 큰 광견병 회담이다. 유럽의 경우 OIE의 후원으로 키예프(2003)와 파리(2007)에서 유라시아광견병미팅이 열렸다. 보다 최근에는 중동과 중동부유럽 광견병전문가단체(MEEREB, 2010)도 설립되었다. 아시아에서의 광견병 문제를 집중적으로 다루고자 아시아 광견병재단(RIA, 2006)과 아시아 광견병전문가단체(AREB, 2004) 역시 새롭게 설립되었다. 1992년 아프리카대륙의 영어 사용 국가 연합체로 동남아프리카광견병그룹(SEARG)이 설립되었고, 불어 사용 국가들에서는 보다 최근에 사노피파스퇴르가 이끄는 아프리카 광견병전문가단체(AFROREB, 2008)가 설립되었다. 이러한 기관들은 광견병과 싸우는 노력을 잘 보여 주고 있지만, 개광견병을 억제하고 사람광견병을 예방하기 위해서는 더 많은 노력이 필요하다. 전 세계적으로 개광견병이 풍토병인 국가에서 REDIPRA, 그리고 라틴아메리카의 아메리카보건기구가 원헬스 접근법을 통해 광견병의 통제에 가시적인 성공을 거두었다고 할 수 있다. 하지만 대부분의 사람광견병 환자가 발생하는 문제 지역인 아시아와 아프리카에서 광견병의 통제를 위한 범아시아 혹은 범아프리카적 노력은 아직 없다. 광견병이 선진국에서는 대단히 효과적으로 통제된 반면, 아프리카와 아시아에서는 심각한 문제가 되고 있기 때문에 이들 빈민국에서 개광견병이 지속적으로 확산되고 있는 현실을 직시하고 이를 개선시키기 위한 접근법이 필요하다.

2006년 스코틀랜드에서 광견병통제연대가 설립되고, 2007년에 규모가 확대되어 광견병관리국제연합(GARC)으로 승격하여 그 해의 첫 번째 주요 사업 가운데 하나로 국제광견병의날(WRD)을 만들었다. 유엔의 승인 하에 9월 28일(파스퇴르 사망일)이 국제광견병의날로 제정되었는데, 이를 계기로 전 세계에서 광견병 관련 정책을 추진하는 데 큰 성공을 거두고 있다. 첫 번째 국제광견병의날 이래로 WRD의 정책에 관여하는 국가의 수와 참여 활동이 매년 큰 폭으로 꾸준히 증가하고 있다(59). WRD의 주된 목적은 광견병과 광견병으로 인한 질병 부담에 대한 인식을 넓히고 지원을 이끌어 내는 것이다. 이것은 새로운 혹은 더 나은 질병 통제법을 모색하고 적용하는 첫걸음이다. 실제로 GARC는 2007년 필리핀 보홀에서 광견병통제 프로그램을 발족하여 큰 성공을 거두었고, 유사한 프로그램들이 만들어지는 시발점이 되었다. GARC는 또 2008년에 전 세계적으로 선도적인 공공-민간 광견병통제활동을 지원하는 광견병 이해관계자 및 전문가들의 단체, 즉 광견병예방모임(PRP)을 설립하였다. PRP는 참여 전문가들의 능력과 경험과 기술을 활용하여 아이디어를 내고 계획을 수립하고 종합적인 전략적 사고를 할 수 있도록 하는 모임이다. PRP가 처음 시작한 것 중 하나로, 광견병의 퇴치와 통제를 위한 청사진을 개발하였다. 이 청사진은 국가적, 국제적으로 이미 시행 중이거나 시행 가능한 광견병 통제 계획에 도움을 주고자 만든 것으로, 전적으로 원헬스 접근법에 입각하여 세워진 새롭고 역동적인 광견병 퇴치 도구이다(60).

개발도상국의 개광견병에 대한 무관심을 해결하고자 하는 새로운 노력과 협력의 움직임이 일어나고 있다. 다시 말하면, 개광견병을 통제하여 박멸시킴으로써 사람광견병을 예방할 수 있다는 것을 보여 주는 활동들이 많이 생겨났다. 빌-멜린다게이츠재단에서 일부 자금을 지원받고 WHO에서 관리하는 세 가지의 대규모 시범사업이 개발도상국에서 광견병에 대한 관심을 높이고 있다[61, 62]. 활동 지역은 아시아(필리핀 비사야제도)와 아프리카(탄자니아 남동부와 남아프리카공화국의 콰줄루나탈)이다. 이러한 활동은 각 지역에서 직면한 독특한 문제와 해결책에 대한 정보를 생성하여 주변 지역으로 활동을 확장하는 발판을 제공한다. 이곳에서 광견병을 퇴치하면 광견병을 두려워하는 5천만 명 이상의 사람들을 구하게 될 것이다[62].

위와 같은 계획들이 적용되려면 개광견병의 통제와 퇴치가 성공할 수 있는 여러 가지 조건들이 밑바탕이 되어야 한다. 이를테면 개광견병이 유행하는 지역이어야 함은 물론이지만, 그 외에도 (i) 광견병 감시 기록이 잘 되어 있고, (ii) 인간과 개에서의 질병 부담이 정확한 진단으로 뒷받침되어야 하고, (iii) 지역 내 광견병의 역학에 대한 이해가 충분하고, (iv) 인구학적, 지리적 유사성에 기반하여 지역 내 다른 국가에 유익해야 하고, (v) 개에서 질병을 통제하고자 하는 정부 주도의 노력이나 약속(참고문헌 63~65 참조)이 있어야 한다는 것이다.

광견병의 역학이 매우 복잡하기 때문에 광견병을 통제하기 위한 계획도 여러 가지 측면을 고려해야 한다. 위에 예시한 시범사업의 목표는 개광견병의 통제전략을 개선하기 위해서 새로운 기술과 생물의약품을 연구 개발하는 것이다. 이를 위한 연구 활동들은 백신 개발, 역학, 진단, 동물의 건강, 인간의 건강, 개의 생태학, 개 개체군의 관리, 그리고 광견병에 노출된 공동체의 지식, 태도, 훈련 등 매우 광범위하다. 전반적으로 이러한 시범사업은 초기부터 국제적인 관심과 참여를 유도하는 효과가 뚜렷하였고[63], 사람광견병의 예방에 성공했다고 자평하였다[58, 73]. 이 사업의 목적은 광견병을 다루는 데 원헬스 접근법이 이상적이라는 패러다임의 전환을 이끌어 내는 것이었다. 아프리카나 아시아에서 특정 지역만을 광견병 청정 구역으로 만드는 것은 불가능하다. 광견병 통제 상태를 유지하기 위해서는 성공한 지역과 성공한 계획을 기반으로 한 범대륙적인 전략이 필요하다. 이것은 쉽지 않은 일이다. 그러나 개와 인간에서 광견병을 퇴치하기 위한 가장 큰 걸림돌은 방법의 부재, 생의약품 혹은 자금의 부족 등이 아니라, 정치적인 우선순위에서 밀리거나 의지가 없다는 것이다.

개광견병의 통제와 사람광견병의 예방을 위한 국가적, 국제적인 관심을 촉구하려면 우선적으로 시범 사업이 필요하다. 게이츠재단/WHO 프로그램 외에도 선진국과 라틴아메리카에서 원헬스에 기반한 노력으로 개광견병의 통제에 성공한 경험이 있다. 이들 중 아시아 지역에 기반을 둔 것은 극히 드문데, 그중 하나가 앞서 언급한 보홀의 GARC 설립이다. 이것은 지역사회를 기반으로 하여 광견병 통제활동을 지원하고 계획하고 실행한 프로그램이다. 이 프로그램이 만들어진 후 많은 외부의 자금과 인력 지원이 이어졌다(66). 이 프로그램은 오늘날 원헬스 패러다임으로 광견병을 통제한 성공 사례이며, 동남아시아 전체에서 광견병의 퇴치 사업에 모범이 될 수 있다.

스리랑카에서는 세계동물보호협회(WSPA), 블루포트러스트, 콜롬보시의회가 협의체를 만들어 개 전체에 대해 예방접종을 하고 광견병에 대한 경각심을 높이면서 콜롬보의 개들을 관리한다(67). 최근 인도네시아의 발리에 광견병이 유입되면서 2009년 말 협동적이고 효과적인 광견병통제 프로그램으로 대규모 예방접종 프로젝트가 도입되었다(59, 68).

미래

개광견병 통제 프로그램의 핵심은 광견병이라는 전형적인 인수공통감염증의 복잡성을 명확하게 이해하는 것이다. 그 복잡성은 과학적 방법과 연구, 지역사회와 정부의 참여, 소통과 교육, 우선순위의 자금 확보 등 인간과 동물 모두의 공중보건 정책을 포용하는 원헬스 접근법으로만 다룰 수 있다.

광견병에 대한 무관심을 드러내는 예는 많다. 이를테면, 광견병이 질병 통제의 우선순위에 들어 있지 않을 뿐만 아니라, 백신이나 저렴한 생의약품의 공급이 불충분하다. 광견병 통제를 위한 지역적, 국가적, 국제적인 역량을 갖추지 못하고 있다. 광견병의 질병부담을 이해하기 위한 자료도 없다. 그리고 광견병 통제가 가능하다는 것을 입증할 모델도 없고, 특정 지역에 일시적으로 광견병이 통제되었다고 하더라도 통제 상태를 지속적으로 유지하지 못한다. 광견병이나 광견병의 통제에 대한 경각심도 없다. 게다가, 광견병 발생에 대한 보고도 잘 안되고 있고, 광견병에 대한 교육자료를 이용하는 것도 쉽지 않다. 이해당사자들 사이의 소통도 부족하다. 연구를 통해서 얻은 기술적 발전이 현장으로 잘 이전되지 않는다. 자금지원기관들의 관심도 부족하다. 이 모든 것이 결국은 광견병에 대한 무관심으로 해서 생겨나는 일이다.

광견병은 개발도상국에서 풍토병으로 남아 있으며, 인간과 동물의 건강을 담당하는 당국자들의 중간 지점에 놓여 있어 관심을 받지 못하고 있다. 역학적인 감시가 빈약하고 국제기구에 알리는 보고조차도 일관성이 없어 광견병에 대한 경각심과 질병부담에 대한 인식이 부족하다. 광견병에 대해서 지속적으로 신뢰할 만한 자료를 만들지 않으면 계속 광견병의 통제가 우선순위에 밀려서, 국가 차원에서 혹은 전 세계의 지원기관으로부터 자금 지원을 받을 수가 없다.

무관심의 고리를 끊으려면 위에 제기한 문제들을 효과적으로 해결할 필요가 있다. 오늘날 만들어진 대규모의 협의체와 추진 계획, 그리고 그 결과로 만들어진 시험/시연 프로그램은 광견병의 위기를 일으키는 주요 원인에 정확히 집중하고 있다. 개의 생태와 복지가 갖는 가치와 중요성이 전 세계 광견병전문가 사회의 핵심적인 패러다임이다. 예를 들면, 효과적이고 적합한 면역피임법과 같은 새로운 방법을 개발하고, 개의 경구용 예방접종을 위한 효과적이고 경제적인 백신을 개발하는 것이다. 진단법에 있어서도 표준 방법처럼 신뢰성이 있으면서도 신속하고 간단하게 시행할 수 있는 새로운 방법을 사용하면 더 나은 감시가 가능할 것이다(69). 분자역학적 방법은 전파경로를 확인하고 예측하는 도구로써, 광견병 통제 전략을 짜는 데 중요하다.

최근의 광견병 통제를 위한 계획들이 점진적이고 생산적으로 진행되고 있어서 희망적이다. 하지만 다른 질병 통제 프로그램과 마찬가지로 진행의 일관성과 초기 성공의 유지를 위해서는 지속성이 요구된다. 중요한 점은, 광견병을 다루는 이해관계자와 전문가에게 인간이 갖는 광견병의 질병 부담을 확실하게 인식시켜 주는 것이다. 기회감염원인 광견병바이러스는 계속 확산되어 전 세계의 개에 퍼질 것이므로, 질병의 영향과 그 질병에 대한 과거와 현재의 무관심을 되돌려야 한다. 그래서 국가적이고 국제적인 의제에서 광견병의 통제를 우선순위로 만들어, 국제적인 지원을 받아 장기적으로 유지되도록 해야 한다. 과거에 광견병의 부담에 대한 추정치를 만든 것이 유용하기는 하나(54), 이는 일차적으로 아프리카와 아시아의 한

정된 지역/국가에서 나온 것이고, 또한 근대에 광견병이 급속도로 진행되기 전에 만들어진 낡은 자료이다. 그래서 PRP와 GARC는 전 세계적인 광견병 부담을 재평가하는 것을 우선순위로 삼아 왔다. 즉, 광견병의 예방비용, 장애보정생존연수(DALY)의 점수, 공중보건의 관심과 우선순위를 전체적으로 고려한 모델의 경제적인 부담 등을 재평가하는 것이다. 광견병이 선진국에서는 일차적으로 개의 질병이다. 광견병이 농업에 일부 영향을 미치기 때문에 경제부담이 완전히 없지는 않지만, 가축의 병과 비교하면 쉽게 묵살된다. 따라서 수의학 영역이 원헬스 패러다임으로 들어오도록 하는 것이 일차적인 사명이다. 이러한 면에서 국제적, 국가적, 지역적으로 동물복지를 증진시키는 기구(예: WSPA, 휴메인 소사이어티 인터내셔널, 국제동물복지기금 등)가 중요한 역할을 하게 되었다. 그들은 광견병이 유행하는 지역에서 개 개체군의 보호, 치료, 관리를 지원하고 수행한다. OIE가 최근 발간한 제5차전략계획에는 사람-동물-환경의 공유영역에서 협동을 증진시키고자 하는 원헬스 접근법이 포함되어 있다(70). 이러한 계획은 의학, 수의학, 야생동물 영역 사이의 진정한 협력을 필요로 한다. 일관되고 투명한 자료를 얻기 위한(74) 적절한 활동과 변화가 일어날 것이다. 전 세계가 광견병 통제를 위해 나서야 하며, OIE, WHO, FAO 등 국제기구가 각자의 역량을 집중하면서 전 세계적인 협력을 해야 한다(71). 지속적이고 투명한 자료를 확보하기 위한 행동 변화가 필요하다(72).

결론

광견병의 통제는 장기적인 목표를 두고 진행되어야 하기 때문에 경제 논리로만 작동되어서는 안 된다. 광견병 퇴치를 시도하는 국가와 지역들은 상당한 선투자가 필요하다는 것과, 보상은 있지만 느리게 나타난다는 것을 깨달아야 한다. 원헬스 접근법은 광견병에 완벽히 적용된다. 원헬스 모델은 종합적인 사고를 통해 단순하지만 새로운 개념을 확립할 수 있게 한다. 이를 이용하여 우리는 제도적 뒷받침과 정치적 지원으로 광견병이라는 공중보건 문제를 해결할 수 있을 것이다.

이 장의 약어

AFROREB	Africa Rabies Expert Bureau	아프리카 광견병전문가단체
AREB	Asia Rabies Expert Bureau	아시아 광견병전문가단체
BBB	Blood-brain barrier	혈액-뇌 장벽
CNS	Central nervous system	중추신경계통
DALY	Disability adjusted life year	장애보정생존연수
FAO	UN Food and Agriculture Organization	유엔 식량농업기구
GARC	Global Alliance for Rabies Control	광견병관리국제연합
MEEREB	Middle East and Eastern Europe Rabies ExpertBureau	중동과 중동부유럽 광견병전문가단체
NCAM	Neural cell adhesion molecule	신경세포접착분자
OIE	World Organization for Animal Health	세계동물보건기구
PRP	Partners for Rabies Prevention	광견병예방모임
RAA	Rabies in the Americas Association	아메리카대륙광견병연합
RABV	Rabies virus	광견병바이러스
REDIPRA	Meeting of Rabies ProgramDirectors of the Americas	아메리카에서 광견병의 예방과 대책 등의 전략을 세우기 위한 모임
RIA	Rabies in Asia	아시아광견병재단
RITA	Rabies in the Americas	아메리카광견병회의
SEARG	Southern and Eastern African Rabies Group	동남아프리카광견병그룹
STAT	Signal transducers and activators of transcription	전사신호전달및활성화인자
UN	United Nations	유엔 (국제연합)
WAHID	World Animal Health Information Database	세계동물보건정보데이터베이스
WHO	World Health Organization	세계보건기구
WRD	World Rabies Day	국제광견병의날
WSPA	World Society for the Protection of Animals	세계동물보호협회

제8장

인플루엔자바이러스:
종간장벽을 뛰어넘다

서론

인플루엔자는 인간과 포유류, 조류에서 발생하는 호흡기질환이다. 인체에 침범하는 오르토믹소바이러스의 세 속 중에서 인플루엔자바이러스 B와 C는 고대로부터 인간에게 적응하여 영구적인 계통을 확립했다. 그리고 인플루엔자 A 바이러스는 인수공통성 병원소로부터 지속적으로 출현하여 매년 유행하고 때로는 범유행을 일으킨다. 전 세계의 수생 조류가 인플루엔자바이러스의 적혈구응집소(헤마글루티닌, HA) 아형 17가지 중 16가지의 자연 병원소이며, 나머지 하나는 박쥐에서 분리되었다. 인간에서는 세 아형(H1, H2, H3)만 범유행을 일으키며, 돼지에서는 H1과 H3 아형이 돌고 있다. 말에서는 현재 H3 아형이 지속적으로 유행하고 있고, 개에서는 H3 아형이 영구적인 계통을 확립하였다. 수생 조류를 감염시키는 16개 아형은 모두 소화관에서 주로 복제되고, 병원성이 낮아서 질병의 뚜렷한 증상을 보이는 경우는 많지 않다. H5, H7 아형만이 순계류에서 치명적인 고병원성으로 진화하는 능력이 있으며, 제한적으로 포유류에 종간 전파되기도 한다.

현재까지의 증거로 보면, 인간과 다른 포유류에서의 인플루엔자 범유행은 모두 수생 조류 감염원으로부터 기원했다. 인간에서의 범유행은 상대적으로 드물다. 지난 세기에 불과 네 번의 범유행이 발생한 것은 수생 조류 병원소와 인간 사

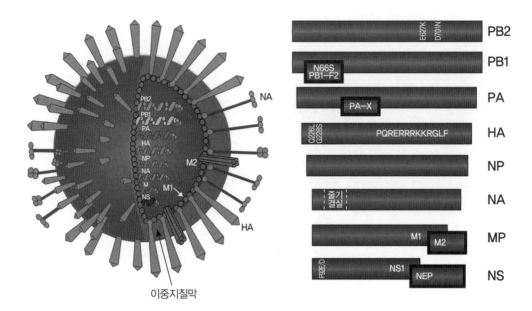

PB2
PB1
PA
HA
NP
NA
MP
NS

E627K
D701N
N66S
PB1–F2
PA-X
Q226L
G228S   PQRERRRKKRGLF
줄기
결실
M1   M2
F92E/D   NS1   NEP

NA
M2
M1
PB2
PB1
PA
HA
NP
NA
M
NS

HA

이중지질막

그림 1. 발병 기전과 숙주 범위를 결정하는 인플루엔자 A 바이러스의 구조와 분자결정기. 인플루엔자 A는 외피가 있는 음성가닥 RNA 바이러스이며, 8개의 분절 유전체를 갖고 있다. 비리온은 표면 당단백질인 HA와 NA 그리고 M2 이온통로를 많이 갖고 있다. 발병과 전파는 여러 유전자에 의해 매개된다. 바이러스의 분자적 특성은 다음과 같다. HA: 시알산과의 결합은 수용체결합부위에 있는 226번과 228번 잔기에 의해 부분적으로 매개된다. 절단 부위의 존재 유무는 효소의 작용에 영향을 미치며, 이를 통해서 숙주 종에서 바이러스가 고병원성으로 전신감염을 일으킬 수 있게 한다(13). NA: 시알산 분해효소의 활성은 HA 단백질의 결합부위에 작용하여 시알산 잔기를 잘라 바이러스가 방출되게 하며(14), 줄기 부위의 결실로 가금류에 대한 적응력이 높아질 수 있다(13). PB2: 627번 위치(76)와 701번 위치(22)는 포유류에서 복제를 촉진시키는 것과 연관된다. 다음 단백질의 발현 양이나 구조에 변화가 생기면 새로운 숙주에서 초기에 활발한 복제가 일어날 수 있다. NS1: F92E/D 위치는 포유류 숙주에서 사이토카인에 저항하게 만든다(77). PB1-F2: N66S 위치는 생쥐에서 독력의 증가와 사이토카인의 조절불량과 연관된다(78). PA-X: 바이러스의 감염 동안 면역반응을 줄일 수 있다(3).
doi:10.1128/microbiolspec.OH-0010-2012.f1

이에서 인플루엔자바이러스가 자유롭게 왕래하지 못하는 장벽이 있음을 의미한다. 이 장에서 우리는 종간장벽의 본질, 중간숙주, 동물과 인간의 건강을 위협하는 인플루엔자바이러스의 특성에 대해 살펴본다. "원월드-원헬스"의 개념을 인플루엔자에 적용해 보자. 2009년 발생한 H1N1의 특성 분석에서 인간의 대유행 바이러스를 구성하는 8개의 유전자 분절이 모두 야생조류 병원소에서 유래하였고, 바이러스가 돼지를 통해 인간에게 전염되었다가 다시 돼지에게 전염되었다는 것이 밝혀졌다. 이는 인플루엔자의 조기 발견과 통제를 위해서는 바이러스학자, 생태학자, 수의사, 공중보건 관계자들로 구성된 통합된 팀의 협력이 필요하다는 것을 말해준다. 유행병에 대비하기 위한 과제는 자연 병원소에서 가금류에 치명적인 질병을 일으키거나 인간이나 다른 포유류에서 유행병을 일으킬 가능성이 있는 인플루엔자바이러스를 찾아내는 것이다.

인플루엔자 A 바이러스 유전체의 특성

인플루엔자 A 바이러스는 외피가 있는 단일 음성 가닥의 RNA 바이러스로 오르토믹소바이러스과에 속한다. 유전체는 13.5kb 길이로, 12개의 단백질을 암호화하는 8개의 분절로 구성된다[1]. 이 중 2개가 적혈구응집소와 뉴라민산기제거효소(NA)라는 표면 당단백질로, 전자는 수용체에 결합하여 숙주세포에 침투하고 후자는 숙주세포로부터 탈출하는 데 필요하다. 인플루엔자 A 바이러스는 두 표면 당단백질의 항원성에 따라 17개의 HA와 10개의 NA 아형으로 세분된다. 내부에 있는 단백질들은 새로운 비리온을 합성하고 포장하기 위해 필요하다. 바이러스 RNA는 바이러스 중합효소복합체(PB1, PB2, PA)들로부터 만들어지는 RNA 의존 RNA 중합효소를 통해 복제된다. PB1-F2는 미토콘드리아와 핵으로 수송되는 작은 단백질로, 숙주세포에서 세포자멸사를 유도한다[2]. PA-X 단백질은 PA 분절의 두 번째 해독틀로부터 발현되며 리보솜의 틀이동을 통해 생성된다. PA-X 는 바이러스의 병원성을 감소시켜 숙주의 반응을 조절한다[3]. 다른 주요 단백질은 핵단백질(NP), 기질단백질(M), 비구조단백질(NS)로, 이들은 핵으로부터 세포질로 바이러스 RNA를 운반하고 바이러스의 자손이 감염세포를 떠나기 전에 캡시드를 만드는 데 관여한다(그림 1). 바이러스는 출아 과정에서 숙주세포막으로부터 피막을 획득한다[4].

자연에 존재하는 세 종류의 인플루엔자바이러스(A, B, C) 중에서 인플루엔자 A 바이러스가 가장 유병률이 높다. 인플루엔자 A 바이러스는 인간을 포함한 포유류와 조류 모두를 감염시켜서 다양한 숙주 사이에서 인수공통감염성 전파를 일으키는 주요 위험요인이다. 인플루엔자 A 바이러스는 수 세기 동안 자연 숙주 병원소에 적응하여 진화적으로 안정되었다(5). 그렇지만 여전히 바이러스 자체적으로 혹은 숙주의 영향을 받아서 돌연변이가 빠르게 일어난다. 바이러스가 분절 유전체로 구성되고 복제시 오류가 쉽게 일어나는 RNA 바이러스이기 때문이다. 돌연변이를 유발하는 숙주의 영향으로는 숙주의 면역계에 의해 생성되는 중화항체와 수용체의 특이성을 들 수 있다. 항바이러스제에 내성을 가진 변이형 역시 인플루엔자 A 바이러스의 진화에 기여한다.

부위에 따라 다소 차이는 있지만 인플루엔자 A 바이러스의 어느 유전자 분절에서도 돌연변이가 발생될 수 있다. RNA 의존 RNA 중합효소는 새로 합성되는 유전자 분절을 교정하지 못하기 때문에 복제가 일어날 때마다 바이러스의 돌연변이형이 발생된다. 대부분의 돌연변이 개체는 살아남지 못하지만, 몇몇 돌연변이는 새로운 숙주에서 바이러스가 더 잘 정착(적응, 전파, 숙주 반응의 조절 등)하게 한다. HA 유전자와 NA 유전자의 항원 부위에 돌연변이가 생기면 대개는 더 잘 살아남아 숙주의 면역계를 회피할 수 있는 이점을 지닌다. 다른 유전자에 비해 항원 부위에서 일어나는 돌연변이율이 현저하게 더 높다(매년 뉴클레오티드당 HA는 $6.7×10^{-3}$, NA는 $3.2×10^{-3}$ 치환이 일어남)(6). 이렇게 뉴클레오티드의 치환, 삽입, 혹은 결실에 의해서 아미노산의 치환이 일어나 항원성이 변하는 돌연변이를 항원 소변이(antigenic drift)라고 한다. 항원 소변이는 아미노산을 치환시켜 바이러스의 항원성에 영향을 미친다. 한두 개의 돌연변이만으로도 숙주의 면역계를 회피하는 표면 당단백질을 만들기에 충분하여 숙주 개체군 내에서 새로운 항원변이형이 순환하게 된다.

숙주세포가 두 개 이상의 인플루엔자 A 바이러스 균주에 중복감염되면 두 바이러스의 분절을 통째로 교환하는 항원 대변이(antigenic shift)가 일어나면서 새로운 바이러스가 만들어진다. 이 경우 숙주세포 내에서 포장된 비리온은 서로 기원이 다른 바이러스로부터 온 분절을 갖고 있다. 인플루엔자 A 바이러스의 숙주 범위가 넓어서 중복감염이 잘 일어나기 때문에 항원 대변이는 주로 인플루엔자 A 바이러스에서 일어난다. 한 바이러스에 다른 바이러스가 갖고 있는 HA, NA가 들어오는 유전자 재배열(유전자 덩어리가 통째로 교체되는 것)이 일어나서 새로운 항원을 가진 바이러스로 되면 항원 대변이가 생긴 것이다. 유전자 분절의 재조합(유전자의 일부 덩어리가 다른 바이러스의 그것과 교환되는 것)이 일어나기도 하는데, 그렇게 되면 각기 다른 기원을 가진 유전자 무리로 혼합된 바이러스가 만들어진다. 진정한 재조합은 항원 소변이나 항원 대변이보다 훨씬 드물고, 인플루엔자 A 바이러스의 특정한 유전자 분절에서만 발생한다(4).

점돌연변이, 재배열, 재조합, 항원 소변이, 항원 대변이를 통해 생성된 바이러스는 새로운 변이형이 숙주 면역계에 탐지되지 않고 항바이러스제에 내성을 가질 수도 있어서 모 균주보다 훨씬 더 큰 선택적 이점을 가진다. 다른 동물 숙주 사이에서의 종간 전파에서도 이점을 가질 수 있을 것이다. 바이러스에 변이가 일어나면 기존의 개체군이 면역되어 있지 않기 때문에, 특히 백신이나 항바이러스제가 없는 상황이라면 공중보건과 수의보건에 치명적인 결과를 초래할 수 있다. 인플루엔자 A 바이러스는 생물학적, 생태학적, 혹은 지리적 장벽으로 인해서 끊임없이 변화하기 때문에 원헬스의 중요한 관심사이다. 따라서, 인플루엔자 A 바이러스 유전체의 본질에 대한 이해가 공중보건과 수의보건을 위한 노력에 도움이 될 것이다.

인플루엔자 A 바이러스의 병원소

인플루엔자 A 바이러스는 인간, 돼지, 밍크, 말, 해양 포유류, 고양이, 개, 광범위한 가금류와 야생조류를 포함하는 아주 많은 종류의 동물에서 감염을 일으킨다. 하지만 자연에서 인플루엔자 A 바이러스의 주된 병원소는 기러기목(오리, 거위, 백조)과 물떼새목(갈매기, 제비갈매기, 도요새, 섭금류)이다. 수생 조류 병원소에서는 인플루엔자 A 바이러스의 16개 HA와 9개 NA 아형이 발견되었다(5, 7). 최근에 박쥐에서 인플루엔자 A 바이러스의 새로운 항원 아형(H17)이 확인된 것은 아직 발견되지 않은 인플루엔자 A 바이러스가 있음을 의미한다(그림 2).

오리는 인플루엔자 A 바이러스의 유행, 진화, 전파 측면에서 중요한 숙주이다. 북반구의 감시연구에 따르면 어린 오리에서 저병원성 조류인플루엔자바이러스(LPAIV)의 보균율이 가장 높아서, 초가을에 북쪽에서 남쪽으로 이동하기

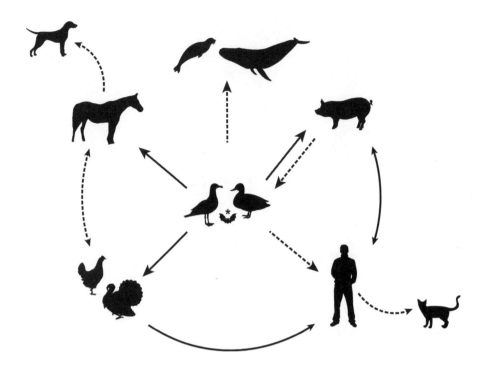

그림 2. 인플루엔자 A 바이러스의 전파와 숙주 범위. 야생의 수생 조류와 박쥐가 인플루엔자 A 바이러스의 병원소로 작용한다. 병원소로부터 다른 숙주 종으로 전파되는 것이 잘 확인된 사건은 실선 화살표로 나타내었다. 일화성인 사건이나 덜 빈번한 전파는 점선으로 나타내었다. *박쥐(최근에 새로운 아형이 발견됨). doi:10.1128/microbiolspec.OH-0010-2012.f2

전에 최대가 되었다가 봄으로 갈수록 점차 낮아진다[5, 7]. 이렇게 오리 개체군에서 인플루엔자 A 바이러스가 매년 순환하는 것은 인플루엔자 A 바이러스의 주된 병원소가 오리라는 점을 입증한다. 오리에서는 대부분의 HA 아형이 동정되지만 우세적인 아형은 H3, H4, H6이다.

갈매기, 도요새, 제비갈매기 등 물떼새류는 LPAIV의 감염에 취약하다. 북미 해변의 델라웨어만에서 이루어진 감시연구에서 H14와 H15는 발견되지 않았고, H13과 H16 등 나머지 HA 아형의 대부분이 물떼새류에서 동정되었다. 물떼새류로부터 동정된 우세적인 아형은 H1, H3, H7, H9, H10, H11이다[9]. 인플루엔자 A 바이러스는 오리보다 물떼새류에서 더 다양한 것으로 나타난다.

참새목에서 인플루엔자 A 바이러스가 동정되는 빈도는 물떼새류와 물새류보다 높지 않다. 과거 고병원성 조류인플루엔자바이러스(HPAIV)가 생겼을 때 확인되었던 것처럼 참새목이 다른 조류에게 바이러스를 전파시킬 수는 있지만, 인플루엔자의 유행에 참새목이 차지하는 부분은 분명하지 않다. 현재의 배양법으로 야생의 검체에서 바이러스를 동정하는 것이 거의 불가능하기 때문에 참새목에서 인플루엔자 A 바이러스가 존재하는지도 잘 모른다. 하지만 미국에서 분자검출법을 통해 확인된 바에 따르면, 양성 검체의 수는 참새목, 특히 찌르레기와 참새에서 현저하게 높았다(10). 찌르레기에서 동정된 인플루엔자바이러스가 감염성이 있었고, 실험적으로 감염시킨 후에 분변을 통해 바이러스가 배출되는 것(11)을 보면 참새목이 가금류로 바이러스를 전파시키기는 할 것이다. LPAIV와 HPAIV 모두는 야생의 물떼새류, 물새류, 참새목 외에도 포획된 조류, 동물원의 동물 그리고 가축과 상업용 가금류 종에서도 동정되고 있다.

숙주 종의 지리적, 생태학적 차이와 철새의 주요 이동 경로에 따라 인플루엔자 A 바이러스는 두 계통, 즉 북미 계통과 유라시아 계통으로 나뉜다. 이 두 계통은 지리학적 장벽으로 분리되어 있다. 알래스카와 극동 러시아 사이에서 이동 경로가 겹치기 때문에 두 계통 사이에 제한적으로 혼합되는 일은 있지만(7), 두 계통에서 온 바이러스가 유전체 수준에서 완전히 혼합되는 일은 매우 드물다(9). 아르헨티나에서 갈매기로부터 H13N9가 동정된 것은 알려진 두 계통과는 별도로 남미에서 다른 인플루엔자 A 바이러스의 계통이 독립적으로 진화되었음을 시사한다(12).

계절에 따라 많은 물새류와 물떼새류가 이동한다. 이동거리는 짧을 수도 있고(예: 동일 지역 주위), 길 수도 있다(예: 대륙 간 이동). 철새는 LPAIV의 확산과 전파에 중요한데, 일반적으로 철새는 바이러스 감염 증상을 일으키지 않으면서 다량의 바이러스를 분변으로 배출한다. 따라서 바이러스는 철새의 이동 경로를 따라 이동하고 그 경로에 있는 다른 야생조류와 가금류에게 확산된다. 조류의 번식지와 비번식지, 겨울을 나는 지역, 기타 철새의 이동 경로에 있는 모든 경유지가 동물 유행병이 출현하기 좋은 지역이 된다.

지구의 환경과 지리적 조건이 변화하면서 새로운 균주와 새로운 병원소가 출현하는 것은 불가피하다. 인플루엔자 A 바이러스 역시 진화 과정에 있는 다른 모든 생물들처럼 경쟁에서 밀리지 않으려 할 것이며, 적자생존을 이어가게 될 것이다. 원헬스의 관점에서 야생조류와 가금류뿐만 아니라 새로운 병원소 후보군을 포함한 모든 숙주 종에서 인플루엔자 A 바이러스의 생태와 진화를 이해하기 위해서는 광범위한 감시연구가 필요하다. 따라서 현재 전 세계에서 아형의 분포를 모니터링하고, 새로운 항원변이형 또는 재조합 바이러스를 확인하며, 숙주 종 사이의 지리생태학적 장벽의 변화를 연구하는 것이 공중보건과 수의보건에 중요하다.

인플루엔자바이러스: 종간장벽을 뛰어넘다

계절에 따라 이동하는 물새류에서 HA 아형과 NA 아형 모두가 동정되었지만 이들 물새류에서 다른 동물로 넘어가는 바이러스의 수는 상대적으로 적다. 병원소로부터 다른 숙주로 바이러스가 넘어가는 것을 막는 종간장벽은 인플루엔자의 전파에서 중요한 개념이다. 조류 종에서 증식하는 바이러스는 포유류에서는 증식이 잘 안된다. 동물들 사이에서의 전파를 억제하는 장벽에는 공간적, 생리학적, 분자적 요소가 있다[13]. 공간적으로 야생조류 병원소로부터 인간이 분리되어 있음으로 해서 접촉과 감염의 기회가 차단되고 있지만, 이 장벽은 인구집단과 인간이 키우는 가축의 규모가 계속 커지면서 점차 낮아지고 있다. 이는 특히 가금류와 야생조류를 다른 가축들과 한곳에서 키우는 개발도상국에서 그러하다[14].

조류와 포유류의 생리학적 차이가 두 번째 장벽의 역할을 한다. 조류의 경우, 인플루엔자바이러스는 주로 온도가 40~41℃인 장관 내에서 복제된다. 반면, 포유류의 인플루엔자바이러스는 주로 상부호흡기(32℃)와 세기관지(37℃)에서 복제된다. 이러한 증식 온도의 차이로 인해서 조류바이러스는 포유류의 기도에서 증식하는 능력에 결함이 있을 수 있다[15].

바이러스의 수용체 특이성과 같은 분자적인 특성이 성공적인 종간 전파를 막는 세 번째 장벽으로 존재한다. 인플루엔자 HA는 숙주세포 탄수화물의 말단 시알산 잔기에 결합한다. 조류인플루엔자바이러스는 갈락토오스의 α(2-3) 연결 시알산에 우선적으로 결합하는 반면, 사람인플루엔자바이러스는 α(2-6) 연결

시알산에 결합한다. 돼지를 감염시키는 바이러스는 두 수용체 모두에 결합한다[13]. 인간에서 상기도의 상피세포는 α(2-6) 연결 시알산을 우세하게 발현하여 조류바이러스가 들어오기 어려운 반면, 돼지의 기도는 두 종류의 수용체 모두를 갖고 있어 포유류바이러스와 조류바이러스 모두에 감염될 수 있다[16]. 바이러스의 NA 활성은 HA 수용체 특이성과 마찬가지로 시알산 결합을 분해하는 특이성을 가진다[14]. 이러한 요인은 복합적으로 바이러스가 새로운 숙주의 세포를 인식하고 침입하기 위해 반드시 극복해야 하는 주된 장애가 된다. HA 단백질의 수용체결합 영역에 있는 특이적인 잔기와 당화는 이 상호작용을 더욱 복잡하게 만든다[17, 18]. 바이러스가 다른 종의 숙주세포에 결합할 능력을 획득했다 하더라도 PB2 중합효소와 같은 내부 단백질의 변화, 그리고 NS1, PB1-F2, 혹은 PA-X의 면역조정 활성이 새로운 숙주에 적응하는 능력에 영향을 미친다[17](그림 2). 이와 같은 종간장벽에도 불구하고, 복제 과정에서 일어나는 돌연변이로 해서 광범위한 가금류와 포유류에 전파될 수 있는 능력을 지닌 새로운 변이형이 등장하게 된다.

야생조류로부터 가금류로

인플루엔자 A 바이러스는 닭, 칠면조, 메추라기, 꿩과 같이 많은 종류의 가축화된 순계류를 감염시킨다. 인플루엔자 A 바이러스는 LPAIV와 HPAIV의 두 범주로 분류될 수 있다. 대부분의 바이러스가 LPAIV 표현형을 나타낸다. 가장 유병률이 높은 HA 아형은 H3, H6, H9, H10이다[19]. 현재, 두 아형(H5와 H7)만이 고병원성으로 진화하였다. LPAIV는 현재 가금류 개체군 사이에서 순환하고 있고, HPAIV는 특정 지역에서 집단발병을 야기한다.

가금류로 LPAIV가 유입되는 기원은 농장 근처의 댐이나 하천에 서식하는 수생 조류 또는 철새일 가능성이 있다. 바이러스가 물로 배출되고 이 오염된 수자원을 조류 떼와 공유함으로써 최초의 감염이 일어난다. 특히 개발도상국에서 적절한 생물안전조치의 부족과 인간과 물자의 이동이 전파와 유행을 조장한다. 감염된 조류가 농장에서 미감염 조류와 같이 사육되거나 생조류 시장에서 판매되면서 질병은 더욱 확산된다. 조류에서 조류로 LPAIV가 전파되면 집단발병을 야기하거나 병원성을 증가시키는 방향으로 유전적 변화가 일어난다.

인플루엔자바이러스 H5와 H7의 경우, 가금류에서 LPAIV가 HPAIV로 바뀌는 주요 기전과 유전적인 변화가 확인되었다. 중요한 유전적인 변화는 HA 단백질의 절단 부위에서 다수의 아미노산이 삽입되거나 치환된 것이다. LPAIV는 절단 부위에 하나의 아르기닌을 갖고 있는 반면, HPAIV는 다수의 염기성 아미노산(아르기닌/리신)을 갖고 있다. 절단 부위에 있는 아미노산 모티프의 작은 변화는 바이러스의 독력을 극적으로 변화시켜 여러 세포에 존재하는 단백질 분해효소에 의해 HA 단백질을 절단하도록 만든다. 이는 바이러스의 세포친화성을 증가시켜 전신감염을 일으키게 한다. 여러 기관 내에서 바이러스가 복제되면 사망률은 현저하게 높아진다. LPAIV로부터 HPAIV로 변화되는 것은 HA 단백질을 만드는 유전자의 재조합을 통해서도 생긴다[20, 21]. NA 단백질 줄기 부위의 결실과 같은 유전적 변화도 이러한 바이러스가 닭에서 적응하는 데 중요한 역할을 할 것이다. 또한, PB2 단백질의 701번 위치에서 아스파르트산이 아스파라긴으로 바뀌면 LPAIV가 HPAIV로 진화하게 된다(그림 1)[22].

가금류에서 LPAIV가 HPAIV로 바뀌는 것은 며칠만에 될 수도 있고, 몇 년이 걸릴 수 있다. HPAIV에 감염된 조류에서 나타나는 질병의 징후는 주로 부스스한 깃털, 대가리와 얼굴의 부종, 부비강염, 호흡기 징후, 과도한 눈물, 산란의 감소, 옹송그리며 모여 있기, 마비, 운동실조증, 굽은 목(사경), 깃털 없는 피부(특히 늘어진 피부인 볏, 육수)에서 보이는 청색증, 설사, 신경 장애 등이다[5, 23]. HPAIV의 감염은 빠르게 진행되고 사망률이 높다. 일단 바이러스가 고병원성으로 되면 이동하는 물새류와 인근의 야생조류에 재침입하고, 심지어 감염된 조류나 죽은 조류를 직접 만진 인간에게도 전파될 가능성이 있다.

인플루엔자 A H9N2는 고병원성은 아니지만 아시아, 유럽, 북미, 중동에서 1990년대 이래 닭, 칠면조, 타조, 꿩, 메추라기에서 집단발병하고 있다[24]. 이 바이러스는 많은 국가에서 풍토성이 되었으며, 가금류 농장의 예방접종만으로는 이 병을 충분히 통제하지 못하고 있다.

집에서 키우거나 판매되는 가금류에서 LPAIV와 HPAIV의 집단발생으로 인해 수백 만의 조류들이 도살되었고, 대단히 큰 경제적인 손실을 입었다. 손실의 정도는 집단감염이 생긴 곳에 인접한 가금류 농장의 수와 예방적인 조치에 따라 다르다. 집단발생의 확산을 피하기 위해서는 정기적으로 조류의 건강을 모니터링하고, 먹이와 식수의 청결성을 유지하고, 농장으로 장비나 물자를 운반하는 동안 병원체의 물리적인 전달을 피하기 위한 주의를 기울여야 한다. 또한, 인플루엔자 A 바이러스의 집단발생 위험이 높은 지역에서는 가금류의 농장과 생조류 시장에서 활발한 감시가 이루어져야 한다.

돼지

돼지가 인플루엔자바이러스에 감염되면 발열, 기면증, 식욕 부진, 체중 감소를 보이며, 기침이나 재채기를 통해 바이러스가 방출된다. 콧물과 분무 방울은 전파성이 대단히 높아서, 돼지가 작고 비좁은 구역에서 사육되는 경우 무리 사이에서 전파가 아주 활발하게 진행된다[25]. 감염된 돼지는 폐사하는 일은 드물지만 생식장애와 성장 지체를 보일 수 있고, 이로 인해 출하가 늦어지고 농업경제에 부담이 커진다[26].

돼지는 공간적, 생리학적, 분자적인 종간장벽을 깨뜨리는 도가니가 되어 인플루엔자바이러스의 진화와 전파에 핵심적인 역할을 한다. 전 세계적으로 돼지는 아주 중요한 식육 가축이기 때문에 야생조류와 가금류 그리고 인간과 같은 여러 인플루엔자바이러스 숙주와 아주 밀접하게 연결되어 있다. 인간에 비해 상기도의 온도(36~37℃)가 더 따뜻하기 때문에 돼지에서 조류바이러스의 복제가 촉진될 수 있다[25]. 돼지의 호흡기상피세포는 인간형 α(2-6)과 조류형 α(2-3) 시알산 수용체를 모두 갖고 있다. 따라서 돼지는 인간과 조류의 인플루엔자바이러스 모두에 감염되기 쉽다. 두 종류의 바이러스에 의해 동시감염되는 경우 유전자 재배열이 일어날 수 있고, 변이형이 다시 면역학적으로 미감작된 인간 숙주를 감염시킨다[27]. 인플루엔자바이러스가 종간장벽을 뛰어넘는 것을 설명하기 위해 돼지를 소위 "혼합용기"로 보는 개념이 생겼는데, 이 혼합용기 안에서 새로운 유행과 범유행을 일으키는 바이러스가 생긴다. 돼지에서 항원 혼합이 일어나고 인간과 조류로 종을 넘어서 바이러스가 전파된 사례가 알려지면서 혼합용기 가설은 신뢰를 얻고 있다[25~28]. 최근의 예가 2009년 H1N1의 범유행인데, 돼지바이러스가 인간집단에 유입된 이 H1N1은 인간, 조류, 돼지의 인플루엔자바이러스로부터 온 유전자분절들이 삼중재배열된 것으로 나타났다[29].

실험에 따르면 돼지는 대부분의 HA 아형(H1~H13)에 감수성이 있다. 하지만, H1, H3, N1, N2 아형의 바이러스만이 지속적으로 돼지 개체군에서 순환하고 있다. 돼지인플루엔자바이러스가 동물 유행병의 근원이라는 사실은 대부분 지난 세기 동안 북미와 유럽의 돼지 무리에서 얻은 감시 데이터에서 나왔다. 1918년 인플루엔자의 범유행 동안 북미의 돼지에서 인플루엔자의 임상징후가 처음으로 관찰되었다. 1930년 쇼프 등은 돼지의 질병이 일반적으로 "고전적인 돼지 H1N1"이라 부르는 인플루엔자 H1N1에 의한 것임을 확인하였다[25, 26]. 대부분의 연구에서 이 바이러스가 1918년 범유행했던 H1N1 바이러스와 유전적으로 유사하고 조류로부터 돼지로 전달되었을 것으로 확인되었다[30]. 고전적 돼지 H1N1 바이러스는 동물 유행병을 일으키며 거의 70년 동안 북미 돼지 개체군에서 상대적으로 안정된 유전형으로 순환하고 있다[26]. 이 시기 동안 돼지와 밀접하게 접촉한 사람을 중심으로 인간에서도 산발적으로 감염되었거나 항체 양성을 보였다. 한 가지 예외는 1976년 뉴저지주 딕스 요새에서 H1N1이 돌발한 것인데, 이 바이러스는 돼지에서 기원하였고, 200명 이상의 신병이 감염되어 12명이 입원하고 1명이 사망하였다. 범국가적인 예방접종 캠페인이 시작되었지만 바이러스가 요새 밖으로는 전파되지 않았다. 갓 들어 온 신병으로부터 바이러스가 유입되었을 가능성을 배제할 수 없었지만, 감염된 신병 중에서 돼지와의 직접적인 접촉은 확인되지 않았다[28].

유럽에서는 돼지인플루엔자가 1938년에 처음 보고되었고, 1970년대 말에 재차 검출된 돼지인플루엔자의 분리주가 현재 인간에서 순환하는 H1N1과 밀접한 관련이 있다. 두 경우 모두, 동정된 바이러스가 사람인플루엔자바이러스와 유사한 유전자만을 갖고 있어서 사람인플루엔자바이러스가 돼지에게로 전달되었을 수도 있다는 것을 보여 주었다. 20세기 후반에 유럽의 돼지 무리에서 고전적 돼지 H1N1이 발견되었는데, 아마도 수입된 북미 돼지에서 유래했을 것이다. 하지만 고전적인 돼지 H1N1이 우세한 가운데 H1N1이 다양성을 가지게 된 중요한 시점은 벨기에와 독일에서 조류 H1N1이 야생오리로부터 돼지 무리에게 전달된 1976년이다. 이 조류 H1N1과 유사한 돼지 H1N1은 유럽에서 계속 순환하면서 빠르게 우세한 계통이 되었다[25].

20세기 후반에 유전자 재배열로 새로운 H3N2 아형이 등장하면서 북미와 유럽의 돼지에서 H1N1 바이러스의 우세성은 낮아졌다. 북미(1997)와 유럽(1973)에서 초기 H3N2 바이러스의 유전적 조성을 보면 바이러스가 인간에서 돼지로 전파되었다고 생각된다. 나중에 등장한 삼중재배열 인플루엔자바이러스 균주는 돼지, 인간 그리고 조류로부터 온 혼합체 유전자를 갖고 있었으며, H3N2 바이러스와 순환하는 돼지 H1N1 바이러스 사이에서 재배열되는 경우도 있었다[25~27]. H3N2와 H1N1의 2세대 재배열로 인해 새로운 H1N2 아형의 바이러스가 만들어졌다. H1N2는 돼지 이외에서는 거의 동정되지 않았지만, 지난 10년 동안 밍크[31], 인간[32], 칠면조(삼중재배열된 H1N2)[33]가 감염된 사례가 있다.

최근, 일반적으로 돼지에서 순환하는 아형(H1N1, H3N2, H1N2)과 다른 바이러스가 돼지에서 병을 일으켰다. 캐나다(1999)에서는 조류 기원 유전자만을 가진 H4N6 바이러스가 지역의 오리로부터 돼지로 전달되어 돼지 사이에 효과적으로 전파된 것으로 밝혀졌다[26]. 미국(2006)에서는 두 H2N3 바이러스가 서로 떨어져 있는 두 농장의 병든 돼지들로부터 동정되었다. H4N6 분리주와 H2N3 분리주가 각각의 격리구역 밖으로 전파되지는 않았지만, 모두 포유류에 적응한 유전적 특성(수용체 결합 및 구조)을 보였으며 돼지 개체군에 새로운 HA 아형이 도입될 가능성을 보여 주었다[26, 34].

새로 재배열된 인플루엔자바이러스를 생성시킬 수 있다는 점에서 풍토성이고 동물유행성인 돼지인플루엔자 감염은 전 인류의 보건에 심각한 위험이다. 새로운 바이러스의 위협을 확인하고 전파를 방지하기 위한 지속적인 감시가 매우 중요하다.

말

다른 포유류 숙주에서와 마찬가지로, 말인플루엔자바이러스는 국소적인 상기도감염을 일으켜 발열, 기침, 기면증을 일으킨다. 집단발생으로 경마나 다른 활동이 영향을 받기 때문에 이는 승마사회와 서러브레드산업(서러브레드는 현재 경주마의 거의 대부분을 차지하는 품종. 역자 주)에 심각한 부담이 된다(35, 36). 말의 호흡기상피는 α(2-3) 수용체가 우세하여 조류바이러스에 감수성이 있다(37). 기침이 계속 되면서 콧물과 호흡비말을 통해 나온 바이러스는 가까운 우리에 있는 말로 쉽게 전파된다(35). 경마장은 여러 지역에서 온 말이 서로 섞이면서 집단발병이 일어나는 장소가 된다. 이러한 확산에 대응하기 위해 북미와 유럽에서는 광범위한 예방접종을 시행한다(36).

1956년 프라하에서 H7N7 바이러스의 집단발생과 함께 말인플루엔자가 처음으로 보고되었지만 이후 30년 이상 발견되지 않아서 아마도 이 바이러스는 말 개체군으로부터 사라진 것으로 보인다(38, 39). 그렇지만 말이 H7 아형에 취약하고, 지난 10년 동안 가금류와 조류로부터 H7 LPAIV와 HPAIV가 동정된 것으로 볼 때 말에서 H7 아형이 재출현할 가능성이 있다.

1963년 플로리다 마이애미에서 처음 동정된 H3N8 아형은 현재 전 세계에서 계속 순환하면서 산발적인 동물 유행병의 집단발생을 야기하는 유일한 아형이다. 말의 감염은 대부분 예방접종을 받지 않는 등 생물안전 관리를 벗어난 것이 원인이었고, 다른 숙주로부터 바이러스가 유입된 것은 아니었다(36). 하지만 조류에서 말에게 바이러스가 유입되는 것으로 보이는 사례가 1989년 중국 북동부에서 확인되었다. 13,000마리 이상의 동물이 감염되었으며, 사망률은 20%였다. 이 바이러스에 대한 유전적인 분석을 통해 조류바이러스로부터 기원했음이 밝혀졌고, 중앙아시아의 오리로부터 말로 전파되었을 것으로 추정되었다. 이 바이러스는 외부로 확산되지 않고 소멸되었다.

지난 10년 동안 개에서 말 H3N7 바이러스와 유사한 바이러스의 집단감염이 영국, 미국, 호주 등 여러 나라에서 보고되었다. 최소한 세 가지 예에서 말로부터 개로 종간 전파가 일어났다는 증거가 있으며, 이는 감염된 말과 가까이서 개를 키웠거나 혹은 감염된 말고기를 개에게 먹였기 때문에 발생한 것으로 보인다(37).

말의 호흡기상피에 조류와 비슷한 수용체가 있고, 과거 조류바이러스에 의한 감염이 있었던 것으로 보아 말이 다른 인플루엔자바이러스 아형에도 취약할 가능성이 있다. 말 분리주가 인간을 감염시킬 능력이 있다는 실험적인 증거[41], 그리고 최근 말에서 개로 확산된 증거는 말이 인플루엔자바이러스의 전파에 중요한 역할을 한다는 것을 보여 준다.

기타 종

흔하게 발생하지는 않지만 수생 포유류가 여러 아형의 인플루엔자바이러스에 대한 숙주가 될 수 있다. 1979~1980년 뉴잉글랜드의 잔점박이물범에서 심각한 H7N7 집단발생이 보고되었다. 그 직후 1982년 같은 지역에서 병든 물범에서 H4N5 바이러스가 동정되었다. 이 두 바이러스는 전적으로 조류인플루엔자바이러스의 유전자로 구성되어 있었다[42, 43]. 다음 10년에 걸쳐 매사추세츠에서 H4N6 바이러스(1991)와 H3N3 바이러스(1992)가 물범에서 동정되었는데, 이들은 순환하는 북미 조류인플루엔자바이러스와 밀접한 관련이 있었다. 이러한 분리주들은 신경 내에서의 증식, 폐사(H7N7), 폐에서의 증식 등 다양한 질병을 일으켰고, 같은 기간 동물들의 집단자살의 발생이 증가된 것도 기록되었다[43]. 북극고리무늬물범(1984~1998)과 남미물개를 분석한 결과 여러 아형의 인플루엔자바이러스에 대한 혈청 반응이 다양한 정도(2~27%)로 양성으로 확인되었다[44, 45]. 물범 외에도 남태평양의 줄무늬고래와 뉴잉글랜드의 참거두고래로부터 바이러스가 동정되었고(H13N2, 1984), 캐나다흰고래에서는 혈청 항체 양성이 보고되었다(1991)[45~47]. 각각의 유전자형 분석 결과, 물범과 물떼새류의 다양한 종이 서식지를 공유하면서 바이러스가 야생조류로부터 유입되었을 가능성이 있음을 보여 주었다. 현재는 수생 포유류에서의 감염은 일과성으로 보고 있으며, 바이러스가 물범 대 물범으로 확산된다는 증거는 많지 않다. 하지만, 최근 잔점박이물범 H3N8 분리주(뉴잉글랜드, 2011)가 포유류에 적응했음을 나타내는 분자적인 특징과 수용체결합 특성을 보여서 종내 전파 가능성이 높다[48].

밍크에서 H10N4(스웨덴, 1984), H5N1(스웨덴, 2006), H3N2(캐나다,

2006), H1N2(미국, 2010)에 의한 자연 감염이 보고되었다[31, 49]. H10N4 바이러스가 야생 청둥오리로부터 농장에 있는 밍크로 유입되었을 가능성이 있다. H3N2 바이러스는 삼중재배열되어 있었는데, 감염된 돼지의 폐가 들어 있는 덜익힌 사료로부터 유래되었을 것이다. 밍크는 실험적으로 조류, 인간, 돼지, 말유래 인플루엔자바이러스에 감염된다. 밍크의 진화적인 조상인 페럿이 이 특성을 공유하는데, 그래서 패럿이 인플루엔자의 감염과 전파를 연구하는 표준 동물이 되었다.

들고양이와 집고양이에서 혈청 유병률과 자연 감염을 보면 H1N1, H3N2, H5N1아형의 인플루엔자바이러스에 의한 감염이 보고되었고, 실험적인 감염 연구에서는 집고양이가 조류와 인간에서 기원한 광범위한 인플루엔자바이러스에 감수성이 있음을 보여 주었다. 고병원성 조류 H5N1 감염은 감염된 조류 고기를 섭취하여 발생한 것으로 추정되며 실험적으로 재현되었다[50]. 수생 포유류, 밍크, 고양이에서 다양한 아형의 인플루엔자바이러스가 존재한다는 것은 광범위한 숙주에게 적용했을 가능성을 보여 주는 것이다. 이러한 숙주가 항원 혼합과 종간 전파를 매개할 가능성에 대한 연구가 필요하다.

인간

인간은 인구와 주거환경을 확장시키는, 이동성이 매우 높은 종이다. 인간과 야생동물과의 상호작용으로 인간에게 신종 감염병, 그중에서도 특히 야생조류 병원소로부터 오는 신종 인플루엔자바이러스의 위험이 증가하고 있다. 닭과 돼지 등 흔한 가축은 인플루엔자바이러스의 중간숙주가 되어 인구집단에 바이러스를 전파할 위험이 더욱 높다. 따라서, 인간과 동물의 건강이 서로 밀접한 관련이 있음을 보여줌과 동시에 병원체의 확산과 종간 전파에서 이와 같은 상호작용의 중요성을 시사하는 좋은 예가 바로 인플루엔자이다.

예방접종 프로그램과 항바이러스요법에도 불구하고 인플루엔자바이러스는 인간에게 풍토병으로 남아 있다. 해마다 세계 인구의 약 5~15%가 감염되고, 미국에서만 매년 36,000여 명이 사망하면서 인플루엔자는 중대한 공중보건의 문제와 경제적 부담이 되고 있다[51]. 감염은 주로 급성으로 일어나며 상기도에 국한된다. 인간의 상기도에서 우세한 바이러스수용체는 α(2-6) 연결 시알산이다. 따라서 인간은 돼지와 말 등 다른 포유류 숙주보다 조류바이러스에 덜 취약하다. 하지만 폐의 하부로 가면 α(2-3) 연결 시알산이 더 풍부하여 H5N1과 같은 고병원성 조류바이러스가 증식할 가능성이 있다[52]. 건강한 성인에서 바이러스의 잠복기는 2~5일이며, 5~8일에 발열, 피로, 전신통, 코막힘과 같은 증상을 동반한 증식기가 뒤따른다. 드물게 감염은 결막염, 폐렴, 속발성 세균 감염, 혹은 소아에서 위장 증상으로 나타날 수도 있다. 바이러스는 재채기와 기침 등의 호흡기 분비물을 통해 대량으로 방출되며 감염성이 대단히 높다[51, 53]. 인플루엔자바이러스는 풍토성으로 존재하면서 매년 북반구와 남반구에서 겨울 동안 유행한다. 현재, 인간에서 두 아형(H1N1, H3N2)의 인플루엔자 A가 풍토성이며, 한 아형(H2N2)은 인구집단에서 소멸되었다[51].

인간에서 과거에 돌았거나 현재 순환하는 세 아형은 한 번 이상의 범유행을 야기하였다. 20세기 이전에도 임상징후 혹은 호흡기질환의 발생 등으로 보아 인플루엔자가 범유행했던 증거가 기록되어 있다[30]. 미생물학과 의학이 발달하고 자료가 잘 보존되면서 20세기 첫 번째 범유행이 자세히 알려지게 되었다. 1918년 스페인 인플루엔자는 H1N1에 의한 것으로, 최근의 역사에서 사망률과 이환율로 볼 때 가장 심각한 범유행이었다. 전 세계적으로 약 2~4천만 명이 사망하였다. 그러나 사실 높은 사망률은 세균의 중복감염과 부족한 의학적 치료 탓이었다[30, 54]. 바이러스의 기원은 명확하지 않다. 인간에서 분리한 바이러스의 표면단백질은 고전적인 돼지 분리주로부터 얻은 것과 가장 유사하여 바이러스가 돼지라는 중간숙주를 통해 인간으로 침입하여 발생했다는 가설이 있다. 하지만 이 가설은 인간 분리주에서 얻은 표면단백질이 조류인플루엔자바이러스와도 유사한 특성을 보유하고 있으며, 바이러스가 수 개월 동안 인간에서 순환할 때 돼지에서의 질병이 기록되지 않았다는 사실과 맞지 않다. 후자의 관찰은 인간이 돼지에게 바이러스를 전파했을 가능성을 시사한다[30, 55, 56]. 정확한 기원이 어찌 되었든 범유행을 일으킨 바이러스는 조류 병원소로부터 출현하여 돼지와 인간에게 침입하였을 가능성이 높고, 결과적으로 두 계통(사람 H1N1과 고전적 돼지 H1N1)이 각각의 개체군에서 수십 년 동안 지속되었다[55, 56].

사람 H1N1 바이러스는 40년 후에 기존의 범유행 바이러스의 골격에 조류의 표면단백질 H2와 N2를 획득한 새로운 범유행 바이러스(H2N2)로 대체되어, 1957년 아시아 독감으로 등장했다. H2N2는 10년 후 새로운 범유행 바이러스로 대체되어 1968년 홍콩독감으로 등장했는데, 이 바이러스는 기존의 범유행 균주의 골격에 조류 유래의 단백질(H3)을 다시 획득한 것이다. 1957년과 1968년의 범유행은 1918년보다 심하지 않았다. 이렇게 사망률과 이환율이 낮아진 것은 바이러스 자체의 독력이나 전파력이 극적으로 변화된 때문이 아니라 의학과 항바이러스제의 진보 때문일 가능성이 많다[57]. 1977년 러시아에서 H1N1 아형이 유행한 것은 냉동보관된 바이러스가 우연히 저장소에서 유출된 결과였을 것이다[56]. H3N2 아형과 H1N1 아형은 매년 인간에서 풍토성으로 계속 순환하고 있다.

21세기 들어 처음 발생한 인플루엔자 범유행으로 인해 바이러스의 유전학과 역학에 대한 연구가 광범위하게 진행되었다. 2009년 신종 플루의 범유행은 돼지에서 재배열된 바이러스가 인간으로 전파된 결과로 보고 있다. 바이러스는 삼중재배열되었고, 고전적인 돼지바이러스(H1, NP, NS), 유라시아의 조류바이러스와 유사한 돼지 H1N1 바이러스(N1, M), 사람 H3N2 바이러스(PB1), 조류바이러스(PB2, PA)에서 기원한 유전자를 가졌다. 바이러스는 인간에게 출현하기 전에 거의 20년 동안 북미의 돼지에서 순환했던 것으로 생각된다[29]. 2009년 3월 말 멕시코에서 최초의 호흡기질환 환자가 보고되었으며, 4월 미국에서 확진자가 나왔다. 3월 바이러스가 전 세계로 확산되었고, 7월 11일 세계보건기구는 공식적으로 범유행이라고 선언하였다. 범유행 H1N1(pandemic H1N1, pH1N1)의 감염률은 영아나 노인 등 전형적인 고위험군뿐만 아니라 임산부, 비만인, 18세 미만 인구 등에서 상승하였다. 미국에서는 18세 미만 인구집단이 pH1N1 감염의 60% 이상을 차지하는 것으로 보고되어, 1918년 범유행바이러스에서 나타났던 감염 유형을 떠올리게 하였다. 하지만 임상 증상은 경미하였다. 범유행은 218개국에서 11~21%의 감염률을 기록하였고, 검사실 확진을 받은 사망자가 18,000명에 이르면서 2010년 9월 종료되었다. 하지만 개발도상국에서의 사망이 많이 누락되었기 때문에 pH1N1으로 인한 전 세계적인 사망률은 현저히 더 높았을 수 있다[29, 58]. 백신을 신속하게 생산하여 예방접종을 실시했으며, 항바이러스제를 사용하여 효과를 보았고, 공중보건과 현대 의술 진보의 덕을 보는 등 여러 요인으로 인해 pH1N1 바이러스는 상대적으로 경미한 이환율과 낮은 사망률을 보였다.

신종 플루는 인수공통감염증의 전파 위협과 인플루엔자바이러스의 재배열 능력을 잘 보여 주고 있다. 바이러스 그 자체가 조류, 돼지, 인간이라는 세 주요 숙주에서 온 인플루엔자바이러스 유전자를 갖고 있었다. 돼지바이러스로부터 얻은 유전자는 고전적 돼지바이러스와 유럽 조류유사 돼지바이러스가 재배열된 결과였다[29]. 결론적으로 여러 바이러스가 돼지에서 혼합되면서 인간에게 감염성과 전파력이 높은 바이러스가 새로이 만들어졌을 것이다. 우리가 알지 못하는 사이에 매년 돼지에서 pH1N1 바이러스가 순환하고 있을 가능성이 있다. 따라서 우리는 인플루엔자바이러스를 꾸준히 감시해야 하고, 또 이들이 다양한 숙주에서 나타날 가능성도 염두에 두어야 한다. 지난 15년에 걸쳐 HPAIV의 아형인 H5와 H7뿐만 아니라 H9 LPAIV가 적응 과정이 없이 인간에서 출현하고 있다. 이러한 바이러스가 여러 나라의 가금류에서 풍토성으로 존재하기 때문에, 인간에서 범유행을 일으킬 가능성이 있다는 점을 염두에 두어야 한다.

고병원성 인플루엔자 A H5N1 – 전례 없는 사건

1990년대 동남아시아에서 고병원성 인플루엔자바이러스 A H5N1이 출현하여 유라시아 대륙 60개 이상의 나라에서 가금류와 가축에게 확산되었고 철새로 전달되었다. 이 사례는 수의학과 의학을 생태학과 통합시키는 원헬스 개념이 필요하다는 것을 단적으로 말해주고 있다[59]. 이 조류인플루엔자바이러스는 1997년 홍콩의 한 어린이에게서 최초로 발견되었는데[60], 이 어린이는 생조류시장에 있는 가금류에 노출되어 병에 걸린 것으로 보인다. 뒤에 이루어진 연구로 인플루엔자 A H5N1에 있는 8개의 유전자분절이 유라시아의 조류에서 나왔다는 점을 알게 되었다. 야생조류에 있던 전구체인 H5N1 LPAIV는 아마도 중국 남부의 물새류로 전파되었을 것이고, 이후 생가금류시장을 통해 닭에게 확산되었을 것이다. 후속 연구로 생가금류시장에 노출되는 것이 H5N1 인플루엔자바이러스를 획득하는 주된 위험요인이라는 점을 알게 되었다(61). H5N1 LPAIV가 HPAIV로 바뀐 것은 아마도 상업적인 닭 농장에서 순환하는 동안 발생했을 것이다. H5N1 HPAIV가 가금류에 출현한 후 중국 남부의 해변가에 있는 생가금류시장을 통해 물새류에게 다시 전파되면서 그 지역에서 계속 H5N1 HPAIV가 순환하게 되었다(62). 집단발생 초기에 홍콩의 생조류시장에 있는 닭과 기타 순계류에서 현성 질병의 징후가 없었던 것은 혼란스럽다. 한 가지 가능한 설명은 초기의 인플루엔자 A H5N1이 H9N2의 G1 계통과 매우 유사한 유전자 분절을 갖고 있어서, 동시에 유행하던 H9N2에 의해서 H5N1 감염의 치명성이 가려져 있었을 것이라는 것이다.

홍콩에서 모든 가금류를 도계한 이후 가금류와 인간에게 감염이 더 이상 퍼지지 않았다. 그 당시에 18명의 감염자가 나왔고, 그중 6명이 사망하였다. 이렇게 최초의 H5N1은 박멸되었지만, 그 후 H5N1의 여러 유전자형이 아래와 같이 중국 남부의 수생 조류에서 재출현하였다.

- 2002: 홍콩 공원에서 외래 물새류의 감염
- 2003: 중국 푸젠에서 세 가족의 감염
- 2003~2004: 일본, 한국, 베트남, 태국, 라오스, 캄보디아. 가금류, 인간에게 확산
- 2005: 중국 칭하이호수에서 인도기러기와 물새류의 감염, 이후 인도 아대륙, 아프리카, 유럽으로 확산

지금까지 63개국이 H5N1 바이러스에 노출되었다. H5N1 HPAIV는 유럽의 여러 나라와 일본, 태국, 한국에서는 검역과 가금류의 도계를 통해 박멸되었다. 반면, 예방접종을 통한 통제를 선택한 국가(중국, 베트남, 인도네시아, 이집트)의 경우 바이러스가 인접국가의 가금류에서 산발적으로 발생하면서 풍토성으로 되었다. 인도 아대륙에서는 백신을 사용하지 않았다. 방글라데시에서 광범위한 집단발생이 생겼고 인접 국가에서 산발적인 발생이 있는 것을 보면, 이 지역의 가금류에서 H5N1 바이러스가 풍토성이 되었음을 알 수 있다. H5N1 HPAIV는 계속 변화하고 있어서 적혈구응집소의 서열에 기반하여 여러 계통으로 나뉘어진다. 다음 사례들을 보면 향후 고병원성 H5N1 바이러스의 변신을 우려하

지 않을 수 없다.

- 흰담비에서 최근에 확인된 바와 같이[63, 64] 인간에게 범유행할 가능성과 함께 바이러스가 포유류에 적응한 돌연변이를 획득하였다.
- 수생 조류 병원소에서 질병의 징후가 거의 없이 바이러스의 순환이 지속되고 있다.
- 중간숙주인 돼지에서 안정적인 계통을 확립하였다.
- 이동하는 물새류나 밀반입된 조류를 통해서 미국 내로 전파되었다.

이러한 우려 때문에 생태학, 수의학, 인간의 공중보건을 포괄하는, H5N1을 통제하고 범유행에 대비하고자 하는 통합된 접근법을 사용하는 것이 중요하다.

통제전략

인플루엔자의 종간 전파를 이해하고 통제하기 위한 노력으로 우리는 바이러스의 병원소뿐만 아니라 숙주도 감시할 필요가 있다. 각각의 숙주(야생조류, 가금류, 돼지, 인간)에서 순환하는 바이러스의 유형과 실체를 이해하는 것이 바이러스를 적절하게 통제하는 첫 단계이다. 감시를 통한 바이러스의 위험평가 결과 바이러스의 특성과 조류와 포유류에 가하는 바이러스의 위협을 거듭 확인하게 되었다. 이러한 과정은 인플루엔자에 대한 가장 일반적인 통제전략, 즉 예방접종을 개발하는 데 중요하다. 인간과 동물에 대한 인플루엔자 백신은 계란에서 번식시킨 후 불활성화시킨 바이러스로, HA 단백질에 방어적인 중화항체를 생산한다[65]. 성공적인 백신은 (i) 순환하는 바이러스와 백신주의 항원 유사성, (ii) 선택된 바이러스의 면역원성, (iii) 계란에서의 고역가 복제 적합성 등과 같은 여러 요인에 따라 결정된다[66]. 이러한 요인 중 하나라도 잘못되면 백신의 생산이 지연되거나 백신의 효과가 없어지게 된다.

인플루엔자바이러스는 인간에서 풍토병으로 남아 있다. 3가(H3N2, H1N1, 인플루엔자 B) 인플루엔자 백신으로 매년 예방접종을 하는 것은 인플루엔자로 인한 이환율과 사망률을 줄이고 연관된 경제적인 생산성 손실을 최소화하는 데 매우 중요하다[65~67].

동물의 종과 지역에 따라 가축에게 예방접종을 실시했을 때 보호되는 정도가 다르다. 특히 H5 LPAIV와 HPAIV에 대한 가금류의 예방접종은 주로 이러한 바이러스가 풍토성인 아시아의 서부와 중부 그리고 중동의 일부 국가에서 이루어진다. 그렇지만 조류의 H5 바이러스 백신을 개발하는 것이 쉽지 않다. 바이러스가 계속 변하고 있고, 동물에 원래 있던 항체가 백신주의 항체 생성을 방해하기 때문이다. 그리고 예방접종이 이환율과 사망률을 낮추기는 해도 동물로부터 바이러스가 방출되는 것을 억제하지는 못한다. 따라서 가금류에서는 통제를 위해 예방접종을 실시하는 것이 가장 효과적인 방법이 아닐 수도 있다. 집단발병과 유행을 막기 위해서는 다른 방법이 필요하다. 감염을 막기 위해서 살처분하는 것이 빠르고 성공적일 수 있다지만, 농장에 심각한 경제적 부담을 준다. 도계를 하고 그에 대해 금전적 보상을 하는 것이 농장의 협조를 원만하게 하는 한 가지 선택이 될 수 있다[68].

현재의 돼지인플루엔자 백신은 H3N1, H1N1, H1N2 바이러스에 대해서 부분적으로 보호하고, 집단 내에서의 확산을 억제한다. 하지만 돼지가 많은 종류의 인플루엔자바이러스에 대해서 감수성이 있고, 다른 숙주에게 새로운 변종을 옮길 수 있기 때문에 예방접종이 모든 위험을 없애지는 못한다. 따라서 돼지로부터 출현하는 신종 바이러스를 확인하려면 순환하는 돼지바이러스를 감시하는 것도 필요하다[69].

말 산업에서 말 개체군의 이동성이 대단히 높다. 미국, 영국 등 말인플루엔자가 풍토성인 국가에서는 정기적인 예방접종을 하고, 말인플루엔자가 풍토성이 아닌 국가에서는 수입된 말에 즉각적인 예방접종을 실시하는 것이 바이러스의 발생과 전파를 억제하는 데 중요하다[35,36]. 최근 말인플루엔자바이러스가 개로 전파되었으며, 이를 계기로 개 H3N8 백신이 개발되었다[70].

인플루엔자 치료에 사용되고 있는 두 종류의 항바이러스제는 침입차단제 아만타딘과 리만타딘, 뉴라민산기제거효소 억제제 오셀타미비르와 자나미비르이다[71]. WHO, FAO, OIE의 공동성명서는 이러한 항바이러스제를 인간에게만 사용하도록 권장한다. 가금류를 치료하면서 아만타딘 내성 H5N1 HPAIV가 출현한 것은 현재의 항바이러스제로는 가축을 치료하지 말아야 함을 말해 준다[72]. 인간 H1N1 바이러스와 H3N2 바이러스는 침입차단제에 고도로 내성이 있으며, 인간의 계절성 바이러스와 pH1N1 바이러스에서 뉴라민산기제거효소 억제제에 대한 내성도 높아지고 있다[71, 73]. 따라서 새로운 인플루엔자 항바이러스제를 지속적으로 개발하는 것이 최우선적인 과제가 되어야 한다.

감시, 위험평가, 예방접종, 그리고 감염 동물의 격리와 도축 같은 생물학적 봉쇄법을 함께 사용해야 효과적으로 종간 전파와 새로운 인플루엔자바이러스의 출현을 억제할 수 있다.

인플루엔자 A 바이러스에 대한 위험평가와 위험관리: 눈에 보이는 것이 전부가 아니다

수생 생태계와 수생 조류 개체군을 고려할 때 자연 상태에서 인플루엔자 A 바이러스의 병원소는 무한하다. 그리고 바이러스의 복제 오류와 분절 유전체로 인해 바이러스 유전체에서 유전적인 변화가 빠르게 일어난다. 그런 이유로 향후 인플루엔자 A 바이러스의 유행과 범유행을 예측하는 것은 쉽지 않다. 공중보건과 수의보건의 맥락에서 인수공통감염증을 일으킬 수 있는 인플루엔자 A 바이러스는 아주 중요하다. 두 차례의 범유행을 경험하면서 여러 분야의 인플루엔자 전문가들이 자연에서 인플루엔자 A 바이러스의 위험 가능성을 알아내고자 위험평가와 위험관리를 위한 프로그램을 개발하고 있다.

위험평가와 위험관리를 위한 노력은 범유행 전의 준비와 범유행 후의 평가로 나눌 수 있다[74]. 지속적으로 활발하게 감시하는 것이 범유행 전에 취해야 할 필수불가결한 부분이다. 인플루엔자 A 바이러스의 생물학적인 면과 유전적인 면을 평가하는 것도 필수적이다. 새로운 숙주에 적응하고 여러 숙주들 사이에서 전파되기 위해 필요한 분자적인 변화, 새로운 숙주 개체군에서 바이러스가 유지될 수 있는 능력, 그리고 불가피한 환경의 변화(예: 온도와 습도)로 바이러스가 받게 되는 새로운 선택 압력 등이 그것이다.

위험평가는 WHO, 미국 CDC 등에서 인플루엔자 전문가가 수행하고 있다. 현재의 위험평가 전략은 바이러스의 항원성에 근거하며, 이러한 노력의 주된 결과는 인플루엔자 백신 개발이다. 현재 CDC는 외부 인플루엔자 전문가의 도움을 받아 인플루엔자위험평가도구(IRAT)를 개발하여 "오늘날 동물에서 순환하는 인플루엔자 A 바이러스에 의한 범유행의 가능성"을 평가하고 있다. IRAT의 평가 기준에 따르면 바이러스는 저위험, 중위험, 고위험으로 분류된다. 평가 기준은 바이러스의 특성(예: 유전체변이, 수용체결합, 실험동물에서의 전파, 항바이러스요법에 대한 감수성/내성), 개체군의 속성(예: 기존의 개체군 면역, 질병의 중증도와 병원성, 후보백신에 대한 항원의 관계), 그리고 생태학과 역학(예: 동물 바이러스, 동물의 감염, 인간의 감염의 전 세계적인 분포 양상) 등이다[75].

종합적으로, 현재와 미래의 인플루엔자 A 바이러스에 대해서 효과적인 위험 평가 및 위험관리 프로그램을 확립하면 바이러스의 생태와 진화뿐만 아니라 여러 숙주 종 사이에서 감염과 전파의 역동학을 더 잘 이해할 수 있게 될 것이다. 이러한 노력을 통해 얻은 정보는 유행과 범유행에 대한 계획과 대응에 직접 활용할 수 있다. 따라서 연구기관과 정부는 국가와 전 세계의 공중보건의 이익을 위해 의사소통을 긴밀히 하고 위험관리 프로그램의 도입을 지원해야 한다.

결론

21세기 들어서 인구와 인간이 키우는 가축의 수가 전례 없는 속도로 증가하고 있다. 그러한 팽창은 곧 지역의 환경 자원 소비와 자연 생태계 파괴로 연결된다. 동시에 지구의 환경이 변화되어 나타나는 기온과 해수면의 상승은 점차로 이러한 생태계와 그곳에 서식하는 야생동물 종을 변화시킨다. 이 두 가지 현상이 겹치는 곳에서 신종 인플루엔자바이러스가 출현할 가능성이 높다. 원헬스 개념의 핵심적인 구성 요소, 즉 인간의 건강과 동물의 건강 그리고 환경에 대한 인식을 인플루엔자바이러스의 진화와 인수공통감염증의 전파에 직접적으로 적용할 수 있다. 의사, 역학자, 바이러스학자는 과거에 순환했던 바이러스를 검사하여 인간의 관점에서 향후 무엇이 유행성 혹은 범유행성으로 출현할 수 있는지를 예측해야 한다. 신종 바이러스를 동정하는 것은 공중보건 분야에서 핵심적인 통제전략인 백신 개발과 항바이러스제의 감수성 확인에 직접적으로 중요하다. 수의사와 농업종사자 또한 동물의 건강을 다루기 위해서 필요하다. 인플루엔자바이러스는 본질적으로 인수공통감염성이다. 따라서 신종 바이러스의 병원성을 이해하고 인간과 다양한 동물 숙주 사이에서 전파되는 능력을 이해하기 위해서는 각 분야의 전문가들로부터 나온 자료가 중요하다. 이러한 자료는 바이러스가 출현할 수 있는 환경에 대한 활발한 감시에서 나온다. 많은 나라에서 백신을 개발하기 위한 과정의 하나로 인간에서 매년 순환하는 바이러스를 감시하고 있지만, 사실은 바이러스가 돌지 않는 지역에서 동물을 감시하는 데까지 범위를 넓혀야 한다. 여기에는 규모가 크고 작은 농장의 가축뿐만 아니라 철새의 이동 경로와 수생 환경에 있는 야생조류의 표본을 채취하는 것도 포함된다. 우리는 바이러스가 고병원성으로 변신할 수 있는 능력을 알고 거기에 초점을 맞추고 있지만, 그 반대도 똑같이 가능하다. 인플루엔자바이러스의 진화적 특성은 숙주 내에서 독성을 감소시켜서 확산을 유지하고 촉진시키는 일일 것이다. 이러한 이유로 환자와 건강인과 동물에 대한 감시를 게을리하지 말아야 한다. 인간의 경우는 혈청을 분석하는 것도 포함된다. 영농 분야에서는 가축에서 무증상적으로 순환하고 있고 곧 유행할 것 같은 저병원성 바이러스를 확인하기 위해서 건강한 가금류와 돼지에 대한 감시가 절대적으로 필요하다.

인플루엔자바이러스는 유전적으로 불안정하고 숙주 범위가 광범위하며 여러 숙주 사이에서 전파될 수 있다. 이는 곧 다양한 병원성과 독성을 가진 신종 바이러스가 발생할 수 있다는 뜻이다. 인간이건 동물이건 각 집단에 인플루엔자가 미치는 영향은 어느 한 영역이나 어떤 하나의 숙주에 집중하는 것만으로는 충분히 이해할 수 없다. 지난 10년 동안 조류로부터 인간으로 직접 전파된 H5와 H7 바이러스뿐만 아니라 야생조류, 돼지, 인간의 인플루엔자바이러스에서 기원한 유전자를 가진 채 최근에 범유행한 H1N1의 출현과 전파를 보면 더욱 분명해진다.

따라서 향후 인플루엔자바이러스와 기타 신종 감염병을 통제하기 위해서는 생태학자, 바이러스학자, 수의사, 의사 사이의 협동적인 노력이 필요하다.

이 장의 약어

CDC	Centers for Disease Control and Prevention	미국 질병통제예방센터
FAO	UN Food and Agriculture Organization	유엔 식량농업기구
HA	Hemagglutinin	적혈구응집소(헤마글루티닌)
HPAIV	Highly pathogenic avian influenza virus	고병원성 조류인플루엔자바이러스
IRAT	Influenza Risk Assessment Tool	인플루엔자위험평가도구
LPAIV	Low pathogenic avian influenza virus	저병원성 조류인플루엔자바이러스
NA	Neuraminidase	뉴라민산기제거효소
OIE	World Organization for Animal Health	세계동물보건기구
WHO	World Health Organization	세계보건기구

제9장

원헬스와 식품매개 질병: 인간−동물−식물 간 살모넬라의 전파

서론

살모넬라(*Salmonella enterica*)에는 2,600개 이상의 혈청형이 있다. 그중 많은 살모넬라 혈청형은 숙주 범위가 넓어 포유류, 조류, 파충류, 양서류, 곤충을 포함하는 광범위한 동물을 감염시킬 수 있다. 살모넬라는 식물에서도 성장할 수 있고, 원충, 토양, 물에서도 생존할 수 있다. 따라서, 인체 감염을 줄이려면 동물 내 살모넬라 감염을 감소시키고, 환경으로부터의 전파를 억제할 필요가 있다.

동물과 인간에서의 살모넬라

살모넬라종은 로마 숫자로 표기되는 7개의 아종으로 분류된다. 인간 병원체에 속하는 살모넬라의 대부분은 아종 I 분리주인 반면 다른 아종은 주로 냉온동물에 분포한다[1, 2]. 살모넬라에는 2,600개 이상의 혈청형이 있다. 혈청형에 따라 포유류와 조류를 감염시키는 능력이 매우 달라서, 혈청형의 숙주 범위에 기반하여 광범위숙주혈청형 혹은 일반혈청형, 숙주적응혈청형, 숙주제한혈청형이라는 세 군으로 분류한다[3~5]. 숙주제한혈청형은 특정한 한 종의 숙주만 감염시킨다. 예를 들어, 살모넬라의 혈청형 중에서 장티푸스균(*S.* Typhi), 파라티푸스균

A와 C(*S.* Paratyphi A,C), *S.* Sendai는 사람에게만 병을 일으킨다. 마찬가지로 *S.* Abortusovis는 양과 염소에, 추백리균(*S.* Pullorum)과 가금티푸스균(*S.* Gallinarum)은 가금류에, *S.* Typhisus는 돼지에, *S.* Abortusequi는 말에만 병을 일으킨다. 숙주적응혈청형은 특정의 숙주에 적응하였지만, 여전히 다른 숙주에서도 병을 일으킬 능력을 보유한 것을 말한다. 예를 들어, *S.* Choleraesuis와 *S.* Dublin은 각각 소와 돼지에서 중증의 전신질환을 일으키는 숙주적응혈청형이지만, 종종 인간을 포함한 기타 포유류 숙주에서도 병을 일으킨다. 숙주제한혈청형과 숙주적응혈청형은 자연 숙주에서 전신감염을 일으키며, 위장관염을 일으키는 경우는 거의 없다. 이러한 혈청형은 장으로부터 망상내피계로 빠르게 이동하여 그곳에서 세포 내 기생 위치(예: 대식세포)에 상주하여 종종 숙주를 보균 상태로 만든다. 보균자에서 만성 감염 상태로 되면 세균이 상대적으로 낮은 농도로 장기간 방출된다. 반면, *S.* Typhimurium과 *S.* Enteritidis 같은 광범위숙주혈청형은 곤충으로부터 파충류, 조류, 포유류에 이르기까지 여러 동물을 감염시킬 수 있다. 광범위숙주혈청형은 어떤 동물에서는 전신질환을 일으키기도 하지만, 대개 감염된 숙주에서 자가회복 위장염을 야기한다[6].

아종 I 혈청형 중 약 50개가 동물과 인간의 병원체로 동정된다[6]. 살모넬라증은 대부분 식품에 의해 매개되나, 동물이나 인간의 배설물에 의한 대변−구강 오염으로 간접적으로 걸리는 경우도 있다. 가정, 동물병원, 동물원, 농장 주위나 기타 시설에서 동물과 직·간접적으로 접촉함으로써 감염되기도 한다. 임상 증상이 있는 동물은 증상이 없는 동물보다 더 높은 농도로 살모넬라를 방출하기 때문에 인간에게 큰 위협이 된다. 하지만, 증상이 없는 보균자는 장기간 살모넬라를 방출한다. 최근 한 종설[6]은 포유류, 조류, 파충류, 양서류, 어류, 무척추동물 등의 다양한 감염원으로부터 살모넬라가 인간으로 전파된 경로, 인간에 가장 흔한 살모넬라 혈청형의 동물에서의 분포, 그리고 이러한 감염의 분포 지역을 보여준다.

살모넬라는 파충류의 정상 장내세균총의 일부이며, 대변으로 배출된다[6]. 파충류는 흔히 살모넬라 아종 II, III, IV를 갖고 있지만, 아종 I에 속하는 *S.* Typhimurium과 *S.* Enteritidis도 갖고 있다. 살모넬라를 갖고 있는 파충류는 대부분 증상이 없다. 파충류와 연관된 사람의 살모넬라증이 처음 기록된 것은 1940년대로, 많은 환자가 거북이, 테라핀, 뱀, 도마뱀과 접촉하여 감염되었다[6].

동정과 감시

살모넬라증은 다른 식품매개 병원체로 인한 감염과 혼동될 가능성이 있고 또 혈청형이 매우 다양하기 때문에 감염원을 찾아내기는 어렵다. 하지만 살모넬라 혈청형에 유전적 차이가 있기 때문에 혈청형을 정확하게 동정할 수 있다. 미국 CDC는 살모넬라를 정확하게 동정하고 감시하기 위하여 PulseNet(http://www.pulsenetinternational.org)(18장 사례연구 4 참조)이라는 식품매개질병감시 분자아형결정네트워크를 만들었다. 이 웹사이트는 여섯 개의 지역 네트워크를 포함하고 있고, 살모넬라 분자아형 결정을 위한 프로토콜을 제공한다. WHO의 지원을 받는 이 웹사이트에는 살모넬라 감시 프로그램인 Global Salm-Surv로부터 받은 표형형과 역학에 대한 정보가 들어 있다. 전 세계에서 동정된 주요 살모넬라 혈청형과 항생제 내성에 대한 정보도 들어 있다(http://www.who.int/salmsurv/en/). 유럽연합은 모든 회원 국가에서 살모넬라 감시를 수행한다. 영국 보건국의 웹사이트(http://www.hpa.org.uk)에서도 살모넬라와, 그와 관련된 역학 정보를 얻을 수 있다. 여기에는 살모넬라와 베로독소를 생성하는 대장균 O157의 장내 감염에 관한 감시네트워크(Enter-net)와 관련된 정보도 있다. 학술지 Eurosurveillance는 감염병, 역학, 예방, 통제에 대한 정보를 제공한다(http://www.eurosurveillance.org/).

여러 살모넬라 혈청형의 전장유전체 분석이 계속 진행되고 있다(https://www.sanger.ac.uk/resources/downloads/bacteria/salmonella.html). 혈청형들 사이에 유전체 서열을 비교해 보면 혈청형 간에 공유하는 유전자의 DNA 서열은 각각 96% 이상 동일하다[7]. 한 혈청형은 다른 혈청형과 비교하여 많은 삽입-결실을 가지는데, 이로 인해 각 혈청형은 약 4.8Mbp 길이 유전체의 10~15%인 500~600kb 길이의 DNA가 타 혈청형과 다르다. 혈청형 사이에 서로 다른 부위가 전 염색체에 걸쳐서 존재하며, 크기는 1kb 미만부터 50kb 이상에까지 이른다. 2011년 유럽에서 대장균 O104:H4의 집단발생에 대응하여 신속하게 유전체의 전체 서열을 분석한 사례[8]는 가까운 장래에 식품매개 병원체를 동정하는 데 이 방법을 보다 널리 사용할 수 있음을 보여 준다.

살모넬라 감염증은 전문적인 치료를 요할 정도의 중증을 보이는 경우가 많지 않기 때문에 집단발병을 정확히 찾아내기 위해서는 대중이 살모넬라 감염에 관한 정보를 잘 알아야 한다. 살모넬라에 관한 일반적인 정보는 CDC의 웹사이트 (http://www.cdc.gov/Salmonella/)에 있다. 이 웹사이트는 대중이 살모넬라에 관해 쉽게 이해할 수 있도록 설명한다. 또한, 살모넬라의 집단발생에 대한 설명 자료가 있는 곳에 연결해 주기도 한다. 살모넬라 웹사이트(http://www.salmonella.org/)는 살모넬라에 관한 일반적인 정보를 제공해 주면서 유전체 서열분석 프로젝트, 전 세계의 살모넬라에 대한 연구 활동, 파충류로부터의 전파에 대한 정보, 연구자들을 위한 균주수집 자료 등에 연결해 준다.

살모넬라의 숙주 특이성

숙주제한혈청형, 숙주적응혈청형, 일반혈청형 사이의 유전적인 차이를 살펴보면 세균이 숙주 범위를 결정하는 특성이 무엇인지 알 수 있다. 일반혈청형, 즉 광범위숙주병원체는 광범위한 숙주에서 다양한 생리적 자극을 받으면서 살아남을 수 있어야 하기 때문에 선택 압력을 많이 받는다. 적응하는 데 약간의 문제라도 있으면 동일한 기생 위치에 있는 다른 세균과의 경쟁에서 도태될 수 있다. 반면, 숙주에 특이적인 병원체는 제한적인 환경을 가진 기생 위치에서만 생존하므로 생존에 대한 제약이 적다. 즉, 매우 다양한 환경에서 빠르게 성장할 수 있는 능력을 가질 필요가 없고, 보다 보호적인 환경에서 느리게 지속적으로 성장하는 전략을 취한다. 그래서 숙주 특이적인 살모넬라 혈청형은 빨리 성장하고 대사요구량이 변동하는 조건에 적응하는 유전자들을 포기하고, 성장이 느리고 대사요구량이 적은 방향으로 진화되었던 것이다[9]. 이로 인해 숙주제한혈청형이 광범위숙주혈청형보다 더 많은 거짓유전자(기능상실돌연변이)를 갖게 되었다[10, 11]. 즉, 면역반응을 자극하는 유전자 산물의 발현을 억제시켜 실제로 특정 숙주 내에서 더 유리하게 생존할 수 있게 되었다.

숙주특이성을 결정하는 데에는 살모넬라 염색체의 변화 외에도 이동성 유전자 요소가 중요한 역할을 한다[12]. 살모넬라 혈청형 중에서 숙주제한형이 일반형과 다른 중요한 차이는 살모넬라 독성플라스미드(pSV)이다. 살모넬라 아종 I 혈청형의 일부가 pSV를 갖고 있다. 이 플라스미드는 해당 혈청형이 특정 숙주 내에서 독력을 발현시키는 역할을 하는 *spv* 오페론을 암호화한다[13~17]. 현재 9개의 살모넬라 혈청형, 즉 *S.* Abortusovis, *S.* Abortusequi, *S.* Choleraesuis, *S.* Dublin, *S.* Gallinarum, *S.* Paratyphi C, *S.* Sendai, *S.* Enteritidis, *S.* Typhimurium에서 pSV가 발견되었다. *S.* Enteritidis와 *S.* Typhimurium은 예외이지만 광범위숙주혈청형 살모넬라에는 pSV가 거의 없다. 장티푸스균은 숙주제한혈청형이지만 pSV가 없다. 여러 혈청형의 pSV가 일반적인 특성을 많이 공유하기는 하지만, 각각의 플라스미드는 그의 세균 숙주에 특이적인 것으로 보인다. 예를 들면 각 혈청형은 일정한 크기의 플라스미드를 갖는다[18]. 감염에 대한 숙주의 면역반응 조절에 관여하는 *rck*, *rsk*, *spf* 등 많은 독력 결정인자가 pSV에 들어 있다. 혈청형 사이에서 pSV가 다양한 것은 대부분 접합전달오페론(*tra*)과 섬모오페론(*pef* 혹은 *fae*)의 유무 때문이다[18, 19]. 아종 II, IIIa, IV, VII에서는 염색체에 *spv* 부위가 삽입되어 있다[20].

spv 부위가 소실되면 동물 숙주나 생쥐 모델에서도 독성이 없어진다[14, 15, 21]. 반면, 자연적으로 pSV가 없는 혈청형에 pSV를 도입해도 균주의 독성이 증가하지 않는데[22~24], 이는 독성을 나타내는 데 염색체의 다른 유전자의 발현이 관여한다는 점을 시사한다. 같은 혈청형 모두가 pSV를 갖고 있지는 않아서, 개체군 내 일부만 플라스미드를 갖고 있는 경우가 많다[23, 24]. 이 점은 일본에서 돼지로부터 분리한 *S.* Typhimurium에서 pSV의 보유 비율을 보면 알 수 있다. 전체적으로는 36%가 pSV를 갖고 있었지만, 전신감염된 돼지 분리균의 92%, 위장증상이 있는 돼지 분리균의 19%, 그리고 건강한 돼지 분리균의 17%가 pSV를 갖고 있었다[25]. 광범위숙주혈청형에서 숙주적응혈청형이나 숙주제한혈청형보다 유전적인 변이가 더 다양한데, 이는 이들이 다양한 임상결과를 야기할 풍부한 유전 자원을 가졌다는 뜻이다[5].

혈청형의 숙주 범위의 진화

S. Typhimurium은 모든 온혈동물과 파충류에서 발견되고, 포유류로부터

인간으로 전파되는 가장 흔한 혈청형이다[6]. 이 혈청형은 어떤 동물 숙주에서는 무증상 보균자로 있고, 다른 동물에서는 급성 질병을 일으킨다[5]. 최근의 멕시코 연구에서 보듯이, 여러 곳에서 광범위한 숙주로부터 동정된 S. Typhimurium의 유전변이의 특성을 알기 위해 파지형 결정, 간헐전기장겔전기영동(PFGE)을 이용한 분석, MLST과 같은 아형결정법이 사용되고 있다[12, 26, 27]. 이러한 연구 결과 S. Typhimurium은 광범위숙주혈청형이긴 하지만, 어떤 균주는 광범위한 숙주에 기생하고 다른 균주는 특정의 숙주와만 밀접하게 연관된다는 점을 보여 주었다.

한 예로, 파지형 104(DT104)가 S. Typhimurium 중에서 광범위숙주 균주이다. 1980년대에 출현한 이 균주는 급속하게 전 세계로 확산되어 인간을 포함한 여러 종의 동물을 감염시켰다. DT104가 갖고 있는 다제내성 결정인자 유전체섬은 공중보건의 주된 위험이다[28].

반면, S. Typhimurium의 어떤 균주는 좁은 숙주 범위를 가진다. 일반적으로 S. Typhimurium DT40과 DT56v는 참새목과 관련이 있다. 다른 동물에서는 거의 발견되지 않고, 야생조류로부터 전파된 가축의 감염과 감염된 조류를 먹은 고양이의 감염에 대한 보고가 있다[29]. 살모넬라증의 증상을 보이는 조류에서 살모넬라가 동정되기도 하지만, 동일 종의 조류가 무증상 보균 개체일 수도 있다[29]. 또한, 합쉬 등[30]은 DT2와 DT99(모두 S. Typhimurium var Copenhagen)가 수십 년 동안 광범위한 지역에서 거의 비둘기에서만 발견되었다고 했다. 이 균주는 실험적으로 BALB/c 생쥐에서도 질병을 일으킬 수 있었지만, 고도의 숙주적응 혹은 숙주제한혈청형과 유사하게 비둘기에서 치명적인 전신질환을 일으켰다. 숙주에 대한 적응은 흔히 선호하는 숙주의 대식세포에서 더 잘 생존할 수 있는 성질과 연관된다[31]. 비둘기에 적응된 살모넬라 균주를 대상으로 포유류와 비둘기에서 독성을 검사한 결과[30], 비둘기에 적응된 균주는 비둘기의 대식세포에서 세포독성을 촉진시키고 장티푸스열유사증후군을 일으켜, 비둘기의 내부 장기에서 세균 수가 더 높게 나타나면서 사망률이 높았다.

이러한 관찰은 살모넬라 혈청형이 특정 숙주에 적응하면 독성이 강화되거나 전신질환을 일으키거나 장기간 병원체를 방출하는 무증상 보균자를 증가시킬 수 있다는 것을 의미한다[3]. 더욱이 비둘기에 적응된 S. Typhimurium 균주는 감

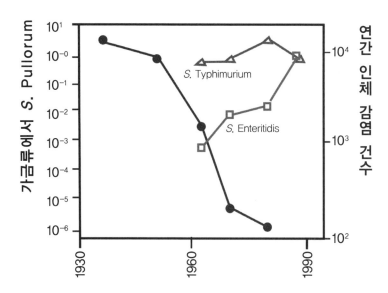

그림 1. (미국) 살모넬라 혈청형 *S.* Pullorum 대 *S.* Enteritidis/Typhimurium의 유병률 변화. 미국 가금류 무리에서 *S.* Pullorum의 유병률(●)이 감소되면서 인간에서 *S.* Enteritidis의 유병률(□)이 증가하였다. 계란에서 인간으로 *S.* Enteritidis의 전파가 증가하였다. 인간에서 *S.* Enteritidis 감염이 증가했던 기간 동안 *S.* Typhimurium 감염의 발생률(△)은 상대적으로 변화가 없었다[65].
doi:10.1128/microbiolspec.OH-0020-2013.f1

염된 비둘기의 난소에서 발견되었는데, 이는 *S.* Pullorum, *S.* Gallinarum, *S.* Abortusovis, *S.* Dublin 등과 같은 숙주적응 혹은 숙주제한혈청형의 특성이다[5]. 수직전파의 능력은 숙주적응혈청형이 한정된 개체군에서 생존을 지속하는 데 도움이 된다.

경우에 따라 한 혈청형이 같은 혈청군의 다른 혈청형을 경쟁적으로 배제시켜 자연적인 균형이 유지되기도 한다. 이 자연적인 균형은 인간에 의해 무너질 수 있다[4]. 이 예는 미국과 유럽에서 가금류로부터 조류 적응 *S.* Gallinarum을 박멸시킨 사건에서 확인되었다[32]. 두 가지 숙주제한 균주인 *S.* Gallinarum과 *S.* Pullorum에 의한 감염은 가금류 농장에 상당한 경제적 손실을 입히면서 가금에 높은 사망률과 심각한 질환을 야기한다. 성체 동물은 종종 보균 상태로 발전하여 난소를 통해 새로 부화된 병아리에게 살모넬라를 전파한다[33]. *S.* Gallinarum

과 *S.* Pullorum은 숙주제한형이기 때문에 인간의 건강에는 위협이 되지 않는다. *S.* Enteritidis는 가금류에서 *S.* Gallinarum과 *S.* Pullorum과 마찬가지로 무증상 감염을 일으키지만, 난소를 통해 수직 전파되면 새로 부화한 병아리가 죽을 확률이 높다. 또한, *S.* Enteritidis가 광범위숙주혈청형이기 때문에 설치류나 그 외 다른 매개동물에 의해 가금류 농장 사이에 쉽게 전파될 수 있다. 미국과 유럽의 가금류 농장에서 *S.* Gallinarum과 *S.* Pullorum을 박멸하기 위한 국가적인 노력으로 이러한 혈청형들이 크게 감소하였다. 하지만 이와 동시에 가금류에서 *S.* Enteritidis가 극적으로 증가했다(그림 1)(32). 이 예는 감염병의 출현을 통제하려면 어느 한 면만 보아서는 안되고, 특히 병원체의 숙주 적응에 대한 이해가 동반되어야 한다는 것을 보여 준다(4).

포유동물 이외의 살모넬라 벡터

살모넬라는 수많은 척추동물에서 동정되고 있다. 사람의 살모넬라 집단 발병은 대개 감염된 동물과 연관되어 있다. 살모넬라는 동물 숙주로부터 방출되면 영양소 부족, 삼투압 스트레스, 온도와 pH의 변화, 포식자 조우 등 위험한 상황에 직면한다(34, 35). 살모넬라가 그와 같은 도전을 물리치고 외부 서식지에서 살아남으면 다음 숙주로 이동하게 된다. 살모넬라는 농장과 도축장의 여러 구역에서 발견되며 장기간 농장을 오염시킨다. 농장과 농토, 사료, 가정 등에서 곤충과 벌레가 살모넬라를 매개하기도 한다. 진드기 역시 닭에게 살모넬라를 효과적으로 전파시킨다. 군대 막사에서는 집파리가 장티푸스의 전염에 관여한다. 곤충은 살모넬라가 지속되는 데 핵심적인 역할을 하는 대표적인 병원소이다. 조류, 생쥐, 딱정벌레, 파리도 환경으로 살모넬라를 빠르게 전파하는 중요한 매개체이다(6, 35, 36). 거름, 음식, 물 등 오염물에 접촉한 파리는 세균을 전파시킬 수 있다(37, 38). 곤충벡터와 살모넬라와의 연관성은 특이적인 부착수용체의 상호작용에 의해 결정된다. 집파리를 수용성 세척액으로 세척했을 때는 *S.* Enteritidis를 회수하지 못했지만, 0.5% 계면활성제로 파리를 세척했을 때는 파리가 높은 수준으로 세균에 오염된 것을 확인할 수 있었다. 이 결과는 *S.* Enteritidis가 집파리와 깊이 연관되어 있음을 뜻한다[37].

　농촌과 휴양지의 토양에서 살모넬라가 검출되어 이곳이 세균 병원소로 작용하고, 숙주 사이의 전파에 일조할 수 있음을 보여 주었다[39]. 광범위숙주 균주는 효과적으로 생태계에서 순환할 수 있으며, 이전에 생각했던 것보다 증식할 수 있는 환경 병원소가 더 많았다. 세메노프 등[40]은 무생물 서식지(똥과 토양), 식물 서식지(사료, 귀리), 동물 소화관(달팽이, 생쥐, 닭)과 같은 다양한 환경에서 세균을 추적하는 광범위 실험을 수행했다. 이런 환경은 세균이 온도, pH, 산소, 포식 동물 노출, 파지나 아메바와 같은 공격자와의 만남 등 현저한 환경 변화를 겪는 상황이다. 연구자들의 결론은 이러한 서식지에서도 장내 병원체의 개체군 밀도가 매우 높아(약 $10^3/g$) 인간에게 질병을 일으키기에 충분하다는 것이었다[40].

　살모넬라는 숙주의 대식세포에서 생존하도록 적응하였기 때문에 환경에서 원충의 공포 속에서도 생존할 수 있다[41~43]. *S.* Thompson은 섬모충류에 속하는 원충의 하나인 *Tetrahymena*로부터 방출된 소포 안에 고농도로 존재하는데, 주위를 둘러싸는 소포의 막은 염소와 같은 소독제와 건조한 환경으로부터 세균을 보호하는 데 도움이 된다. 혹위 혹은 반추위라고 하는 반추동물의 제1위에 서식하는 이 원충 안에서 사는 살모넬라는 독성유전자가 과다활성화되어 높은 독성을 보인다. 이러한 환경은 항생제에 내성을 가진 플라스미드가 접합 전달되는 장소를 제공한다[44, 45]. 실제로 원충이 살모넬라를 포식함으로 해서 살모넬라 사이에서 O 항원의 다양성이 유지될 수 있는 것으로 생각하고 있다[46, 47].

살모넬라–식물의 상호작용과 식품 오염

　신선한 과일과 야채는 병원성 장내세균이 식품을 오염시키는 주된 경로이다. 개발도상국에서는 살모넬라와 대장균이 식품매개 세균병원체 중 가장 흔한 것이며, 농장에서 식탁에 이르기까지 어느 시점에서도 식품을 오염시킬 수 있다[48]. 농경, 식품 생산, 소비 습관, 감시 등에서 일어나는 사소한 변화도 신선 식품에서 병원성 장내세균의 유병률을 증가시킬 수 있는 요인이 된다. 특히 살모넬라가 식물과도 상호작용할 수 있다는 점이 확인되었고, 이는 식물이 질병의 전파에 작용하는 또 하나의 숙주로 작용할 수 있다는 점을 의미한다[49].

　　다양한 신선 과일과 식물성 식품, 특히 상추, 발아된 싹, 멜론, 토마토가 살모넬라의 감염과 관련이 있다[50]. 농장에서 감염된 동물이 분변을 배출하거나 동물의 변을 비료로 사용하면 식물은 고농도의 살모넬라와 접촉한다. 살모넬라가 식물로부터 전파되는 것은 처음에는 표면의 오염에 의한 것으로 생각했다. 하지만 현재는 세균이 식물로 들어가서 식물 내부에서 번식하는 기전을 획득했다는 것이 명확해졌다[51, 52]. 그 말은, 식물을 소독해도 식품매개 병원체가 효과적으로 박멸되지 않는다는 것이다.

　　동물이든 식물이든 세균이 숙주에 집락을 형성하기 위해서는 유사한 전략이 필요하다. 최초의 부착, 침입, 정착의 상세한 기전은 병원체와 숙주의 상호작용에 따라 다르지만, 동물과 식물에서 일어나는 과정에는 놀랄 만한 유사성이 있다[49, 53]. 과거에는 식물에 주로 감염시키는 세균과 인간을 비롯한 동물 숙주만을 감염시키는 세균의 유전체를 비교하면 식물 감염의 주요 인자를 쉽게 확인할 수 있을 것이라 생각했다[49]. 하지만 동물의 감염에 관여하는 많은 인자들이 식물을 성공적으로 감염시키기 위해서도 필요했다. 여기에는 숙주세포의 반응을 조절하는 제3형 분비계통과 숙주의 면역반응을 억제하는 것도 포함된다[53, 54].

　　세균이 숙주의 조직에 부착하는 것이 동물과 식물 모두에서 감염을 위한 첫 단계이다. 세균은 다양한 수용체 결합 능력을 가진 부착인자를 많이 갖고 있다. 가장 잘 알려진 예로, 섬모라고 부르는 긴 털 같은 구조의 끝에 위치하는 샤페론−어셔계의 부착소와 표면연관 선모부착소가 있다. 이러한 부착소들은 진핵세포 표면 단백질의 당화 양상을 인식한다. 많은 장내세균 분리주들이 숙주의 특정 조직에 친화적인 부착소유전자집단을 공유하고 있다.

　　생물 표면과 무생물 표면에 세균이 부착하는 것은 단일 부착소의 작용이라기보다는 여러 요인들이 복합된 결과이다. 바락 등[55]은 컬리 선모가 *S. Enteritidis*와 *S. Newport*가 알팔파의 싹에 부착하는 데 중요한 역할을 한다는 것을 보여 주었다. 컬리는 *agfB*에 의해 암호화된 가느다란 코일 모양의 선모유사 섬유로, 생물막에서 세균−세균의 상호작용을 매개하고, 세균이 동물세포의 표면에 결합하는 것을 매개한다. 하지만 연구자들은 *agfB*가 제거되어도 세균이 잎에 부착하는 것을 완전히 억제하지 못한다는 것도 발견하였으며, 이는 부착에 다른 요인이 작용한다는 점을 시사한다. 유사하게, O-항원 협막과 셀룰로오스의 합성이 식물에 *S.* Enteritidis가 부착하는 데 작용한다[56]. 컬리와 셀룰로오스는 또한 *S.* Typhimurium이 오염된 물에서 파슬리로 전파되는 것을 촉진시킨다[57]. 컬리와 셀룰로오스는 세포성 기질로서, 생물막의 형성을 촉진시키기도 한다. 생물막을 광범위하게 형성하는 살모넬라는 생물막을 잘 만들지 못하는 균주보다 로메인상추 잎에 더 강하게 더 오래 부착하는 것이 밝혀졌다[58]. 그런 면에서 볼 때, 컬리, 셀룰로오스, 협막이 살모넬라가 환경에서 생존하는 데 주된 역할을 하는 유전자 *agfD*에 의해 조절되는 것은 놀라운 일이 아니다[59].

세균이 식물의 표면에 부착하는 것과는 달리, 살모넬라가 식물의 내부에서 이동하는 것에 대해서는 잘 알려져 있지 않다. 많은 동물병원성 장내세균은 잎보다는 뿌리에 더 잘 침입하지만[49], 최근의 보고는 살모넬라가 잎과 자라는 과일에 침입할 수도 있다는 것을 보여 준다. 살모넬라가 식물세포에 침입할 수 있는 능력은 애기장대에서 형광 표지 *S.* Typhimurium을 추적하여 확인되었다. 잎에 집락화되는 것은 뿌리에서 집락화되는 것보다 덜 광범위하며, 인위적으로 잎에 위치시킨 세균은 유입 지점으로부터 전체로 확산되지는 않았다. 하지만 세균 유입 한 달 후에 새로 형성된 잎에서도 세균이 검출되었다[60]. 세균이 처음 식물에 침입하는 것이 수동적인 과정은 아니다. *S.* Typhimurium은 아이스버그양상추 잎이 광합성을 활발하게 하는 동안 기공을 통해 침입했고, 밤에는 침입하지 못했다[61]. 이 결과는 살모넬라가 광합성에 의해 생산된 대사물질로 향하는 능동적인 화학주성이 있다는 것을 뜻한다.

토마토 잎에 세균을 침투시킨 연구에서, 자라나는 열매에서 살모넬라가 자리 잡을 수 있다는 것을 보여 주었다. 줄기에 주입하거나 꽃에 도포처리해도 살모넬라가 토마토 잎에 접종되었으며, 세균은 열매가 자라는 동안 살아있는 채로 유지되었고, 익은 열매 속에서도 생존하였다[62, 63]. 어떤 균주는 다른 균주보다 월등히 효과적으로 식물을 감염시킨다. 예를 들어, *S.* Montevideo는 토마토 내에서 더 잘 생존하고, 검사된 열매의 90%에서 세균이 검출되었다. 이를 통해 토마토와 연관된 살모넬라의 집단발생이 몇몇 혈청형에 국한된다는 사실을 설명할 수 있다. 그리고 이 결과는 식물 사이에서 살모넬라가 직접적으로 전파될 수 있다는 것을 보여 준다(49). 살모넬라는 토마토 줄기에 침투하고 열매에 집락을 형성하면서 열매의 성장을 약간 감소시키는 것 외에는 어떠한 증상도 유발하지 않을 수 있다(64).

농산물과 연관되는 식품매개 병원체의 미생물생태학 연구로 신선한 농산물의 오염을 줄이는 근거 기반 정책과 수단과 기술을 발전시킬 수 있다. 예를 들어, 우리는 연구를 통해 근권과 엽권에서 자연적으로 존재하는 미생물총과 장관 병원체의 경쟁적 상호작용을 잘 알 수 있게 되었다. 그래서 장관병원성 병원체가 식물에서 자리잡지 못하도록 하는 생물학적 통제 자원으로 자연의 미생물총을 이용할 수도 있음을 보여 주었다(50~52).

결론

살모넬라는 아주 다양한 식료품과 환경 오염원을 통해 전파된다(표 1). 따라서, 살모넬라의 전파는 살모넬라의 병원소가 인간, 동물, 식물, 환경 등 매우 광범위하다는 사실과 함께 원헬스 패러다임의 정당성을 입증하는 예라 할 수 있다. 더욱이 가금에만 제한적으로 감염되는 살모넬라 혈청형을 박멸하기 위한 노력의 부작용에서 보듯이, 우리는 환경에 틈새가 생기면 그 자리를 다른 병원체가 점유한다는 생태학의 기본 원리를 다시 한번 깨닫게 되었다. 그리고 원헬스를 명확하게 이해하지 않으면 살모넬라 감염을 막을 수가 없다는 것도 알게 되었다.

표 1. 살모넬라 집단감염의 오염원

동물제품	애완동물	식물제품
가금류	거북	알팔파 싹
소고기	파충류	콩 싹
돼지고기	개	멜론
어류	고양이	마리화나
우유	조류	상추
치즈	오리	양파
계란	고슴도치	토마토
아이스크림	애완동물 사료	피망
	애완동물 간식	고수
		시금치
		오이
		시리얼
		쌀
		밀가루
		초콜릿
		견과류(아몬드, 땅콩 버터, 피스타치오, 헤이즐넛)
		향신료(후추, 셀러리 씨, 바질, 참깨)

이 장의 약어

CDC	Centers for Disease Control and Prevention	미국 질병통제예방센터
MLST	Multilocus sequence typing	다좌위서열구분법
PFGE	Pulsed field gel electrophoresis	간헐전기장젤전기영동
pSV	*Salmonella* virulence plasmid	살모넬라 독성플라스미드
USDA	United States Department of Agriculture	미국 농무부

제 10장

콜레라:
환경 병원소와 질병의 전파

서론

콜레라는 쉼표 모양의 세균인 콜레라균(*Vibrio cholerae*)에 의해 생기는 치명적인 설사병이다. 콜레라는 콜레라균에 의해 오염된 음식물을 먹고 마실 때 감염된다. 선진국에서는 위생 수준이 높고 상하수도 관리가 잘 되어서 대부분 사라졌지만, 개발도상국에서는 인프라가 부족하고 위생이 불량하여 콜레라의 위협이 지속되고 있다[1]. 콜레라는 종종 홍수나 분쟁 등이 발생하여 주거 환경이 불량해질 때 생활필수품이 대변으로 오염되면 집단발병하게 된다.

콜레라균에는 200개 이상의 혈청군이 있지만, 그중에서 2개, 즉 O1 혈청군과 O139 혈청군이 인간에서 콜레라를 야기한다[2]. 콜레라를 일으키는 병원성 인자는 물설사의 원인인 콜레라독소(CT)와 집락화인자인 독소공조절선모(TCP)이다[3, 4]. 콜레라균에는 콜레라를 일으키지는 않지만 혈성 설사, 위장염, 장외 감염 등을 야기할 수 있는 여러 혈청군이 있다[5~8]. 이러한 균주는 콜레라를 일으키는 혈청군과는 다른 일련의 제III형, 제VI형 분비계통과 같은 독성인자를 갖고 있다[9~11].

콜레라균은 비브리오과의 세균으로, 병원성 세균과 비병원성 세균 모두를 포함하는 다양한 군이다[12]. 비브리오과는 해양과 강기슭의 미생물총의 일부로, 자유유생하고 생물과 무생물의 표면에서 발견된다[12]. 콜레라균을 포함한 비브

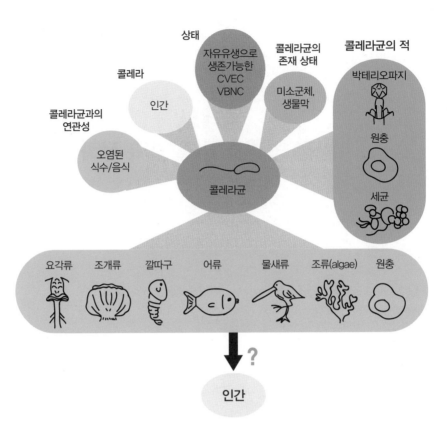

그림 1. 콜레라균의 생활사와 상호작용. 콜레라균의 생활사는 복잡하다. 소금기가 있는 강가, 강어귀, 연안의 물에 사는 생물과 상호작용을 한다. 콜레라균은 물에서 바로 검출(자유유생하며, 배양이 됨)되거나, 자연 상태에서 CVEC(조건생존성 환경세포형) 또는 VBNC(살아는 있지만 배양이 안되는 세균) 상태로 발견되거나, 다양한 표면 위에서 생물막의 형태로 확인된다. 콜레라 환자의 대변에는 병원성 콜레라균의 미소군체가 들어 있다. 콜레라균에는 박테리오파지와 원충과 같은 여러 포식자가 있다. 콜레라를 일으키는 콜레라균이 수적으로 번성하고 있을 때 이러한 포식자도 번성함으로써 콜레라 유행의 역동학에서 중요한 역할을 한다. 또한, 일부의 세균은 콜레라균과 길항적인 상호작용을 하여 고형 표면 위에서 콜레라균이 성장하는 것을 방해한다. 콜레라균이 들어 있는 식수를 마시고 오염된 음식을 섭취함으로써 콜레라에 걸릴 수 있다. 콜레라균은 조류(algae), 조개류, 깔따구와 그 알 덩이, 어류, 물새류, 아메바, 갑각류, 요각류처럼 바다나 강가에서 살고 있는 생물과 연관되어 발견된다. 콜레라의 유행에서 이러한 환경 병원소가 갖는 역할은 명확하지 않다. 그렇지만 콜레라균이 인간에서 콜레라를 일으키기 위한 벡터로 이러한 숙주를 필요로 하며, 이는 콜레라가 인수공통감염증임을 말해 준다. doi:10.1128/microbiolspec.OH-0003-2012.f1

리오과 세균들의 삶은 자연 생태계의 수많은 요소와 연관되어 있다(그림 1). 콜레라균은 갑각류, 쌍시류(파리목), 조개류 등 동물성 플랑크톤인 무척추동물, 어류와 물새류와 같은 척추동물, 그리고 *Acanthamoeba castellanii*와 같은 미생물과 연관되어 존재한다(그림 1)(12~18). 또한 몇몇 연구에서 녹조류 아나베나 (*Anabaena* sp.)의 점액성 외벽에도 콜레라균이 부착되어 있는 것을 발견하였다(그림 1)(19, 20).

건강인에서 콜레라가 발병하기 위한 콜레라균의 감염용량은 매우 높지만, 경구 감염시 위의 pH가 높거나 중탄산염으로 중화되면 훨씬 적은 수로도 설사가 유발된다(1). 이러한 결과는 위벽이 콜레라균의 생존에 대한 주요 장벽임을 뜻하므로 자유유생 상태에 있는 콜레라균이 유행성 콜레라의 주된 근원이 아닐 수도 있음을 시사한다. 다른 세균이나 무생물 표면과 콜레라균이 연관되어 있으면 콜레라균이 병을 일으키는 능력이 촉진된다. 예를 들어 식품과 함께 콜레라균을 섭식하면 설사를 일으키기 위해 필요한 감염용량이 감소되며, 사리옷감(인도의 민족의상인 사리를 만드는 옷감. 역자 주)으로 여과하여 입자를 제거하면 병의 발생률이 감소된다는 것이 확인되었다(1, 21~23). 콜레라균이 수생 환경에 서식하는 다른 생물과 상호작용을 하는지, 그리고 이러한 상호작용의 일부가 발병에 관여하는지에 대해서는 명확하지 않다. 그럼에도 불구하고 콜레라균이 여러 벡터를 통해 전파될 수 있다는 것은 확실하며, 이는 콜레라가 인수공통감염증이라는 것을 반영한다.

콜레라균의 생활사에 미치는 생태학적 요인은 무엇일까? 그리고 콜레라균과 수생 환경에 있는 다른 생물과의 상호작용은 무엇일까? 콜레라균의 병원소로 작용하는 생물과 이 세균의 벡터로 작용하는 생물과의 차이는 무엇일까?

비브리오과

비브리오과에는 8개의 속이 있으며, 그중에서 가장 많이 연구된 것은 비브리오(*Vibrio*)와 인광균(*Photobacterium*)이다. 비브리오과는 다양한 숙주에서 병원체나 공생체가 될 수 있다. 비브리오과에 속하는 병원성 세균 중에서 *V.*

*vulnificus*는 인간에서 전격성 패혈증을 야기하며, 주로 조개류를 만지는 동안 생긴 상처를 통해 감염된다. *V. parahaemolyticus*는 인간에서 급성 위장염을 일으키며, 주로 해산물을 날것으로 먹거나 덜 익혀 먹을 때 걸리게 된다. 비브리오과의 어떤 종은 인간 이외의 동물에서 병을 일으킨다. 특히 양식 어종을 감염시켜 양식산업에서 막대한 경제적 손실을 일으킨다. 예를 들어, *V. anguillarum*은 양식 연어에서 비브리오증을 일으키고, *V. tubiashii*는 참굴을 죽이며, *V. harveyi*는 새우에서 비브리오증을 일으킨다. 더욱이, 일부 비브리오과의 세균은 숙주와 공생관계를 확립함으로써 식품산업에 부정적인 영향을 미친다. 이에 속하는 경우가 복어와 비브리오의 공생관계이다. 복어의 내장은 독성이 강하다. 하지만 살코기 등 식용 부분은 한국이나 일본 같은 나라에서는 아주 인기 있는 식품이다. 복어의 독은 비브리오 공생체가 생산하는 것으로, 자연 환경에서 포식자로부터 복어를 보호하는 역할을 한다. 어떤 비브리오 종은 생태계에 위협이 되고 있다. *V. mediterranei*, *V. shiloi*, *V. corallilyticus*는 산호의 세포 내 공생체인 황록공생조류를 공격하여 색소를 띤 공생체를 없앰으로써 산호초를 탈색시키는 주요 원인이 되고 있다. 비브리오과에 속하는 *V. harveyi*와 *V. fischeri*는 생물발광을 한다. *V. fischeri*는 하와이짧은꼬리오징어와 공생관계로, 오징어의 발광기관에 집락을 형성하여 발광한다. 달빛에 의해서 생기는 오징어의 그림자를 없앰으로써 오징어를 포식자로부터 보호하는 역할을 하는 것이다. 인광균인 *P. phosphoreum*과 같은 종은 해파리의 발광공생체이다. 이들은 모두 절대기생체나 절대공생체가 아니라 자연 환경에서 자유 유생하며 생존할 수도 있다.

콜레라균과 콜레라

콜레라는 탈수와 전해질 소실을 일으켜 사망을 초래한다. 역사적으로 O1 혈청군과 O139 혈청군에 속하는 균주만이 콜레라를 일으키는 것으로 알려져 있다[1, 24]. O1 균주는 2개의 생물형, 즉 고전적 O1과 엘토르형 O1으로 나뉜다. 고전적 O1은 여섯 번의 세계적인 콜레라 범유행, 즉 1817년부터 1923년까지 지속된 콜레라를 일으켰다(1, 24). 1961년에 시작된 엘토르형 O1은 7번째의 범유행을 야기하였다. 1993년 이후 엘토르형 O1이 고전적 O1을 거의 대체했다(24). 혈청군 O139는 1992년 인도와 방글라데시에서 처음으로 보고되어 폭발적인 집단발병을 일으켰다. O139 혈청군은 8번째 콜레라 범유행을 일으킨 후 몇 년 동안 해당 혈청군에 의한 콜레라 환자가 꾸준히 감소하였으며, 현재는 거의 존재하지 않는다(24). 최근 고전적 O1 균주의 특성을 갖고 있는 엘토르형 O1 균주가 확인되고 있다(25~29). 이 엘토르 변이형은 고전적인 콜레라독소 유전자를 갖고 있어서 CT의 생산이 증가되었다(25~29). 콜레라는 아프리카의 일부, 라틴아메리카, 아시아 남부에서는 여전히 풍토성으로, 계절적인 유행이 빈번하게 발생하여(1) 매년 수십만 명의 환자가 생긴다. 예를 들어 아이티에서 최근의 콜레라 집단발생으로 인구의 약 5%에 해당하는 5십만 명 이상이 병에 걸렸고, 7천 명 이상이 사망하였다(30, 31). 콜레라 환자의 치료는 적절한 전해질 조성을 가진 수액을 보충하는 것이다. 콜레라의 증상이 심한 환자에게는 회복 시간을 줄이기 위해 항생제를 투여하기도 한다.

콜레라균이 독성유전자를 조절하는 방법에 대해 활발하게 연구가 이루어지고 있다. 간단히 말해, 콜레라 유발성 콜레라균에서 독성을 발현하는 핵심 유전자인 *toxT* 유전자를 전사시키기 위해서는 내막에 위치하는 2개의 조절인자, 즉 ToxR과 TcpP가 필요하다(32, 33). ToxT는 CT의 두 아단위를 암호화하는 *ctxAB* 오페론의 발현, 그리고 TCP를 암호화하는 *tcp* 오페론의 발현을 위해 필요한 전사조절인자이다. 이러한 독성인자가 환경에서 어떤 역할을 하는지는 거의 알려지지 않았다.

비병원성과 병원성 콜레라균

비-O1, 비-O139 균주는 산발적으로 위장염, 혈성 설사, 장외 감염을 일으키는 원인으로 알려져 있다(5~9, 34, 35). 비-O1, 비-O139 균주는 기본적으로 매우 이질적이어서 이들이 독립적인 방식으로 장에 집락화하여 병을 유발하도록 진화하였다(36). 이 중 두 균주의 병인 기전이 밝혀졌다. 콜레라균 V52는 O39

혈청군에 속하며, 아메바, 생쥐, 그리고 대장균 같은 세균에 대해 독력을 갖는 제 VI형 분비계를 갖고 있다[37~40]. 콜레라균 AM-19226도 O39 혈청군에 속한다[10]. 이 세균은 2005년 제III형 분비계를 갖고 있는 것으로 밝혀졌고[10], 토끼에서 설사를 유발하고 상피를 손상시키는 데 제III형 분비계가 작용한다는 것이 최근에 밝혀졌다[11, 41].

콜레라의 역학과 생태학

자연 환경, 담염수, 강어귀, 해안 지역에서 동정된 콜레라균은 대부분 비병원성이다. 콜레라가 풍토성인 지역에서 시행된 연구에서, 검출된 균주의 0.8%만이 TCP를 갖고 있으며 CT를 생성하는 파지인 CTXΦ를 갖고 있었다[36]. 갠지스 삼각주 지역처럼 콜레라가 풍토성인 지역의 경우 콜레라는 계절적으로 나타나 1년에 2회 정도 집단발생한다. 일반적으로 몬순 직후에 하나의 큰 유행이 있고 봄 동안에 또 하나의 집단발생이 있다. 이렇게 콜레라가 뚜렷한 계절적인 특성을 보이고 질병이 소수의 병원성 균주와만 연관된다는 사실은 콜레라의 역학이 아주 복잡하다는 것을 뜻한다. 자연 환경에서 콜레라균의 지속성, 생존, 잠재적 병원성에 영향을 미치는 요인이 아주 많다(그림 1).

콜레라균은 물에서 직접 배양할 수도 있다[42]. 하지만 콜레라균은 주로 자연 환경에서 살아는 있지만 배양이 안되는 형(VBNC)과 조건생존성 환경세포형(CVEC)이라는 두 가지 형태로 존재하는 것으로 확인되었다[42, 43]. VBNC는 콜레라균이 영양 고갈과 기타 환경 조건에 대한 반응으로 휴면 상태에 있어서 배양할 수는 없지만[42], 여전히 감염을 야기하고 특정 조건에서는 배양형으로 되돌릴 수 있다[42]. 콜레라균은 또한 적절한 증균배양법으로 배양할 수 있는 CVEC 상태로도 될 수 있다[43].

자연 환경에서 콜레라 개체군에 영향을 미치는 요인에는 수온, 염도, 산소 분압, 햇빛, 강우, pH, 미량원소와 화학영양소의 이용 등과 같은 여러 물리화학적인 조건이 있다[42, 44]. 환경 내 물리화학적 조건의 변화와 콜레라균 사이에는 강한 상관관계가 있지만, 이들 중 어떤 것이 콜레라균의 개체군에 영향을 미치는

지는 아직 잘 모른다.

콜레라균의 환경 숙주로는 조류(algae), 조개류, 깔따구의 알 덩어리, 어류, 물새류, 아메바, 요각류 등이 알려져 있다[15~18, 42, 45~53]. 그러나 콜레라균이 자연 환경 내에 존재하는 더 많은 생물과 연관되어 있을 가능성이 매우 높다. 그중 어떤 것은 유행과 유행의 사이에 콜레라균이 살아남을 수 있게 하는 병원소로 작용하기도 한다. 그리고, 어류나 조개류를 섭취함으로써 콜레라균이 전파된 예가 있으며, 이는 콜레라를 인수공통감염증이라는 점을 의미한다[54~60].

완전한 유행성 집단발병이 일어나기 위해서는 몇 가지 요인들이 충족되어야 한다. 환경의 관점에서, 요각류가 번성하는 곳에서 적조를 일으키는 물리화학적 변화가 필요하다. 식물성 플랑크톤의 수를 늘리는 요인은 두 가지이다[61, 62]. 즉, 영양소가 풍부한 심해수가 솟아올라야 하고, 강을 통해서 육상 영양소가 유입되어야 한다. 이어서 콜레라균은 요각류의 키틴질 표면에 생물막을 형성함으로써 공생관계를 확립하여 적조 동안 증식하게 된다[13, 42, 44]. 유행이 줄어든 기간에는 독성 균주의 수가 매우 적기 때문에, 콜레라 유행 전에 콜레라를 유발하는 균주가 인간과 환경에서 증균되는 기간이 있을 것으로 생각된다[36]. 요약하면, 콜레라균를 포함한 혼합 개체군이 장을 지나면서 병원성 클론이 집락화하고 증식하여 선택적 증균기로 진입한다. 초기에는 콜레라를 유발하는 균의 농도가 낮기 때문에 보균자는 콜레라의 증상이 없다. 그래도 이러한 무증상 보균자는 병원성 클론을 대변으로 방출할 것이며, 독성 세균이 수자원에 농축되어 유행이 시작될 조건이 만들어진다[36]. 초기의 콜레라 유행기에서 이와 유사한 과정이 일어난다. 이 시기에 환자는 콜레라의 증상을 보이고, 감염에 최적화된 높은 독성의 유행성 클론을 방출하게 된다[36]. 이 다음 유행의 말기에 콜레라균의 포식자 수가 병원성 클론보다 압도적으로 많게 되면 유행이 종식된다[63, 64]. 예를 들어, 콜레라균에서 잘 자라는 박테리오파지의 수가 물과 대변에서 증가하는 것은 콜레라의 유행이 종식되는 것과 직접적으로 관련이 있다[63, 64]. 다른 환경적인 요인도 콜레라의 유행이 종식되는 데 어떤 역할을 할 가능성이 있다. 이에 대해서는 다음에 설명한다.

콜레라 유발성 콜레라균의 진화

콜레라균 중에서 O1과 O139 균주만이 콜레라를 유발하는 것으로 알려져 있다. 그리고 이들이 갖고 있는 두 주요 독성인자는 수평 전달을 통해 획득된 이동성 유전요소 내에 암호화되어 있다[65, 66]. CT는 필라멘트형 파지 CTXΦ 내에 암호화되어 있다[65]. CTXΦ 파지는 TCP가 파지의 수용체로 작용하면서 콜레라균의 균주 사이에서 이동할 수 있다[65]. 그러한 전달률은 실험실 조건보다도 생쥐의 위장관 내에서 더 높다[65]. 이는 무증상 보균자의 위장관이 독성 콜레라균을 위한 운반체로 작용할 뿐만 아니라 콜레라균이 독성유전자를 획득하는 곳이 될 수도 있음을 의미한다. TCP는 비브리오병원성유전자섬-1(VPI-1) 내에 암호화되어 있다[66]. VPI-1은 CTXΦ처럼 세균의 원래 염색체에서 절단되어 고리 모양의 중간산물을 형성할 수 있다[67]. 이는 TCP 오페론을 비병원성 콜레라균에게 전달할 가능성이 있다는 뜻이다.

다른 이동성 유전요소도 콜레라 유발 콜레라균의 독성과 연관되어 있다[68~70]. SXT통합접합인자, VPI-2, 비브리오제7차범유행섬-1(VSP-1)과 -2(VSP-2)가 그것이다. SXT통합접합인자는 자기전파성, 즉 수평 전달이 가능한 플라스미드이며, 콜레라균에게 스트렙토마이신, 술파메톡사졸, 트리메토프림에 대한 내성을 부여한다[68]. VPI-2는 콜레라균의 병원성 분리주에만 있으며, 시알산의 운반과 이화작용에 관여하는 유전자들을 암호화한다[71, 72]. 콜레라 유발 콜레라균이 탄소원으로 시알산을 이용할 수 있는 능력은 생쥐의 장 내에서 다른 세균에 비해 생존에 이점을 가진다[71]. VSP-1과 VSP-2는 10년 전에 엘토르 균주에서 발견되었지만, VSP-1의 기능은 최근에야 알려지게 되었다[70, 73]. VSP-1은 전사인자 VspR을 암호화하며, VspR은 ToxT가 조절하는 소형 RNA의 통제를 받는다[73]. VspR은 VSP-1 안에 있는 여러 유전자, 특히 새로운 종류의 디뉴클레오티드 고리화효소인 DncV를 만드는 유전자의 발현을 조절한다[73]. DncV는 cyclic GMP-AMP(cGAMP) 분자를 합성한다. 이 분자는 콜레라균이 효과적으로 장관에 집락을 형성하는 데 필요하고, 콜레라균의 감염성을 높이는 화학주성이 적게 나타나도록 조절한다[73, 74]. 현재까지 VSP-2와 연관되는 기능은 알려진 게 없다. 콜레라 유발 콜레라균이 암호화하는 4개의 병원성 유전자 섬 VPI-1, VPI-2, VSP-1, VSP-2는 유전체에서 절단되어 고리 모양의 중간산물을 형성할 수 있는데, 이는 이론적으로 독성유전자를 다른 비병원성 콜레라균에게 전달할 수 있다는 뜻이다[67, 75, 76].

콜레라균의 주요 병원성인자가 이동성 유전요소 내에 암호화되어 있다는 사실은 이러한 요소들만을 획득한 잡종 균주가 있을 수 있다는 점을 시사한다. 환경 내 일부 비-O1, 비-O139 균주가 독성유전자를 운반한다는 것이 계속 드러나고 있다[77~80]. 이러한 균주는 콜레라 비유발 콜레라균에게 독성유전자를 제공할 원천이 될 가능성이 있다.

콜레라균이 자연에서 키틴이 있으면 더 잘 생존할 수 있다는 것이 최근에 밝혀졌다[81]. 키틴은 갑각류의 껍질을 구성하는 주요 성분이다. 콜레라균은 키틴 표면에 부착되어 있는 동안 생물막을 형성한다. 콜레라균이 키틴 위에서 번성할 때 생존력이 우수해진다는 발견은 요각류의 껍질이 콜레라균의 균주 사이에서 유전물질이 교환되는 결정적인 장소가 되고 새로운 병원성 분리주를 발생시킬 수 있다는 점을 강하게 시사한다.

콜레라균과 환경 숙주와의 상호작용

콜레라균은 바다와 강에 서식하는 수많은 생물과 복잡한 상호작용을 한다 (그림 1).

갑각류

콜레라균과 연관된 것으로 알려진 것들 중에서 가장 널리 연구되고 있는 것이 요각류와의 연관성이다[13, 42, 44]. 그리스어로 "노의 발(oar feet)"을 뜻하는 요각류는 해수와 담수에 자연적으로 서식하는 작은 갑각류들이다. 요각류는 미세조류를 먹고 살며 동물성 플랑크톤 중에서 큰 부분을 차지하여 수백 만의 다른 무척추동물과 어류의 중요한 먹이가 된다. 요각류 개체군의 크기는 그들이 먹고 사는 식물성 플랑크톤의 번성과 깊게 연관된다.

요각류와 기타 갑각류의 외골격은 키틴으로 구성된다. 키틴은 N-아세틸글루코사민의 중합체이며, 수생 환경에서 발견되는 가장 풍부한 다당류이다. 키틴은 불용성이어서, 세균의 활동이 없다면 키틴이 수용성의 다당류로 환원되지 못하므로 해수에는 탄소가 고갈될 것이다[82]. 콜레라균은 많은 요각류의 외골격과 연관되어 발견된다[16, 51]. 콜레라균은 탄소원으로 키틴을 사용하며, 세 무리의 유전자 집단으로 구성된 복잡한 키틴 이용 프로그램을 가진다[83]. 콜레라균과 키틴성 숙주 사이의 공생관계는 세균에게 영양소 외에 여러 이점을 제공한다. 요각류에 부착되면 콜레라균은 자유유생 상태에서 세균에게 해가 되는 염도와 pH의 변화를 견딜 수 있다[14, 84]. 콜레라균은 요각류에 붙어 있는 동안 생물막을 형성하여 수생 생태계에서 세균의 성장, 생존, 유지에 도움을 받는다. 생물막의 형성에는 편모와 만노스-민감성 적혈구응집소(MSHA) 제IV형 선모가 필요하다[85]. MSHA의 선모는 콜레라균을 요각류인 물벼룩에 부착시킬 수 있다[52]. 키틴에 의해 조절되는 선모 역시 콜레라균이 키틴에 부착하는 것에 관여한다[83]. 집락화인자인 GbpA는 물벼룩의 외골격, 장상피세포주, 그리고 생쥐의 장에 부착하는 것을 매개한다[86]. 이 발견은 환경에서 콜레라균의 생존과 질병 유발 기전 사이의 연결점을 제공하며, 이는 독성과 무관하게 병원성이 있을 수 있다는 점을 나타낸다[86]. 더욱이, 콜레라균이 키틴 위에서 성장할 때면 키틴이 콜레라균에 DNA 수용성을 부여하여 환경으로부터 DNA를 취할 수 있게 된다[81]. 즉, 콜레라균이 요각류의 키틴 표면에 부착되어 있을 때 세균이 병원성으로 될 가능성이 있는 유전자(군)를 더 잘 획득할 수 있다. 콜레라균이 생물막에서 성장할 때 감염력이 더 좋다는 것도 최근에 밝혀졌다[87]. 타미요 등은 생쥐의 장에 집락화되기 위해 필요한 감염용량이 플랑크톤 세포보다 생물막에서 유래된 콜레라균에서 더 낮다는 것을 보여 주었다[87].

요각류와의 연관성은 요각류의 외골격을 탄소원으로 사용할 수 있고, 외골격이 보호처를 제공하고, 유전자의 전달과 획득을 유도하며, 콜레라균의 감염력을 증진시킨다는 최소한 네 가지의 핵심적인 이점을 콜레라균에게 제공한다. 이러한 발견은 전반적으로 요각류와의 연관성이 콜레라의 역학에서 핵심적이라는 것을 보여 준다. 여러 발견이 이 가설을 지지한다. 첫째, 경구 감염 이전에 위의 낮은 pH가 중탄산염으로 중화될 때 혹은 세균이 식제품과 연관되어 발견될 때 건강인에서 콜레라를 일으키기 위해 필요한 감염용량이 매우 낮아진다[1]. 앞에서 언급한 것처럼, 콜레라균과 요각류의 연관성은 낮은 pH에 대해 저항하게 만들며 위를 통과하여 지나게 한다. 이 가설은 최근의 발견[21~23]과도 부합한다. 방글라데시 시골의 풍토성 지역에서 인도 사리라고 부르는 전통적인 옷감으로 식수를 여과시켜 미세물질을 제거하면 콜레라의 발생률이 48% 감소됨을 확인하였다[23]. 후속 연구는 사리여과법을 꾸준히 사용하여 그 마을에서 지속적으로 콜레라의 발생률이 낮아졌다는 것을 보여 주었다[21].

콜레라균은 바다게와 새우 등 다른 갑각류와도 연관이 있다[48, 49, 88]. 그렇지만 이러한 갑각류에 부착된 콜레라균의 존재와 위를 통과하면서 생존하는 것과의 직접적인 연관성은 밝혀지지 않았다.

조개류

콜레라균은 미국, 호주, 브라질, 인도를 포함하여 전 세계의 광범위한 지역에서 자연산 굴에서 검출되고 있다(47, 50, 53, 59, 89~92). 또 조개와 기타 연체동물에서도 발견된다(93). 콜레라균이 들어 있는 자연산 굴을 먹고 콜레라에 걸려 심한 설사를 했다는 여러 증례 보고가 있다(58~60). 증례의 일부는 위생 수준이 높은 미국의 텍사스, 플로리다, 루이지애나와 같은 곳에서 발생하였으며, 이는 콜레라균을 검출하기가 어렵고 숙주 내에서 콜레라균이 정착하는 것을 억제하기가 어렵다는 점을 보여 준다(58, 59). 기후변화로 인해 수온이 높아지면서 콜레라 유발 콜레라균의 서식 범위가 넓어지면서 공중보건을 위협할 가능성이 있다(94, 95).

절지동물

2001년 보르자와 할펀은 콜레라균이 깔따구의 알 덩어리와도 연관된다는 것을 보여 주었다(51, 96~99). 이들은 난괴가 콜레라균에게 유일한 탄소원으로 작용하여 세균의 개체군이 그곳에서만 생존한다는 것을 발견하였다. 이 발견은 콜레라균의 새로운 자연 감염원를 알려 주었는데, 깔따구가 담수에서 가장 널리 분포하는 곤충이므로 콜레라균 역시 매우 풍부하게 된다(51). 또한, 콜레라균은 생물막을 형성하는 방식으로 파리의 장에서 집락화할 수 있다(100). 이런 모든 발견은 절지동물이 콜레라균의 주된 감염원으로 작용한다는 점을 분명히 보여 준다.

어류

호주, 페루, 인도, 이탈리아, 탄자니아와 같은 곳에서 정어리, 소금에 절인 어류, 말린 어류와 연관되어 콜레라가 발병한 사례가 있다(54~57, 101). 페루에서 콜레라가 유행할 때 잡힌 민어과의 어류 *Sciaena deliciosa*에서 콜레라균이 검출되었다(55). 인도와 방글라데시에서 콜레라균이 풍토성인 이유는 청어과의 어류 힐사와 연관성이 있는 것으로 생각된다(15). 최근 콜레라균이 어류 검체에서 직접 검출되었다(15). 샌드로비치 등은 여러 서식지에서 잡힌 많은 어종이 소화관에 장의 무게 그램당 5×10^3CFU만큼의 농도로 콜레라균을 갖고 있다는 것을 발견하였다(15). 이들 중에는 콜레라균의 병원소로 알려진 요각류와 깔따구를 먹고 사는 틸라피아도 있었다(15, 18). 이러한 발견은 어류가 콜레라균의 전파를 위한 감염원과 벡터 모두로 작용하고, 인간에서의 집락화를 촉진시키며, 새로운 서식지로 콜레라균을 이동시키고 분산시킨다는 점을 보여 준다.

물새류

최근, 물새류가 콜레라균을 새로운 지역으로 퍼뜨리는 것에 관심이 모아지고 있다(18). 물새류 중 텃새와 철새는 물새류의 장에서 생존할 수 있는 깔따구와 요각류가 많은 곳에서 번식한다(18, 102). 요각류와 깔따구가 물새류의 발과 깃털과도 연관되어 발견된다는 증거도 있다(18). 이러한 발견들은 물새류가 잠재적으로 콜레라균의 중요한 병원소 두 종류를 전파시킬 수 있다는 점을 의미한다. 앞에서 언급했듯이, 어류 역시 콜레라균의 병원소로 작용한다(15). 가마우지, 펠리컨, 갈매기, 왜가리, 해오라기 등 수많은 물새류 종들이 콜레라균이 검출된 틸라피아를 잡아 먹는다(103). 물새류는 또한 조개와 갑각류처럼 콜레라균의 다른 잠재적인 병원소도 잡아 먹는다(18).

다양한 조류에서 콜레라균의 O1 균주와 비-O1, 비-O139 균주가 검출된다(18). 영국에서는 갈매기의 총배설강을 닦아낸 면봉에서 검출되었고, 콜로라도와 유타에서는 수생 조류의 배설물에서도 검출되었다(104, 105). 콜레라균의 검출이 강한 계절성을 보여, 봄과 가을에 검출률이 높다는 것은 주목할 만하다(105). 물새류에서 콜레라균이 계절성으로 검출되는 것은 콜레라가 계절적으로 발생한다는 것과 비슷하다. 전반적으로 이러한 발견은 물새류가 수역을 넘어 콜레라균을 파종시키는 작용을 한다는 가설을 지지한다.

원충

콜레라균은 자연 환경에서 수생 생태계의 여러 생물의 먹이가 된다. 콜레라균은 여러 아메바 종의 먹이이거나 혹은 아메바 종과 공생관계이다. 최근에 콜레라균은 자유유생하는 아메바 *Acanthamoeba castellanii*와 *A. polyphaga*의 세포 내에서 생존하고 증식할 수 있다는 것이 밝혀졌는데, 이는 이러한 원충이 수생 환경에서 콜레라균의 병원소로 작용할 수 있다는 점을 의미한다[17, 106, 107]. *A. polyphaga*가 *Legionella pneumophila*의 병원소로뿐만 아니라 벡터로 작용하는 것과 유사한 방식으로 콜레라균과 아메바 혹은 다른 원충과의 연관성은 인간 숙주 내에서의 생존과 전파를 조장할 수 있다[108].

조류(algae)와 수생 식물

면역형광법을 사용한 여러 연구에서 콜레라균이 광범위한 조류(여기서 조류는 algae, 즉 원생생물을 가리킨다. "새"와 구분할 필요가 있어서 algae를 괄호 안에 넣었다. "조류"가 algae의 뜻으로 쓰인 경우는 10장(콜레라)뿐이다. 역자 주) 종과 수생 식물과 연관된다는 것이 확인되었다. 콜레라균은 남세균, 규조류, 갈조류의 점액성 껍질에 부착하며, 또한 부레옥잠과 좀개구리밥과 같은 수생 관속식물에도 부착한다[20, 45, 46, 109, 110]. 여러 연구에서 콜레라균이 조류(algae)와 연관되는 동안 발병 기전에 관여하는 어떤 인자가 발현되거나 필요하다는 것이 알려졌다. 이슬람 등은 콜레라균이 녹조류 *Rhizoclonium fontanum*과 연관될 때 독소의 생산이 증가되는 것을 확인하였다[45]. 또한, 콜레라균이 장에서 탈출하는 데 관여하는 요소 중의 하나인 점액분비효소(HapA)가 남조류 아나베나와 콜레라균 O1의 연관성에서 중요한 역할을 한다[109, 111]. HapA는 또한 녹조류의 점액성 껍질을 향한 콜레라균의 화학주성 반응에도 관여한다[112]. 이러한 발견은 조류(algae)와 기타 수생 식물이 콜레라균의 병원소로 작용할 수 있을 뿐만 아니라, 이들 병원성 인자가 인간 숙주가 아닌 환경에서 세균의 생존에 유용할 것이라는 점을 보여 준다.

콜레라균의 적

콜레라균은 자연 환경에서 박테리오파지와 원충이라는 두 주된 포식자와 만난다. 또한 어떤 세균은 콜레라균의 성장을 억제한다는 것도 알려졌다(그림 1).

박테리오파지

콜레라균을 감염시킬 수 있는 200개 이상의 박테리오파지가 확인되었다. 이를 비브리오파지라 부른다(113). 비브리오파지는 용균성이거나 용원성이다. 가장 잘 알려진 비브리오파지 CTXΦ는 CT 유전자를 가진 선형 용원성 파지이다(66). 지난 몇 년 동안 콜레라 유행의 계절성과 비브리오파지의 풍부함 사이에 밀접한 상관관계가 있음이 밝혀졌다(63, 64, 114). 파루크 등은 3년 동안(2001~2003년) 방글라데시 다카에서 수중에 용균성 비브리오파지의 수가 감소될 때마다 콜레라 환자의 수가 증가되었다는 것을 확인하였다(63). 그리고 수중의 비브리오파지 개체군의 수가 증가함과 동시에 환자 수가 감소하였고, 전체적인 콜레라 유행이 종식되었다는 것도 확인하였다(63). 유사하게, 2004년 다카에서 유행이 절정에 달하기 직전에 환경에서 콜레라균의 검출 빈도가 높았고, 유행이 종료되면서 용균성 비브리오파지 JSF4의 수가 증가하였다(64). 더욱이 비브리오파지의 수가 가장 높은 것과 환자의 대변 내 JSF4의 수가 증가하는 것 사이에는 상관관계가 있었다(64). 콜레라의 집단발생이 환경 내 콜레라균의 증가에 기인한다면 결과적으로 비브리오파지의 수가 증가될 것이며, 이어서 집단발생이 감소되고 종료될 것이라고 수학적 모델로 예측할 수 있다(114). 하지만 콜레라의 집단발병을 종료시키는 데에는 다른 요인도 관여할 수 있으므로 이들의 본질과 역할이 규명되어야 할 것이다.

원충

콜레라균과 원충의 관계는 모호하다. 일부의 연구에서 콜레라균이 아메바를 죽일 수 있을 뿐만 아니라, 아메바 내부에서 계속 생존할 수 있거나, 혹은 아메바에 먹힐 수도 있다는 것이 밝혀졌다(37, 39, 106). 최근 들어서 이들의 상관관계를 변화시키거나 영향을 미치는 요인을 연구하기 시작했다. 예를 들어, 콜레라균이 *Acanthamoeba castellanii*의 내부에서 생존하기 위해서는 독성조절인자 ToxR이 필요한데, ToxR은 콜레라균의 독력을 좌우하는 지배조절인자이다(115). 이 연구는 어떻게 한 요인이 공생과 먹이 사이의 미묘한 차이를 결정할 수 있는지를 보여 준다(115). *Dictyostelium discoideum*과 같은 아메바는 콜레라균 O1을 먹고 번성하지만, 어떤 비-O1, 비-O139 균주는 *D. discoideum*에 먹히는 것을 억제하는 기전이 있다는 것이 최근에 밝혀졌다(39). 푸카츠키 등은 O37 혈청군에 속하는 V52 균주에서 *D. discoideum*을 사멸시키는 것이 제VI형 분비계임을 확인하였다(39). 아메바에 의해 먹히는 것이 콜레라의 유행에 어떻게 영향을 미치는지는 아직 확인되지 않았지만, 환경 변화와 같은 다른 요인과 함께 콜레라의 유행이 종료되는 데 이들이 파지와 길항적으로 작용할 가능성이 있다.

기타 세균

다른 해양 세균과 콜레라균과의 관계, 특히 적대적인 상호작용에 대해서는 거의 알려져 있지 않다. 롱 등은 어떤 해양 세균이 표면에서 콜레라균이 성장하는 것을 억제함을 발견하였다(116). 흥미롭게도 이들은 마린한천배지에서 얻은 세균의 분리주가 자유유생 세균보다 콜레라균의 억제 빈도가 더 높다는 것을 발견하였다(116). 엘니뇨-남방진동이나 몬순처럼 높은 온도에서는 콜레라균에 대한 억제가 덜하다. 억제 기전은 적대 세균이 생산하는 항생제 안드리미드의 합성과 관련이 있다. 안드리미드는 고온에서 생산이 감소되며, 이는 높은 온도에서 콜레라균이 덜 억제되는 것과 상관이 있다(116). 이러한 발견은 전반적으로 더 따듯한 조건에서 콜레라균의 경쟁력이 높아진다는 근거가 되고, 콜레라 유행에 많은 요인들이 함께 작용한다는 가설을 지지한다.

결론

콜레라균은 자연 환경에서 서식하는 수많은 생물과 연관이 있다. 각기 다른 숙주와의 연관성은 아주 다양하며, 이 장에서는 그 다양한 연관성을 종합적으로 제시하였다. 콜레라균의 병원소와 벡터 사이에는 구분이 필요하다. 일반적으로 병원소는 병원체가 살고 자라고 번식하는 서식지이며, 인간, 동물 혹은 환경의 틈새 등이다. 콜레라균이 이들과 연관되어 발견되는 것을 토대로 조류(algae), 절지동물, 물새류, 원충이 콜레라균의 병원소 역할을 하는 것으로 보인다. 하지만 현재까지 콜레라 환자가 이들 병원소와 직접적으로 연관되어 있다는 증거는 없다. 콜레라균의 병원소와 콜레라균의 벡터, 즉 병원체를 다른 생물에게 전파하는 매개생물 사이에 차이가 있다. 어류와 조개류가 병을 직접 전파시킬 수 있다는 점은 이들이 콜레라균의 벡터로 작용한다는 것을 전적으로 지지하는 증거가 된다. 콜레라균과 요각류의 연관성은 매우 흥미로운데, 갑각류가 콜레라의 중요한 벡터 중의 하나일 수 있기 때문이다. 하지만 갑각류의 크기가 작아서 종종 환자가 그런 것을 먹었다는 것을 알지 못하므로, 요각류와 연관된 콜레라균의 섭취로 콜레라가 발병하는 것을 연결짓는 것은 쉬운 일이 아니다. 그럼에도 불구하고 이러한 사실을 근거로 콜레라가 다양한 벡터와 병원소를 가진 인수공통감염증이라 할 수 있다. 그 이유는 인수공통감염증은 벡터를 통해 동물로부터 인간으로 전파될 수 있는 감염병이기 때문이다. 콜레라의 역학에서 이러한 발견과 그에 따른 콜레라 기술 용어의 변화는 콜레라균이 어떻게 자연 환경에서 서식하는지를 더 잘 이해할 수 있게 해 준다. 결과적으로는 연구자들이 유행 지역에서 콜레라의 집단발병을 예상하고 억제하는 데 도움이 될 것이다.

이 장의 약어

CT	Cholera toxin	콜레라독소
CVEC	Conditionally viable environmental cells	조건생존성 환경세포형 세균
MSHA	Mannose-sensitive hemagglutinin	만노스민감성 적혈구응집소
SXT ICE	SXT integrative conjugative element	SXT통합접합인자
TCP	Toxin-coregulated pilus	독소공조절선모
VBNC	Viable but not culturable	살아있지만 배양이 안되는 세균
VPI	*Vibrio* pathogenicity island	비브리오 병원성 유전자섬
VSP	*Vibrio* seventh pandemic island	비브리오 제7차 범유행섬

제 11장

박쥐흰코증후군:
인간의 활동으로 생긴 진균증

서론

원헬스는 대개 질병이 동물에서 인간으로 전파되는 개념을 기본으로 한다. 하지만 박쥐흰코증후군(WNS)은 반대로 인간과 환경이 야생동물에게 파괴적인 질병을 전파할 수 있음을 보여 준다. 2006년 겨울, 미국 뉴욕주 중심부의 하우동굴에 서식하는 박쥐 개체군에서 코와 주둥이 부분에 특이한 백색 이물질이 묻어 있는 박쥐가 많이 발견되었다[1]. 다음 해, 주변의 네 개 동굴에서 수많은 박쥐들이 동면 중에 대낮에 비행하고 출구 쪽에 보금자리를 트는 등 이상한 행동을 하는 것이 관찰되었다. 수많은 박쥐가 죽었거나 죽어 가는 채로 발견되었고, 모든 박쥐의 코와 주둥이, 귀, 익막에 백색의 가루 같은 물질이 묻어 있었다. 나중에 이것이 진균 병원체 *Geomyces destructans*의 분생포자로 확인되었다[2]. 이 분생포자가 마치 박쥐의 얼굴에 설탕 가루를 뒤집어 씌운 것처럼 보이게 하였다(그림 1). 이 질병은 박쥐흰코증후군이라 명명되었고, 새로운 인수공통감염성 진균증으로 밝혀졌다. 인간의 활동에 의해 북미에 들어온 것으로 보이는 이 질병은 마침내 북미의 박쥐 종을 급격하게 감소시키기에 이르렀다[3, 4].

*Geomyces*속(유성생식형의 속명은 *Pseudogymnoascus*)은 자낭균류에 속하는 진균으로, 11종이 있다[5]. WNS가 출현하기 전에는 우리는 이 진균을 토양 부생균 정도로만 생각하였고, 이 속의 진균의 특징을 거의 알지 못했다[5].

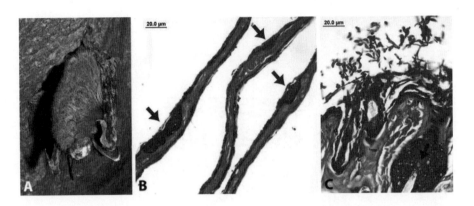

그림 1. WNS의 병리학. (A) *G. destructans* 분생포자의 증식으로 입과 코 주위와 날개에 특징적인 백색 가루를 보이는 작은갈색박쥐. (B) 작은갈색박쥐의 익막에 있는 *G. destructans*의 병리학적 소견으로, 결합조직의 혈관 소실과 파괴, 그리고 특유의 컵 모양 병변이 관찰된다(화살표). (C) 작은갈색박쥐의 코와 입 주위에 있는 *G. destructans*의 병리학적 침습 소견. 일단 집락화가 일어나면 모낭(화살표)과 땀샘에 침입하는 것이 WNS의 특징이다. 사진 B와 C는 조직학적으로 WNS의 소견으로 간주된다. doi:10.1128/microbiolspec.OH-0008-2012.f1

*Geomyces*는 남극과 북극을 포함하는 넓은 지역의 다양한 환경에서 발견되었다(5~9). *Geomyces*가 각질성 물질(10)이나 고목(11, 12)과 밀접하게 연관되어 있기 때문에 각질과 셀룰로오스를 분해하는 중요한 성질이 있음을 시사하는 한편, 온대와 냉대(-11℃ 이하) 환경에서 발견되는 것으로 보아 내냉성이거나 호냉성일 것이라는 점을 시사하였다(5).

감염된 박쥐에서 조직학적으로 침습적인 진균증을 관찰했음에도 불구하고 공생 진균종의 과다 성장으로 인해 처음에는 WNS 병원체의 동정이 쉽지 않았다(블레허르트, 개인적인 서신, 2008). 나중에 감염된 박쥐의 보호털에서 병원체를 추출하여 저온(3~6℃) 배양으로 분리했다. *G. destructans*라 명명된 이 새로운 진균은 면역결핍자뿐만 아니라 정상적인 면역 능력을 가진 사람(13~16)도 감염시키고, 다른 포유류의 피부, 손톱, 털의 표재성 감염을 일으키는 *Geomyces pannorum* var. *pannorum*과 가깝다(2). *G. pannorum* 감염증은 매우 드물고, 염증반응이 환자를 자극하는 정도의 증상은 있으나 일반적으로 표재성 진균증에 국한된다. 그렇지만 치료는 쉽지 않아서 장기간, 6개월 이상 항진균제 이트라코나졸로 전신치료를 해야 한다(13, 14). *G. pannorum*과 달리 *G. destructans*는 저온

(19℃ 이하)에서 잘 자라기 때문에 온혈 포유류에서는 질병을 일으킬 수 없지만, 박쥐는 동면하는 동안에 체온이 떨어지기 때문에 취약하다.

동면하는 동물에서 동면은 무의식의 기간이며 동물이 저대사 상태로 들어가 체온이 주변 온도(일반적으로 12℃ 이하)까지 떨어진다. 이렇게 체온이 떨어지면 대사율도 떨어지고, 호흡과 맥박도 정상의 1% 이하로 낮아지고, 보체 활성, 포식 활동, 사이토카인 활성, 림프구 활성 등을 포함한 선천면역반응과 적응면역반응이 모두 억제된다[18]. 동면하는 동안 종에 따라 다르지만 대략 6~14일마다 짧은 시간(8시간 이하) 동안 자연적인 각성이 일어나서 동면이 중단된다[19]. 박쥐에서 각성의 역할은 확실하지 않다. 어떤 연구자는 박쥐가 각성기에 배뇨/배변, 동면 자세의 변화, 교미, 심지어 수면을 취한다고 한다[20]. 다른 연구자들은 각성 포유류에서 림프구가 이차 림프기관으로부터 빠르게 이동하는 현상을 근거로, 각성이 면역회피에서 핵심적인 역할을 하여 질병을 찾아내기 위해 B세포와 T세포 집단을 재활성화시킨다고 한다[21]. 생리학적인 동인이 무엇이건 간에 각성은 상당한 에너지 소비를 불러온다. 깨어난 동안 박쥐는 자신의 체온을 적정 체온(36℃)까지 상승시켜야 하는데, 이때 동면을 위해 저장된 지방을 소비해야 한다. 작은갈색박쥐와 같은 작은 박쥐의 경우에는 각성에 108mg의 지방을 소비하는데, 이 양은 69일 동안 동면할 수 있는 양이다[17].

박쥐흰코증후군

박쥐가 동면하는 동안 *G. destructans*는 박쥐에서 입과 코 주위, 귀, 익막 등 각질이 풍부한 부분에 감염을 일으킨다(그림 1A). 초기에는 표재성 감염으로 시작되고 염증반응이 없는데, 아마도 동면 동안에 면역이 억제되어 있기 때문일 것이다[1]. 진균이 피부와 익막에서 계속 성장하면 색소가 없고 굽은 공중분생포자를 만드는데(그림 1B), 이것이 박쥐가 설탕 가루에 빠졌다 나온 것 같은 특징적인 모습으로 만든다(그림 1A).

*G. destructans*의 표재성 감염이 어떻게 박쥐를 죽이는지는 명확하지 않다. 바르네케 등(2012)은 실험적으로 *G. destructans*를 감염시키면 대조군에 비해

각성이 3~4회 더 많다는 것을 관찰하였다(22). 이렇게 각성이 많아지면 감염된 박쥐에서 급성 염증반응이 일어나고, 겨울이 끝나기 전에 저장 지방이 고갈될 것이다. 저장 지방의 고갈은 박쥐의 각성을 유발하는 주 요인이다(22). 박쥐의 익막이 구조적으로 변화되는 것이 WNS 병리와 관련이 있다는 설도 있다(23). 박쥐의 익막은 놀랍도록 유연하여 팽창과 수축이 자유롭고, 비행 효율을 높이고, 비행하면서 곤충을 잡을 수도 있다(24). 익막은 또한 비행하는 동안 산소와 이산화탄소 교환의 10%을 담당하고, 동면하는 동안 물을 흡수하는 등 생리학적으로도 중요한 역할을 한다(25, 26). 동면기의 수분 흡수는 생존을 위한 필수 작용으로, 수분 부족은 각성을 촉발시킨다. 동면 장소의 습도를 97%에서 82%로 15% 감소시켰을 때 작은갈색박쥐 개체군이 20%까지 죽는 결과도 있다(22). 크리안 등(2010)은 *G. destructans*의 감염으로 인해 익막의 구조가 심하게 변한 것을 관찰하였다. 즉, 정상적으로 잘 늘어나고 탄력적인 조직이 부서지기 쉽고 건조해져서 재질이 마치 종이처럼 변하였다(23). 동물이 동면하는 동안 *G. destructans* 감염이 생기면 익막에 내부 혈관조직의 소실 등 거시적인 변화가 일어나서(그림 1B) (23), 익막의 손상으로 인한 수분 흡수 장애가 일어날 가능성이 있다.

WNS에 걸린 박쥐는 겨울 동안 종종 입구에 보금자리를 틀거나 대낮에 비행하는 등 특이한 행동을 보이는데, 이런 행동이 각성을 촉진시키는 기아나 탈수의 지표가 될 수 있을 것이다. 깨어난 박쥐는 음식과 물을 찾아 겨울철의 들판으로 나가지만, 미국 북동부의 겨울 한복판에서 물도 얼어 있고, 먹이도 없는 지독한 추위에 노출되어 빠르게 죽어 간다. 실제로 WNS는 동면하는 기간이 더 길고 겨울철의 온도가 더 추운 고위도에서 박쥐의 개체군을 더 많이 감소시켰다. 동굴에서 동면하는 작은갈색박쥐의 사망률이 버지니아(79%)에서보다 뉴욕(91%)에서 훨씬 더 높았다(27). 남부에 있는 테네시 같은 주에서는 WNS의 이환률이 높지만 사망률은 높지 않은 것도 동면하는 계절의 길이가 병의 치명성과 관련이 있음을 시사한다(22). 따라서 *G. destructans* 그 자체가 직접적으로 죽음을 초래하는 것이 아니라 병원체에 의해 유도되는 생리학적인 변화가 결국 숙주를 죽게 만드는 것으로 보인다.

검출

　육안으로 WNS를 진단할 수도 있지만 *G. destructans* 감염을 확진하기 위해서는 진단검사가 필요하다(28). WNS를 일으키는 *G. destructans*는 침습적인 성질이 있어서 다른 진균 감염증과 WNS 감염을 감별하는 데 조직학적 소견이 중요하다. *G. destructans* 균사는 박쥐의 모낭과 땀샘을 통하여 기저막을 뚫고 들어가 인접 조직으로 침입한다(2)(그림 1C). 이는 육안으로 관찰되는 혈류 차단, 결합조직의 소실, 궤양 형성과 같은 익막의 형태학적인 변화를 야기한다(그림 1B,1C)(23). 또한 종종 익막에 분생포자로 채워진 컵 모양의 특징적인 병변을 만든다(그림 1B)(23, 28). 감염이 의심되는 동물에서 *G. destructans*를 검출하기 위해 검출한계가 분생포자 100개 이하인 PCR 기법이 개발되었지만(29), 동물에서 PCR로 검출이 가능한 *G. destructans*의 존재는 단순히 이 진균이 존재한다는 것을 말해줄 뿐이다. 따라서 감염이 실제로 WNS로 진행되었다는 것을 증명하려면 PCR 검사와 함께 조직학적 소견을 확인해야 한다(29). PCR 검사법으로 오염된 동면 장소의 WNS에 감염된 박쥐와 밀접하게 연관된 퇴적물에서 *G. destructans*를 검출할 수도 있다(30).

박쥐흰코증후군의 유행

　WNS가 처음 발견되었을 때는 이 신종 감염병이 풍토성 미생물의 돌연변이로 인한 것인지 아니면 외래 병원체가 감수성이 있는 군집으로 도입되어서 생긴 것인지 분명하지 않았다. 그렇지만 1970년대에 이미 유럽의 박쥐생물학자들은 동면 중인 박쥐의 입과 코 주위에 백색 물질이 보이는 것을 기술하고 있었고, 이 박쥐들에서는 감염의 징후나 날개의 손상, 행동의 변화 혹은 사망률의 증가와 같은 현상은 보이지 않았다(32). 미국에서 WNS가 확인된 데 이어 체코, 프랑스, 독일, 헝가리, 슬로바키아, 스위스, 루마니아 등 유럽의 많은 나라들에서 미생물학적 혹은 분자생물학적으로 *G. destructans*가 동정되었다(32, 33). 유럽의 광범위한 지역에서 분리된 *G. destructans*를 유전적으로 분석한 결과 *G. destructans*

가 유럽의 풍토성 미생물이고, 북미의 박쥐 개체군에서 높은 사망률과 밀접하게 관련이 있음이 밝혀졌다[34]. 사망률에서 차이가 나는 것은 북미에서는 수천 마리가 무리를 지어서 동면하는데 반해, 유럽의 박쥐는 단독으로 혹은 2~3마리의 작은 무리로 동면하는 차이 때문인 것으로 보인다. 아마도 유럽의 박쥐 개체군의 동면 양상은 과거 *G. destructans*의 유행에 대한 적응의 결과일 것이다.

바르네케 등은 북미의 박쥐가 유럽과 북미의 *G. destructans*에 감염이 잘 되고 사망률도 높다는 것을 확인하였는데, 이는 유럽의 박쥐가 병원체에 대해서 내성을 갖고 있다는 것을 시사한다[22]. 이 연구에서 특히 흥미로운 것은 유럽의 *G. destructans*가 북미의 것보다 박쥐에게 병원성이 더 높다는 것이다. 이는 *G. destructans*가 북미에 등장한 역사가 짧음에도 불구하고 북미에서 독성이 약해졌다는 뜻으로[22], WNS가 유럽 박쥐 개체군에서 시작되었다는 것과 맥을 같이 한다[23, 24]. 북미에서 감염된 박쥐 개체군이 거의 100% 죽었기 때문에 북미의 *G. destructans*가 감수성이 있는 새로운 개체로 전파될 수 있을 때까지 숙주가 더 오래 생존할 수 있게 적응해야 했을 것이다.

2006년 2월 뉴욕에서 18마리의 박쥐가 감염된 것이 처음 확인된 후, 2007~2008년 겨울에 감염 구역이 160km 이상으로 늘어났고, 박쥐의 사망률이 75%를 초과하여 약 5십만 마리가 죽었다(그림 2)(힉스, 개인적인 서신, 2008). 계속해서 감염이 급속도로 퍼져 나갔으며, 애팔래치아산맥을 따라 박쥐가 이동하는 경로대로 유행이 나타나기 시작했다(그림 2). 몬타나로부터 텍사스의 북부까지 이어지는 미국 중부 대평원은 박쥐와 WNS가 서쪽으로 이동하는 것에 대한 자연적인 장벽으로 작용한다. 그런데, PCR 분석으로 *G. destructans*가 동굴윗수염박쥐에서 검출된 것은 우려스럽다(그림 2). 이 사례는 동굴윗수염박쥐의 서식 범위가 미국 남서부뿐만 아니라 멕시코와 중미까지 내려간다는 점에서 중요한 의미가 있다. 동굴윗수염박쥐의 감염은 미국에서 박쥐 종이 가장 다양하고 차가운 기후를 보이는 서부 지역에 *G. destructans*를 확산시킬 가능성을 높인다[19]. 그래도 다행스러운 것은 오클라호마에서 *G. destructans*가 검출된 이후 2년 동안 그 주변에서 WNS가 검출되지 않았다는 것이다. 이는 동굴윗수염박쥐가 진행성 WNS 감염에 내성이 있거나, PCR로 검출된 *G. destructans*가 감염을 일으킬 만한 최소한의 양에 미치지 못했음을 시사한다.

전파에서 인간의 역할

북미에 유럽의 *G. destructans*가 전파된 것이 확인되면서 어떻게 이 병원체가 북미로 유입되었는지에 관한 의문이 제기되었다. *G. destructans*의 이동에 관한 수많은 가설 중 가장 중요한 것이 인간의 활동이다(3). 과거에 인간이 벡터가 되어 구세계의 진균증이 북미로 전파된 적이 있다. 침습성 밤나무줄기마름병균(*Cryphonectria parasitica*)에 의해서 생기는 밤나무줄기마름병의 유입, *Ophiostoma*속의 세 종에 의해 야기되는 느릅나무입고병, 그리고 전 세계로 급속하게 전파되어 수많은 종의 생명을 위협하는 양서류의 항아리곰팡이(*Batrachochytrium*)가 그 예이다(3). 인간 활동이 *G. destructans*의 이동에 관여했을 가능성이 없지 않다. 하지만, 우리가 아직까지 *G. destructans*의 전파와 감염용량에 대해 충분히 이해하지 못하고 있기 때문에, 이들이 인간의 여행을 따라 이동했는지 혹은 무역을 통해 박쥐와 함께 이동했는지 감별하기는 어렵다. 그래서 이동 경로를 확인하고 다른 곳으로 전파될 가능성을 분석하고자 하면 이 병원체의 생존과 환경에 대한 내성뿐만 아니라 잠재적인 벡터, 매개물, 병원소 등을 이해하는 것이 중요하다.

동면 장소 내에서 *G. destructans*의 포자로 뒤덮인 박쥐가 활동하면 진균이 공기의 흐름을 타고 확산되어 이 환경 속에 있는 지표면, 물 혹은 다른 동물들과 접촉하게 될 것이다. 우리는 지표면에 있는 *G. destructans*가 어떻게 전파되는지는 잘 모르지만, *Geomyces*의 생리와 생존성을 보면 약간의 실마리를 찾을 수 있다. *G. destructans*는 WNS에 오염된 동굴의 벽과 퇴적물에서 검출되고(30, 34), *Geomyces*에 속하는 종들은 일반적으로 동굴 환경에서 서식하며, 동굴 생성물, 구아노, 공기 중에서 발견된다(36). 이것은 *Geomyces*가 동굴 속에서 셀룰로오스가 풍부한 유기물 찌꺼기 혹은 죽은 절지동물의 각질성 잔해를 분해하면서 부생할 수 있다는 점을 시사한다. *G. destructans* 그 자체는 성장 온도의 범위가 좁고(0~19℃) 높은 습도를 필요로 하므로 동굴에서 자라기에 적합하다(19). 입증되진 않았지만, 일단 진균에 오염이 되면 감염된 동면 장소가 WNS를 위한 병원소로 작용한다는 근거가 있다. WNS가 돌았던 광산에서 모든 박쥐 종이 사멸된 2년 후에 이 진균에 노출된 적이 없는 박쥐가 광산으로 새로 들어 왔는

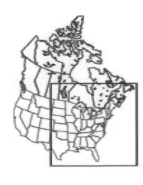

박쥐흰코증후군 유행의 발생 지도, 2006-2012

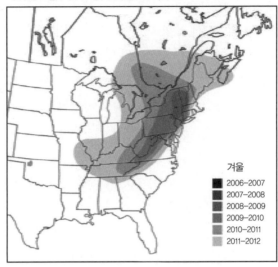

박쥐의 이동경로와 WNS의 확산

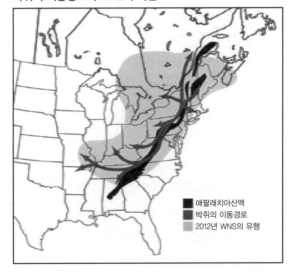

그림 2. WNS의 발생과 확산. (A) 겨울 동안 WNS에 감염된 박쥐가 관찰된 동면 장소의 지역적인 확산. 2006~2007년 겨울 데이터는 소수의 감염된 개체가 있는 하나의 동굴의 데이터인 반면, 2011~2012년 겨울 데이터는 수백 개의 동면 장소와 수백만의 감염 박쥐에서 얻은 데이터이다. (B) WNS 유행의 확산은 애팔래치아산맥과 박쥐 이동 경로와 겹치고 있다.
doi:10.1128/microbiolspec.OH-0008-2012.f2

데, 모두 WNS로 죽었다(그림 3)(힉스, 개인적인 서신, 2010). 감염된 동면 장소가 *G. destructans*의 병원소로 작용한다는 것은 WNS의 유행 후에 박쥐 종의 회복 또는 재유입에 심각한 영향을 미치게 된다는 뜻이다. 즉, 박쥐의 동면 장소에서 *G. destructans*가 부생영양 생물로 성장할 수 있다는 것 자체가 병원체의 독력을 증가시킬 수도 있지만, 지속적인 성장을 위해 숙주에 의존하지 않아도 된다는 것은 *G. destructans*가 그의 숙주 종을 절멸시켜도 괜찮다는 것을 뜻한다(3).

종종 지하의 동면 공간에서 외래성 동굴생물(동굴 방문 생물)과 진동굴성 생물(절대 동굴서식 생물)이 같이 서식한다(37). 박쥐가 동굴 속에서 활동하면서 *G. destructans*를 퍼뜨리면, 다른 동물이 *G. destructans*에 감염될 수 있는지는 아직 확인되지 않았지만, 동굴에 서식하는 종 역시 그 병원체에 접촉할 것이다. 외래성 동굴생물과 진동굴성 생물은 대개 한 동굴이나 연결된 몇 개의 동굴에서 서식하므로 병원체를 장거리까지 확산시킬 것 같지는 않다(37). WNS에 오염된 동굴에서 흐르는 물을 통해 진균이 전파될 가능성도 있다. 하지만 동굴의 물의 흐름은 다른 동굴이나 감수성이 있는 개체군으로 흐르지 않고, 대개 지하수로 흘러가기 때문에 물이 진균의 전파의 중요한 역할을 하지는 않는다(38).

동면 장소에 있는 *G. destructans*의 유일하게 남은 잠재적인 벡터는 인간이다(그림 3). 동굴을 찾은 관광객의 발에는 1×10^6개 이상의 진균 포자가 묻게 되고(바튼, 미발표 자료), WNS에 오염된 동굴의 탐험가는 탐험 장비에 *G. destructans*의 포자를 묻히게 된다(오코니에프스키, 개인적인 서신, 2010). 이는 인간의 의복과 장비가 *G. destructans*의 이동을 위한 매개물로 작용함을 시사한다. 그렇지만 이러한 매개물이 그 다음 박쥐에게 *G. destructans*를 감염시키는 근원으로 작용하는지 혹은 동굴 안에 새로운 병원소를 만들어서 동물에 *G. destructans*를 전파하지는 의문의 여지가 있다(그림 3).

어떤 외래 생물이 성공적으로 한 생태계에 유입되는 데는 자원 경쟁, 영양소의 확보, 그리고 *G. destructans*의 경우에서처럼 동굴과 광산의 환경에 의해 제한을 받는다(39). 따라서 인간이 WNS에 대해서 벡터로서 작용하는 데는 이동 중인 포자의 생존 가능성, 박쥐의 최소 감염용량, 그리고 새로운 장소에서 *G. destructans*가 정착할 수 있는 진균의 수 등 현재는 알지 못하는 수많은 요인들에 좌우된다(그림 3). 현재로서는, *G. destructans*가 열에 취약하다는 것(40)과

추위와 냉동에 내성이 강하다는 것 외에는 아는 것이 별로 없다(6).

　북미와 유럽에서는 취미로 동굴을 탐사하는 것이 흔하며, 특히 유럽에서 *G. destructans*가 풍토성인 프랑스, 독일, 루마니아, 체코와 같은 나라에서는 특히 인기가 많다. 실제로 1940년대 이래 동굴 탐험가가 북미를 찾고 있다. 하우동굴은 1843년 이래 관광객과 동굴 탐험가 모두에게 개방되어 매년 2십만 명 이상이 방문하는 관광지인데, WNS가 최초로 검출된 장소가 이 하우동굴의 60m 안에 있다. 그런 곳에 침입 종이 유입되는 것은 그리 놀랄 만한 일이 아니다. 북미에는 영리를 목적으로 하는 상업용 동굴이 오랫동안 개방되어 왔으며, 외국의 방문객들(전체 방문객의 8%)을 훨씬 더 많이 유치하고 있다(국립동굴협회, 개인적인 서신, 2012). 윈드동굴(사우스다코타, 1891년 개방)은 매년 6십만 명이 방문하고, 매머드동굴(켄터키, 1838년 개방)은 5십만 명, 칼즈배드동굴(뉴멕시코, 1915년 개방)은 4십만 명 이상이 방문한다. 이 동굴들에는 상당한 수의 박쥐 개체군이 있고 외국인 방문의 역사가 오래되었음도 불구하고 WNS가 나타나지 않았다. 이로 보아 인간이 벡터가 되어 *G. destructans*를 운반하기는 하지만 이들이 병을

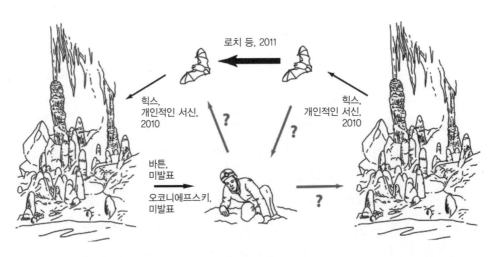

그림 3. *G. destructans*의 전파와 WNS 발생 경로. 실험과 역학 조사로 박쥐–박쥐 전파가 확인되었다. 동굴–박쥐 전파와 박쥐–동굴 전파는 부수적인 것으로 나타났다. 동굴에서 진균의 포자가 인간의 활동을 통해 인간에게 묻을 수 있지만, 그것이 *G. destructans*를 전파시키는 벡터인지는 확실하지 않다. 흑색 화살표는 알려진 진균의 운반을 의미하며 화살표의 두께는 운반의 중요성을 나타낸다. 회색 화살표는 아직 알려지지 않은 기전을 나타낸다. doi:10.1128/microbiolspec.OH-0008-2012.f3

일으키는 것은 매우 드문 것으로 보인다.

박쥐는 *G. destructans*의 명백한 벡터로, WNS의 박쥐−박쥐 전파는 잘 알려져 있으며 실험 조건에서도 확인된다(그림 3)(41). 진균은 감염된 박쥐의 털과 날개에서 분생포자를 많이 만드는데(그림 1A), 이 분생포자는 동면하기 전이나 동면하는 중에 교미, 털고르기, 무리짓기를 통해 박쥐들끼리 접촉할 때 전파된다. 실제로 박쥐는 통상적으로 잠자리의 자세를 바꾸며 심지어 각성기 동안에는 동면 장소를 바꾸기(19) 때문에 *G. destructans*가 박쥐에서 박쥐로, 그리고 동굴에서 동굴로 이동하는 기회를 제공한다. *G. destructans*는 WNS에 감염된 박쥐와 미감염 박쥐를 철망(진균이 공기를 타고 이동할 수 있음)으로 분리시키면 감염이 전파되지 않고, 또한 실험적인 감염 연구에서도 감염에 1×10^5개의 포자가 필요하다는 점을 고려할 때 *G. destructans*의 최소 감염용량이 높을 가능성이 있다(41). 이는 WNS의 유행이 박쥐의 이동 경로를 따라 확산된다는 점과 함께(그림 2), 박쥐 그 자체가 유럽으로부터 북미로 *G. destructans*를 이동시켰을 가능성을 열어 준다. 박쥐는 날아서 대양을 통과하지는 못하지만, 가령 폭풍우 동안 경로에서 벗어나게 된다든지 할 때 우연히 찾은 배와 같은 피난처를 타고(42), 배가 항해하는 대로 최종 목적지로 간다. 그러한 여행은 북미의 박쥐가 유럽과 러시아로 이동한 사례에서 보인다(42). 박쥐는 또한 선적된 컨테이너에서 보금자리를 틀어서, 대양을 건너는 배에 갇힌 채 최종 항구까지 운송될 수도 있다. 이러한 방식으로 아시아와 유럽으로부터 북미까지 혹은 북미로부터 아시아와 유럽까지 박쥐가 이동한 사례가 있다(42). 하우동굴이 북미에서 가장 번잡한 선적항인 뉴욕 알바니와 60km의 거리에 있다는 점을 고려하면, *G. destructans*가 유럽의 *G. destructans*에 감염된 박쥐에 의해 운반되었을 가능성이 있다.

영향

진균의 이동 경로가 무엇이건 간에, 현재 북미에는 *G. destructans*가 존재하며 박쥐와 환경에 중대한 영향을 미치고 있는 것이 사실이다. 박쥐는 넓은 지역에 분포하고, 채식성, 잡식성, 식충성, 꿀을 먹는 박쥐, 그리고 드물게 흡혈성까지 먹이의 종류가 매우 다양하여, 사막에서 해안, 열대에서 북극권에 이르기까지 거의 모든 지역에서 살 수 있다(19). 그러한 광범위한 분포와 다양한 먹이가 있다는 것을 볼 때, 박쥐가 해충의 조절이나 용설란, 망고, 구아바, 바나나 등과 같은 식물의 발아와 종자 산포 등과 같이 생태계에서 중요한 역할을 수행한다는 점은 놀라운 일이 아니다. 박쥐는 겨울 동안 먹이를 이용할 수 없을 때 장거리를 이동하거나, 혹은 원하는 조건이 돌아올 때까지 그 곳에서 동면하는 등 적응력이 뛰어나다(19). 실제 멕시코큰귀박쥐라고도 하는 브라질큰귀박쥐는 2,000km까지 이동할 수 있다고 한다. 지하(광산과 동굴)를 선택하여 동면하는 박쥐들이 WNS에 감수성이 있는 것들이 있다. 북미에 서식하는 47종의 박쥐 중에서 작은갈색박쥐, 인디애나박쥐, 회색박쥐, 북부윗수염박쥐, 남동부윗수염박쥐, 동부작은발박쥐, 큰갈색박쥐, 동부집박쥐, 버지니아큰귀박쥐, 동부붉은박쥐, 남동부큰귀박쥐 등 12종이 현재 WNS가 유행하는 범위에서 서식한다. 이들 중에서 동부붉은박쥐와 남동부큰귀박쥐는 동굴과 광산에서 동면하지 않기 때문에 진균에 잘 노출되지 않는다. 나머지 10종 중에서 버지니아큰귀박쥐는 WNS 유행으로 인해 개체수가 감소되고 있다(27).

식충성 박쥐는 식탐이 대단한 사냥꾼으로, 작은 깔따구(크기 2mm)부터 커다란 딱정벌레(최대 5cm 크기의 갑충류)에 이르는 다양한 곤충을 잡아 먹는다. 새끼를 돌보는 암컷 작은갈색박쥐는 하루 저녁에 자신의 체중의 30%까지 먹을 수 있는데, 이는 시간당 520마리의 곤충을 잡는 양이다(43). WNS에 영향을 받은 박쥐 종이 잡아 먹는 곤충에는 쌍시류(파리목), 날도래류(날도래목), 매미목(매미, 진딧물) 등이 있다(43). 이들은 농업에 중요한 영향을 끼치는 해충으로, 농작물에 알을 낳으면 엄청난 식욕을 가진 애벌레와 유생형으로 부화한다. 현재 670만 마리의 박쥐가 사라지면서 매년 5~10톤의 곤충이 추가로 번식하여 농업에 미치는 잠재적인 영향이 매우 크다. 보일스 등(55)에 의하면, 2011년을 기준으로 감소하는 박쥐 개체군으로 인해 매년 농작물의 손실과 살충제를 살포하는 비용이 37억 불 이상이 될 것으로 추산하였다.

WNS가 다른 산업에 미치는 영향은 정확하게 알지 못한다. 미국에는 14개의 국립공원에 동굴이 있고, 그 외에도 영업을 목적으로 하는 142개의 동굴이 있다. 동굴 관광은 매년 3,200만 명 이상의 관광객이 5억 5천만 불 이상의 지역 수익과 1만 명의 직간접적인 고용을 창출한다(국립동굴협회, 개인적인 서신, 2012, 캐슬,

개인적인 서신. 2012). 비상업성 동굴은 WNS가 유행하는 동안 폐쇄되었다. 상업적인 동굴도 인간이 *G. destructans*를 확산시킬 가능성을 억제하도록 압력을 받고 있다. 일반 대중이 동굴이 폐쇄되는 것을 보고 *G. destructans*가 인간의 건강도 위협할 수 있다는 인식을 하면서 동굴 영업이 심각한 영향을 받고 있는 것이다(영배르. 개인적인 서신. 2012). 취미로 동굴을 탐험하는 사람들의 활동도 동굴산업의 수익에 연결된다. 매년 약 5만 명의 취미 동굴 탐험가가 탐험 장비와 여행으로 5천만 불 이상을 소비할 뿐만 아니라 보이스카웃, 종교단체 등 단체로 동굴을 방문하는 청소년들이 연간 백만 명 이상이라는 추산을 바탕으로, 동굴이 많은 지역에서 WNS 유행으로 잃게 되는 손실은 매년 7억 불 이상이다.

WNS의 유행은 경제 문제를 넘어 건강 분야에서도 인간에게 영향을 미칠 수 있다. 작은갈색박쥐의 먹이는 10~20%가 모기로, 하루에 200~800마리를 먹어 치운다(43). 이는 현재 작은갈색박쥐가 사라지는 것만으로도 매년 2천억 마리의 모기가 더 번식하게 된다는 것을 의미한다. 웨스트나일바이러스는 모기가 벡터로, 1999년 북미 대륙으로 유입된 이래 백만 명 이상의 인간을 감염시키고 1,300명 이상을 사망하게 하였다(44). 모기의 개체군이 현저하게 증가하면서 특히 웨스트나일열과 WNS 모두 창궐하고 있는 뉴욕과 같은 주를 중심으로 웨스트나일열의 발생률과 이환율도 극적으로 증가할 수 있다(44).

대응

표재성 진균증이 정상 면역을 가진 온혈 포유류에 치명적인 감염을 일으키는 경우는 거의 없다(3). 그래서 WNS는 원래 면역억제 바이러스나 확인되지 않은 살충제와 같이 그 곳의 지역적, 환경적 요인에 의해 생기는 것으로 생각하였다(45). 이런 생각에는 원인 병원체를 배양하는 것이 어려웠고, 진균의 성장과 박쥐의 동면에 필요한 환경 조건을 만들기가 어려웠다는 점도 한몫했다. 이 때문에 WNS가 출현하고 4년이나 지나서 *G. destructans*가 WNS의 원인이라는 코흐의 공리가 입증되었다(41). 그리고, 차투르베디 등은 무작위 증폭 DNA 다형성 분석(RAPD)을 사용하여 WNS에 감염된 박쥐로부터 얻은 *G. destructans*

분리주가 지리학적으로 광대한 지역에 걸쳐 유전자 좌를 공유한다는 것을 확인하였다(46). 5개의 서로 다른 RAPD 검사용 프라이머 세트를 사용하여 확인된 바로는, 모든 WNS의 사례에 단일 근원에서 유래한 진균이 관여되었고, 따라서 단일 병원체가 유행을 확산시켰다는 것이다(46). 이 시점에서 비로소 생물학자들은 인수공통감염증의 대규모 유행을 목격하고 있다는 것을 깨닫고, 유행을 통제하기 위한 문제에 집중하게 되었다.

이 진균증의 유행을 억제하거나 근절할 수는 없었지만(3), 파괴적인 유행에 직면한 일반 대중과 기업의 이해관계자가 연방과 주의 정부기관들로 하여금 적절한 조치를 취하도록 압력을 가했다. 하지만 그러한 유행이 발생했을 때 야생 생물이나 토지 관리자에게 적용할 수 있는 조치는 많지 않았고, WNS에 대한 대응도 다른 감염성 진균증에 대한 대응과 비슷할 수밖에 없었다. 즉, 여러 가지 조치를 취했으나, 어떤 경우에는 오히려 박쥐 개체군이 감소하는 결과를 보이기도 했다(3). 초기의 노력은 병원체의 운반을 억제하는 방향으로 진행되었다. 박쥐가 이동하거나 이주하는 것을 통제하기는 불가능하지만 진균 전파와 관련된 인간의 활동은 제한할 수 있다. WNS가 발생한 주에서는 동굴 관광이 금지되었으며, 국가적으로 진균에 대항하는 소독 프로토콜이 개발되었다(40). 이러한 방법이 진균증의 확산에 특히 더 취약한 미국 서부에서 새로운 질병 진원지를 없앨 수 있다는 것을 보여 주기도 하였다.

유행을 통제하고자 하는 선택은 한계가 있다. 표재성 진균증과 마찬가지로 *G. destructans*는 강력한 적응면역반응을 유발하지 못하기 때문에 예방접종의 효과는 거의 없을 것이다(1). 항진균제는 독성과 내분비 효과 때문에 종종 박쥐 그 자체에 해로우며 치료의 효능도 낮다. 박쥐에게 해롭지 않은 항진균제가 발견된다고 해도, 박쥐가 동면하는 동안 털고르기와 같은 활동으로 체표면에 도포된 약물이 제거될 것이고, 반복적으로 투여하면 WNS와 유사한 장애로 박쥐를 죽게 만들 것이다. 따라서, 효과적인 치료란 장기간 약효가 지속되는 항진균제를 각각의 박쥐 개체에게 직접 투약하는 방법일 수밖에 없다. 박쥐가 수천 마리가 넘는 집단으로 높은 천장의 구석진 틈에서 동면하는 만큼, 그러한 직접적인 투여는 대단히 어렵다. 다른 방법은 더 극단적인 것으로, 감염된 박쥐, 특히 새로이 WNS가 확인된 지역에서 감염된 박쥐를 살처분하는 것이었다. 이 조치에 대한 모의 조사 결과가 가리키는 바는, 감염된 박쥐를 모두 찾아내기가 어렵기 때문에 이 조치가 WNS의 확산을 억제하지 못할 것이며, 다만 자연적으로 내성을 가진 박쥐 군집이 출현하는 것을 막을 수는 있다는 것을 보여 주었다(47, 48).

몇몇 박쥐 종의 멸종이 가까워지면서 생물학자들은 유전적인 다양성을 유지하는 방법을 연구하고 있다. 이 방법에는 박쥐 집단을 WNS 유행이 지날 때까지 격리하여 유지시키는 "방주" 군집을 확보하는 것도 포함된다. 항아리곰팡이에 직면하여 위협 받는 양서류에 대해서도 유사한 접근법이 개발되었다(49). 이 방법으로 생존 집단을 유지한다면 WNS가 지나간 후 박쥐를 재유입시킬 수 있을 것이다. 그러나 만일 *G. destructans*가 동면 장소에서 부생성의 생활 방식으로 생존할 수 있다면 이 방식조차 그 효과에 한계가 있다. 게다가, 버지니아큰박쥐를 연구용으로 포획하여 키우려는 시도가 집단의 모든 박쥐가 다 죽어 버림으로써 실패한 일이 있다. 이는 인공적인 환경에서 건강한 박쥐를 유지시키는 것이 얼마나 어려운지를 말해 준다.

어떤 연구자들은 전파의 사슬을 끊고 박쥐가 재감염되는 것을 막고자 동면 장소를 소독하였다. 그런데 이 접근법은 일차적으로 지하 생태계에 미치는 생물제제의 영향이 아직 밝혀지지 않았기 때문에 문제가 많다. 동굴은 동굴에 적응한 종과 풍토성 종이 대단히 다양하게 존재하는 복잡한 생태계를 이루고 있으며(37), 이 중에서 진균은 영양소의 이동에 중요한 역할을 수행한다(50). 실제로 이종 생물의 확산을 억제하기 위해 소독제를 사용하는 것이 매우 파괴적인 결과를 보인 끔찍한 역사가 있다(51). 프랑스의 라스코동굴은 신석기시대의 그림이 많아 문화적으로 중요한 동굴이다. 2000년, 침습성 진균 *Fusarium solani*가 동굴 속의 표면에서 집락화하기 시작했다. 이 진균을 제거하기 위한 시도로 제4급 암모늄화합물을 포함하는 생물제제를 동굴에 뿌렸다. 불행하게도, 이러한 소독제의 사용은 동굴의 토착 미생물총을 파괴시켰고, 기존에 풍토성 미생물 군집에 포함되어 있었던, 소독제에 내성을 가진 충매성 진균이 선택적으로 살아 남게 되었다(52, 53). 그 결과는 유입된 진균의 증가와 빠른 성장으로 인해 그림 자체와 동굴의 생태계 모두에 재앙적인 결과를 낳았다(51). 이처럼 항진균제는 동굴의 생태계를 붕괴시킬 가능성이 있다. 같은 환경을 공유하는 다른 위협 받는 종과 멸종 위기에 처한 종들을 고려할 때 이것은 선택하기 어려운 문제이다(37).

미래

　북미에 서식하는 박쥐의 운명이 위태롭다. WNS의 빠른 확산과 높은 사망률은 동굴과 광산에서 동면하는 박쥐 종들을 극적으로 감소시켰다. 이 글을 쓰는 동안에도 WNS는 남쪽 앨라배마까지 그리고 북쪽의 캐나다 온타리오까지 미국 22개 주와 캐나다 4개 주로 확산되고 있다(그림 2). 가장 최근의 추정치는 670만 마리 이상의 박쥐가 죽었으며, 실제로는 이보다 훨씬 더 많을 수도 있다(54). 현재의 감소 추세라면 미국 북동부에서 작은갈색박쥐는 멸종한다는 것이 거의 확실하다(4). 이미 멸종위기종의 목록에 들어 있는 인디애나박쥐, 회색박쥐, 버지니아큰귀박쥐와 같은 종들은 전 개체가 WNS 유행 지역 내에 들어 있다. 이러한 박쥐들은 인간의 보호 노력이 없으면 곧 멸종할 것이다.

　하지만 여전히 희망이 없지는 않다. WNS가 최초로 발견된 뉴욕과 같은 주에서의 높은 사망률은 동면하는 박쥐 종을 거의 사라지게 했지만, 어떤 동면 장소에는 WNS가 여전히 존재함에도 불구하고 박쥐들이 매년 되돌아오는 것이 관찰되고 있다. 여기에는 WNS에 의해 가장 심각하게 당한 개체군인 작은갈색박쥐가 포함되며, 이는 내성을 가진 개체군이 출현하였음을 시사한다(48). 버지니아큰귀박쥐와 큰갈색박쥐와 같은 종은 WNS에 의해 극적으로 감소된 다른 종이 살던 동굴에서 동면한다. 이 박쥐들은 질병에 걸리지 않았으며(터너, 개인적인 서신, 2011), 이는 *G. destructans*에 대한 자연적인 내성이 존재함을 시사한다. 이러한 종이 박쥐의 생존 가능성을 보여 주는 반가운 소식이기는 하지만, 반대로 WNS에 오염된 장소에 사는 이들 건강한 박쥐가 슈퍼전파자로 작용하여 감염되지 않은 동굴로 병을 옮기고 취약한 종에게 감염을 촉진시킬 수도 있다.

　WNS의 유행과 싸우기 위한 노력에 방해가 되는 것은 박쥐의 중요성과 박쥐의 행동에 대한 대중의 오해이다. "박쥐는 날아다니는 설치류로, 머리 위에 앉아서 피를 빨아 먹는다"고 하는 잘못된 생각이 대중에게 박혀 있다. 박쥐는 식충목에 속하는 종으로, 진화 계통상 영장류와 가깝다. 박쥐는 현재까지 알려진 모든 표유류 종의 20% 이상을 차지한다. 박쥐는 1,100종 이상이 확인되어 포유류 중에서 종의 수가 설치류에 이어 두 번째로 많다(19). 박쥐는 반향정위, 곡예비행 능력, 우수한 시야를 통한 뛰어난 공간지각 능력을 가지고 있어서, 고의로 어떤 사람의 머리 위에 앉을 가능성은 거의 없다. 박쥐는 우리의 생태계에서 중요한 역할을 한다. 이 포유류의 중요성에 관해 대중에게 교육하는 것이 이들의 생존을 지속시키는 핵심 요소이다.

결론

WNS의 유행은 병원체가 동물과 환경과 인간에게 영향을 미친다는 것을 보여 주는 좋은 예라고 할 수 있을 것이다. 이 유행은 박쥐생물학자, 야생동물 관리자, 수의학연구자, 병리학자, 의학균류학자, 환경미생물학자 등 여러 학문 분야를 통틀어서 광범위한 전문가들의 협업의 필요성을 입증하는 동시에, 신종 질병에 대한 전체적인 접근법의 중요성과 잘 작동하는 원헬스 계획의 중요성을 일깨워주고 있다. WNS와 *G. destructans* 병리의 문제들에 대해서는 한 분야의 전문가가 답을 할 수는 없고, 의학, 수의학, 환경과학의 통합적인 도구와 자원의 공유가 필요하다.

북미에서 WNS의 근원이 무엇이고 박쥐의 미래가 어찌 될지는 알 수 없으나, *G. destructans*는 북미에 존재하고 있다. 박쥐 종을 보호하고 보존하기 위해서는 우리가 *G. destructans*의 전파에 대해 이해해야 하고, WNS의 유행을 억제하기 위하여 통합적으로 접근해야 할 필요가 있다.

이 장의 약어

RAPD	Random amplified polymorphic DNA analysis	무작위증폭 DNA다형성 분석
WNS	White-nose syndrome	박쥐흰코증후군

원헬스와
항생제 내성

제12장

자연계의 항생제 내성

서론

원헬스의 개념은 인간, 동물, 식물의 건강과 기능의 유지가 다양한 측면에서 세균과 그 대사물의 존재와 관련이 있다는 사실에 기반을 둔다. 세균은 질병의 근원일 뿐만 아니라, 질병 치료의 자원이기도 하다. 또한 치료에 내성을 보이는 유전자의 기원이다. 병원체로서의 세균은 진화 초기부터 존재해 오고 있으며, 모든 생명체와 공존하면서 아마도 수많은 종을 멸종시켰을 것이다.

세균 감염증의 치료를 위한 화학요법의 기원은 1907년 에를리히가 파동편모충증과 같은 기생충 감염증의 치료제로 비소화합물을 발견한 시점으로 거슬러 올라간다. 화학요법의 사용은 당연히 내성의 출현을 동반하였다. 후에 에를리히는 화학수용체의 개념에 기반하여 매독 치료제로 유기수은인 살바르산을 개발하였다. 이 무시무시한 약제는 심각한 부작용이 있었지만 감염증의 치료에는 효과가 있었다. 살바르산에 대한 내성도 보고되었는데, 수은에 대한 내성은 세균에서 매우 흔하다. 그로부터 20여 년이 지난 후에 개발된 술폰아미드는 아직까지도 효과적인 항생제로, 1930년대 후반에 이 약물에 대한 내성이 확인되었지만 여전히 널리 사용되고 있다[1].

1940년대 중반에 도입된 페니실린과 스트렙토마이신은 사용과 생산의 측면에서 항생제 시대의 개막을 예고하는 것이었다. 항생제는 감염증 치료에 가장 중요한 요소가 되었고, 제약회사 또한 번창하였다. 항생제 사용 범위가 넓어지면서 관련 산업도 발전하였고, 항생제의 종류도 빠르게 늘어났다. 현재 열 가지 이상의 중요한 항생제 계열이 있으며, 효과가 좋은 수백 가지의 유도체들이 만들어졌다.

  항생제의 광범위한 사용의 후유증으로 오늘날 항생제 내성이 널리 확산되고 있다. 항생제 내성이 확산되기 전 항생제 사용 초기에 경험한 몇 가지 사례를 생각해 보자. 1950년대 초 항생제가 민간에서도 사용되기 시작했을 때(그 이전에는 군인에게만 제공되었음), 보스톤시립병원의 저명한 감염병 의사 맥스웰 핀랜드는 항생제 효과의 변화를 기술하였다. 1971년 출간된 종설 논문에서 그는 다음과 같이 말했다[2].

> 응고효소 양성 포도알균에 대한 첫 번째 보고(1950년)에서 우리는 균주에 대한 페니실린의 최소억제농도(MIC)가 ml당 0.001~>250μg으로 넓게 분포함을 밝혔다. 1946년 이전에 분리된 균주와 이후 4년에 걸쳐 분리된 균주에 대한 페니실린 MIC를 비교한 결과, 1946년 이전 균주의 82%가 0.04μg/ml에서 억제되었으며, 나머지 균주에 대한 MIC는 5μg/ml 이하였다. 그러나 1946~1947년에 분리된 균주의 25%와 1948~1949년에 분리된 균주의 21%만이 이 범위의 MIC를 보였고, 나머지 균주의 MIC는 250μg/ml 이상으로 높아져 있었다.

에리쓰로마이신의 내성 발현에 대한 유사한 연구가 미국의 병원에서 보고되었다. 에리쓰로마이신이 처음 도입되었을 때 모든 포도알균은 1.0μg/ml 이하의 에리쓰로마이신으로 억제되었으나, 5개월 후에 환자와 의료인에서 검출된 황색 포도알균의 70%가 100μg/ml의 에리쓰로마이신에도 내성을 보였다.

항생제 내성의 출현: 불길한 조짐

항생제 내성은 항생제가 감염병 치료에 사용되기 전부터 이미 존재하고 있었다. 하지만 이런 사실은 몇 가지 의문을 불러 일으켰다. 자연 환경 어디에 항생제 내성 유전자가 존재하는가? 그런 유전자는 환경에서 어떤 기능을 할까? 어떻게 이들이 인간에게 확산되었을까? 내성 유전자를 선택하는 다른 압력이 있을까?(이 주제에 대한 논의는 참고문헌 3에 있음). 인간의 장관을 포함한 다양한 환경 검체로 시행한 메타게놈 분석에서 항생제 내성과 연관된 유전자는 어디에나 존재함을 알 수 있었다(4, 5). 물론 자연에서 이 유전자들을 갖고 있는 미생물이 항생제에 내성을 보이는지는 잘 모른다. 자연에서 항생제가 만들어지고 활성을 보이는 것이 흔한 일일까? 자연에서 미생물 개체군들은 늘 서로 싸우고 있을까?

항생제 생성에 관여하는 유전자군은 복잡하다. 한때는 이러한 유전자군이 주로 진균이나 방선균류의 세균들, 특히 *Streptomyces*속의 세균들과 연관이 있는 것으로 생각한 적이 있었다. 하지만, 세균의 항생제 생성이 특정 세균하고만 연관되어 있지는 않다. 즉, 대부분의 미생물들이 다양한 기능을 가진 소형분자를 만들 능력이 있다. 세균에 의해 생성되는 두 가지 주된 항생제군은 폴리케티드와 비-리보솜 펩티드, 또는 이들의 복합체이다. 이러한 유전자군은 자연계에 널리 퍼져 있다. 이들의 소형분자 산물은 항생 물질이나 독성인자로 작용하기도 하고, 조절 과정에 개입하여 여러 가지 생물활성을 나타내기도 한다. 그리고 서로간에 상호작용을 함으로써 아주 다양한 역할을 한다. 오래 전부터 생명체에 늘 존재하던 이러한 놀라운 소형분자 산물의 기능에 대해 다시 한 번 관심을 가질 필요가 있다.

1974년 항생제를 생성하는 *Streptomyces*에서 항생제 내성 기전을 전사하는 유전자를 발견한 것은 중대한 사건이었다. 그 후 이와 유사한 사례가 많이 확인되었다. 쿤드리프와 데마인(6)은 소위 자가보호 기전에 대해서 상세히 정리하였다. 이 기능은 도대체 어떠한 작용을 하는 것일까? 자연에서 내성 유전자의 역할에 대한 연구는 많이 이루어지지 않았다. 항생제를 생산하는 세균에서 자가보호 기전과 관련된 유전자들이 불활성화되면 죽게 될까? 아니면 단순히 항생제만 만들지 못하게 되는 걸까?

내성 유전자는 어디에나 있다

염기서열분석 기술의 발전으로 소형분자 산물의 생성과 관련된 유전자군이 세균과 진균의 유전체에서 많이 밝혀졌고, 내성 연관 유전자도 많이 확인되었다.

환경은 어떨까? 아인슈타인은 환경을 "내가 아닌 모든 것"이라 정의하였다. 개별적인 미생물에 대한 연구와 달리, 수많은 환경으로부터 직접 추출된 DNA에서 메타게놈을 분석하여 내성 유전자를 조사하였다. 여기에는 해양 환경에 있는 생물, 영구동토층에 있는 생물, 지각 아래 깊은 곳에 있는 생물 등 아주 다양한 곳에서 채취한 생물이 포함되어 있다. 이런 환경에서 내성 유전자들이 많이 발견되었다. 인간의 위장관에서도 다양한 내성 유전자군이 확인되었다[7]. 이렇게 내성 유전자는 환경뿐만 아니라 우리 몸 안에도 있었던 것이다. 게다가 내성 유전자는 고대의 토양에서도 발견되었다[8]. 내성 유전자는 생물권에 존재하는 자연 산물로 어디에나 존재하지만, 우리는 그 유전자의 실제적인 기능은 잘 알지 못한다.

현대의 염기서열분석 기술로 우리는 조류, 곤충, 어류, 인간, 심지어 무생물과 연관된 세균에서 내성 유전자를 조사할 수 있게 되었다. 내성 유전자의 존재는 인간의 삶과 연관된 가축과 현대사회 전반에 걸쳐서도 확인된다. 뿐만 아니라, 현대문명과 아무런 접촉이 없었던 원주민과 그들의 환경에서도 전이 가능한 내성 유전자가 발견된다[9]. 따라서 우리는 항생제와 항생제 내성 유전자가 모두 고대에서부터 존재해 왔던 것이라고 결론지을 수 있다. 이들은 같이 진화되었을까? 어느 것이 먼저일까? 분명한 것은 내성 유전자는 병원체가 진화되기 전부터 생물권에 존재했었다는 것이다. 이러한 주제에 대한 보다 상세한 정보는 여러 종설 논문에서 다루고 있다[10~12].

항생제 내성의 기전

한 가지 중요한 의문은 환경의 내성 유전자와 환자 유래 병원균의 내성 유전자 사이의 관계가 무엇이냐 하는 것이다. 그람양성 세균에서 펩티드 항생제, 즉 반코마이신과 답토마이신의 세포벽 기능 억제에 관한 것은 관심을 가질 만한 주제이다. 반코마이신은 임상에서 널리 사용되며, 많은 그람양성 세균에 내성 유전자 오페론이 존재한다(13). 이 유전자는 동물 성장 촉진을 위해 항생제가 광범위하게 사용되었을 때 획득되었다. 이 오페론은 후벽균류(방선균류를 제외한 그람양성 세균) 사이에서 전달될 수 있다. 반코마이신에 대한 내성 유전자군은 포도알균에서도 검출되지만 장알균에서보다 안정성이 약하거나 숙주 내에서의 기능이 완전하지 않다.

답토마이신은 비교적 최근에 소개된 치료제이지만, 내성 유전체에서 답토마이신 가수분해효소를 전사하는 유전자가 발견되었다(14). 특이한 것은 임상 분리주에서는 그와 유사한 내성 기전이 확인되지 않고 있고, 전달 가능한 내성 기전도 확인되지 않았다. 우리는 왜 이러한 "이상적인" 내성 기능이 병원체로 전달되지 않았는지를 잘 알지 못한다. 동물의 성장 촉진을 목적으로 답토마이신이 사용되지 않았다는 점에도 주목할 필요가 있다.

후벽균류에서 세균의 세포벽을 재생시키는 내성 유전자군은 매우 독특하며, 기원에 대한 설이 많다. 반코마이신 내성 유전자군은 근권에 서식하는 흔한 토양 세균인 *Paenibacillus*속 세균의 유전체 내에 존재한다(15, 16). 이 속의 어떤 세균은 중요한 식물 병원체이다. 또 유전공학적으로 처리한 세균은 해충으로부터 식물을 보호하기 위해 사용하기도 한다. 이러한 세균에서 VanR-유사체가 존재한다는 것은 흥미롭다. 이들은 이들을 갖고 있는 세균에게 어떤 유용한 기능을 제공할까? 항생제의 작용에 대항하는 보호제일까, 혹은 신호를 교란시키는 제제일까? 반코마이신과 유사한 물질이 관련될까? 어떤 *Paenibacillus*는 우연하게 답토마이신과 관련된 지질펩티드 항생제를 만들어서 답토마이신에 내성을 보인다.

유전자의 수평 전달과 내성의 확산

의학, 수의학, 농업에서 항생제가 무분별하게 사용되고 있고, 새로운 항생제가 지속적으로 도입되고 있다. 이로 인해서 전 세계적으로 병원 환경과 지역사회에서 항생제 내성은 계속 증가하고 있다. 1960년대 초에 벌써 포도알균의 70%

가 페니실린에 내성이 되었다. 그리고 그람음성 세균의 감염에 대해 베타-락탐 항생제가 보다 빈번하게 사용됨으로써 전달 가능한 베타-락탐 분해효소가 널리 퍼지게 되었다. 유전자의 수평 전달은 거의 모든 병원체가 획득하는 다제내성의 일차적인 근원이다. 현대의 세계 여행과 무역 등으로 인한 전 세계적인 교류를 등에 업고 새로운 내성 유전자가 성공적으로 확산되고 있다. 이 기전은 대부분 잘 알려져 있지만, 이러한 이해가 내성 유전자의 확산을 막는 데는 거의 영향을 미치지 못했다. 내성 유전자의 전달에 대한 심각성이 언론에서 여러 번 다루어졌지만 그 효과가 미미하였고, 내성 유전자의 국제적인 이동을 막기에는 역부족이었다.

폐결핵

결핵은 역사적으로나 의학적으로나 꽤 흥미를 끈다. 여러 지역의 고대 무덤에서 발견되는 골격 기형에서 보듯이, 결핵균은 가장 오래된 인간 병원체일 것이다. 결핵은 인류사에서 다른 모든 전염병과 전쟁보다 더 많은 생명을 희생시켰다. 결핵에 대한 최초의 효과적인 치료제는 1945년 샤츠와 왁스만이 발견한 스트렙토마이신이었다. 스트렙토마이신의 발견은 의학의 중요한 이정표였고, 수천 년 동안 죽음과 고통의 원인이었던 질병을 치료하는 중요한 발견이었다. 하지만 스트렙토마이신을 포함한 아미노글리코시드계 항생제는 내이에 있는 신경조직에 대한 친화력이 대단히 높기 때문에 귀의 독성이 문제가 되었다. 또한 치료 과정에서 세균이 빠르게 고농도의 스트렙토마이신에 내성을 획득하게 되었다. 그래서 결핵의 치료는 여러 항생제의 복합요법으로 대체되었다. 어쨌든 페니실린의 등장과 함께 스트렙토마이신의 초기 성공은 항생제 시대의 개막을 알렸다. 결핵의 항생제 내성은 여러 약제들을 차례로 사용하면 여러 표적 부위에서 돌연변이가 순차적으로 일어난다는 점이 중요하다. 결핵균이나 기타 항산균에서는 다행히 전달 가능한 약제 내성이 아직까지 발견되지 않고 있다.

1세대 항생제인 페니실린과 스트렙토마이신은 여전히 많은 국가에서 다양한 감염의 치료에 사용되고 있다. 스트렙토마이신은 결핵 외에도 장알균 감염증과 페스트의 치료에도 사용된다. 페니실린은 값이 싸고 구하기 쉽고 상대적으로 독성이 적어 개발도상국에서 다양한 감염증의 치료에 사용된다. 페니실린과 스트렙토마이신 두 약제 모두 내성이 발생하여 치료가 실패하는 것이 흔하기 때문에, 주로 단기간의 치료에 사용된다. 두 항생제 모두 돌연변이와 유전자의 수평 전달을 통해 내성이 생긴다. 먼저, 항생제가 투과되는 것을 막는 돌연변이가 일어난다. 그리고 스트렙토마이신의 경우에는 표적 부위의 돌연변이를 통해 항생제가 표적에 결합하는 것을 억제한다. 이러한 돌연변이는 표적 부위인 리보솜 단백질의 아미노산을 변화시켜 고농도의 내성을 부여한다. 페니실린의 경우, 병원체는 베타−락탐 고리를 가수분해하여 약물의 활성을 파괴하는 페니실린 분해효소 유전자를 획득하게 된다.

커다란 실수

1940년대 말 불길한 사건이 발생했다. 테트라사이클린계와 클로람페니콜이 환자에게 사용되기 시작한 직후, 항생제를 생산하면서 생긴 정제 잔유물과 미가공 발효물이 닭의 성장을 촉진시킨다는 것이 밝혀졌다. 이 잔유물에는 비타민 B12, 그리고 나중에 항생제로 알려진 다른 여러 성분들이 포함되어 있었다[17]. 많은 연구 끝에 FDA는 결국 동물의 성장 촉진제로 저농도의 항생제를 사용할 수 있도록 승인하였다. 동물을 운반하면서 발생하는 심각한 문제인 "수송열"로 인한 손실이 사료에 항생제를 첨가한 이후 크게 감소했다. 또한, 항생제가 첨가된 사료는 동물의 성장을 촉진하여 사육 기간을 단축시켰다. 동물과 동물의 배설물에서 항생제에 내성을 가진 세균이 검출되었지만 이 사실은 간과되었다. 그때까지는 항생제 내성 전달에 대해 알려지지 않았기 때문이었다. 유전자의 수평 이동은 1950년대 중반 일본에서 처음 보고되었지만, 그 전에도 일어난 것이 거의 확실하다.

초기의 성공으로 항생제가 농업과 가축 업계에서 광범위하게 사용되게 되었다. 일본에서는 항생제가 양식업에서도 사용되기 시작했다. 이러한 산업적인 활용으로 항생제가 급속하고 광범위하게 사용되었으며, 이는 항생제 내성균의 선택적 생존에 중요한 요인이 되었다. 또한, 항생제를 생산하는 과정은 종종 10만 리터 이상이나 되는 대용량의 발효용기를 사용하기 때문에, 엄청나게 많은 발효 물질이 환경으로 방출되었다. 게다가 인간과 환경의 건강을 심각하게 고려하지 않고 항생제가 포함된 폐기물을 버렸다. 이러한 항생제 남용에 대한 보고는 매우 많다(18). 어떠한 항생제도 인간과 동물에게 항생제와 항생제 유도체를 과도하게 사용함으로써 발생하는 선택압을 피해 가지 못하였다. 하지만 항생제 선택압이 내성에 미치는 영향에 대한 신뢰할 만한 평가는 없다.

내성 유전체가 환경 어디에나 존재한다는 점을 생각하면, 이들이 임상적으로 중요한 내성이 발생하는 데에 어떠한 역할을 하는 것인가? 항생제 내성은 어디에서 오는 것인가? 환경의 내성 유전체가 병원성 세균에 있는 내성 유전자의 직접적인 근원인가? 만약 그렇다면 우리는 이들이 인간 병원체와 동물 병원체에 전달됨을 설명할 수 있어야 한다. 반면에 이들이 임상적으로 중요한 내성의 결정인자가 아니라면, 우리는 그 결정인자의 근원을 찾아야 한다.

임상적으로 중요한 내성의 기원

자연계에 널리 분포하고 있는 세균 중에 방선균이 있다. 방선균은 G+C 함량이 60% 이상으로 매우 높은 편이다. 자연계에서 내성 유전자는 이와 같이 G+C 함량이 높은 세균에서 많이 기원한다. 높은 G+C 함량은 대개의 병원체에서는 단백질 번역을 위한 최적의 조건은 아니다. 참고로, 장내세균과는 G+C 함량이 ~50%, 후벽균류는 ~35% 정도이다. 사람에서 병을 일으키는 세균이 내성 유전자를 획득하고, 또 그 유전자가 세균에서 효과적으로 발현되려면 유전자의 순서가 조화롭게 배치되어 있어야 하고, 그러려면 확률적으로 수많은 돌연변이가 일어나야 한다(19). 이런 일은 G+C 함량이 비슷하게 높은 세균들끼리가 아니면 잘 일어나지 않는다. 흥미롭게도, 인간의 기회감염의 중요한 병원체인 녹농균 (~60% G+C)이 그 대상이 될 수 있다. 실험실적으로는 유전공학적으로 조작된 벡터를 사용한 재조합 기법으로 대장균에서 높은 G+C 함량의 유전자서열이 전사되고 번역될 수 있었다. 그러나 그러한 이질적인 유전자가 자연적으로 전달되고 발현된 예는 아직까지 발견되지 않았다. 그렇지만 항생제가 낮은 농도로만 존재해도 내성 세균의 선택압이 커져서 자발적인 돌연변이율을 높이게 된다는 점을 잊지 말아야 한다.

병원체와 항생제 생성균에 공통으로 존재하는 내성 결정인자는 유사성/상동성의 수준이 매우 높다. 일부의 단백질에는 계(kingdom)가 다른 생명체에서도 놀랄 만한 유사성을 보인다. 하지만 그 기원은 알기 어렵다. 예를 들어, 세균의 아미노글리코시드 인전이효소는 X선결정 분석연구 결과 진핵세포의 단백질키나아제와 3차 구조가 놀라울 정도로 일치한다[20]. N-아세틸기전이효소의 GCN5계와 아미노글리코시드 아세틸기전이효소도 마찬가지이다. 계를 넘어서 전달되는 또 다른 예로, 세균 단백질 합성 억제제 무피로신에 대한 내성 유전자는 진핵세포의 이소류신-tRNA 합성효소를 암호화하는 유전자와 동일하다[21]. 이러한 유사성이 기원을 밝힐 수 있을까? 어떤 것이 먼저일까?

도구

항생제와 항생제 내성 유도체는 고전적인 분자유전학 실험과 재조합 DNA 연구, 생물공학 등에서 매우 많이 이용되어 왔다. 루리아와 델브뤽은 돌연변이 연구에 스트렙토마이신을 사용하였다. 나중에 헤이스는 스트렙토마이신 감수성 균주와 내성 균주를 이용하여 세균 접합에서 유전자 전달의 극성을 증명하였고, 공여균주(Hfr)와 수용균주(F-)를 확인하였다. 그람음성 세균의 접합에서 수용균주를 선택하기 위해 베타-락탐 항생제(페니실린, 암피실린)가 널리 사용되고, 진핵세포공학에서 재조합 수용세포를 선택하기 위해 아미노글리코시드계의 게네티신(겐타마이신의 한 종류)이 광범위하게 사용된다.

이들 항생제를 생물학적 연구와 개발에 사용하는 것은 환경 오염의 또 다른 원인이 된다. 많은 항생제들이 특별한 화학적인 처리 과정이 없이는 매우 안정적으로 활성을 유지하기 때문이다. 특히 도시의 하수 처리가 항생제를 제거하지 않기 때문에 이러한 항생제 사용은 항생제 선택압을 야기한다. 직간접적으로 인간의 문명이 생물권을 지속적으로 오염시키고 있는 것이다.

세균이 돌연변이를 통해 내성을 획득하는 것이 쉬운 일은 아니다. 지금까지 설명한 것처럼 병원체가 항생제에 노출되면 다양한 반응이 나타난다. 우선, 내성 돌연변이가 생기면 상당한 에너지 비용이 들고, 미생물 군집 내에서의 상호작용에도 불리하다. 즉, 내성 병원체는 항생제가 없는 환경에서는 생존에 불리한 것이 보통이다(22). 따라서 이는 일종의 타협으로, 항생제에 의한 오염이 이러한 균(들)이 유지되도록 하는 것이다.

그 다음은?

끝으로 중요한 질문은 "무엇이 항생제 내성 발현을 통제/억제할 수 있을까?"이다. 지난 반세기 동안 항생제 내성의 위협을 줄이기 위해서 수많은 회의, 결의, 제안, 권고안, 워크샵, 정부의 성명, 때로는 법률까지 나왔다(예는 참고문헌 23 참조). 그러나 그러한 위협이 절박하게 인식은 되지만 해결되지는 않고 있다. 문제는 여전히 더 커지고 있다. 항생제 시대 이전의 상태로 되돌아가는 것이 단지 상상 속에 있는 일만은 아니다. 미생물의 입장에서 이는 놀라운 것이 아니다. 우리가 "그들의" 행성에서 살고 있는 것이다. 조슈아 레더버그는 "이러한 투쟁에서 인간의 생존을 보장할 수 없다"고 말했다. 항생제 내성을 줄이기 위해 결정된 조치는 반드시 이행되어야 하지만, 우리가 항생제에 의존하는 것을 생각하면 이러한 조치들을 실행하기는 어렵다.

1. 항생제 사용은 모든 필요한 법적인 절차를 통해 엄격하게 통제되어야 한다. 항생제는 일반의약품으로는 절대 판매를 금지하고 엄격하게 처방전에 따라 사용하도록 제한해야 한다. 항생제를 사용하는 용도는 전적으로 인간에게만 국한시켜야 한다. 이는 항생제와 유사한 화합물에도 적용된다. 그러나 이는 불가능에 가까운 요구이며, 암시장을 형성하는 상황을 초래할 것이다. 국제사회는 핵무기를 통제하기 위해 많은 노력을 기울이고 있으면서 왜 항생제에 대해서는 그렇게 하지 않을까?

2. 아직 잘 모르는 생물활성을 가진 소형분자들이 무수히 많다[24]. 정부의 정책적인 지원을 통해 항생제 후보물질에 대한 연구를 늘림으로써 새로운 항생제를 탐색하고 발굴해야 한다. 거대 제약업계에 그 책임을 지울 수 없다. 그들은 이미 연구를 줄이고 있다. 이윤을 추구하는 대형 제약회사에게 항생제 개발은 맞지 않다. 소규모 회사와 학술연구기관들이 새로운 항생제 개발에 참여할 수 있도록 장려하고, 훨씬 더 유연한 약물 승인 체계를 확립하여야 한다.

3. 항생제는 독성이 있다. 현행 FDA의 의약품 승인 규정이 항생제 시대가 시작된 시기에 적용되었다면 현재 성공한 항생제 대부분은 인간에 대한 사용이 승인되지 않았을 것이다. 그러나 생명을 위협하는 심각한 감염에서는 독성이 큰 항생제라도 사용이 승인되어야 한다. 왜 허용되지 않는 걸까? 항암제는 허용하면서 말이다.

4. 감염병의 예방과 치료를 위한 새로운 접근으로, 인간과 동물의 미생물총에 대한 특성 분석이 활발하게 진행되어야 한다. 이는 다양한 상황에서 항생제 치료가 미생물총에 미치는 영향을 연구하기 위해서 중요하다[25]. 또한, 프로바이오틱스에 대한 연구가 확대되어야 한다. 항생제 사용의 결과로 발생하는 *Clostridioides difficile* 감염은 치명적이며, 치료에 돈이 많이 든다. 이는 인간 미생물총의 복잡성에 대한 이해가 부족해서 생기는 질환 중 하나이다. 인간미생물총 프로젝트(미국)와 MetaHit (유럽)가 성공적으로 시행되었음에도 건강과 질병에서 미생물총이 어떻게 기능하는지에 대한 지식은 아직 초보수준이다.

결론

항생제와 항생제 내성에 대한 우리의 지식에 몇 가지 의문이 있다.

1. 항생제는 "감염의 치료에 사용하는 것"이라는 정의에 맞는, 진정한 항생제일까?

2. 항생제는 환경에서 자연적으로 만들어지고 방출되는 것일까? 현재 토양에 항생제가 존재한다는 증거는 없다.

3. 자연내성 유전체가 흔하고 여러 환경에 존재한다는 것은 명백하다. 토양의 내성 유전체에 대한 최근의 연구는 토양에서 발견되는 항생제 내성 유전자의 대부분이 병원과 동물의 세균병원체에서 발견되는 동종 유전자의 서열과 동일하다는 것을 보여 주었다[26]. 이는 유전자의 이동 과정에서 이들 둘 사이에 연관이 있음을 의미한다. 원칙적으로, 환경에서 기원하는 내성 유전체는 알려진 모든 종류의 항생제에 대한 내성 유전자로 추정되는 것들의 총합이다. 1번과 2번을 고려할 때, 환경에 있는 내성 유전체의 구성 요소는 이를 만드는 세균에서 항생제 내성 유전자로 기능할까? 아니면 다른 역할을 수행할까? 내성 유전자가 여러 가지 역할을 하는 것은 아닐까? 어쨌든 우리 주변의 모든 환경이 비슷하게 많은 내성 유전자의 집합체라고 할 수 있다. 내성 유전체가 없는 환경은 없는 것 같다.

4. 대부분의 항생제 내성 효소는 항생제와 결합하는 부위를 가진다. 이러한 상호작용은 아직 알려지지 않은 다른 생물학적 기능이 있는 것일까? 환경의 내성 전구체와 임상적인 내성의 결정인자들 사이의 관계를 이해하면 내성의 전파를 막는 데 도움이 될까?

마지막으로, 항생제는 전 세계적으로 광범위하게 남용되고 있다. 인간, 가축이나 기타 사육 동물, 그리고 식물에게 방대한 양의 항생제를 투여하는 것은 이러한 항생제에 노출된 미생물의 생태를 극적으로 변화시킨다[27]. 항생제는 단지 폐기물이 아니라 수 톤의 생물활성 분자이다. 이들의 활성이 없어지는 데 몇 년 이 걸릴 수 있다. 혹은 활성이 절대 없어지지 않을 수도 있다. 지난 60년간 항생 제의 사용과 폐기가 용인되었고, 이는 생물권의 역사에서 진화의 거대한 동력이 되어 왔다. 우리는 항생제가 없으면 감염병을 효과적으로 치료할 수 없지만, 현 재와 같은 항생제의 사용은 부정적인 결과를 더 많이 가져올 것이다. 항생제 시 대는 생명이라는 책 속에서 끔직한 하나의 장이 될 것이다.

우리가 원헬스 접근법으로 항생제를 사용했더라면 항생제의 개발과 사용이 달라졌을까? 그랬다면 아마도 지금 우리가 항생제 내성의 문제에 직면하지 않 았을지도 모른다.

이 장의 약어

MIC	Minimal inhibitory concentration	최소억제농도

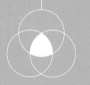

질병 감시

제 13 장

공중보건 질병 감시네트워크

서론

인수공통감염증은 인간에게 발생하는 신종 감염병의 주요 원천이다. HIV, 에볼라바이러스, SARS-CoV, 니파바이러스, 장관병원성 대장균 등과 같이 현재 확인된 신종 감염병의 대부분이 인수공통성이다[48]. 이러한 질병은 동물-인간 공유영역에서 자연적으로 생기고[1~4, 49], 인간과 접촉할 기회가 있는 종, 특히 야생동물이 중요한 출처가 된다[2].

농업, 토지 이용의 변화, 도시화, 세계화가 빠르게 진행되고 있어서 감염병의 출현과 확산은 증가할 것이다[3]. 감시는 공중보건에서 방어의 최전선이다[5, 6]. 많은 감염의 기원이 인수공통성이라는 점에서 볼 때 원헬스 접근법의 중요성은 더욱 커진다. 원헬스 접근법은 동물-인간의 공유영역을 넘나드는 병원체를 확인할 수 있고, 출현 가능성이 있는 새로운 유행병에 대해 조기에 경보를 줄 수 있다[3, 7]. 이렇게 얻은 지식으로 우리는 동물-인간의 공유영역을 통과하여 미생물이 이동하는 것을 억제함으로써 신종 감염병 출현의 위험을 감소시킬 수 있다. 이 장에서는 공중보건 감시와 주요 감시네트워크를 개괄적으로 살펴보고, 원헬스 접근법 적용의 진행 사항을 살펴본다.

공중보건 감시란 무엇일까?

지금은 우리가 질병 감시라는 개념을 당연한 것으로 여기지만, 20세기 중반이 되어서야 CDC의 알렉산더 랭뮤어가 이 개념을 정립하였다. CDC는 당시에 전염병센터로 불렸고, 현재는 질병통제예방센터라고 부른다. 이전에는 대개 감시란 질병에 대해 임상적으로 환자를 관찰한다는 의미였다. 랭뮤어는 감시를 인구집단에서 질병을 찾아서 드러내는 공중보건 도구라고 재정의하였다(8). 이후 CDC의 스티브 태커와 루스 버켈만은 이 개념을 더 분명하게 하기 위해 "공중보건 감시"라는 용어를 제안하였다(9). 현재는 CDC에서 사용하는 공식적인 정의(10)가 널리 받아들여지고 있다. 즉, "공중보건 감시는 건강을 증진시키고 사망률과 이환율을 줄이기 위한 공중보건 활동에 사용할 목적으로 건강과 관련된 데이터를 체계적이고 지속적으로 수집, 분석, 해석, 공유하는 것"이다. 세계보건기구에서도 유사한 정의를 사용한다. "공중보건 감시는 공중보건 활동을 계획, 수행, 평가하기 위해서 필요한 건강 관련 데이터를 연속적이고 체계적으로 수집, 분석, 해석하는 것"이다(http://www.who.int/topics/public_health_surveillance/en/).

감시의 목적은 흔히 조기경보이고 여기서도 원칙적으로 이와 같은 의미로 사용할 것이지만, 감시는 이 외에도 예방적인 방법이나 중재의 효능을 평가하고 질병 통제의 우선순위를 결정하도록 데이터를 제공하는 등 다양하게 쓰인다. 미국 정부에서 최근에 배포한 생물 감시를 위한 국가전략(11)을 보면, 생물 감시는 의사 결정권자에게 정보를 제공하고 전 인류의 건강을 유지하는 필수적인 도구이다.

아쉽게도 전 세계적으로 감시시스템을 망라한 목록은 없다. 하지만 여러 종설에 기존의 주요 감시시스템들이 잘 기술되어 있다(9, 12, 13).

질병별로 감시시스템이 구축되어 있다. 즉, 인플루엔자, 소아마비, AIDS, 식중독 등 수많은 질병들에 대한 국제공중보건감시시스템이 있다. 감시시스템은 전통적으로 "능동적", "수동적" 시스템으로 나뉜다. 대부분의 시스템은 수동적이다. 임상의사가 신고대상 질환 목록에 기반하여 관심 질환 혹은 특이적인 임상 소견이 있는 환자를 보건 당국에 보고하면, 보건당국은 환자와 적절한 검체를 확보한다. 반면, 능동감시시스템에서는 보건당국이 집중적인 홍보 활동을 하여 환자를 찾아낸다. 능동감시는 자원과 노력이 많이 들기 때문에 자주 시행되지는 않는다.

현재 운영되는 감시시스템은 대부분 수직적이고 상대적으로 간단한 구조를 갖는다. 즉, 임상의사가 개별 환자 혹은 환자 집단을 인지하면 지역의 보건당국에 보고한다. 보건당국은 환자 발생이 확실한 것으로 판단되면 병원체의 기원과 전파 수단을 알아내고, 추가 환자를 찾기 위한 역학조사와 진단 검사를 실시한다. 인간의 질병은 공중보건기관이나 보건부가 담당할 것이고, 동물의 질병은 농림부가 담당할 것이다. 야생동물의 질병은 종종 그 사이에 위치해서, 어떤 나라에서는 농림부가 될 것이고, 어떤 나라에서는 환경부가 될 수도 있을 것이다. 어떤 나라에는 야생동물에 대한 전문기관이 있다. 예를 들어 우간다는 야생동물관리국이 있고, 말레이시아는 야생동물및국립공원부가 있다.

인플루엔자 감시망은 전형적인 감시시스템의 하나로, 가장 정교한 감시망 중 하나이다. WHO 국제인플루엔자감시대응시스템(GISRS)은 검사 기반 네트워크로 1952년 설립되었으며, 현재 107개 회원국의 138개 국립 인플루엔자센터와 6개의 WHO 협력센터가 있다(http://www.who.int/gho/epidemic_diseases/influenza/virological_surveillance/en/). GISRS는 2011년까지 국제인플루엔자감시망(GISN)으로 불렸다. 국립 인플루엔자센터는 병원이나 공중보건 검사실로 인플루엔자가 의심되는 환자의 검체를 받아서 동정 및 아형 검사를 실시하는 곳(바이러스 감시)인 반면, WHO 협력센터는 표준 실험실이나 연구용 검사실이다. 인플루엔자 이외의 많은 질병이 인플루엔자 유사 질환을 일으킬 수 있으므로 정확한 진단을 위해 반드시 검사실 확진이 필요하다. 많은 환자가 의사를 찾을 정도로 아프지 않기 때문에 다른 감시시스템과 마찬가지로 환자들을 놓칠 수 있고, 또 반면에 매우 집중적인 감시가 이루어지는 지역에서는 과대 평가될 수도 있다. 이를 역학 용어로 확인편향이라고 한다. 최근에 H5N1 조류인플루엔자가 사람에게 직접 질병을 일으킬 수 있다는 가능성을 인지하여 네트워크에 H5N1 인플루엔자와 기타 동물인플루엔자 검사실을 추가하였는데, 이는 대부분의 인간 질병 감시시스템이 갖고 있지 않은 예외적인 특징이다. 하지만 환영할 만한 조치이다.

한 나라에서 감시망이 차지하는 위상은 국력과 우선순위에 따라 달라질 수 있지만, 대개는 국가 수준에서 관리된다. 많은 국가들, 특히 개발도상국에서는 역량이 매우 모자란다. 미국의 경우, 다음과 같이 전국적인 망을 갖는 5개의 감시망이 있으며, CDC가 관리하고 있다(http://www.cdc.gov/flu/weekly/overview.htm). 즉, (i) 연구소 네트워크에 의한 바이러스의 감시(CDC를 통해 WHO로 보고됨), (ii) 의료인의 자발적 참여에 의한 외래 인플루엔자 유사 환자의 감시 – "파수꾼의사" 네트워크, (iii) 전국 122개 도시의 주요 통계국으로부터 나온, 폐렴과 인플루엔자로 인한 성인/소아 사망자 주간 보고, (iv) 시범 지역에서 인플루엔자로 입원한 검사실 확진 성인/소아 입원 환자, (v) 주 보건당국에 의한 인플루엔자의 전파 수준 추정치 주간 보고가 그것이다. 이들 감시망의 일부는 주 단위에서 다루는 시스템이기도 하며, 그 자료는 CDC에 전달된다.

인플루엔자 감시시스템조차도 전 세계적인 관점에서 보면 빈틈이 많다. 지리적으로도 그렇고, 돼지, 가금류, 물새류 등의 중요한 동물 숙주의 감시가 소홀하다는 점에서도 그렇다. 이는 지난 2009년 인플루엔자의 범유행에서 이미 증명되었다. 공식적으로 인플루엔자 A(H1N1)pdm09로 알려진 이 바이러스는 멕시코에서 돼지로부터 기원하였다는 것이 밝혀졌다(14, 15).

국제 보고시스템

일반적인 질병에 대한 감시는 일정한 틀에 따라 이루어지며, 대부분의 보고는 표와 파일로 정리된다. 어떤 질병은 국제적으로 전파될 가능성이 있거나 전 세계적인 우려를 불러 일으킬 수 있다. 각 나라는 자주권에 따라 집단발병의 상황을 보고할지 말지, 또는 언제 보고할지 결정한다. 과거에는 각국 정부가 그때그때 판단하여 국제기구에 보고를 하였다. 이 방법의 단점은 중국에서 발생한 SARS 환자에 관한 최초 보고가 지연되면서 잘 드러났다(16, 17). 그래서 최근 몇 년 동안 각국 정부로 하여금 보다 신속하고 체계적으로 보고하도록 장려하는 노력을 계속하고 있다. 그 노력의 결과로 2005년 5월 세계보건기구 이사국회의에서 개정된, 법적 구속력을 가진 국제보건규약이 채택되었다. 이를 IHR(2005)이라고 부르고, 2007년에 발효되었다. 개정된 IHR은 중요한 패러다임의 변화를 보여 준다(18). IHR(2005)은 과거에 오래된 세 가지 특정 질병, 즉 콜레라, 황열병, 페스트를 감시하던 체계에 더해서, 증상에 기반한 광범위한 접근법을 사용하여 이전에 알려지지 않았던 감염병과 알고 있던 감염병 모두에 대한 감시를 장려한다. 그리고 24시간 내에 WHO에 보고해야 하는 국제 공중보건비상사태(PHEIC)라는 개념을 도입하였다. 즉, 국제적인 우려를 낳는 잠재적인 공중보건의 비상사태를 평가하는 의사 결정 체계가 처음으로 만들어진 것이다. 이 대상 질환은 다음과 같다. 즉, 임상 소견이 특이한 질병, 소아마비, 황열병이나 폐페스트 같은 관심 질병, 새로운 인플루엔자바이러스, 새로운 항생제 내성을 가진 병원체가 그것이다. 개정된 규정에는 감시와 대응을 위한 국가적인 핵심 역량의 요건을 명시하였다. 앞으로도 더 많은 의사 결정 기준과 대응 방안을 마련할 필요가 있다. 이 규약의 제정으로 개별 국가가 사건을 실시간으로 모니터링하고 감시 능력을 강화시킬 시스템을 가지도록 하는 중요한 발전이 이루어졌다.

　　동물의 건강에 대한 감시와 대응의 기준은 세계동물보건기구(OIE)의 육상동물위생규약에 기술되어 있으며, IHR의 규정과 유사하다. 사실은 이 기준이 개정된 IHR보다 먼저 만들어졌다. OIE에 제출하는 보고서는 대개 해당 국가의 수의학 책임자가 정부를 대표하여 제출한다. 신고대상 질병으로 명시된 질병은 특별히 우려할 만한 것으로 간주하여, 각 나라는 질병 발생 24시간 내에 OIE에 통보하게 되어 있다. 현재 신고대상 질병은 가축 질병이 주 대상이나, 다양한 종, 즉 벌, 어류, 연체동물, 갑각류, 양서류 등에 생기는 116개 질병이 포함된다(http://www.oie.int/en/animal-health-in-the-world/oie-listed-diseases-2012). 그중 일부 목록을 보면 구제역, 청설병, 아프리카돼지열병 등 농업 관련 감염병뿐만 아니라 탄저, 브루셀라증, 소해면상뇌병증, 니파, 광견병, 일본뇌염과 같은 인수공통감염증이 포함된다. OIE에는 대중이 이용할 수 있는 데이터베이스와 웹 기반의 세계동물보건정보데이터베이스(WAHID)가 있다(http://www.oie.int/wahis_2/public/wahid.php/Wahidhome/Home).

　　인간의 건강을 관장하는 기구가 WHO라면, 식품의 안전성과 동물의 건강을 관장하는 기구는 식량농업기구(FAO)이다. FAO는 동물의 질병에 대해 보고하는 전 세계의 데이터베이스, 즉 EMPRES 세계동물질병정보시스템(EMPRES-i)을 운영하고 있다(http://empres-i.fao.org/eipws3g/#h=0).

전 세계적인 네트워크 구축을 향한 첫걸음

세계적으로 질병 감시 역량을 강화하고 통합하기 위해 1993년 미국과학자연합의 후원 하에 과학자들이 ProMED(신종 질병의 모니터링을 위한 프로그램)를 결성하였다. ProMED의 설립은 이전 회의, 특히 1989년 신종 바이러스에 대한 미국 국립보건원 회의(20)와 1992년 의학연구소의 보고(5)에 따른 후속 조치였다. 제네바 등지에서 열렸던 이 연석회의에서 전 세계 60명의 저명한 과학자와 공중보건 전문가로 구성된 ProMED 운영위원회는 특이한 질병의 집단발생을 확인하고 그에 대응하기 위한 지역센터네트워크를 구성할 것을 권고한 바 있다(21). 이 ProMED 설립 안은 1989년 국립보건원 회의에서 신종 바이러스에 관해 헨더슨이 최초로 제안한 시스템을 구체화한 것이다(6).

원래 1990년대의 ProMED는 과거에 알려지지 않은 감염병, 예상치 못했던 신종 감염병을 조기에 경고하고, 가장 흔한 감염이 무엇인지를 확인하도록 하는 감시네트워크였다. ProMED의 업무 추진 전략은 이러했다. 즉, i) 특정 질환(예: 뇌염, 혹은 성인에서 발열을 동반한 급성 호흡곤란)에서 특이적인 임상 소견을 보이는 증례 색출, ii) 각 지역에서 흔한 질병을 확진하기 위한 최소한의 미생물학적 검사 능력 확보, 그리고 iii) 미확인 검체를 추가로 동정하거나 혹은 기존에 알려지지 않았던 병원체를 찾아내기 위해 상급 검사실로 검체를 의뢰하는 시스템 구축이 그것이다(21). 또한, 필요하다면 네트워크를 통해 신속하게 역학조사를 할 수 있는 능력을 확보하는 것도 포함되었다. 최초의 ProMED는 주로 인간에게 질병을 일으키는 집단발생에 대한 것이었지만, 신종 질병이 대부분 인수공통감염증이기 때문에 운영위원회와 실무진에 인간의 공중보건과 임상미생물뿐만 아니라 동물과 식물의 질병에 관한 전문가들도 참여하게 되었다.

ProMED-mail의 기원에 관해 한마디 덧붙이면, 처음에는 ProMED에서 파생되었지만 매우 독립적인 방식으로 운영되는 인터넷 서비스이다(50). 이는 우연히 발명된 것이다. 즉, 처음에는 전 세계에 흩어져 있는 ProMED 운영위원들 사이에 서로 소통할 수 있는 일관된 수단을 제공하고자 1994년 모든 회원들을 이메일로 연결한 것으로 시작되었다. 원래 과학자들 사이의 직접 소통 수단으로 계획되었던 이 이메일시스템은 빠르게 발전하여 집단발병을 보고하고 논의하는 원형이 되었다. 이로써 거의 즉각적인 의사 결정이 이루어져서, 추가 비용이 없이 대중에게 정보를 제공할 수 있게 되었다. 그리고 아직도 비영리 목적으로 비상업적으로 유지되고 있다. ProMED-mail은 그 자체가 인간, 동물(야생동물 포함), 식물 혹은 그들 사이에 공통으로 발생하는 질병들에 대한 보고를 다루는 원헬스 접근의 한 예이다. 인터넷이 폭발적으로 성장하기 몇 년 앞서 시작되었지만 그 후 인터넷을 통해 영역이 더욱 확장되었다. 그러나 이것이 감시를 위한 임상적, 역학적, 진단적 능력을 가진 지역센터를 네트워크로 연결하는 데는 의미있는 진전이었지만, 헨더슨[6]이나 최초의 ProMED가 계획한 대로 지역센터를 전 세계적으로 연결하고자 하는 시도는 여전히 잘 이루어지지 않고 있는 것은 아이러니다[21].

하지만 최근 몇 년 동안 보다 완전한 감시 능력을 구축하기 위한 네트워크가 만들어지고 있다. 이 중 몇몇을 들어 보면 다음과 같다.

WHO의 국제유행병발생경보와대응네트워크(GOARN)

FAO, OIE, WHO 공동 추진 주요 동물 질병에 대한 세계조기경보시스템(GLEWS)

CDC의 세계질병감지(GDD) 네트워크

미국 국방부의 세계신종질병감시및대응시스템(GEIS)

지역 감시망. 예: 메콩강유역 질병감시시스템(MBDS)

미국 국제개발처(USAID)의 신종 범유행 위협(EPT) 프로그램과 감시 구성 요소 PREDICT (국제개발처가 지원하는 역학연구 프로그램으로, 감염병 세계적 유행을 조기에 경보함. EPT의 4개 프로그램 중의 하나이며, 나머지 3개는 RESPOND, IDENTIFY, PREVENT임. 역자 주)

여러 감시시스템으로부터 오는 데이터를 통합하는 것이 쉬운 일은 아니다. 실제로 이러한 정보의 조각들을 통합하려고 시도한 것이 ProMED이다. 질병마다 사용하는 감시시스템이 다르기 때문에 어떤 경우에는 귀중한 보고들이 단지 시스템의 범위 밖에 있다는 이유만으로 버려질 수도 있다. (사실, 잘 훈련된 사람이 철저히 감시하는 것만큼 좋은 것은 없다.) 2002년 말 중국에서 SARS가 발생했을 때 경험했던 것처럼 많은 국가들이 정보를 제공할 때 정치적인 고려를 할 수도 있다. WHO는 이러한 한계에 대응하고자 2000년 GOARN을 개발하였다(http://www.who.int/csr/outbreaknetwork/en). 이것이 현재 WHO의 세계경보대응(GAR)의 일부이다. 초기에 GOARN은 "네트워크들의 네트워크"로 계획되었다. 여기에 정보를 제공하는 네트워크들에는 다음과 같은 것들이 있다. 즉, 공식적인 감시시스템, WHO의 지역/국가 사무실이나 군사적/지역적 감시망과 같은 공식 네트워크, 그리고 비공식적인 시스템 등이 그것이다. 비공식 감시시스템에는 비정부기구의 감시망, ProMED-mail, 그리고 1998년 웹에서 관련 정보를 검색하기 위해 캐나다 정부가 개발한 세계공중보건지능네트워크(GPHIN)와 같은 전자시스템이 있다. 초기의 GOARN 회의를 요약한 자료[22]에는 WHO 전략을 개발하기 위한 유용한 정보가 들어 있으며, 여기서는 언급하지 않은 여러 감시시스템에 대한 설명이 포함되어 있다. 그 후 여러 해 동안 GOARN은 이메일을 포함한 여러 가지 방법으로 비상 상황을 관련국에 통보하고 기술 지원 혹은 현장 지원을 요청하는 등 집단발병에 대응하는 네트워크를 확장시켜 왔다.

원헬스 도입의 활성화: H5N1과 주요 3기구

2003년 초의 SARS와 그보다 몇 년 전에 생긴 니파바이러스감염증을 겪으면서 원헬스 접근법이 많이 활용되게 되었다. 하지만 원헬스의 도입을 크게 활성화한 계기가 된 것은 2003년 말 아시아에서 재앙적으로 발생했던 고병원성 조류인플루엔자 H5N1이었다. 인간이 H5N1에 감염되는 경우는 드물기 때문에 직업적으로 접촉이 많은 경우에도 조류인플루엔자 감염이 흔하지 않다. 하지만 감염되면 중증의 질병을 일으키고 치명률이 매우 높다. 이 질병은 조류인플루엔자바이러스를 가금에게 옮기는 철새류, 가금류, 그리고 노동자와 소비자까지의 전체 전파사슬을 파악해야 통제가 가능했기 때문에 원헬스 접근법이 반드시 필요했다. 이러한 경험이 2006년 FAO, OIE, WHO가 참여하는 연합 감시 시스템인 GLEWS의 개발을 가속화시켰다(23. 추가 정보는 http://www.glews.net/ 참조). GLEWS는 감시 정보를 통합하고, IHR(2005)과 OIE 육상동물건강법에 기반한 대응 기준을 개발했으며, 위험성 평가에 대한 시범사업을 실시하였다. 이 시스템의 목적 중 하나는 원헬스를 지원하기 위해 야생동물 질병을 모니터링하는 것이었다.

UN 시스템인플루엔자조정국(UNSIC)은 원헬스 접근법을 적극적으로 옹호한다. USAID는 여러 시범 프로젝트를 만들어 조류인플루엔자 프로그램에 자금을 지원하였다. 지원 내용을 보면 생산 단계에서 직업적인 감염을 예방하기 위해 생물안전성을 강조하고, 고위험 행동을 줄이고, 가금류를 더욱 안전하게 사육하기 위한 시장 장려책을 제공하고, 공동체 수준에서 병든 가금류를 감시하고, 철새류에서 H5N1과 기타 인플루엔자바이러스를 추적하는 사업들이 포함되어 있다. H5N1이 종간장벽을 넘을 수 있는 인수공통성 감염이라는 것을 알고 나서부터 USAID는 대부분의 신종 감염병이 H5N1의 경우처럼 유사한 기원을 가진다는 것을 알게 되었다. 이는 USAID로 하여금 아래에서 논의하는 EPT 프로그램을 개발하도록 하였다.

H5N1의 영향으로 일련의 정부 관계자 회의가 개최되었다. 베트남 하노이에서 열린 2010년 동물과 인간에서 유행하는 인플루엔자에 관한 국제장관회의에서 70개국으로부터 온 대표자들이 H5N1에 대해 협동으로 대응하기 위해 WHO, FAO, OIE가 공동으로 제출한 기본 개념을 승인하였다(하노이 선언)(24). FAO, OIE, WHO는 종종 "주요 3기구"로 불린다. 주요 3기구의 합의는 이 세 핵심 국제기구가 공식적으로 연합 전선을 구축하고 협업을 약속한 중요한 출발이 된다. 이러한 노력들이 시작된 지는 얼마 안되었지만, 감염병 감시가 통합적으로 이루어지고 원헬스의 가치가 더욱 높이 평가되도록 이러한 기관들이 협력하는 고무적인 선례를 만들었다.

감시네트워크: 세계에서 지역으로

미국 CDC는 오랫동안 많은 국가에서 연구/감시시스템과 협력해 왔다. 감시 시스템들은 이미 만들어져 운영되고 있기도 하고 그때그때 필요에 따라 임시로 만들어지기도 한다. SARS가 집단발생한 후 미국 의회는 갑작스러운 질병의 발생을 신속하게 파악하고 통제할 수 있도록 CDC의 국제 활동 역량을 강화하는 데 자금을 지원하였다. 이러한 목적으로 CDC가 개발한 주요 기획은 CDC 세계 보건센터의 세계질병감지및비상대응국(DGDDER)이 관장하는 GDD, 즉 세계 질병감시프로그램이다. 이 프로그램은 2004년 케냐와 태국의 지역센터로 시작되어 현재는 10개의 GDD 센터가 있으며, 최종적으로 18개의 센터로 구성하는 것을 목표로 한다. 10개의 GDD 센터는 태국, 케냐, 방글라데시, 중국, 이집트, 조지아공화국, 과테말라, 카자흐스탄, 인도, 남아프리카공화국에 있다. 이 센터들은 미국 애틀랜타에 위치한 CDC 본부의 감독을 받으면서, CDC와 지역의 활동 사이에 조정을 담당하는 가교 역할을 한다. 각 센터의 프로그램에는 현장의 역학 및 검사실 훈련 프로그램, 국제 신종 감염병 프로그램(의료기관 기반 감시), 연구소의 역량을 강화시키는 프로젝트, 범유행 인플루엔자의 감시 프로그램이 있고, 경우에 따라서는 인수공통감염증에 대한 조사, 통제 및 위기 관리 프로그램 등이 있다. GDD는 이와 같이 CDC가 감시와 연구 등 전반적인 역량을 강화하는 데 필요한 일선의 가교 역할을 하고 있다. 그 외에도 WHO의 위임을 받아서 회원국들이 감시와 대응에 필요한 IHR(2005) 핵심 역량을 갖추도록 돕는다 (http://www.cdc.gov/globalhealth/gdder/gdd/).

미국 국방부의 GEIS가 이와 유사한 네트워크이다. 국방부는 오랫동안 해외에 유지하고 있던 검사실과 감시 역량을 수 년 전에 GEIS로 통합하였다. GEIS는 현재 실버스프링에 있는 육군 보건감시센터(AFHSC)의 분과 중 하나이다. AFHSC의 임무는 미군에 필요한 역학 자원을 지원하는 중심이 되고, 세계 공중보건 감시의 지원자가 되는 것이다. 가장 잘 알려진 GEIS 감시센터에는 현재 케냐(케냐 미군 의학연구부), 이집트(해군 의학연구부3), 유럽, 태국(미 육군 의과학연구소 AFRIMS), 페루(해군 의학연구부6)의 해외 연구소와 미국과 아시아에 있는 여러 개의 유사한 시설과 군 의료시설 등이 있다[25]. 지역에서 활동하는 센터의 대부분은 미국과 주둔국의 연구소 사이에 협동적인 노력으로 지역적 혹은 세계적으로 중요한 질병(예: 인플루엔자)과 신종 감염병 모두를 감시하고, 지역적으로 중요한 질병에 대한 연구를 수행한다. 예를 들면, 태국 방콕의 AFRIMS는 네팔과 협력하여 뎅기열의 감시와 백신 연구를 수행한다.

또, 일부 개발도상국에는 다른 나라의 정부나 기관으로부터 후원을 받는 유사한 네트워크가 많다. 이를테면, 전 세계에 32개의 연구소를 가진 파스퇴르연구소 국제네트워크(http://www.pasteur-international.org/ip/easysite/pasteur-international-en/institut-pasteur-international-network/the-network)와 2007년 시작된 메리으재단의 로돌프메리으연구소(http://www.fondation-merieux.org/rodolphe-merieux-laboratories-strengthening-healthstructures)가 그런 것이다.

매우 흥미로운 진전은 지역적인 질병 감시네트워크가 자발적으로 결성된 것이며, 이 중 많은 것들이 인간과 동물, 그리고 때로는 야생동물까지도 감시 범위에 포함한다는 점이다. 이러한 일들은 전 세계의 건강관리 지배구조가 바뀌었음을 뜻한다. GDD와 GEIS를 포함하는 많은 협업 공중보건 프로그램이 한때는 두 나라의 정부기관 사이의 양자간 협의 형태로 맺어졌지만, 이제 점차 인접 국가들의 자발적인 다자간 협업 형태가 되고 있으며, 종종 민관협력도 등장한다. 최근의 지역 네트워크에 관해 상세히 기술한 여러 종설들이 있다(26~28). 이런 지역 네트워크, 예를 들면 2009년 EcoHealth Alliance에 의해 시작된 남아시아원헬스동맹(OHASA)에 관한 간략한 설명은 원헬스위원회 웹사이트(http://www.onehealthcommission.org/en/resources/)에서도 찾아볼 수 있다.

이러한 지역 네트워크에는 동남아시아의 6개 국가(캄보디아, 중국, 라오스, 미얀마, 태국, 베트남)가 속한 MBDS(27, 29), 이스라엘, 요르단, 팔레스타인 자치정부가 참여하는 감염병감시중동컨소시엄(MECIDS), 동아프리카통합질병감시네트워크(EAIDSNet), 남아프리카감염병감시센터(SACIDS) 등이 있다. SACIDS는 탄자니아, 콩고민주공화국, 모잠비크, 잠비아, 남아프리카공화국과 이 지역 밖의 다른 협력 기관들이 포함되어 명시적으로 원헬스 체계를 구성한다(30).

이 중에서 MBDS가 가장 먼저 생긴 것으로, 1999년 6개국 보건부장관들이 비공식적인 지역 회의를 통해 감염병이 생겼을 때 상호 지원과 정보 공유를 할 것에 합의한 데서 출발하였다. 이러한 비공식적인 합의가 이루어진 지 몇 년 후에 장관들은 2007년에 목표를 확대시켜 갱신된 양해각서에 서명하였다. 실무 수준과 장관급 수준에서는 공동의 필요성과 목표에 대한 합의가 이루어진 것이다. 하지만 국가 수준에서는 공식화되지 않았다. 자금의 확보도 중요하다. MBDS의 경우, 자금 지원은 록펠러재단, 핵위협방지계획, 세계보건안전계획, 게이츠재단 등에서 시작되었다. 한 국가가 감염병을 성공적으로 통제하면 그 국가와 다른 국가 모두를 보호하게 된다. 이렇게 감염병의 감시를 통해 감염병의 국가간 이동을 감소시키는 것이 모든 참여국들에게 이로운 것임을 인식하게 되면서 비정부기구를 포함한 다양한 기관의 지원이 이루어진 것이다.

지역 네트워크가 효과가 있고 오래 지속될 것으로 판단하기에는 아직 이르지만 위의 계획들이 희망적이다. 정도의 차이는 있지만 모두가 상당한 진전을 이루었다. 위 세 가지 계획 중에서 MBDS가 가장 오래 운영되었으며 가장 성공적이다. MECIDS는 상호 신뢰가 적은 지역에서 약간의 성공을 거두고 있어서 희망적이다. EAIDSNet는 아직 잠재력을 잘 발휘하지 못하고 있다(28).

외관상으로 성공한 계획들은 공통적인 특징을 가진다. 비공식적인 노력으로 시작되었지만 장관급 책임자가 승인하였고, 시범 프로젝트나 단일 목표로 상대적으로 작게 시작되었다. 예를 들어 MECIDS는 식품매개 질병의 집단발병을 조사하기 위해 시작되었다. 참여국들의 신뢰가 구축되고 함께 노력하면서 네트워크가 확장되어 추가적인 업무를 담당하게 되었다. 롱(28)은 감시 네트워크가 성공하려면 "초국가적 공익에 대한 관심의 공유", "관련된 사람들만 참여하고, 필요한 사람들은 모두 포함된 구성원", "집단의 정체성 확립", "개인적, 장기적, 긍정적 접촉을 통한 신뢰의 구축", "국제규범과 다국가 기구 활동의 조화", "회원의 핵심 역량의 강화", 그리고 "기금 확보와 수입 다변화"가 필수적인 요소라고 주장했다. WHO의 개정된 IHR은 서명한 전체 194개 회원국으로 하여금 비정상적인 집단발병을 포함하여 "국제적으로 우려할 만한 공중보건 사건"을 보고하도록 규범을 강화하였다. 장기적인 관점에서는 감시네트워크의 지속가능성이 필수적이며, 지속가능성을 담보하려면 신뢰를 구축하고 인적 자원을 계속 공급하는 노력이 뒷받침되어야 한다. 마찬가지로 이러한 모든 네트워크에 대해 안정적인 자금 조달이 중요하다(27, 28).

지역의 질병감시기구간 연결(CORDS) 계획은 2009년 지역네트워크를 연결시키고 모범 사례를 공유하도록 장려하기 위해 개발되었으며, 세계적으로 확장되고 있다(http://www.nti.org/about/projects/CORDS/).

신종 감염병의 감지

기존의 감시시스템이 최근에 많이 개선되었지만 여전히 전에 알지 못했거나 예기치 않은 신종 감염병의 출현을 찾아내지 못하고 있다(1, 3). 많은 전문가들이 오랫동안 전 세계적인 감시를 주창해 왔지만(5, 21, 31, 32), 인간에서 새로운 감염이 발생하기 전에 이를 감시하기 위한 체계가 개발되지 않았다. 이를 위해서는 종간 전파되고 동물－인간 공유영역을 교차하는 병원체를 추적하는 원헬스 접근법이 필요한데, 아주 최근까지도 야생동물에 대한 관심은 상대적으로 부족했기 때문이다(2, 32).

2009년 USAID는 감시 구성 요소로 PREDICT를 포함하는 EPT 프로그램을 개시하면서 이 문제를 제기하였다. USAID의 초창기 프로그램을 기반으로 조류인플루엔자에 적용된 EPT는 원헬스 접근법의 중요성에 대한 인식을 높이는 계기가 되었다. 실제로 EPT 프로그램이 명시한 목적 중의 하나는 "원헬스의 확립"이다.

PREDICT의 목표는 감염원에서부터 범유행이 발생하는 것을 예방하기 위해 "야생동물과 인간 사이를 이동하는 신종 질병에 대한 조기경보시스템을 구축하는 것"이다. 감염병이 출현하면 인간과 동물 혹은 동물 종들 사이의 공유영역에서 종을 넘어 병원체가 전달된다(1~3). 토지 이용과 인구 유형의 변화, 영농, 사냥, 살아 있는 동물을 거래하는 시장, 도시화 등과 같은 인간의 활동이 이 과정을 촉진한다. 심각한 인수공통감염증 대부분이 자연 숙주에서는 현성 질병을 거의 혹은 전혀 일으키지 않는다. 그래서 건강한 동물에서 검사를 시행해야 하는데, 무작위적으로 동물을 골라서 시험하는 것은 성공률이 낮다. PREDICT는 확률이 높은 지역을 선정하기 위해서 종간 전파가 일어날 가능성이 높은 고위험지역과 공유영역을 확인하는 데 위험모델을 사용한다. 그리고 과거부터 인수공통감염성 전파와 가장 많이 연관되는 숙주들, 특히 박쥐, 설치류, 비인간 영장류, 조류에 집중하고 있다.

20여 개의 개발도상국에서 이런 활동이 이루어지고 있다. 이 활동이 잘 수행되려면 그 나라가 자체적인 감시와 진단 능력을 향상시키는 역량을 구축해야 한다. 이 프로젝트에서는 중앙정부와 지방정부 그리고 자국 내 과학자들, 즉 현장 생물학자, 야생동물 수의사, 유행병학자, 생태모델 제작자, 진단 전문가를 포함하는 다양한 분야의 사람들이 함께 다음과 같은 활동을 수행한다. 즉, 현장 관찰, 표본 채집, 보고, 광범위한 바이러스검사에 의한 병원체의 발견, 알려진 미생물에 대한 검사 등이다. 현재 이 프로젝트를 통해 여러 과에 속하는 200종 이상의 새로운 바이러스가 동정되었다. 이들 바이러스의 대부분은 박쥐, 설치류, 비인간 영장류로부터 나왔다.

이렇게 얻어진 데이터는 디지털데이터시스템에 저장되어 상호 연관성을 분석하는 데 사용되며, HealthMap에서 대중에게 공개된다(http://www.healthmap.org/predict/). PREDICT에 대한 추가 정보는 웹사이트(http://www.vetmed.ucda-vis.edu/ohi/predict/index.cfm)에 있다.

증후군 감시: 원헬스 네트워크를 향한 또 다른 길

고성능 컴퓨터가 널리 보급되고 상대적으로 가격이 낮아지면서 데이터베이스와 감시시스템 사이의 구분이 모호해졌다. 어떤 감시시스템은 여전히 종이로 작성되고 유지되는 반면, 특히 국제적인 수준에서는 현재 점점 더 많은 감시 정보가 전산화된 데이터베이스로 보고되고 수집되고 저장된다. OIE의 WAHID와 같은 데이터베이스가 한 예이다. 그 외에도 웹 기반 혹은 전자데이터수집시스템으로 이루어지고 있는 것이 아주 많다.

종래의 감시를 보완하기 위해 "증후군 감시"가 개발되었다. 이는 정보학과 공중보건 감시가 결합됨으로써 가능해졌다. 이러한 접근법은 2001년 이후 특히 더 많은 관심을 끌고 있다. 증후군 감시에서 가장 강조되는 것은 검사실에서 병원체가 명확하게 동정되기 전에 전자 네트워크를 사용하여 보건상의 문제를 일으킬 가능성을 알아낼 수 있는 정보를 활용하는 것이다.

이 용어가 임상 증상에 기반한 감시에 이미 사용되었기 때문에 용어에 관한 약간의 혼동이 있다. 확진 검사가 개발되기 전에 오랫동안 새로 인지된 질병(예: 1976년의 에볼라출혈열, 2003년 초의 SARS)의 감시에서 환자 정의라고 하는 것이 사용되어 왔다(33). 환자 정의는 두창과 소아마비 박멸 프로그램에서 성공적으로 사용되었으며, 초기 ProMED 계획에서도 신종 감염병의 감시를 위해 제안되었다(21). 과거부터 임상 증상을 사용하여 감시해 왔던 이 방식은 더 새로운 의미인 증후군 감시와 구별하기 위해 현재 "증상 감시" 혹은 "환자 기반 감시"라 부른다.

현재 증후군 감시라는 용어가 사용되고 있지만, 증후군 감시에 이용하는 자료들은 비전통적인 것들을 포함하여 아주 다양하다. 증후군 감시의 방법과 자료원에 대해서는 일반적으로 받아들여지는 것은 있지만 명확한 정의가 없다(34). 널리 사용되는 정의 가운데 하나는 집단발병을 조기에 감지하기 위해 공중보건 감시시스템을 평가하려는 CDC의 문서에서 나온 것이다. 즉, "증후군 감시는 조기에 집단발병을 감지하기 위한 것으로, 보건부의 직원이 자동 획득 데이터와 통계 지표를 참조하여, 종래의 공중보건 방법(예: 신고대상 질병의 감시와 전화 상담)으로 가능한 수준보다 질병의 지표를 더 잘 감지하기 위해, 최소한 하루에 한 번 이상 질병의 집단발병을 사전에 모니터링하는 조사법이다. 증후군 감시의 중요한 특징은 지표를 활용하는 것이다"(35). 증후군 감시의 장점은 새로운 자료원이나 장소를 아주 쉽게 추가할 수 있다는 것이다. 원헬스시스템을 구축하기 위해 수의학 보고와 동물 질병의 돌발에 관한 정보, 그리고 원한다면 환경 데이터까지 포함시킬 수도 있다.

많은 지역과 기관에서 시범적으로 병원의 응급실 자료, 처방약이나 일반의약품의 판매, 직장의 결근, 병원의 입원, 의료비나 검사 기록, 그 외 독창적으로 활용할 수 있는 많은 자료들을 가지고 증후군 감시시스템을 운영해 오고 있다(36~38). 워싱턴DC의 공동체기반 유행병조기인지 전자감시시스템(ESSENCE II)처럼 종래의 지표와 함께 수의학 보고를 포함하는 감시망도 많다(39).

증후군 감시를 회의적으로 보는 사람들도 있다. 이들은 특히 이 접근법이 2001~2012년 사이에 발생했던 신종 감염병의 집단발병을 경고하지 못했다는 점을 지적한다(40). 사실 증후군 감시가 더 크고 포괄적인 감시망 구축에 도움이 되지만, 아직까지는 주로 시범적으로만 이루어지고 있다. 증후군 감시를 잘 활용하기 위해서는 유용한 자료원을 찾고, 그 자료를 잘 해석하고 분석하는 능력이 필요하다. 그리고 잘 활용한다면 증후군 감시가 기존의 감시시스템을 잘 보완할 수 있고, 앞으로 더 잘 활용될 가능성이 있다.

결론

모든 전문가 집단이 전 세계의 공중보건 감시를 우선적으로 권고하고 있음(5, 6, 21, 31, 32)에도 불구하고, 아직 갈 길이 멀다(41, 42). 감시 기능이 모든 수준에서 통합적으로 이루어지지 않고 있다. 지역에 따라서 감시 능력이 다르다는 점도 우려할 만하다. 보고 체계와 이들을 지원하는 데이터베이스가 20년 전에 비해 상당히 개선되었지만 대부분의 시스템은 서로 분리되어 있어서, 정보가 공유되지 않거나 상당히 제한적으로 공유되고 있다. 그 분야의 전문 용어로 말하면, data fusion이나 interoperability가 부족하다는 말이다. 위에 언급한 수많은 네트워크는 그 자체가 현재의 감시망들이 단절되어 있음을 나타낸다. 분석과 해석에 어려움이 있을 수도 있으나, 다양한 자료들을 통합시키는 "네트워크의 네트워크" 접근법이 해결책이다. 최소한 이러한 네트워크는 정보를 원활하게 공유하고 서로 "소통"할 수 있는 기능을 가져야 한다. 많은 네트워크들이 외부와의 정보 공유를 꺼리는 것이 사실이다.

인수공통감염증의 중요성에 비추어 볼 때 앞으로 인간에서 유행병이 발생하기 전에 앞 단계에서 예방하기 위해서는 원헬스 접근법을 이용한 감시가 효과적이라는 점은 분명하다(32). 동물을 감시하고 동물의 질병을 통제하는 체계는 처음에는 경제적, 상업적인 이유로 해서 농업에서 중요한 질병이 확산되는 것을 예방하고 인수공통감염증이나 신종 감염병을 감시하기 위한 목적으로 개발되었다. 하지만 증가하는 위협에 더 잘 대처하기 위해서는 감시시스템이 더 확대되어야 한다(43). 이전에는 간과되었던 야생동물의 감시를 위해서 OIE가 의미있는 노력을 기울여 왔다. 하지만 위에서 언급한 것처럼 인간과 다른 동물에서 감염병의 중요한 근원이 되고 있는 야생동물의 감시(2, 32)가 아직까지 체계화되어 있지 않다. 분명 이 부분은 원헬스 개념이 제공하는 일종의 상호 통합을 필요로 하는 영역이다.

희망적인 조짐들도 나타나고 있다. 현재 야생동물을 포함하여 감시하는 효과적인 통합 체계를 개발하기 위해 그 어느 때보다 많은 노력들이 진행되고 있다. USAID의 견해는 미래지향적이고 혁신적이다. 지도상에서 이전에는 관심 밖이었던 광범위한 구역을 포괄하는 감시체계가 만들어지고 있다. GOARN과 GLEWS처럼 각기 다른 자료원이나 표적 종으로부터 오는 자료들을 통합시키는 네트워크들은 최근 정보학, 컴퓨터공학의 진보에 힘입어 자료의 공통 요소를 잘 찾아낼 수 있다. GLEWS와 주요 3기구의 노력으로 감염의 출현과 확산 방식에 기반한 보다 실제적이고 넓은 사고와 기관간 협력이 이루어지고 있다.

최근에 시작된 이러한 통합은 현장에서 실현되고 있다. 2012년 7월 말 우간다 서부 키발리에서 에볼라출혈열이 집단발병했을 때 우간다에서는 보건노동부의 고위관료, 야생동물청, 관련 연구소와 학술단체들, CDC, WHO, 국경없는 의사회, 적십자 및 적신월사연맹, EPT/PREDICT, 그 외 특수 목적의 기능집단 등으로 구성된 광범위한 국가 태스크포스팀을 결성하였다. 또 우간다에서 2010년 출혈열이 집단발병했을 때, 그리고 최근 황열병의 발생에 대응해서 유사한 접근법을 사용하였다. 다른 국가들 역시 필요한 광범위한 전문 지식을 충족시키고 정기적인 팀 소통을 증진시키기 위해 국가적인 태스크포스 접근법을 사용하기 시작했다.

감시를 위해 필수적인 진단과 소통의 기술이 지난 20년 동안 혁신적으로 진보되었다. 가장 주목할 만한 것으로는 소위 "참여 역학"인데, 현재 휴대전화가 전 세계 어느 곳에라도 데이터를 송수신할 수 있어, 필요한 최소한의 기반시설로 보다 광범위한 네트워크가 만들어질 수 있다(44). 이러한 기술 도약은 네트워크의 역할을 키우고 네트워크의 이용도를 증가시킨다. 우리가 비행기의 속도로 확산될 수 있는 미생물보다 더 빨리 조치를 취하려면 우리의 모든 네트워크와 기술 역량을 활용해야 한다.

검사실의 역량이 많이 부족한 상태이지만 여기도 역시 약간의 희망적인 발전이 있다. 10~20년 전에는 상상할 수 없었겠지만, PCR과 염기서열분석으로 미지의 병원체를 분자적으로 동정하는 방법이 현재 개발도상국에서도 연구용이나 검사용으로 사용할 수 있게 되었다. 과거에 알려지지 않았고 동정할 수 없었던 병원체를 발견하고 동정하는 것을 흔히 "병원체 발굴"이라 부른다(45, 46). 첨단 연구소에서는 병원체의 유전체 서열분석과 범유전체학을 통해 많은 병원체가 발굴되고 있다. 한 예를 들면, 전유전체 서열분석법으로 병원 내 항생제 내성 폐렴막대균 감염을 추적하였고, 이 과정에서 향후 역학 조사에 중요한 정보가 될 만한 뜻밖의 결과를 얻기도 했다(47). 이와 같은 일들이 앞으로 많이 일어날 것이다.

이러한 역량들은 물론 아직 널리 보급되지 않았지만 가까운 미래에 크게 진보할 가능성이 있다. 얼마 전까지 최첨단 시설에서만 가능했고 20년 전에는 불가능했던 분석법들이 말단의 검사실 현장에서 시행되고 있다. 앞으로 우리는 지역에서 현장검사를 이용한 진단이 이루어지고, 멀리 떨어진 지역으로 휴대전화를 통해 보고될 날을 기대한다. 이것은 지역 수준에서 검출 기술과 정보 획득의 장이 훨씬 더 크고 넓게 열리고 있다는 희망적인 신호이다.

하지만 전 세계적인 감시에 가장 필요한 것은 정치적인 의지와 지속적인 자금 지원이다. 역사적으로 우리는 이러한 일들이 지속되지 못하는 경우를 너무나 자주 보아 왔다. 인적 자산도 필수지만 인적 자원을 개발하기 위해서는 시간, 자원, 안정성이 필요하다. 다음번 위기가 생겨서 한번 더 행동을 촉구할 때까지 우리는 자만하고 잊어버리는 경향이 있다. 위기와 위기 사이에, 즉 위기가 잦아들었을 때 역량, 자금, 정치적 지원이 지속적으로 유지될 수 있도록 하는 것이 중요한 과제이다. 이 문제를 해결하려면 다수의 지지가 필요하다. 다수의 지지를 얻으려면 경제와 개발의 관점뿐만 아니라 생명을 살리고 위험을 회피하는 것의 가치를 명확하게 제시할 수 있어야 한다. 최근에 여러 번 위기가 있었고, 아슬아슬한 상황도 있었다. 효과적인 감시네트워크는 미래의 재앙을 예방하기 위해 반드시 필요한 투자이다.

AFHSC	Armed Forces Health Surveillance Center	미국 육군 보건감시센터
AFRIMS	Armed Forces Research Institute of Medical Sciences	미국 육군 의과학연구소
CDC	Centers for Disease Control and Prevention	미국 질병통제예방센터
CORDS	Connecting Organizations for Regional Disease Surveillance	지역의 질병감시기구간 연결
DGDDER	Division of Global Disease Detection and Emgergency Response	세계질병감지및비상대응국
EAIDSNet	East Africa Integrated Disease Surveillance Network	동아프리카통합질병감시네트워크
EMPRES-i	EMPRES Global Animal Disease Information System	EMPRES 세계동물질병정보시스템
EPPO	European and Mediterranean Plant Protection Organization	유럽과 지중해 지역 내 식물 보호에 대한 협력과 조화를 담당하는 정부간 기구
EPT program	Emerging Pandemic Threats program	인수공통감염증의 범유행에 빠르게 대처하기 위한 모니터링 프로그램
ESSENCE II	Electronic Surveillance System forthe Early Notification of Community-Based Epidemics	공동체 기반의 유행병 조기 인지를 위한 전자 감시시스템
FAO	UN Food and Agriculture Organization	유엔 식량농업기구
GAR	Global Alert and Response	세계 전염병 경보 및 대응을 위한 목적으로 설립된 WHO의 부서
GDD Network	CDC Global Disease Detection Network	미국 CDC의 세계질병감시네트워크
GDD program	CDC Global Disease Detection Program	미국 CDC의 신종 감염병 감시 프로그램
GEIS	Global Emerging Infection Surveillance	미국 국방부의 세계신종질병감시및 대응시스템
GISN	Global Influenza Suveillance Network	국제인플루엔자감시망
GISRS	Global Influenza Surveillance and Response System	국제인플루엔자감시대응시스템
GLEWS	Global Early Warning System for Major Animal Disease	주요 동물 질병에 대한 세계조기경보시스템
GOARN	Global Outbreak Alert and Response Network	국제유행병발생경보와 대응네트워크
HIV	Human immunodeficiency virus	인체면역결핍바이러스
IHR	International Health Regulations	국제보건규약
MBDS	Mekong Basin Disease Surveillance	메콩강유역 질병 감시시스템
MECIDS	Middle East Consortium on Infectious Disease Surveillance	감염병감시중동컨소시엄
OHASA	One Health Alliance of South Asia	남아시아의 원헬스 동맹
OIE	World Organization for Animal Health	세계동물보건기구

PHEIC	Public Health Emergencies of International Concern	국제공중보건비상사태
ProMED	Program for Monitoring Emerging Diseases	신종 질병 감시 프로그램
SACIDS	Southern African Centre for Infectious Disease Surveillance	남아프리카감염병감시센터
SARS	Severe acute respiratory syndrome	중증급성호흡기증후군
UNSIC	United Nations System Influenza Coordination	유엔 시스템인플루엔자조정국
USAID	United States Agency for International Development	미국 국제개발처
WAHID	World Animal Health Information Database	세계동물보건정보데이터베이스
WHO	World Health Organization	세계보건기구

— 제 14 장 —

웹 기반의 인간, 동물, 식물 질병 감시시스템

서론

사전에 감염병을 감지하는 것이 조기에 질병에 대응하고 집단발병을 통제하기 위한 핵심적인 사항이다. 집단발병을 조기에 감지할 수 있다면 공중보건학적 조치를 취하여 집단발생의 규모와 이로 인한 손실을 줄일 수 있다. 신종 감염병의 75% 이상이 인수공통감염증이기 때문에[1] 인간, 동물, 식물의 종들에 영향을 미치는 질병의 돌발을 감시하는 데 원헬스 개념을 적용할 수 있다. 종래의 감시시스템은 실험실 데이터 혹은 임상적인 증례 보고와 같이 보건 전문가들이 확인하고 발표하는 데 여러 단계를 거치는 방식으로 자료를 모았다. 그래서 시간이 많이 걸리고, 노력과 비용이 많이 들었다. 이러한 시스템은 질병의 확산을 막기 위한 공중보건학적 대응을 지연시킬 수 있다. 하지만 현재의 정보기술은 질병의 집단발생에 대해 전 세계와 소통하고 정보를 공유하는 데 컴퓨터, 휴대전화, 원격 감시기, 인터넷 검색을 이용한다[2, 3]. 이러한 정보는 대개 웹사이트와 인터넷 기반 응용프로그램을 이용하여 일반 대중이 무료로 쉽게 접할 수 있다.

웹 기반 감시시스템은 종래의 감시시스템에 비해 보다 신속하게 전문가가 질병의 발생에 대한 정보를 확인하고 전달할 수 있다. 많은 시스템이 자동화되어 있고, 웹에서 WHO, OIE, FAO, CDC 등에서 나온 공식 보고서와 뉴스, 블로그, 사회 연결망, 웹사이트, 우편목록, 토론회 등에서 나온 비공식적인 자료들로부터 집단발생에 관한 정보를 검색한다. 사용자는 자료를 여러 곳에서 찾아보는 대신 집단발생에 관한 다양한 정보를 종합하는 감시 웹사이트를 방문하여 필요한 정보를 모두 찾을 수 있다. 이러한 웹사이트에서는 구독자들에게 이메일로 즉각적인 경고 알림을 보낼 수도 있다(4, 5).

질병의 집단발생을 조기에 인지한 첫 번째 예 중의 하나는 2002년 중국 광둥성에서 발생한 SARS이다. 국제감염병학회(ISID)의 신종 질병 모니터링을 위한 프로그램(ProMED)과 세계공중보건지능네트워크(GPHIN)가 돌발을 초기 단계에서 감지하는 데 중요한 역할을 수행했다(6, 7). 그 덕분에 WHO가 공식적으로 SARS의 발생을 선언하기 최소 2개월 전인 2002년 11월 초에 광둥성에서 환자가 발견될 수 있었다(7, 8).

1994년 약 40명의 회원에게 우편을 보내기 시작한 ProMED-mail은 급속하게 확대되는 사용자들에게 임상보고, 뉴스미디어, 기타 자료원으로부터 얻은 비공식적 자료를 배포할 수 있게 되었다. ProMED는 투명성을 강조하며, 여러 면에서 사회 연결망의 기능을 갖는데, 그 이유는 서로 상호작용하는 사용자들이 서로서로 질병 발생과 관련된 정보를 확인하고 전문지식을 구하기 때문이다. 모든 인터넷 사용자가 무료로 ProMED를 이용할 수 있다. 관련 분야와 해당 지역의 전문가들이 자기가 잘 아는 보고를 선별하여 보완 설명을 달기도 한다(6).

1997년에 처음 등장한 GPHIN은 집단발생의 가능성을 찾기 위해 매체의 웹사이트를 검색하는 자동 웹크롤링을 처음으로 사용하였다(웹크롤링은 조직화, 자동화된 방법으로 월드와이드웹을 탐색하는 방식 중의 하나이다. 역자 주). 이 소프트웨어는 감염병의 집단발생과 관련될 가능성이 있는 수많은 미디어 웹사이트를 다국어로 검색하고 읽는다. 여기서 작성된 보고서는 그 서비스에 가입한 공식적인 공중보건기관네트워크에 배포된다. 그 후 전문가로 구성된 팀이 보고서를 분석하여 독자들에게 배포한다(7).

1994년 ProMED-mail과 1997년 GPHIN이 만들어진 이래 많은 인터넷 기반 감시시스템이 개발되었다. 예컨대, 2006년 시작된 HealthMap은 자동으로 다양한 공공 자원을 탐색하여 특정 지역과 관련된 집단발생에 대한 보고를 취합한다. 그 외 Argus, MedISys, EpiSPIDER가 있다. 공중보건기구, 임상의, 국제 여행객들이 이 감시시스템을 이용한다(4). WHO와 같은 국제기구 역시 이러한 자료원으로부터 집단발생의 초기 증거를 찾고 WHO의 국제 유행병발생경보와대응네트워크(GOARN)로 결과를 전달한다[9].

웹 기반 감시시스템을 사용하여 짧은 시간에 질병 발생을 인지하는 기술의 진보로[5] 우리는 여러 동물, 식재료, 환경 등에 영향을 미치는 질병을 통제할 수 있게 되었다. 건강의 위협은 한 개체나 하나의 종뿐만 아니라 다른 종에도 영향을 미칠 수 있다. 동물로부터 인간으로 전파되는 인수공통감염증이 지속적으로 출현하고 있다. 식물의 질병은 동물과 인간이 영양과 건강을 위해 의존하는 곡물을 감염시켜서 인간과 동물에게 심각한 영향을 미칠 수 있다. 19세기 유럽에 영향을 미쳤던 감자마름병이 대표적인 것으로, 이로 인해 특히 아일랜드에서 많은 사람들이 죽거나 해외로 이주하였다. 또한, 곡물의 소실이 인간과 동물의 사망률 증가와 사회붕괴를 야기할 수 있기 때문에 곡물은 생물테러의 표적이 될 수도 있다. 질병은 이동, 무역, 운반을 통해 지리적 장벽과 정치적 장벽이라는 경계를 뛰어넘는다. 이런 점들을 고려하여 전 세계의 건강을 증진시키기 위해 소통을 넓히고, 협력 체계를 구축하며, 역학적 지식을 활용해야 한다. 여기서는 다양한 디지털 감시시스템과 이들의 기능적인 역량에 대해 알아본다.

감시시스템의 개관

감시는 "질병의 발생, 분포, 결정인자에 대한 정보를 체계적이고 빠르게 수집, 분석, 해석, 배포하는 것"이다[2]. 효과적인 감시시스템을 운영함으로써 우리는 질병을 모니터링하여 집단발병을 인지하고 공중보건상 시의적절한 조치를 취할 수 있다.

종래의 감시시스템에서는 공식보고서를 사용하여 확진 환자의 수를 파악하였다. 이 과정에서 아프거나 병원을 찾거나 적절한 검사 결과가 있는 환자를 찾고, 그 정보를 보건부나 정부기관에 보고한다. 하지만 여러 단계에서 지체될 수 있기 때문에 보고가 완료되는 데는 시간이 많이 걸린다. 예를 들어, 질병을 인지하고 공식 기관에 보고하는 것은 사람, 즉 환자나 의사에 달려 있다. 환자가 병원을 찾지 않거나, 의료인이 적절한 진단을 내리지 못하거나 혹은 적절하게 보고하지 않으면 이 환자는 감시시스템에서 빠져나간다. 또한, 검사실에서 검사가 적절하게 시행되지 못하거나, 확인된 결과를 해당되는 기관에 보고하지 않으면 이 환자역시 보건부에 전달되기 전에 놓칠 가능성이 있다. 통상적으로 종래의 감시시스템에서는 환자의 누락 때문에 축소 보고가 문제가 된다.

이는 병인을 모르고 검사와 치료의 전문가가 없어서 감지하기가 힘든 신종 질병인 경우에 특히 그렇다. 더욱이 자원이 빈약한 시설에서는 감염병 위협이 더크지만 전문 지식과 시설이 부족하다(10). 따라서 이러한 감시시스템의 한계 때문에 다른 방법으로 질병 감지 정보를 얻을 필요가 있다.

수 년 동안 감시시스템은 조기경보 역량이 높아졌고, 컴퓨터, 전화, 그리고인터넷까지 오늘날의 진보된 기술을 이용하여 발전해 왔다(2). 웹 기반 감시시스템은 더욱 강력한 도구가 되어 전 세계의 인터넷 사용자들이 접속하고 있다. 시스템은 데이터를 모으는 검색 도구를 사용함으로써 자동적으로 하루 종일 논문을 수집할 수 있다. 집단발병을 목격한 사용자는 이메일, 온라인 접수, 혹은스마트폰 앱을 통해 웹 기반 감시시스템에 사례를 보고할 수도 있다. 데이터를분석하고 정리하는 것도 역시 기계학습으로 이루어지고 보건 전문가가 확인한다. 정보는 웹사이트를 통해 게시되거나, 주기적으로 가입자에게 이메일로 전달된다(4, 5).

데이터 수집을 위한 정보원의 종류

웹 기반 감시시스템에는 두 종류의 중요한 자료원, 즉 정보의 공식적, 비공식적인 출처가 있다(표 1).

전통적으로는 공식적인 출처로부터 나오는 데이터를 수집하여 감염병의 수준을 모니터링해 왔다. 확진된 사례 보고를 미국 CDC, 프랑스 파스퇴르연구소, 공중보건대학, WHO, 영국 공중보건연구서비스 등과 같은 정부기관과 학술기관에서 수집한다(3). 전통적인 출처에는 병원/의원의 기록, 설문서/조사, 진단검사실의 검사 결과, 보건부의 보고서로부터 나오는 데이터도 포함된다. 자료 수집에 다른 방법이 사용되기도 한다. 예를 들어 동물, 식물, 인간의 건강에 관해

표 1. 공식적인 정보와 비공식적인 정보의 차이

구분	공식적인 정보	비공식적인 정보
감시의 종류	수동/능동감시, 전통적인 감시와 웹 기반 감시	수동/능동감시, 웹 기반 감시
자료원	보건부의 보고서, WHO의 보고서, 연구소의 데이터, 임상 데이터	블로그, 종합 토론, 우편 목록, 언론 매체, 사회 연결망, 인터넷 논문, 목격자의 증언
정보의 신뢰성	확인하기 때문에 더 신뢰할 수 있음	거짓 보고로 인해 신뢰성이 떨어질 수 있음
정보의 생산 시기	공식적인 확인이나 인정이 필요하므로 보고가 지연될 수 있음	흔히 더 빨리 보고됨
증례의 정의	흔히 검사실의 확진에 기반함	반드시 검사실에서 확진될 필요는 없으며, 때로 불충분하거나 잘못된 정보에 기반함
집단발병의 조사	신고대상질병이나 현저한 사회경제적인 영향을 미치는 질병처럼 심각한 질병에 대해 유용함	신종 감염병이나 공식적인 출처를 통해 보고되지 않은 질병에 대해 유용함
한계점	노동집약적, 증례의 보고누락, 다양한 건강 전문가를 거쳐야 함, 신고대상이 아닌 질병은 포함되지 않을 가능성, 공식적인 정보를 얻는 데 비용이 많이 들 가능성	정보누락, 허위정보 등 거짓 정보로 인한 위험, 편향된 보고

전화나 메일의 설문지를 통해 사람들에게 질문하는 능동감시가 시행된다. 특별한 감염병의 집단발생에 관해 상세하게 기록된 과거의 의무기록을 사용한 후향적 연구도 시행된다. 또, 병원체가 들어 있다고 추정되는 생물학적 검체를 공중보건연구소, 학술연구소, 군사연구소에 보내어 검사하기도 한다. 이러한 검체에

서 병원체의 기원에 대한 보다 상세한 정보를 얻는다. 검체에서 분석된 병원체의 유전자형이나 표현형은 참고자료은행에 저장한다. 선진국에서는 흔히 이러한 자료은행에 접속하여 과거의 질병과 현재의 집단발병을 일으킨 병원체의 유전자형과 표현형을 비교한다. CDC의 PulseNet이 이러한 시스템의 한 예이다. PulseNet은 시스템에 저장되어 있는 병원체의 DNA 전기영동 지문을 사용하여 식품매개 질병과 수인성 세균 감염증을 중점적으로 감시한다[2].

반면, 자료의 비공식적인 출처는 자원이 제한되고 공중보건의 기반시설이 없는 지역에서도 질병의 발생을 조기에 알려 주는 최신 정보를 제공할 수 있다. 정보의 비공식 채널로는 뉴스 리포트, 블로그, 토론방, 사회 연결망, 이메일[3, 4] 등이 있다. 비정부기구도 질병의 신고에 기여할 수 있다. 그 예로는 적십자사와 적신월사, 국경없는의사회, 국제의료긴급구호기구(Merlin), 종교단체 등이 있다[3]. 비공식적인 출처는 감시시스템에 과부하를 줄 수도 있고, 편향된 보고나 거짓 보고가 많을 수도 있다. 그러나 역사적으로는 비공식적인 출처가 전통적인 출처보다 질병의 발생을 더 일찍 감지할 수 있게 하였다. 비공식 보고로 해서 국가가 질병 발생 정보를 숨길 수 없게 되었고, 감시시스템이 여러 가지 형태의 데이터를 이용할 수 있게도 되었다[4].

오늘날 많은 웹 기반 감시시스템은 질병의 집단발생에 대한 초기 지식을 얻기 위해 비공식적인 출처의 자료를 사용한다. 한 예가 WHO의 GOARN인데 이는 현재 대부분 비전통적인 정보원을 통해 확인된 집단발병을 감지하고 있다[9]. 2007년 발효된 WHO의 IHR(2005)도 비공식적인 정보를 사용하며, WHO는 이러한 유형의 자료를 바탕으로 예방조치를 취할 수 있다[11]. 현재 비전통적인 역학 데이터의 근원을 사용하는 감시시스템으로는 HealthMap, ProMED-mail, EMPRES 비상예방시스템 세계동물질병정보시스템(EMPRES-i), GPHIN 등이 있다.

웹 기반 감시시스템

인간, 동물, 식물의 감염병을 감시하기 위해 수많은 웹 기반 감시시스템이 개발되어 있다(표 2).

표 2. 디지털 감시시스템의 예

감시시스템	웹사이트	동물 질병	인간 질병	식물 질병
BioCaster Global Health Monitor[1]	http://biocaster.nii.ac.jp	O	O	O
Emergency Prevention System Global Animal Disease Information System (EMPRES-i)	http://empres-i.fao.org	O	O	
EpiSPIDER	http://www.epispider.org/	O	O	O
European and Mediterranean Plant Protection Organization (EPPO)	http://www.eppo.int/ QUARANTINE/Alert_List/ alert_list.htm			O
Geosentinel[2]	http://www.istm.org/geosentinel/ main.html	O		
GermTraX[3]	http://www.germtrax.com/	O		
Google Flu Trends	http://www.google.org/flutrends/	O		
Global Public Health Intelligence Network (GPHIN)	https://www.gphin3.net/	O	O	O
HealthMap[4]	http://www.healthmap.org/en/	O	O	O
International Plant Protection Convention (IPCC)	https://www.ippc.int/			O
MedlSys	http://medusa.jrc.it	O	O	O
North American Plant Protection Organization (NAPPO)	http://www.pestalert.org/main.cfm			O
ProMED-mail	http://www.promedmail.org/	O	O	O
Wildlife Data Integration Network (WDIN)	http://www.wdin.org/	O		
World Animal Health Information Database (WAHID)	http://www.oie.int/wahis_2/public/ wahid.php/Wahidhome/Home	O	O	

1) 웹에서 찾은 언어정보로부터 감염병의 발생과 분포를 찾아내는 온톨로지 기반의 정보처리시스템
2) 1995년에 결성된 다국가 감염병감시기구이자 여행자질병데이터연구 네트워크
3) 2012년에 만들어진 것으로, 각자의 위치와 질병의 증상을 올리면 그것을 분석하여 전 세계적인 질병 발생 양상을 알려 주는 시스템
4) 2006년에 만들어진 것으로, 지역 기반, 시간대별, 병원체별로 전 세계적인 유행병 양상을 시각적으로 볼 수 있도록 제공하는 인터넷 기반 시스템

ProMED-mail

ProMED-mail(http://www.promedmail.org/)은 1994년 신종 감염병에 대한 인터넷 기반 조기경보시스템으로 설립된 ISID의 프로그램이다(그림 1). 이 시스템은 가장 먼저 만들어진 인터넷 기반 보고시스템 중의 하나로, 인간, 동물, 식용 식물의 건강을 위협하는 감염병과 급성 독성노출에 대한 정보를 제공한다. 365일 24시간 운영되며, 공식적인 출처와 가입자로부터 오는 경보와 같은 비공식적인 출처에서 정보를 수집한다. 수집된 정보는 해당 분야의 전문가가 분석하고 의견을 추가하여 ProMED 웹사이트에 게재하고 가입자에게 이메일을 발송한다.

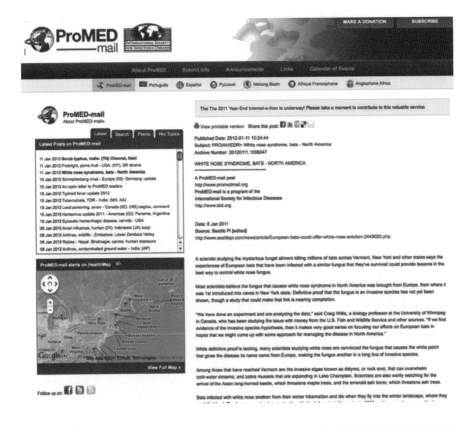

그림 1. ProMED-mail의 웹사이트(http://www.promedmail.org/). ProMED는 ISID의 서비스이며 인간, 동물, 식물에서 신종 질병이 발생한 상황에 대해 전문가 패널이 검토한 보고서를 제공한다.
doi:10.1128/microbiolspec.OH-0015-2012.f1

보고는 페이스북과 트위터를 통해 공개된다. ProMED가 서로 다른 분야의 보건 전문가들 사이의 소통을 촉진시키려고 노력하면서 가입자들도 그들의 관점에 대해 토론하고 같이 일할 수 있다는 점 때문에 ProMED는 사회 연결망의 초기 형태로 간주된다. 현재, ProMED-mail은 다국어로 이용할 수 있고, 최소 185개국의 6만 명 이상의 가입자를 보유하고 있다. 동남아시아 메콩 지역, 구 소련(러시아어로 제공), 라틴아메리카(스페인어과 포루투갈어로 제공), 아프리카(프랑스어와 영어로 제공)의 지역네트워크는 질병이 출현할 가능성이 매우 높은 지역에서 비공식적인 정보의 교환을 통해 정보가 취약한 국가를 지원하며 질병의 발생을 빠르게 감지한다. ProMED는 질병 감시시스템 중에서 드물게 작물에 영향을 미치는 식물의 질병을 다루고 있으며, 직원 중에는 식물병리학자도 있다. 이런 형태의 수집과 모니터링 작업은 HealthMap과 같은 시스템에서도 채용하고 있다.

GPHIN

1997년 캐나다 공중보건청은 WHO와 협력하여 GPHIN(https://gphin3.net/)을 개발하였다. 이에 대해서는 웹사이트(http://biosurveillance.typepad.com/files/gphin-manuscript.pdf)에서 잘 설명하고 있다. 캐나다 공중보건부 소속의 비상대비대응센터가 이를 관리한다. GPHIN은 자동화된 웹크롤링을 선도적으로 사용하고 있다. GPHIN은 인간, 동물, 식물의 질병 돌발, 오염된 식품과 식수, 생물테러 물질, 화학물질과 방사능에 대한 노출, 자연재해 등에 대한 조기 경보시스템이다. 그리고 약품과 의료기기의 안전성 문제도 다룬다. GPHIN은 ProMED-mail과 함께 초기 디지털 감시네트워크의 하나로, 공식적인 보고서가 발간되기 전에 SARS를 감지하여 명성을 얻었다. Microsoft/Java 응용프로그램은 7개의 언어(아랍어, 영어, 프랑스어, 러시아어, 페르시아어, 중국어, 스페인어)로 24시간 실시간으로 구동되며, GPHIN 분석팀이 자료를 분석한다. 기관의 종류에 따라 적절한 비용을 지불하면 안전한 웹사이트에 가입하여 접속할 수 있다.

HealthMap

HealthMap(http://www.healthmap.org/en)은 보스턴아동병원과 하버드의대에 본부를 둔 비영리기구이다. 2006년 설립된 이 디지털 감시시스템은 인간, 동물, 식물의 질병을 모니터링하며 온라인에서 무료로 이용할 수 있다(그림 2). 이 시스템은 자동으로 24시간 동안 거의 실시간으로 정보를 모니터링하고 정리하고 통합하고 거르고 시각화하고 배포한다. 9개의 언어로 되어 있고, 공식적, 비공식적인 출처 모두에서 자료를 얻는다. Linux/Apache/MySQL/PHP 응용프로그램은 뉴스수집기, 목격자 보고, 검증된 공식보고서를 포함하는 5만 개 이상의 출처로부터 질병명, 증상, 핵심 단어와 구절을 검색한다. 경보가 되는 출처는 스팸을 거르는 통계법 중의 하나인 피셔-로빈슨 베이지안 필터링을 사용하여 거르고 정리한 다음 훈련된 요원이 다시 수집된 데이터를 정리한다. 사용자는 특정 지역에서 특정 질병의 집단발생을 검색하여 찾을 수 있다. 사용자가 정보

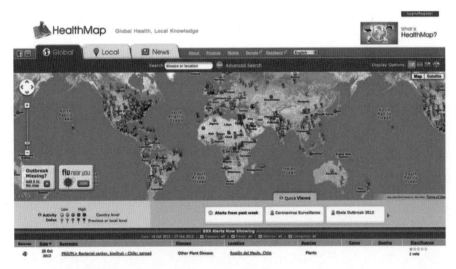

그림 2. 보스턴아동병원에 본부를 둔 HealthMap의 웹사이트(http://www.healthmap.org/en/). 이는 대화형 지도 상에서 수많은 출처로부터 자동으로 추출된 감염병의 돌발 정보와 전문가에 의해 보정된 정보를 보여 준다. doi:10.1128/microbiolspec.OH-0015-2012.f2

의 최초 출처도 볼 수 있도록 온라인에서 연결시켜 주고 있다. 일반 대중을 위해 웹사이트에 "일간질병소식"을 새로 추가하여 집단발생의 뉴스를 제공한다. 또한 각 사용자는 그들 자신의 집단발생 경보를 온라인이나 스마트폰 앱 "Outbreaks Near Me"를 통해 제출할 수 있다. 이 스마트폰 응용프로그램은 사용자가 지역의 집단발생에 관한 경보를 수신한다는 것을 선택하면, 대화형 지도 상에서 보고서를 찾고 검색할 수도 있게 한다.

EMPRES-i

EMPRES-i(http://empres-i.fao.org)는 FAO가 국가간에 이동 가능한 동물 질병과 영향이 큰 동물 질병을 모니터링하기 위해 만들었다. 이 웹 기반 응용프로그램은 조기경보시스템을 가지고 있으며, 각종 프로젝트와 현장의 보고서, 정부기구, 비정부기구, 농업 혹은 보건부, FAO 등의 자료, 공공 도메인, 미디어, 기타 웹 기반 감시시스템 등 활용 가능한 모든 공식, 비공식 자료들을 사용한다. EMPRES-i는 첨단 기술을 사용하여 자료를 수집하고 동물 질병의 정보를 분석하여 사용자에게 정보를 제공한다. 정보는 그림 3에서 보는 바와 같이 지도에 게시되는데, 추가로 세계 가축생산및건강도감(GLiPHA)에서 제공하는 가축의 규모, 생물리학적 특징, 사회경제적 요소 등 지역과 관련된 화면도 선택해서 찾아볼 수 있다. 데이터와 그래프도 여러 형식(예: PDF, CSV, 혹은 엑셀)으로 만들어 개인적으로 사용할 수 있다.

세계동물보건정보시스템

OIE는 1924년 설립되었다. 회원국은 인수공통감염증과 신종 동물 질병 등 OIE 목록에 있는 질병의 특이한 발병 사례를 보고할 의무가 있다. 일반 대중은 WAHIS(http://www.oie.int/wahis_2/public/wahid.php/Wahidhome/Home)로부터 제공되는 세계동물보건정보데이터베이스(WAHID)를 통해 무료로 정보를 이

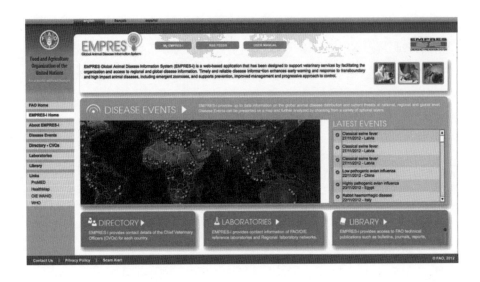

그림 3. 국제연합의 FAO가 유지하고 있는 EMPRES-i 웹사이트(http://empres-i.fao.org). 이는 동물의 질병과 인수공통감염증의 집단발병을 보고한다. doi:10.1128/microbiolspec.OH-0015-2012.f3

용할 수 있다. 권한이 있는 사용자들이 사용하는 좀 더 안전한 웹사이트는 OIE의 대표와 권한을 부여 받은 지역 사용자들이 접속하며, 이들은 동물 질병을 확인하면 24시간 내에 OIE에 알릴 의무가 있다. 수집된 정보는 OIE가 검증한 후 OIE-Info 목록을 통해 대표에게 전송된 다음 영어, 프랑스어, 스페인어로 배포된다. WAHID는 일반 대중에게는 확인된 질병에 대한 보고서만 공개하고, 미확인 혹은 비공식 출처의 정보는 OIE 회원들만 공유한다는 점에서 EMPRES-i와 다르다. 사용자는 특정 동물 질병 혹은 특정 국가/지역의 집단발병에 대해 검색할 수 있다. 웹사이트는 질병의 특성과 시간에 따른 변화, 수의학 서비스, 검사실 서비스, 동물 개체군, 인수공통감염증에 걸린 환자, 국가의 위생 조건, 통제 방법 등에 대한 정보를 제공한다. 접속하면 특정 국가나 전 세계의 질병 분포를 확인할 수 있도록 질병 발생에 대한 지도도 게시된다. 2005년 WAHID로 대체되기 전 1996년부터 2004년까지의 과거 자료도 HandiStatus II에서 온라인으로 찾을 수 있다. 새로운 버전인 WAHIS는 2012년 9월에 만들어졌으며, 야생동물 질병에 대한 보고를 개선시켰다. 갱신된 시스템은 OIE 목록에 있는 야생동물 질병을 항상 모니터링하는 것 외에 공식적으로 OIE에 신고하지 않아도 되는 야생동물 질병을 자발적으로 보고할 수 있게 되어 있다.

검색어 감시

증후군 감시는 검사실에서 확진되기 전에 질병을 조기에 감지하기 위해 사용되는 또 다른 방법이다. 이 방법으로 우리는 개인과 집단의 건강 지표를 파악하여 통상적인 보고서가 나오기 전에 집단발병을 인지할 수 있다. 지표로는 일반의 약품의 구매, 결석과 결근, 응급실 내원, 혹은 웹 기반의 접속 흐름과 키워드 검색 데이터가 비정상적으로 증가하는 것 등을 들 수 있다(12).

일반적으로 대중은 건강 정보를 찾기 위해 온라인 검색엔진을 사용한다. 대규모 집단발병이 있는 동안 특정 질병이 더 많이 검색되는 것은 질병이 발발했음을 반영하거나 예측할 수 있게 한다. 예를 들어, 구글과 야후의 검색을 조사한 과거의 연구에서 인플루엔자의 검색 기록이 인플루엔자 H1N1 범유행 동안 질병의 정도와 비슷한 양상을 보여 주었다(13, 14). 다른 연구들 역시 트위터와 같은 사회연결망으로부터 수집된 키워드를 사용하여 실시간으로 질병의 활동에 대한 추정치를 그대로 보여 주었다(15).

구글트렌드

구글트렌드(http://www.google.com/trends/)는 검색 질문을 거의 실시간으로 모니터링하기 위해 사용하는 자동화된 도구이다. 건강과 관련이 없는 정보를 찾는 사람들도 포함하여 모든 인터넷 사용자의 질문이 분석되지만, 특정 질병이 돌게 되면 그 질병에 대한 검색 질문이 몰릴 것이고, 이를 종합적으로 분석하면 질병의 정도와 관련 지역을 판단할 수 있는 것이다. 구글플루트렌드(www.google.com/flutrends/)는 보다 광범위하게 연구된 것으로, 잠재적으로 인플루엔자 증상을 보이는 사용자가 건강에 대한 정보를 찾는 행동을 모니터링한다. 사람들이 찾는 인플루엔자 유사 질병에 대한 검색 질문의 데이터는 매일 갱신되는 검색량 지수 그래프를 통해서 볼 수 있다. 과거의 연구에서 2003년부터 2008년까지 구글 플루트렌드와 미국 CDC 데이터 사이에 강한 상관관계가 있다는 것을 보여주었다. 연구는 또한 CDC가 인플루엔자 유사 질환에 대한 감시 보고를 하기 1~2주 전에 조기에 상황을 감지할 수 있었음을 시사하며, 이는 조기 공중보건 대응으로 이어질 수도 있었을 것이라는 의미이다. 구글트렌드는 누구나 무료로 이용할 수 있는 도구지만, 인터넷 사용자가 많은 선진국에서 그리고 인플루엔자처럼 유병률이 대단히 높은 질병에 대해서 잘 활용되고 있다(13).

트위터

사회 연결망 역시 사람들을 정보 공유로 연결시키는 강력한 도구이다. 트위터는 건강 정보를 추적하기 위해 사용될 수 있는 무료 사회 연결망의 한 예이다. 마이크로블로그는 수백만의 사람들이 메시지를 140자까지 쓸 수 있다. 대부분의 트윗은 일상적인 대화, 정보의 공유, 그리고 관심 항목에 대한 링크이다. 인플루엔자 유사 질병과 관련된 키워드가 들어 있는 트위터 메시지를 집계한 연구에서 기계학습법을 사용하여 미국 내 H1N1 활동을 측정하고 대중의 관심/우려에 대한 정보를 집계하였다. 하지만 어떤 트윗은 단순히 H1N1에 대한 관심 때문일 수 있고 다른 트윗은 증상이 나타나서 보낸 것일 수 있기 때문에 이러한 형태의 정보를 그대로 사용할 수는 없다(15).

결론

디지털 인터넷 기반의 감시시스템은 새로운 질병의 발생을 감지하는 방식을 바꾸었고, 국가, 지역, 국제적인 수준에서 감시를 수행할 기회를 만들어 주었다. 기계학습 기술을 사용한 자동시스템은 연중 무휴로 작동하여 공중보건에 미치는 중요한 질병에 대한 조기 모니터링, 조기 경보, 조기 대응의 진행을 가능하게 한다. 또한, 정보가 즉시 웹사이트에 게시되거나 웹 기반 감시시스템의 구독자에게 전달될 수 있다.

현재 인터넷에 기반한 감지시스템은 인터넷 접속의 수준이 높은 국가에서 집단발생에 대한 정보를 더 잘 찾을 수 있게 한다. 하지만 질병 부담이 훨씬 더 큰 개발도상국에서는 흔히 감염의 확산을 감지하고 예방하기 위한 공중보건 인프라가 없다(10). 그래서 병원체가 유입되고 재출현하는 것을 예방할 수 있는 선진국과 달리 자원이 부족한 국가에서는 보다 심각한 문제에 직면하게 된다. 감염병은 그런 국가에서 풍토성으로 존재하는 경우가 더 많기 때문에, 사망자를 감소시키고 확산을 줄이고 무역과 관광에 대한 부정적인 영향을 최소화하기 위해 개발도상국에서 질병의 집단발생을 감지하는 데 노력을 집중해야 한다(3). 자원이 부족하고 인터넷의 보급이 잘 안되어 있는 지역에서 질병 감시를 개선시키기 위한 하나의 대안으로 휴대전화나 다른 휴대용 장비를 사용하여 단문서비스로 상황을 알리는 것이다. 그런 기술은 이미 자원이 부족한 지역에서 사용이 늘고 있고(16), 앞으로도 지속적으로 질병에 대한 보고에 도움이 될 것이다.

사생활을 존중해야 하는 의무가 인터넷 기반 질병감지에 문제가 된다. 예를 들어, 검색 질문에는 환자의 주소와 같은 특정 지리 정보가 포함될 수 있다. 따라서 공중보건의 요구에 따라 공간적인 자료를 이용할 때는 정확한 주소를 가리는 보호 장치를 사용해야 한다(17).

또한, 체계가 없고 난해한 정보의 과부하 문제를 해결하기 위해서도 많은 연구가 필요하다. 인터넷에 기반한 감시는 특이도와 민감도가 불분명하므로(5), 데이터 정리에 기계학습과 같은 진보된 기술도 이용해야 하고, 수집된 정보를 전문가가 검증도 하여야 한다. 비전통적인 출처로부터 잘못된 정보, 편향된 정보가 만들어질 수 있다(4). 특히 언론은 그들이 대서특필할 수 있는 보고에 집중하지만 위험을 정확하게 전달하지 못할 수 있다. 2011년 위장병과 용혈성 요독증후 군을 야기하는 대장균 O104:H4 집단발병의 원인으로 잘못 알려진 스페인 오이 가 이러한 현상의 한 예이다. 언론이 잘못된 보고를 집중보도하자, 오이의 판매 량이 감소하였다. 이로 인해 스페인 정부 내에서 정치적, 경제적인 긴장이 높아 졌지만, 결국 그 원인은 이집트에서 수입된 호로파의 씨로 밝혀졌다(18). 이 예는 디지털 감시가 질병의 집단발생을 감지하는 속도를 높일 수는 있지만, 부정확한 자료에 의한 오류의 가능성도 있음을 보여준다.

또 다른 문제는 기능이 중복되는 병렬적인 감시 프로그램과 데이터를 조화시 키는 것이다. 현재는 감시시스템이 무엇을 보는가 하는 것, 즉 특정 지역이나 생 물 종의 종류, 자료의 형식과 자료원에 따라 구분된다. 이 상황은 질병이 국경 을 넘어 발생하거나, 한 종 이상에서 발생하는 경우에 더욱 복잡해진다. 예를 들 어 FAO의 EMPRES-i와 OIE의 WAHID는 동물의 건강에 노력을 집중하지 만, 이들 병원체 중에는 인간에게 영향을 미치는 것이 많다. 이러한 출처에서 인 수공통감염증에 대한 정보를 얻는다고 해도 인간의 사례에 대한 직접적인 감시 는 일반적으로 다른 역학시스템에서 이루어진다. 따라서 다양한 요구를 충족시 키고 다양한 집단의 질병 위험을 파악하기 위해서는 자료들을 통합하는 응용프 로그램을 구축할 필요가 있다.

우리는 지금 하나로 묶인 세상에서 살고 있다. 식품, 생물학적 제품, 살아 있 는 종의 무역과 국제여행이 모두 감염병의 집단발생과 병원체의 출현, 재출현에 대한 잠재적인 원인이 될 수 있다(3). 동물, 인간, 식물의 감염을 알아내기 위해서 는 민간과 공공 부문의 전염병학자, 컴퓨터과학자, 의사, 수의사, 공중보건 전문 가 등 여러 분야의 전문가들이 함께 참여하는 감시시스템이 개발되어야 한다. 이 런 통합시스템은 항생제 내성, 수질, 동물 병원소, 매개곤충에 대한 통찰력을 제 공할 수 있을 것이다(8). 원헬스 접근법이 필요한 명확한 이유는 21세기에 신종 질병이 계속해서 종간 전파되고 지리적인 장벽을 넘어 발생할 것이기 때문이다.

CDC	Centers for Disease Control and Prevention	미국 질병통제예방센터
EMPRES-i	EMPRES Global Animal Disease Information System	EMPRES 세계동물질병정보시스템
EpiSPIDER	Semantic Processing and Integration of Distributed Electronic Resources for Epidemiology	인터넷 기반의 전염병 조기 인지 통합시스템
EPPO	European and Mediterranean Plant Protection Organization	유럽및지중해식물보호기구
FAO	UN Food and Agriculture Organization	유엔 식량농업기구
GLiPHA	Global Livestock Production and Health Atlas	세계 가축생산및건강도감
GOARN	Global Outbreak Alert and Response Network	국제 유행병발생경보와대응네트워크
GPHIN	Global Public Health Intelligence Network	세계공중보건지능네트워크
HandiStatus	Help with World Animal Disease Status	동물들의 건강 상태 등에 대한 정보를 담고있는 데이터베이스 프로그램
IHR	International Health Regulations	국제보건규약
IPCC	International Plant Protection Convention	국제식물보호협약
ISID	International Society for Infection Disease	국제감염병학회
MedISys	Medical Information System	뉴스와 신문 같은 매체의 사건들을 기반으로 전염병을 조기 인지하는 시스템
NAPPO	North American Plant Protection Organization	북미식물보호기구
OIE	World Organization for Animal Health	세계동물보건기구
ProMED	Program for Monitoring Emerging Diseases	신종 질병 감시 프로그램
SARS	Severe acute respiratory syndrome	중증급성호흡기증후군
WAHID	World Animal Health Information Database	세계동물보건정보데이터베이스
WAHIS	World Animal Health Information System	세계동물보건정보시스템
WDIN	Wildlife Data Integration Network	야생동물과 인수공통감염증 관련 정보를 제공하는 인터넷 기반 감시 및 보고시스템
WHO	World Health Organization	세계보건기구

제 15 장

병원체의 진화를 예측하기 위한 유전체 및 범유전체 접근법

서론

신종 감염병은 "인간에서 지난 20년 동안 발생률이 높아졌거나 가까운 미래에 높아질 위협이 있는" 미생물 감염으로 정의된다[1]. 일반적으로 신종 감염병의 원인이 되는 미생물은 (i) 환경의 교란에 의해서 혹은 새로운 독성형질의 획득으로 생긴 새로운 병원체, (ii) 기존에 알려졌지만 새로운 지리적 영역이나 인구집단으로 확산된 병원체의 두 종류로 구분할 수 있다. 두 경우 모두 질병의 발생과 전파에서 인간의 활동이 핵심적인 역할을 한다. 인간이 자연 환경을 교란하면 물리적인 지형뿐만 아니라 눈에 보이지 않는 미생물의 지형도 변화한다. 이 과정에서 미생물이 독성유전자를 획득하거나, 새로운 숙주가 이전에는 접하지 않았던 병원체에 노출된다. 신종 질병은 인간과 동물의 개체군에 엄청난 영향을 미치기 때문에, 사전에 집단발생을 예측할 수 있는 효과적인 방법을 개발하기 위해서는 신종 질병의 발생과 검출에 대한 보다 깊은 이해가 필요하다.

세계의 기후변화

인간의 활동이 이 세상에 광범위하게 영향을 준다는 것을 보여 주는 한 예로 과도한 화석연료 사용으로 인한 세계의 기후변화를 들 수 있다. 지구온난화는 기후변화를 촉진시켜 허리케인과 같은 열대성 폭풍이 더 자주 더 강하게 발생하게 하여 기상조건을 극도로 악화시키며, 해양과 육상의 동식물 생태와 생리에도 영향을 미친다(2, 3). 또한 기후변화는 동물, 인간, 환경의 건강과 질병을 결정하는 미생물에도 영향을 미친다(4). 기후변화는 병원체에게 새로운 환경을 제공함으로써 많은 감염병의 출현과 확산에 영향을 미치며 질병매개체의 서식 범위를 확장시킨다. 환경에 독성유전자가 존재하기 때문에 미생물이 독성형질을 새로 획득하거나 독성이 강화될 수 있다. 내독소를 암호화하는 유전자가 환경에 존재한다는 것은 범유전체학 연구를 통해 밝혀졌다(5~7). 기온이 상승하면서 산호초와 같은 생태계에 더 많은 스트레스를 주어 생물이 감염병에 더 취약하게 된다. 평균 온도가 1~2℃ 정도만 변화하여도 어떤 생물의 개체군은 심각한 영향을 받을 수 있다. 또 유용한 미생물의 생존율은 낮추고 질병을 전파하는 매개곤충과 병원성 미생물의 생존율은 높일 수 있다(8, 9). 홍수와 가뭄은 콜레라나 살모넬라와 같은 수인성 병원체를 더욱 확산시킨다. 온도가 상승하면 모기가 더 번성하여 모기가 전파하는 말라리아, 뎅기열, 황열병 등의 질병을 확산시킨다. 이러한 예는 세계 곳곳에서 찾아볼 수 있다.

1993년 미국 남서부에서, 특히 습기가 많은 계절에 한타바이러스가 출현하였다. 전형적으로 건조한 이 사막 지역에 내린 다량의 비는 식물을 더욱 성장시켰다. 결과적으로 초록의 식물은 설치류에게 풍부한 먹이를 공급하고 포식자로부터 보호해 주는 역할을 하여 설치류의 개체군이 폭발적으로 증가하게 되었다. 한타바이러스는 감염된 설치류의 똥과 오줌으로 방출되지만, 보균 동물은 보통 증상이 없다. 흰발생쥐는 한타바이러스과에 속한 신놈브레바이러스의 숙주이며, 이 바이러스가 포코너스 지역의 한타바이러스폐증후군 집단발병의 원인이었다. 이 지역에는 흰발생쥐가 흔하고 널리 분포하며, 조사한 흰발생쥐의 약 10%가 신놈브레바이러스에 감염되어 있었다. 그 해의 예외적으로 습한 날씨 탓에 흰발생쥐 개체군이 급증하였고, 이들이 인근 인간의 거주지를 포함하는 새로운 서식장소로 이동하면서 주민들이 이전에 없었던 야생동물 유래 질병에 노출되었던 것이다(10). 많은 사람들이 바이러스에 오염된 생쥐 배설물이 섞인 먼지에 노출되어 감염되고 죽었다. 따라서 포코너스에 한타바이러스가 돌발적으로 등장한 것은 환경에 있는 병원체라도 환경 변화에 의해 새롭게 사람에게 전파될 수 있음을 보여 준다(11).

많은 개발도상국에서 홍수는 귀한 자원인 깨끗한 식수를 오염시킨다. 최근에 아이티에서 유행한 콜레라를 보면 이 사실이 분명해진다(12). 2005년 이래 콜레라가 다시 등장한 것은 홍수가 빈번하고 과도하게 발생하는 지역에 질병 감수성이 있는 사람이 더 많이 살게 된 것과도 관련이 있다. 동남아시아에서 홍수는 자연적인 강어귀 서식지에 있는 콜레라균의 분포 영역을 확장시켜 인간의 식수 공급원에 콜레라의 유병률을 증가시켰다. 질병의 유형으로 보면 콜레라의 집단발생이 육지의 식수원으로 확산되기 전에 해안 지역에서 먼저 시작되었음을 알 수 있다. 기후변화의 주된 원인인 엘니뇨-남방진동은 매년 콜레라가 주기적으로 확산하는 데 영향을 미친다. 콜레라의 발생률은 온난 주기가 지난 후에 증가하고 한랭 주기가 지난 후에 감소하는 반면, 그 사이에 낀 해에는 기후와 콜레라의 연관성이 없어진다. 콜레라의 집단발생은 해수의 온도가 상승하여 플랑크톤이 풍부해지는 것과 관련이 있고, 이는 위성사진으로 해양 엽록소를 확인함으로써도 확인된다(13).

동물과 인간의 배설물로 오염된 식품과 식수를 통해 확산되는 살모넬라에 의한 설사도 기상 이변과 깊은 상관관계가 있다. 특정 기후 조건과 질병과의 관련성은 언제 어디에서 중요한 유행병이 발생할지를 예측하고, 질병 발생의 심각성을 추정하며, 더 앞 단계에서 질병의 발생을 통제할 방법을 찾을 수 있는 컴퓨터 모델 개발에도 사용될 수 있다(14, 15).

2004년 중앙아프리카에서 시작하여 2009년 갑자기 끝난 페스트의 집단발생 역시 엘니뇨 주기와 밀접한 상관관계를 보인다. 2004년부터 2009년까지 페스트로 인해 8개국에서 12,000명의 환자와 800명 이상의 사망자가 발생했다. 그러다가 2009년 페스트의 발생률이 갑자기 줄어들었는데, 이러한 감소는 1998년 이래 가장 악화된 엘니뇨 주기와 일치하였다. 아프리카에서 우기가 늦게 시작되었고, 이는 병원소의 증가와 야생동물의 이동에 현저한 영향을 미쳤으며, 이와 연관되어 병원체를 전파하는 벼룩의 수도 증가시켰다(16). 페스트의 집단발생은 개발도상국에만 국한되는 것이 아니라서, 미국 남서부에서도 강수량의 변화가 설치류 개체군에서 페스트를 증가시켰다.

이러한 예들은 지구의 기후변화와 관련이 깊다. 하지만 중요한 점은 이러한 예들 모두 환경 파괴로 인해 미생물이 들어갈 새로운 틈새가 생겼고, 동물들이 이전에는 접하지 못했던 병원체에 노출되어 감염병이 출현하고, 이후에 동물로부터 인간으로 질병이 전파된다는 점이다.

환경 내 독성인자의 감지

환경에서 병원체를 신속하게 감지하면 질병의 집단발생 전에 이를 예측하는 접근법을 개발할 수 있을 것이다. 이는 질병이 발생한 후 치료를 하는 것이 아니라, 공중보건학적으로 신종 감염병의 확산을 방지하는 접근법을 도입한다는 것을 의미한다. 새로운 질병이 발생하면 과학자들이 원인을 확인하고 적절한 약물이나 백신을 개발하여 노출된 환자를 치료하려고 하지만, 그러는 사이에 사회는 과잉반응을 나타내고 혼란에 빠지게 된다. 원헬스 접근법은 집단발병을 예측하는 상위 단계의 접근법을 개발하고, 미리 전파를 막을 장벽을 구축할 수 있게 하는 것이다. 이러한 접근법은 질병 전파의 강력한 예측모델을 만드는 컴퓨터과학자, 수학자와 함께 환경과학자, 수의사, 의사 사이의 긴밀한 협력을 요구한다.

범유전체학으로 환경, 가축과 야생동물의 개체군, 그리고 인간에서 환경의 변화가 병원체의 분포와 전파에 미치는 영향을 통찰할 수 있다. 그래서 우리는 환경과 환경 변화의 영향을 생물학적으로 보여줄 DNA 지표를 사용하여, 특정 환경을 검사할 수 있는 간단하고 정밀한 분자분석법을 만들 수 있을 것이다. 예를 들어 우리는 이 방법으로 세균의 외독소유전자가 환경에 광범위하게 분포한다는 것을 밝혔다(5~7). 이러한 독성인자의 유전자 풀은 다양한 서식지에 존재하며 미생물 사이에서 유전자를 교환하여 동물과 인간에 대한 새로운 병원체를 출현시킬 수 있다. 환경에서 이러한 유전자를 찾는 검사는 신종 감염병을 찾아내는 데 도움이 된다.

미생물 범유전체학

　미생물 유전체학은 개개의 미생물의 유전체를 연구하지만 미생물 범유전체학은 배양 여부와 상관없이 특정 환경에서 나온 이질적인 미생물 유전체의 서열 모두를 기능적으로 분석한다(17~20). 범유전체학은 동물이나 인간과 연관된 정상 미생물총을 포함하여 일상적인 것부터 극한의 환경에 있는 것까지 다양한 환경에서 세균과 박테리오파지 군집의 구조, 조성, 개체군의 분포를 조사하는 방식에 혁신을 가져왔다(21~24). 이들의 서식지에서 직접 미생물의 유전자 염기서열 분석을 행하는 기술이 발전하여 더 쉽고 저렴한 비용으로 범유전체학을 이용하수 있게 되었다. 더불어 우리를 둘러싸고 있는 미생물에 대한 이해를 넓히고, 인식을 변화시켜 줄 풍부한 데이터를 얻게 되었다(25).

　동일한 환경에서 세균의 범유전체와 파지의 염기서열을 분석함으로써 우리는 세균과 바이러스 사이에서 발생하는 역동적인 상호작용과 유전자 교환에 대해 귀중한 사실을 알게 되었다(26~32). 파지는 특정 개체군에 존재하는 세균의 종류와 수를 결정하고, 세균 사이에 유전물질을 전달하는 중요한 역할을 수행한다(19, 33). 세균에 존재하는 새로운 유전자들 중에는 파지에서 온 것이 많다. 파지의 유전자가 세균의 유전체로 전달되어 외독소유전자와 같은 독성인자를 암호화할 경우 세균에게 병원성을 부여하거나 향상시킬 수 있다. 더욱이 이러한 유전자가 환경에서 새로운 숙주로 간다면 이들은 동물과 인간의 새로운 병원체로 진화될 수 있다. 아래에서 설명하듯이 시가독소와 포도알균 장독소를 암호화하는 파지의 유전자가 환경 표본에서 채취된 다른 미생물에서 발견되고 있다(5, 6).

　외독소는 세균이 분비하는 단백질로, 표적 세포의 필수 기능에 영향을 주어 세포를 효과적으로 손상시킬 수 있다(34). 어떤 외독소는 아주 미량으로도 세포를 죽이기에 충분하다. 예를 들어, 보툴리눔독소나 파상풍독소는 1mg으로 성인을 죽게 할 수 있으며(35), 디프테리아독소는 체중 kg당 100~150mg으로도 치명적이다(36). 많은 경우 외독소는 세균이 질병을 일으키는 원인이 되기 때문에 감염된 개체 내에서 분비된 외독소는 세포 수준에서 유해 효과를 나타내고, 질병과 연관된 증상을 야기하는 손상을 일으킨다(34). 세균과 파지 사이에서 수평 전달되는 유전자의 산물인 외독소는 많은 신종 감염병을 일으키는 핵심적인 독성인자로서 공중보건에 심각한 영향을 미치고 있다.

최근, 외독소를 생산하는 대장균 O157:H7에 의해 발생한 식품매개 질병이 전 세계에서 증가하고 있다(37~44). 이러한 집단발생은 복잡한 농업시스템에서 비롯되는 오염된 식품과 연관이 많다. 하지만 병원체의 기원이 확실하게 확인되지 않는 경우도 많다. 식품에서 병원체를 신속하고 정확하게 동정하지 못하면 공중보건이 위협받는 것은 자명하다. 2011년 독일에서 발생한 대장균 O104:H4 균주처럼 병원체가 새로운 조합의 독성형질을 갖는 경우 공중보건은 더욱 위협을 받는다(45~47). 유전자 염기서열분석으로 대장균 O104:H4의 감염원을 알기 위한 신속진단법 개발의 실마리를 얻었다. 또한, 대장균 O104:H4의 진화 과정에서 염색체의 돌연변이, 항생제 내성 플라스미드, 시가독소를 생성하는 파지 획득이 순차적으로 일어났다는 것도 알 수 있었다.

많은 병원체가 전파될 수 있으려면 반드시 환경에서 생존하는 단계가 필요하다. 최근에 밝혀진 바에 따르면, 외독소 유전자가 세균의 생태학적 적응도를 향상시킨다(5, 6). 더욱이 파지 그 자체는 세균보다 훨씬 더 가혹한 환경에서도 생존할 수 있으며, 적합한 환경에서 새로운 세균 숙주에게 독성유전자를 전달할 수 있다.

파지가 우리 생태계의 흔한 존재이며, 생태계에서 세균 군집의 역동학에 영향을 미치고, 세균의 성장과 생리에 직접적인 역할을 한다는 점은 분명하다. 파지에 암호화된 유전자는 세균에 새로운 대사능력을 제공하거나, 포식자를 회피할 수 있게 하거나, 독성을 증가시켜 줌으로써 세균의 적응력을 높인다. 또한 파지는 미생물 숙주 사이에서 외독소 유전자를 전달할 수 있기 때문에 독성이 없는 세균을 독성을 가진 병원체로 전환시킨다. 다양한 환경에서 세균 사이에 파지가 매개하는 독성형질이 전달되면서 세균이 진화한다(48~54).

유전자를 전달하는 데 특히 효과적인 운반체인 파지는 자연 환경, 동물, 인간에 광범위하게 퍼져 있다. 이러한 곳에 파지가 세균보다 약 10배 이상 존재한다. 또한 파지는 세균보다 강하여 가혹한 환경에서 세균 없이도 생존할 수 있다(55, 56). 파지는 염소 소독이나 열 처리에도 살아남고 햇빛에 의한 불활성화도 견딜 수 있으며, 하수 처리 과정에서도 살아남는다(56~62). 파지가 극한 환경에서도 견딜 수 있기 때문에 자연에서 독성유전자의 풀로 유지될 수 있고, 따라서 유전자

교환의 가능성도 증가한다. 더욱이 많은 파지의 생활 방식이 용원성과 용균성을 자유롭게 전환할 수 있어, 이 능력 역시 그들의 적응도를 높이고 연관된 독성유 전자의 풀을 증가시킨다.

환경 파괴가 새로운 병원체를 선택한다

벌목, 관개, 해안지대의 침식, 습지의 변화, 도시 확장, 기후변화, 혹은 기타 환경을 파괴하는 인간의 활동으로 미생물 군집의 구조, 조성, 역동학에 무슨 일이 벌어질까[63]? 환경의 생물다양성이 감소하면 해로운 식물과 동물이 생태계를 파괴할 수 있는 기회가 생긴다. 미생물 생태계도 유사하게 식물, 동물, 인간에 영향을 미치는 감염병의 출현과 전파가 촉진된다. 예를 들어, 미국 북동부에서 자연림과 서식 생물의 감소로 유발된 생물다양성의 감소가 라임병을 확산시키는 중요한 요인이 되었다[64]. 세계적으로 인구가 증가하고, 야생동물과 가축이 인간과 점점 더 가까이에서 서식하게 된 것이 말레이시아에서 니파바이러스의 출현[65, 66]을 촉발했고, 세계적으로 식품매개 질병이 늘어나게 한 원인이 되었다[67].

범유전체학으로 미생물의 분포를 조사하여 인간의 활동 전후의 변화와 그로 인한 영향을 알 수 있게 되었다. 미생물의 분포, 그리고 상호 의존적인 서식처에서 미생물총 사이의 상호작용에 대해 명확하게 이해하기 위해서는 인간, 동물, 환경의 미생물 군집을 함께 분석해야 한다. 범유전체학 시대 이전에는 배양이 안되는 미생물을 동정하고 분석하는 것이 거의 불가능하였다. 범유전체학은 미생물과 바이러스의 풍부함과 다양함 등 환경 내 미생물 군집의 성격을 새롭게 통찰할 수 있게 한다. 또한 범유전체학은 환경 내에서 독성유전자를 포함하는 특정 유전자의 분포 상태를 보여 준다. 일단 환경 내 미생물과 그의 잠재적인 독성유전자를 알고 나면, 그 다음으로 그들이 환경에서 무엇을 하고 있는지, 생물과 환경 사이에 상호작용이 어떻게 일어나는지, 이러한 역동학이 어떻게 병원체를 선택하고 전파시킬 수 있는지에 대해 이해하는 것이 중요하다. 따라서 임박한 집단발병을 예측하고 이후에 예방할 수 있는 모델을 만들기 위해서 환경 내 미생물 분포의 변화를 파악하는 데 범유전체학을 활용할 수 있다.

원헬스

인간이 환경을 파괴하면 감염병의 유형도 바뀐다. 예를 들어, 세계 기후변화는 담수원을 오염시켜서 식품매개 질병과 수인성 질병을 증가시키고, 매개곤충의 서식지를 변화시켜 벡터매개 질병을 증가시키며, 생태계의 역동학을 변화시켜서 감염병에 대한 생물의 감수성을 바꾼다. 이러한 요인들을 이해하려면 환경, 동물, 인간의 건강에 대한 다양한 종류의 데이터를 통합시킬 필요가 있다. 우리에게 필요한 것은 미래에 감염병이 돌발하는 것을 예측하고 정형화할 수 있도록 유전체학과 범유전체학에서 더 확장하여 지리적인 정보시스템, 위성사진, 수학적 모델 등의 방법까지 활용하는 것이다(68). 컴퓨터과학자, 수학자, 그리고 인간, 동물, 환경의 미생물을 폭넓게 이해하는 과학자들이 협력하면 언제 어디에서 질병이 갑자기 발생할지 예측할 수 있고, 보다 앞 단계에서 관리하여 인간, 동물, 환경의 건강을 보호할 수 있다.

제 16장

야생동물 질병의 감시:
웨스트나일바이러스에서 얻은 교훈

서론

웨스트나일열, 원숭이마마, 중증급성호흡기증후군이 집단발병하기 전인 1998년, 차일즈 등[1]은 "인수공통감염증을 성공적으로 조사하기 위해서는 의사와 전염병학자뿐 아니라 생태학자, 포유류학자, 조류학자, 곤충학자 등 여러 분야에서 온 팀이 필요하다"는 통찰력 있는 견해를 발표했다. 1999년 웨스트나일바이러스 감염이 생겼을 때 원인 조사 과정에서 원헬스의 적용이 지연되어 상황이 아주 늦게 파악됨으로써 그의 주장이 입증되었다. 조기 인지 실패는 아래와 같은 많은 요인들에 의해 발생했다.

- 인간과 동물을 다루는 부서 사이의 소통 부족
- 주 천연자원부의 진단 능력 취약
- 야생동물이 포함된 감시체계 부재
- 조류와 인간에서 발생한 집단발병 연관성에 대한 인식 부족

신종 감염병의 60.3%가 인수공통감염 병원체에 의해 발생하고 있다(2). 야생동물에서 기원한 병원체에 의한 신종 감염병의 수가 시간이 지나면서 현저하게 증가되고 있다(2). 그리고 야생동물이 대부분의 인수공통감염증과 관련이 있고 가축과 인간에게 인수공통감염 병원체를 전파하는 주된 병원소로 작용하고 있다(2). 이 모든 사항을 고려할 때, 야생동물 관련 인수공통감염증의 위협에 대해 통합적으로 접근하는 것이 시급하다. 야생동물의 인수공통감염증은 인간의 건강에 위협을 줄 뿐만 아니라 범지구적인 생물다양성의 보존에도 중대한 위협을 준다(3). 하지만 웨스트나일바이러스와 비슷한 사건이 내일 발생한다면 그를 인지하여 대응하는 시간이 그때와 다를까? 웨스트나일바이러스에 대한 조기경보가 실패했던 원인들이 해소되었지는 여전히 의문이다. 우리는 웨스트나일바이러스로부터 교훈을 얻었는가?

확실히 진전은 있었다. 1999년 이래 부서 사이의 소통이 증가하였다. 수의학자, 야생동물 전문가, 공중보건 종사자 사이에 더 긴밀하게 협력할 필요성이 있다는 인식이 높아졌다(4). 수의사와 기타 야생동물 전문가가 신종 인수공통감염증의 감시, 통제, 예방에 기여하는 역할이 크다는 인식이 생겼다(6). 그리고 공중보건을 위한 의사 결정의 근거로 동물 데이터를 합리적으로 사용하기 위해서는 인간과 동물의 건강 전문가 사이의 협력이 필수라는 인식도 생겼다(7). CDC, 농무부(USDA), 지질조사국(USGS) 사이의 협력과 협조로 웨스트나일바이러스가 확인되었다. USGS의 국립야생동물건강센터(NWHC)는 CDC의 벡터매개감염병부(국립신종인수공통감염증센터의 벡터매개질병부의 전신)와 강한 연대를 구축하였다. CDC는 ArboNET라 부르는 주목할 만한 통합 데이터베이스를 개발하였다. 여기에는 인간, 말, 모기, 동물원 동물에 대한 데이터, USDA로부터 오는 데이터, USGS에서 제공하는 지도가 포함되어 있다. 심지어 CDC는 포획된 야생동물에 대한 국가적인 감시시스템을 구축하기 위해 동물원 단체에 자금을 지원하는 새로운 민관협력관계를 구축하였다.

자연에서 살아가는 동물에 대해서도 비슷한 진전이 이루어졌을까? 야생동물 질병에 대한 감시의 실태는 어떠한가? 야생동물이 신종 인수공통감염증에 대한 파수꾼으로 기능할 수 있다면 앞으로 우리가 시기적절한 방식으로 미래의 파수꾼을 찾아낼 수 있을 것인가? 1999년 6월 초, 수백 마리의 까마귀가 죽어서 뉴욕주 환경보존부(NYSDEC)에서 조사를 시작하였다. 이는 웨스트나일바이러스에 사람이 걸리고 사망한 사건보다 약 2개월 반 전이었다. 야생조류에서 진단을 내리는 것이 왜 그렇게 오래 걸렸을까? 여기에는 두 가지 이유가 있다. 첫째, 야생동물 개체군에서는 치명률이 높은 경우가 드물지 않기 때문에 인간이나 가축의 경우에서와 같은 경각심을 유발하지 않았다. 야생동물 관계자는 동물 개체군 전체를 관리하며, 개별 동물들에서 일어나는 사건에는 둔감하다. 둘째, 인간과 가축의 건강은 정부 담당부서의 의무사항으로, 질병 프로그램의 개발과 운영에 대해 직접적으로 예산을 분배하고 질병이 발생하면 자금을 지원받을 수 있다. 반면에, 최근까지도 야생동물 질병은 천연자원을 다루는 기관의 의무적인 활동이 아니었고, 이러한 활동에 대한 능력을 기르고 자금을 배분하는 의사 결정은 내부의 행정적인 절차일 뿐이었다[8]. 결과적으로 모든 주가 야생동물을 다루는 연구실을 잘 갖추지 못하고 있었으며, 야생동물의 검체를 다루는 많은 동물 시설들도 효과적으로 질병을 진단할 준비가 되어 있지 않았다. 또한, NYSDEC는 그 진단 능력에 한계가 있었다. 이러한 요인들이 복합되어 적신호 사건이 훨씬 더 늦게 인지되었다.

만일, 효과적인 감시가 미지의 병원체를 동정하고 특성을 분석하는 검사시스템에 따라 달라진다면[9], 현재 자유로이 돌아다니는 야생동물에 대한 진단 능력의 현 주소는 어디인가? 1999년 웨스트나일바이러스가 북미대륙에 출현한 이래 무엇이 달라졌을까? 주 야생동물연구소는 신종 인수공통감염증의 위협에 대해서 더 대응을 잘 할 준비가 되어 있을까? 그렇지 않다면 그들은 어떻게 해야 할까? 병원소가 야생동물인 인수공통감염증을 인지할 능력을 높이기 위해서는 인간과 동물에 대한 국가 감시시스템이 더 발전되어야 하고, 그러한 시스템들로부터 오는 정보가 공유되고 국가적, 국제적으로 통합되어야 한다[10]. 이는 종을 불문하고 같은 수준의 진단 능력과 감시 능력이 있어야 한다는 것을 의미하지만, 현실은 그렇지 못하다.

위스콘신주 매디슨에 있는 USGS NWHC의 전직 국장 밀턴 프렌드는 2006년『질병의 출현과 재출현』이라는 그의 저서에서 야생동물과 신종 질병 사이의 연관관계를 포괄적으로 상세히 기술하였다. 이러한 연관성은 명확하지만, 그 역시 질병의 출현에 대한 접근법에서 야생동물의 요소를 실제로 통합하는 것은 여전히 어렵다고 하면서, "질병 연구자와 의료 전문가 사회는 계속 강조되는 '원메디신' 개념을 받아들이는 대신, 인간, 가축, 야생동물에 대해서 분리주의적으로 접근한다"고 했다(8).

프렌드는 질병 프로그램의 유사성과 불일치성을 분석하여 다음과 같이 기술하였다.

일반적으로 인간과 가축에서 질병이 발생하면 책임 소재가 분명하고, 그에 대응하는 규정과 지침이 확립되어 있고, 조직 체계가 잘 갖추어져 있고, 의사소통 과정이 잘 정립되어 있다. 그 외에도 이 중요한 활동을 수행하기 위해 합리적으로 통합된 인프라를 제공하는 여러 요소들이 있어서 질병에 대한 대응이 잘 이루어진다. 야생동물에 대한 상황은 아주 달라서, 일반적으로 질병이 발생한 장소를 관리하는 기관의 생물학자에 의해 즉석에서 임기응변식의 대응이 이루어질 뿐이다(8).

질병을 진단하기 위한 자금도 부족하다. 그 이유는 다음과 같다.

북미에서 천연자원기관이 야생동물 질병을 연구하기 위해 배정받은 자원은 보건부(HHS) 산하 CDC에 할당된 자원과 농무부(USDA)에 할당된 자원 중에서 아주 적은 부분이다. 적합한 역량을 갖춘 야생동물 질병 프로그램은 소수에 그친다. 대부분은 질병에 대응하여 신속 정확한 진단을 하기 위한 전문성도 부족하고 직원도 부족하고 다른 프로그램과의 통합도 미비하다. 이는 생소한 질병이 출현한 경우에 특히 심하다(8).

인수공통감염증 감시를 위한 원헬스 접근법을 현실화하려면 이러한 지원의 불공평과 격차를 해소해야 한다.

주 수준의 야생동물 질병 감시

야생동물에 대한 책임은 대개 주의 어류 및 야생동물 관리기관에 있다. 최근, 야생동물 관리에 관심을 갖는 주가 늘어나면서 어류와 야생동물의 건강 문제를 야생동물을 관리하고 연구하는 기본 계획에 통합시키고 있다.

2007년 야생동물의 질병 위협에 더 잘 대응하고자 미국 어류야생동물국연합의 어류야생동물보건위원회는 "국가 어류야생동물보건 관리계획 이행체계"를 발표하였다. 이 체계는 주나 연방의 어류야생동물국이 현재 관리 영역 내에서 질병에 대한 감시, 모니터링, 대응 역량을 파악하고, 기관 자체로 혹은 타 기관과 협력하여 역량을 키워나갈 수 있는지를 진단하는 뼈대를 제공한다. 국가 어류야생동물보건 관리계획은 주의 어류야생동물국이 어류와 야생동물 질병을 관리한다는 것을 인정하면서(10), 원헬스를 적용하는 방향으로 나아가려면 어류 및 야생동물의 건강을 관할하는 구역들 사이에, 그리고 주와 연방 수준에서 인간과 동물의 건강을 담당하는 기관들 사이에 협력과 소통을 높여야 한다고 하였다(10). 와이오밍, 콜로라도, 미시간, 캘리포니아 등 몇몇 주는 오랫동안 야생동물건강 프로그램을 장기간 관리, 연구하여 다른 주들의 모범이 되었다. 하지만 최근 조사에 따르면(11), 대부분의 주에서 이러한 관리계획을 성공시키려면 전문가를 더 채용하고 질병 감시에 대한 새로운 접근법을 시행할 필요가 있는 것으로 나타났고, 자금과 인력이 더 필요한 실정이라고 하였다.

2012년 시머 등(11)은 질병을 다루는 기관의 역량과 관련된 요인을 파악하고자 설문조사를 실시하였다. 조사는 다음 9가지 요인이 기관의 능력 향상에 어떻게 기여할 것인지에 대한 인식을 조사하였다: 직원 공유에 대한 기관의 동의, 기관간의 협조, 자금의 출처, 관리 권한, 자금의 수준, 직원, 진단 시설, 자금 확보, 대응 계획(프로그램의 관리). 주별로 육상 및 수생 야생동물건강 대표 한 명씩 응답하였다. 육상 야생동물 조사에 대한 응답은 94%(47개 주)였으며, 미응답 주는 하와이, 켄터키, 델라웨어였다. 수생 야생동물 조사에 대한 응답은 84%(42개 주)였으며, 미응답 주는 코네티컷, 하와이, 오클라호마, 매사추세츠, 네바다, 텍사스, 버몬트, 버지니아였다.

기관의 감시 데이터 수집 역량은 인적 자원에 좌우된다. 기관의 응답에 따르면, 육상 동물의 질병 발생에 대한 단기 대응에 적절한 인력을 확보한 기관은 75%, 장기 대응에 적절한 인력을 보유한 기관은 25%라고 응답하였다. 수생 동물에 대해서는 단기 대응에 적정한 인력을 확보한 기관이 80%, 장기 대응에 적정한 인력을 확보한 기관이 46%였다. 많은 기관들이 직원들을 대상으로 감시 활동의 일환으로 검체를 수집하고 보내는 훈련을 실시했지만, 또한 상당수의 기관들은 적절한 훈련이 이루어지지 않았다고 대답했다.

감시 프로그램을 설계하고 감시 데이터를 수집하고 해석하는 능력도 역시 전문성이 있는 직원이 있는가에 따라 영향을 받는다는 것이 설문조사로 확인되었다. 야생동물을 돌보는 수의사와 생물학자는 보통 야생동물 질병에 대한 조사, 감시, 모니터링, 연구를 수행하고, 자유롭게 돌아다니는 야생동물의 건강을 관리한다. 이런 일은 야생동물 관리기관에서 일차적으로 이루어지지만, 또한 대학 프로그램의 하나로, 그리고 비정부기관이나 개인적인 활동으로도 이루어진다. 야생동물 수의사와 생물학자들은 주나 연방 정부의 수의사와 함께 가축 관련 질병도 다루고, 인수공통감염증이 우려되는 경우에는 공중보건 공무원과도 함께 일한다. 주 비상관리계획에는 점차적으로 야생동물 질병의 전문가들이 포함되어 인간과 가축의 건강을 보호하고 야생동물 개체군에 미치는 부정적인 영향을 최소화하도록 지원한다. 그러나 2011년 설문조사에서 밝혀진 바에 의하면, 많은 기관들이 수의사나 병리학자를 고용하지 않았다. 현재까지 야생동물 수의사 혹은 그 외 야생동물건강 전문가 한 명 이상이 육상, 수생 동물을 위한 야생동물 건강 프로그램을 전담하고 있는 주는 50%에 불과했다. 그리고 15%의 주는 수의사나 병리학자가 끼어드는 것이 질병의 감지와 대응에 방해가 되는 것으로 인식하고 있었다.

국가 어류야생동물보건 관리계획의 또 다른 목표는 통합된 감시와 진단을 위한 네트워크를 구축하는 것이다(10). 진단 역량은 주에 따라 편차가 컸다. 2011년의 설문조사에서 시머 등(12)은 진단 역량 등 여러 지표에 대해 스스로 대형(n=7) 혹은 소형(n=12)으로 평가한 기관을 비교하였다. 대부분의 기관들은 만성 소모성 질환과 고병원성 조류인플루엔자바이러스(HPAIV) 검사를 위해서 다른 주에 있는 국립동물보건연구소네트워크(NAHLN)의 승인을 받은 검사실, 혹은 주 안에 있는 다른 기관이나 대학 소속의 검사실에 의뢰한다고 보고하였다.

하지만 대형 기관이 소형 기관에 비해서 HPAI 검사를 자체적으로 실시하거나 (71% vs. 17%), 주 내 다른 검사실을 이용하거나(100% vs. 75%), NAHLN이 승인한 시설에 의뢰할(100% vs. 67%) 가능성이 더 높았다. 이 결과는 자체 시설을 가지는 것이 정기적인 모니터링과 감시 업무에 꼭 필요한 것은 아니지만, 대형 기관의 특징이라는 점을 시사한다. 웨스트나일바이러스와 HPAIV를 감시할 수 있도록 연방정부가 연방/주 정부기관에 지원하는 자금은 지난 몇 년 동안 사라졌고 다시 생길 가능성은 낮다. 이 두 가지 국가 주도의 감시 프로그램으로 인해 연방과 주 차원의 감시가 상대적으로 잘 이루어졌고, 참여 인력들은 양질의 훈련과 경험을 쌓았다. 하지만 앞으로 지원이 없어지면 잘 훈련된 국가의 인력이 사라지게 될 것이다.

주의 야생동물기관은 어디에서 자금을 조달하는가? 자금의 출처가 매우 제한되어 있다. 주의 수많은 야생동물 프로그램에 지원하는 자금의 주된 출처는 Pittman-Robertson 법과 Dingle-Johnson 법에 따라 미국 어류야생동물보호국이 관리하는 연방기금이다. 20세기 중반에 통과된 이 법안들은 모든 화기와 탄약(Pittman-Robertson 법) 혹은 어업장비와 보트의 연료와 모터(Dingle-Johnson 법)에 세금을 부과하였다. 이렇게 들어 온 기금은 각 주에 배분되어 야생동물을 보호하고 복원하기 위해 사용된다. 배분 액수는 주의 크기와 각 주에서 발급된 사냥 혹은 낚시면허증의 수에 따라 정해진다. 주들은 사냥과 낚시면허 판매를 통해 기금의 25%를 조달한다. 다른 자금 출처에는 주의 일반기금, 연방에서 관리하는 보조금(미국어류야생동물국의 제6항 멸종위기동물보조금 및 주야생동물보조금), 지역이나 국가의 스포츠단체광산에너지회사의 지원(완화기금), 주의 세금 혹은 교부금(자동차운전면허비) 등이 있다. 경쟁적, 비경쟁적 연구비로 국가적 우려가 있는 특정 질병(예: 만성 소모성 질환, HPAI, 박쥐흰코증후군, 바이러스성출혈성패혈증, 어류의 냉수병) 감시를 위해 배정된 연방기금도 있다. 연방기금은 의회의 예산 승인을 받아야 하며, 장기적으로 계속 지원되기는 어렵다. 질병 감시의 수준이 제한된 자금원에 달려 있기 때문에 이러한 자금의 지원 기간이 만료되면 감시 노력이 급격하게 감소되어 질병의 위험이 증가한다.

기관의 약 40%에서 지난 5년간 질병의 위협을 감지하고 대응하기 위한 자금이 감소했다고 답했다(20%는 자금 증가로 응답). 반 이상의 주에서 질병의 모니터링, 감시, 대응 활동을 위한 자금수준이 "적절"하거나 "약간 적절"하다고 답했으며, 약 25%는 육상과 수생의 야생동물에서 질병의 돌발에 대응하기에는 현재의 자금 수준이 "전혀 적절하지 않다"고 응답했다. 기관의 약 24%는 야생동물에 대해, 그리고 35%는 수생 생물에 대해 2011년의 진단검사 목적의 자금 수준이 적절하다고 답했다. 따라서 현재 주의 야생동물기관은 질병 감시를 수행하는 것에 관심을 보이고는 있지만 자금이 충분하지 않다고 볼 수 있다.

1999년 여름

웨스트나일바이러스감염증이 집단발병했을 때, 주들이 연방야생동물진단검사소로 눈을 돌린 것은 다행이었다. 야생동물 질병 조사에 전념하는 기관인 USGS의 NWHC는 자체 기술력과 검사 시설 면에서 따라올 곳이 없었다. NWHC는 이러한 능력으로 이 새로운 질병에 대한 원헬스 대응에 재빨리 참여하여, 야생동물건강 부서의 대표로 공중보건 부서와 가축건강 부서와 협력할 수 있었다. NWHC는 웨스트나일바이러스가 유행하는 기간과 그 이후까지 계획과 조사 전반에 걸쳐 적극적으로 참여하였다. 연방 차원의 실무진은 CDC의 벡터매개감염병부, USGS NWHC, USDA 동식물검역소(APHIS)의 수의국 및 야생동물국으로 구성되었으며, 이들은 주의 관련 기관과 긴밀하게 협력하여 원헬스 방식으로 웨스트나일바이러스의 감시를 수행하였다.

연방 NWHC는 1975년 설립된 이래 (i) 야생동물 질병을 모니터링하고 야생동물의 개체군에 미치는 질병의 영향을 평가하며, (ii) 자유롭게 돌아다니는 야생동물의 질병 발생과 생태학적 관련성을 확인하고, (iii) 야생동물에서 질병의 출현을 통제하고 현장조사하며, (iv) 질병이 발생했을 때 야생동물의 개체수 감소를 최소화하기 위한 지침, 훈련, 기술정보를 제공하고 있다. NWHC는 늘상 야생동물의 질병이나 죽음에 직면하는 야생동물 관리자에게 기술 지원, 풍부한 식견, 신속한 중재를 제공한다. 야생동물의 폐사에 신속하게 대응하려면 NWHC 질병진단검사실에 전문가와 자금이 반드시 필요하다.

USGS NWHC는 위스콘신의 매디슨에 위치한 생물안전등급 3등급(BSL3)의 감염병 시설로 BSL3 연구를 위해 미국 국립보건원(NIH)과 CDC가 제시한 모든 기준에 적합하게 설계되었다. 이는 야생동물 질병에 대한 진단, 예방, 통제에 전념하는 유일한 연방기관이다.

또 다른 연방 프로그램은 포트 콜린스의 콜로라도주립대학 캠퍼스 내 53,000평 크기의 시설에 위치한 미국 동식물검역소(APHIS) 야생동물국 야생동물연구센터의 야생동물 질병 프로그램(NWDP)이다. 야생동물연구센터의 임무는 야생동물 병원소를 가진 병원체에 대한 긴급 진단을 지원하는 것이다. 통상적으로 발생하는 풍토병에 대해 지원하지만, 자신들의 기술과 시설의 역량 안에서 야생동물의 외래 동물병에 대한 감시를 지원하고, 또한 생물테러 사건에 필요한 긴급 검사를 지원한다. 야생동물 질병을 다루는 생물학자는 모든 주에서 감시 활동을 수행하며, 비상시에는 NWDP의 감시비상대응시스템의 일부로, 야생동물국의 최초 대응자 역할을 한다. 그들은 일상적인 임무의 하나로 관할 지역에서 조류인플루엔자를 감시하지만, 특히 관심과 우려가 큰 다른 질병도 감시하고 통제하는 활동을 한다. 또한, NWDP는 비정부기관이나 다른 나라에서 파견된 전문가들과 협력하여 전 세계 야생동물 질병 모니터링 프로그램의 개발을 촉진하고 지원한다.

NWHC가 웨스트나일바이러스의 돌발에 관여하기 시작한 것은 현장조사팀이 NYSDEC로부터 뉴욕시의 브롱스와 퀸즈에서 까마귀의 질병과 폐사에 대한 연락을 받은 1999년 9월 2일이다. 그 당시 NWHC는 나중에 BSL3 병원체로 선언된 웨스트나일바이러스를 검사할 수 있는 몇 안 되는 BSL3 시설 중의 하나였다. NWHC가 NYSDEC를 도와서 첫 번째로 폐사한 까마귀 무리를 조사한 것은 주 야생동물기관에 제공하는 통상적인 지원이었다. 그렇지만 이는 나중에 1999년 뉴욕에서 142개의 검체(47종)와, 2000~2012년까지 68,578개의 검체(미국 50주와 캐나다 유래의 357종)에 대해서 웨스트나일바이러스 검사를 시행하여 이 사건에 대해 면밀하게 조사하게 된 시발점이 되었다.

NWHC는 1999년 8월에 죽은 까마귀를 조사하여 9월 첫 주에 미확인 바이러스를 찾았고, 이는 나중에 웨스트나일바이러스로 확인되었다. 이후 NWHC는 북동부의 여러 주, 특히 뉴욕에서 죽은 조류의 감시를 지원하기 위해 현장조사와 진단검사를 실시하였다. 브롱스에서 포획된 철새로부터 웨스트나일바이러

스가 검출되었는데, 이는 자유로이 살아 돌아다니는 야생조류에서 처음 동정된
것으로(13), 철새가 바이러스를 유행 지역 밖으로 전파할 수 있음을 보여준 증거
였다. 2000년, NWHC에서 웨스트나일바이러스에 대한 연구가 시작되었다. 이
연구에서 1999년 뉴욕에서 발생한 웨스트나일열의 치사율, 까마귀 병원소의 역
할, 웨스트나일바이러스가 포함된 배설물을 통한 까마귀 사이의 직접 전파가 확
인되었다(13).

　NWHC가 초기부터 강력하게 대응하는 바람에 처리할 검체가 폭증하여 2000
년에는 과중한 업무에 시달렸으며, 이로 인해 주에 결과를 보고하는 것이 늦어지
게 되었다. 주 정부가 자체적으로 시험을 할 수 있을 때까지 NWHC 직원은 고
군분투해야 했다. 자체 시험은 CDC가 주 공중보건기관에 자금을 지원하고 훈련
을 제공하였을 때 비로소 가능해졌다.

　2001년의 예산을 보면 CDC는 웨스트나일바이러스의 통제를 위해 40억 불을
받았다. NWHC는 수 년 동안 매년 약 20만 불을 받았다. 자금의 수준이 이렇게
현저하게 차이가 나는 것은 국가가 완전한 위기 상태에 있었음에도 불구하고 야
생동물의 진단과 연구를 위한 지원이 부족하다는 점을 시사한다.

주의 야생동물 검사 역량 확보를 위한 독창적인 접근법

　자체적인 진단검사실이 없는 주에서는 어떻게 질병을 감시할까? 주에 따라 전
략이 다양하다. 사체가 발견되면 부검을 위해 수의학진단검사실로 보내기도 하
고, 검체의 채취, 준비, 수송에 대해 교육받은 수의사나 생물학자가 현장에서 검
시하기도 한다. 남동부, 동부, 중부에 있는 많은 주는 협약에 의해 조지아주 애
선스에 위치한 미국 남동부 야생동물질병연구협력기구(SCWDS)로부터 진단과
질병 조사에 대한 지원을 받는다. 이러한 협력은 주 야생동물기관을 전문화된 야
생동물 질병진단센터와 연결시킨 첫 사례였다.

　SCWDS 이야기는 사슴이 대량으로 폐사했을 때인 1949년에 시작된다. 광범
위한 지역에서 사슴이 죽은 것을 조사할 수 있는 시설이 없었고, 환경보호론자
와 대중은 정부의 적절한 조치를 원했다. 하지만 어느 주도 단독으로는 이와 같

이 사슴이 죽는 위기에 대처할 전문성을 갖춘 조직을 설립하고 유지하기에는 너무 많은 비용이 들었다.

심사숙고 끝에 1957년 7월 1일 조지아대 수의대에 남동부 여러 주를 관할하는 기구, 즉 남동부 사슴질병연구협력기구(SCDDS)가 설립되었다. 초창기에 참여한 11개의 남동부 주 야생동물 관리기관에서 18,000불의 SCDDS 초기 예산을 지불하였다. 현재는 19개 주의 야생동물자원관리국이 참여하고 있다. 19개 주는 앨라배마, 아칸소, 플로리다, 조지아, 캔사스, 켄터키, 루이지애나, 메릴랜드, 미시시피, 미주리, 뉴저지, 노스캐롤라이나, 오하이오, 오클라호마, 펜실베이니아, 사우스캐롤라이나, 테네시, 버지니아, 웨스트버지니아이다.

1960년 야생동물건강에 대한 정보가 늘어남에 따라 SCDDS는 모든 사냥 종과 비사냥 종을 포함하도록 범위를 확대하여 명칭을 SCWDS로 바꾸었다. SCWDS의 설립 목적은 (i) 야생동물의 질병과 폐사를 찾아내고, (ii) 야생동물 개체군에 미치는 질병과 기생충의 영향을 확인하며, (iii) 야생동물과 가축 사이의 질병의 관련성을 밝히고, (iv) 인간 질병의 역학에서 야생동물의 역할을 규명하는 것이다.

1963년 미 의회는 매년 내무부의 예산을 SCWDS에 배정하여 야생동물 질병에 대한 기초연구를 계속 지원하게 하였다. 1967년 UDSA와 SCWDS는 조지아대의 야생동물 생물학자들을 위한 3일간의 외래 또는 신종 질병에 대한 감시훈련 프로그램을 후원하였다. 이를 계기로 야생동물과 가축의 이해관계에 중요한 협력이 이루어졌다. USDA와 SCWDS는 그 후 동물의 질병에 긴급 대응하기 위해서 야생동물 세미나를 매년 개최하고 있다.

SCWDS는 설립 이래 인수공통감염증의 감시와 연구를 수행해 왔다. 대상 질병은 야생동물에만 영향을 미치는 질병뿐만 아니라 광견병, 야토병, 페스트, 웨스트나일열, 동부말뇌염 등 인간이나 가축에 심각한 영향을 미치는 질병까지 포함한다.

특히 SCWDS는 1957년 야생동물 질병에 대한 최초의 지역 진단연구센터로 설립된 이래 국가의 천연자원, 야생동물 관리자, 가축의 건강과 공중보건을 담당하는 공무원, 시민과 방문객에게 많은 이점을 제공하였다. SCWDS는 야생동물의 건강 정보와 가치 있는 서비스를 개발하고 제공하기 위해 협동적으로 접근하고 자원을 집약시키면서, 개별적인 후원자, 다른 주나 연방 혹은 재단 등에서 오는 자금을 통해 성장, 발전해 왔다.

1970년 북동부에 위치한 주들이 유사한 방식으로 코네티컷대 농업천연자원대학 생물병리학과에서 북동부 야생동물 질병연구센터를 설립하였다. 이 센터는 각각의 주에서는 수행하기 어려운 대규모의 프로젝트를 수행하기 위해 설립되었다.

이 센터는 병리학자 4명, 미생물학, 바이러스학, 면역학, 독성학, 전자현미경학, 혈액학 전문가, 그리고 임상의학과 파충류병의 전문지식을 가진 수의사들과 박사급 연구자로 구성되었다. 그리고 하버드대와 예일대의 병리학자, 주와 대학의 여러 전문가들로부터 자문을 받고 있다.

주요 기능은 (i) 야생동물의 신종 혹은 미지의 질병을 연구하고, (ii) 야생동물 질병을 진단하고, (iii) 야생동물 질병의 인지, 통제, 예방에 관해 학부생, 대학원생, 야생동물 생물학자를 교육하는 것이다. 이 센터는 USDA가 설립한 지역동물질병긴급박멸기구에도 참여했다. 센터의 직원들은 미국 북동부로 유입될 가능성이 있는 감염성 동물병을 조기에 진단하고 박멸시키는 야생동물 질병 전문가로 오랫동안 활동해 왔다. 그러나 수석 병리학자 스벤드 닐슨이 1995년 은퇴한 후 센터의 활동이 서서히 줄어서 2007년 공식적으로 문을 닫았다. 2011년 북동부 야생동물질병협동조합(NEWDC)이라는 또 다른 북동부지역 활동계획이 시작되었다.

야생동물 질병 감시 계획

　지역들 간에 야생동물 질병의 진단과 보고를 위한 협력은 질병의 돌발을 감지하고 대응하고 통제하기 위해 반드시 필요하다. 캘리포니아, 미국 남동부, 캐나다에는 야생동물 질병에 대한 진단검사실의 성공적인 모델이 있지만, 북동부는 인간에게 심각한 영향을 미칠 가능성이 있는 질병조차도 감지하고 대응할 수 있는 전담 야생동물보건 시설이 없다. 서부에 있는 주들과는 달리 북동부에 있는 여러 주는 그 자체의 야생동물보건 전문가를 보유하고 있지 않다. 게다가 이 지역은 여러 작은 주로 나뉘어져 있다. 하지만 통합적인 지역질병보고시스템이 없기 때문에 야생동물보건을 위협하는 사건에 관한 정보가 이해관계자들에게 잘 전달되지 않고, 따라서 질병의 돌발에 대해서 신속한 선제적 대응 대신 느린 사후적 대응이 이루어진다. 과학자, 수의사, 야생동물 관계자는 검체를 반려동물병원이 사용하는 것과 같은 경로로 보내거나, 혹은 대규모 폐사한 동물의 검체를 USGS NWHC로 보낸다. 이러한 접근법으로는 야생동물과 생태계의 건강을 전체적인 개체군 수준에서 이해할 수 없다.

　2010년 터프츠대 커밍스수의대, 코네티컷대 코네티컷수의학진단연구소, 뉴햄프셔 수의진단검사실 직원들이 지역의 진단 프로그램을 부활시키는 논의를 시작하였다. 그 직후 코넬대 동물건강진단센터와 메인대 동물건강검사소가 공동 노력에 동참하였다. 이 검사실들은 북서부에서 가축과 야생동물의 질병에 대한 상당한 전문지식을 갖고 있었다. 그리고 진단을 내리기 위해 여러 연구소들이 협업함으로써 진단 전문가와 "고객"이 모두 이익을 얻게 되었다. 이 프로젝트는 NEWDC라 명명되었다. NEWDC의 가장 중요한 목표는 서로에게 영향을 미치는 야생동물, 가축, 인간의 보건 향상을 위하여 야생동물에 대한 진단서비스, 전문성 강화, 최첨단의 연구를 제공함으로써 북서부의 생물다양성과 생태계를 보전하고 보호하는 것이다. NEWDC는 지역 내 협업으로 지역 전문가들이 참여하여 야생동물 질병에 적시에 효과적으로 대응할 수 있도록 USGS NWHC와 어류야생동물기관연합회의 서비스를 지원한다. 원헬스 접근법을 보장하기 위하여 야생동물기관의 주요 전문가, USDA APHIS 야생동물국과 USDA APHIS 수의국의 대표자, 그리고 공중보건 수의사들로 이루어진 자문단을 운영하고 있다.

NEWDC의 구체적인 목적은 (i) 야생동물 질병의 돌발과 야생동물 폐사 사건에 대한 시기적절한 진단, (ii) 살아 있는 야생동물과 죽은 야생동물에서의 질병 감시, (iii) 살아 있는 야생동물의 건강 평가, (iv) 야생동물-가축 사이 그리고 야생동물-인간 사이 질병 전파에 대한 전문지식 제공, (v) 수의사, 과학자, 야생동물 관리자의 교육, (vi) 공중보건과 동물보건 전문가가 접속할 수 있도록 하는 지역 야생동물 질병 데이터베이스 제공, (vii) 주의 경계를 넘는 질병의 돌발과 관련된 원활한 의사소통이다.

연방/주 당국 외 야생동물 감시단체

주와 연방에 있는 야생동물기관들만이 야생동물을 관리하는 것이 아니라, 민간 부문에서도 주목할 만한 새로운 프로그램들이 많이 있다.

야생동물 재활치료사가 운영하는 야생동물보호센터는 야생동물의 건강을 보여 주는 독특한 "창"으로, 다양한 야생동물에 대한 미활용 보건 데이터를 갖고 있다. 미국에서만도 5천 개 이상의 단체와 개인이 토종 야생동물의 재활치료와 수의 치료를 제공하고 있다. 이로써 현재 매년 5십만 마리의 조류, 포유류, 파충류, 양서류가 이러한 재활 프로그램을 받고 있다. 미국에서 야생동물의 재활치료는 일반적으로 주나 연방의 허가를 받아야 하며, 동물 종의 목록과 건강 문제를 매년 보고해야 한다. 하지만 보고서를 취합하는 연방기관과 44개 주 당국들이 표준화된 서식, 용어 혹은 전자문서를 사용하지 않기 때문에 수집된 야생동물 건강 정보를 분석하는 것은 거의 불가능에 가깝다.

버지니아 야생동물센터는 야생동물보호시설에서 나온 데이터의 유효성을 확인하기 위한 프로그램을 만들었다. WILD-ONe은 야생동물보호시설이 병에 걸린 동물에 관한 데이터를 수집하여 사용할 수 있게 만든 무료 온라인 데이터베이스이다. WILD-ONe은 재활치료시설에 입원하는 야생동물로부터 나오는 입원과 건강에 관한 데이터를 수집한다. 이 데이터베이스는 적시에 표준화된 데이터를 입력하면 보상을 제공함으로써 양질의 야생동물보건 정보를 확보하였다. WILD-ONe의 내용은 (i) 표준화된 용어를 사용한 증례 기술, (ii) 표준화된 입원 문서, (iii) 동물을 구조하고 방사한 지역의 GPS 좌표(구글 지도), (iv) 야생동물보호시설의 야생동물건강에 대한 평가 능력, (v) 주, 연방, 혹은 기타 기관의 보고서 생성, (vi) 재활치료사를 위한 보상, (vii) 예정된 처방전 발급, (viii) 병에 걸린 동물의 체중, 먹이, 진료 기록 자료의 입력, (ix) 병에 걸린 동물의 병력과 기금모금에 사용하기 위한 연락처 관리도구, (x) 연례보고서의 생성이다.

현재 80개 단체가 모든 입원 동물에 대해서 WILD-ONe을 사용하여, 지금까지 25,000마리 이상의 동물이 등록되어 있다. 모든 재활치료단체가 WILD-ONe를 채택하여 전국적으로 검색 가능한 데이터베이스가 되는 것이 바람직하다. 아픈 동물을 성공적으로 재활시키고 방사하는 것이 개체군이나 종에 큰 영향을 미치지는 않겠지만, 동물들로부터 수집된 데이터는 야생동물에 대한 자연적인 위협과 사람에 의한 위협에 대해 전례 없는 통찰력을 제공해 줄 것이며, 필수적인 기초자료를 확보하는 데 도움이 될 것이다.

대중이 동참하는 야생동물 질병의 감시

웨스트나일바이러스를 조기에 인지하지 못한 이유 중의 하나는 조류와 인간의 집단발생에서 지리공간적인 연관성을 찾을 방법이 없었다는 점이다. 까마귀가 하나씩 죽어 나가는 것을 대중이 가장 먼저 알아차렸지만, 보고서는 대중에게 시각적인 자료로 제공되지 않았다. 2004년 한 연구는 "야생동물 전문가와 대중을 위한 보고시스템을 만들고, 특이한 질병과 폐사를 기록하는데 사용해야 한다"고 결론지었다(7). 그러한 노력의 하나가 WHER이라고 부르는 프로젝트이다. 이 웹 프로그램은 죽거나 병든 야생동물에 관심을 가진 대중이 야생동물을 관찰하고 기록하도록 만들어졌다. 기록된 관찰 내용은 다른 야생동물 사건에 대한 관찰과 연결되어 표나 지도의 형태로 볼 수 있으며, 어느 누구라도 유사한 사건이 어디에서 발생했는지를 알 수 있게 되어 있다. WHER의 기록을 추적하고 싶은 사람은 누구나 특정의 관심 지역에 대한 이메일 경보를 받거나 공개된 최신보고와 연결된 GeoRSS 옵션에 가입하면 된다.

이 시스템은 대중의 도움으로 시기적절하게 야생동물이 죽은 사건의 시기, 장소, 동물 종 등에 관한 유용한 정보를 수집할 수 있다. 입력된 자료는 시스템에서 통합되고 요약되어 야생동물 질병의 유형과 이 질병이 야생동물, 인간, 가축에 미칠 수 있는 영향을 잘 이해할 수 있는 형태로 제공해 주고, 사망률에 관한 정보도 제공한다. 이 정보는 (i) 흔한 질병을 감지하는데 도움이 되고, (ii) 인간, 가축, 야생동물의 질병 사이의 상호연결성을 알려 주며, (iii) 질병을 통제하고 예방하는 전략을 수립하는 데 도움이 된다. 그래서 천연자원 관리자, 연구자, 공중보건을 다루는 공무원들이 이 정보를 사용하여 생물의 안녕을 보호하고 건강한 생태계를 향상시키는 데 기여한다.

보다 정교한 관찰을 수행하기 위해 WHER은 외부의 시스템으로부터 데이터를 가져와서 WHER의 표준에 맞도록 정보를 변환시킨다. WHER 응용프로그램이 현재 인간에서의 집단발병에 대한 HealthMap의 휴대전화 응용프로그램 "Outbreaks Near Me"를 포함한 여러 자료원으로부터 사망과 질병에 대한 자료를 수집하는 것은 진정한 원헬스 접근이라고 할 수 있다. 자원봉사 활동인 바다새생태평가네트워크(SEANET)는 메인으로부터 플로리다까지 동해안을 따라 주기적으로 모니터링하면서 해안가에서 죽은 새에 관한 GIS 데이터를 직접 WHER로 전송한다.

야생동물데이터통합네트워크(WDIN)가 위스콘신-매디슨대학의 정보공학과 학술공학단과 함께 WHER 응용프로그램과 체계를 개발하였다. WDIN은 위스콘신대 수의대에 있는 협력연구 프로젝트로, 야생동물의 보건 정보에 관여하는 의사결정권자가 쉽게 접근할 수 있도록 자료와 정보를 통합하고, 표준화하고 시각화하여 잘 파악할 수 있게 하는 것이 목적이다. WDIN 프로젝트와 WHER 온라인 응용프로그램은 현재 위스콘신대 수의대와 WDIN 태스크포스가 관리하고 있다.

동물원 감시

웨스트나일바이러스의 집단발생은 가축, 야생동물 혹은 동물원의 동물이 인간에게 유해한 질병에 대한 조기경보를 제공하는 파수꾼의 역할을 할 수 있음을 보여 주었다(11). 하지만 이 집단발병을 조사하는 데 참여했던 많은 전문가들은 동물과 사람의 건강 관련 조사에 동물원은 빠져 있다고 언급하였다(11). 관계자들은 "동물원의 동물이 야생동물이나 가축 어느 쪽으로도 간주되지 않기 때문에 이들은 야생동물을 관리하는 USGS나 가축만 관심을 가지는 USDA와 같은 동물보건기관의 관할에 속하지 않는다"고 지적했다(11). 공중보건에 영향을 주는 질병에 대한 파수꾼으로서 동물의 유용성은 오래 전부터 알려져 왔지만 동물원의 동물에 대해서는 중요하게 인식되지 못하고 있었던 것이다. 그렇지만 사실은 동물원의 태생적인 특성과 구성 동물들의 다양성으로 인해 파수꾼 감시 프로그램의 이상적인 대상이 될 수 있다.

동물원은 토종과 외래 종을 합해서 수백 종의 동물들을 관리한다. 여러 대륙으로부터 온 아주 다양한 야생동물이 상대적으로 작은 공간에서 생활하고 있다. 인가된 동물원에 있는 개체군들은 주의깊게 관리된다. 자유롭게 돌아다니는 대부분의 야생동물과 달리, 동물원에 있는 동물들은 상대적으로 움직임이 적고 매일 조련 전문가가 관찰한다. 동물이 다른 동물원으로 옮겨질 때도 동물원 사이의 이동을 상세하게 기록한다. 의무기록도 잘 유지되고, 신체검사를 하면서 혈청이나 다른 검체들이 보관될 수도 있다. 이러한 검체들은 역학조사를 할 때 질병 노출의 시점을 아는 데 도움이 된다. 보다 중요한 것은 인가된 동물원에서 보호 받는 동안 죽거나 안락사되는 동물은 모두 부검을 실시한다는 것이다. 이 단계는 "조기경보"에 필수적인 것으로, 1999년 브롱스동물원에서 웨스트나일바이러스가 출현하면서 동반된 병리 소견을 확인하는 데 가장 중요한 역할을 하였다.

동물원의 위치도 중요하다. 동물원수족관연합회로부터 인증을 받은 235개의 동물원은 도시, 교외, 시골 지역에 위치하고 있기 때문에, 야생동물의 이동 경로에서 동물원의 동물들이 야생동물들과 접촉할 가능성이 높다. 따라서 동물원은 야생동물, 동물원의 동물, 직원, 관람객들의 접점이 될 가능성이 있는 곳이다.

인수공통감염증을 감시하기 위한 자료 중에서 모든 영역의 동물이 포함되는 국가차원의 데이터베이스는 아직 없다. CDC의 지원을 받아서 2001년부터 2006년까지 가동된 프로그램으로, 초기 원헬스 자료를 통합하고자 한 웨스트나일바이러스 감시 프로그램이 있다. 시카고의 링컨공원 동물원이 만든 이 프로그램은 동물원의 웨스트나일바이러스 감시 결과를 ArboNET, 즉 아르보바이러스병에 대한 국가 공중보건 데이터베이스에 성공적으로 통합시켰다. 이후 HPAI 데이터를 위해 보다 현대적인 데이터베이스가 개발되어 현재는 동물원의 모든 관심 질병에 적용할 수 있게 되었다. 이 시범 프로젝트로부터 나온 자료는 동물원의 사례가 NAHLN을 통해 자동적으로 USDA로 제공되는 경로를 보여 준다. 이로써 동물보건 관계자가 필요한 자료를 적시에 얻을 수 있게 되었다.

미국 외의 지역에서
야생동물 질병 감시를 위한 새로운 접근법

노팅엄대학교 연구자들은 야생동물에서 신종 및 재출현 감염병을 모니터링하기 위한 최첨단의 범유럽감시시스템 개발을 이끌고 있다. 야생동물의 신종 및 재출현 감염병을 감시하기 위한 신기술(WildTech)은 선제적으로 야생동물로부터 오는 질병의 위험을 예측하고 관리하며 가축과 인간에 대한 위험을 평가하는 도구이다. 이 프로젝트는 24개국의 야생동물 전문가네트워크를 통합하여 (i) 다양한 야생동물의 검체에서 고용량의 핵산/펩티드 선별 검사가 가능한 기술을 개발하고, (ii) 유럽과 유럽으로 질병이 유입될 수 있는 다른 나라의 야생동물 종을 감시하며, (iii) 수집된 자료를 바탕으로 위험을 평가하고 역학을 분석하며, (iv) 유럽의 질병 감시시스템을 제시하고 개발하는 것을 목적으로 한다. 유럽의 여러 나라가 참여하는 이 원대한 노력은 최종적으로 여러 질병을 분석하기 위한 도구를 개발하는 것이다. 이 프로젝트의 목표는 동물에서 인간으로뿐만 아니라 종 내 혹은 종간 질병이 확산되는 것을 예방하고 억제하는 것이다. WildTech는 세계동물보건기구와 각 국의 정부기관들과 긴밀하게 협력하여 전 세계적으로 유용한 범유럽감시시스템을 개발하고 있다.

결론

바이러스의 발생과 확산을 모니터링하고, 전파의 역동학과 생태학을 이해하고, 확산을 통제하고, 인간과 동물 개체군을 보호하는 것은 지역/주/연방의 공중보건기관, 가축의 건강을 지키는 기관, 그리고 야생동물기관의 역할이다. 미국 동부에 웨스트나일바이러스가 유입되고 이어서 북미대륙 전체로 전파된 사건은 이들 기관의 역할에 심각한 문제가 있다는 것을 보여준 사건이었다. 다시 말하면, 주의 천연자원기관과 공중보건기관의 대응 능력에 심각한 결함이 있다는 것을 노출시켰다. 그 후 몇 년 동안 야생동물, 가축, 공중보건에 중요한 다른 신종 질병, 즉 원숭이마마, 조류인플루엔자, 박쥐흰코증후군이 세간의 이목을 끌었다. 웨스트나일바이러스 사건으로 야생동물 질병의 감시와 대응을 위한 추가 인프라가 구축되었지만, 여전히 인간과 가축의 질병에 대응하는 능력에는 훨씬 못 미치고 있다. 중요한 것은, 야생동물에 대해서는 의무 신고대상 질병이 없고, 야생동물의 질병과 폐사에 대한 통합된 국가보고시스템이나 정보시스템이 없으며, 많은 주에서 야생동물 질병의 감시를 전담하는 전문가들이 없거나 부족하고, 주와 연방 수준에서도 보건당국 사이의 소통에 일관성이 없다는 것이다. 요컨대 인간과 가축의 신종 감염병을 감지하고 통제하기 위한 현재의 방법은 야생동물에 대한 유사한 위협을 적절하게 확인할 수 없다(8). 우리는 좋은 공중보건 질병

감시시스템을 가지고 있지만, 야생동물의 보건 데이터에 대해서는 유사한 선제적, 체계적인 수집시스템을 갖고 있지 않다. 그래서 우리는 이러한 질병이 어떻게 발생하는지를 파악하기가 매우 어렵다(14).

이런 결함은 주로 자원의 부족 때문이다. 사람과 가축의 건강에 대한 것과 비교할 때 야생동물보건을 위한 자금 조달은 규모 면에서 차이가 있다. 야생동물 질병을 선제적으로 다루기 위한 실질적인 경제적 동기가 없다. 위기가 발생하면 대중의 압력 때문에 이를 다루지만, 궁극적으로는 질병을 다루기 위한 고도로 통합된 인프라가 없다(14). 어떤 문제들은 종에 따라서 주나 연방의 관리책임에 일관성이 없다는 점 때문에 생긴다. 앞으로 원헬스 접근법이 확립되게 되면 이 상황이 개선될 것이다. 인간과 동물의 보건을 다루는 기관들이 신종 질병이 종간 전파의 가능성이 있다는 개념을 받아들인다면 통합적인 대응으로 모든 생물종의 건강을 위협하는 문제를 해결할 우수한 플랫폼을 제공할 수 있을 것이다.

이 장의 약어

APHIS	Animal and Plant Health Inspection Service	미국 동식물검역소
BSL3	Biosafety level 3	생물안전등급 3등급
CDC	Centers for Disease Control and Prevention	미국 질병통제예방센터
GeoRSS	Geo-enabling Really Simple Syndication	지리적태그
HHS	United States Department of Health and Human Services	미국 보건부
HPAI	Highly pathogenic avian influenza	고병원성 조류인플루엔자
NAHLN	National Animal Health Laboratory Network	미국 국립동물보건연구소네트워크
NEWDC	Northeast Wildlife Disease Cooperative	미국 북동부 야생동물질병협동조합
NIH	National Institutes of Health	미국 국립보건원
NWDP	National Wildlife Disease Program	미국 국립야생동물 질병 프로그램
NWHC	USGS National Wildlife Health Center	미국 지질조사국의 국립야생동물건강센터
NYSDEC	New York State Department of Environmental Conservation	뉴욕주 환경보존부
SCDDS	Southeastern Cooperative Deer Disease Study	미국 남동부 사슴질병연구협력기구
SCWDS	Southeastern Cooperative Wildlife Disease Study	미국 남동부 야생동물질병연구협력기구
SEANET	Seabird Ecological Assessment Network	바다새생태평가네트워크
USDA	United States Department of Agriculture	미국 농무부
USGS	United States Geological Survey	미국 지질조사국
WDIN	WildlifeData Integration Network	야생동물과 인수공통감염증 관련 정보를 제공하는 인터넷 기반 감시 및 보고시스템
Wild-ONe	WildlifeIncident Log/Database and Online Network	야생동물 보호자들이 야생동물의 사건기록을 관리하고 활용하기 위한 네트워크
WildTech	Novel Technologies for Surveillance of Emerging and Re-emerging Infections of Wildlife	야생동물의 신종 및 재출현 감염 감시를 위한 신기술

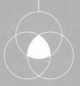

원헬스의 미래는
어떤 모습인가?

제 17 장

원헬스가 가야 할 길

서론

지난 수십 년 동안 인간에서 새롭게 확인된 신종 감염병의 75%가 동물로부터 유래한 것이다[1, 2]. 이렇게 미생물은 자연적으로 인간, 동물, 환경 사이를 넘나들고 있다. 이에 우리는 현실에 입각한 원헬스의 개념을 받아들일 필요가 있다. 야생동물과 가축에서 생기는 질병으로 인해서 인간의 건강뿐만 아니라 경제[3]와 환경이 점점 더 위협을 받고 있다. 이런 예에는 헨드라, 니파, SARS, 광우병(BSE), 조류인플루엔자와 돼지인플루엔자, 약제 내성 결핵, 장알균이나 다른 병원성 세균의 항생제 내성 발생, 그리고 가장 중요한 HIV/AIDS가 있다. 또한 광견병, 뎅기, 웨스트나일열, 페스트처럼 오래 전부터 잘 알려진 질병들의 재출현도 여전히 계속되는 위협이다[4].

동물이 새로운 질병의 등장에 중요한 역할을 한다는 것은 두말할 나위가 없다. 그래서 동물과 인간 모두에게 영향을 미치는 인수공통감염증을 감지하고 통제하기 위한 통합된 접근법이 필요하다는 인식이 확산되고 있다. 원헬스 접근법으로 우리는 인간과 동물의 건강과 환경생태학의 중요성을 인식하게 되었다[5]. 그뿐만 아니라 경계를 넘어 전파되는 신종 감염병을 대륙과 전 지구적인 차원에서 광범위하게 감시해야 한다는 점 또한 인식하게 되었다. 원헬스 접근법이 중요해지면서 이 개념은 감염병 외에도 인간, 동물, 환경의 건강에 대한 문제로 확대되었다. 예를 들어, 현재의 항생제 내성 문제는 동물 치료에 항생제를 잘못 사용했거나 대규모 가축 산업에서 성장 촉진제로 항생제를 사용한 결과라는 점이 명확하게 드러나고 있다. 더 넓게는 식품의 안전성은 농장에서 식품의 생산을 관리할 때뿐만 아니라 식품 업체에서 식품을 제조할 때에도 문제가 된다. 이러한 맥락에서 보면 병원체는 농장에서의 식품 생산 과정, 식품업체의 식품 제조 과정, 혹은 완제품을 통해서도 인간을 감염시킬 수 있다(6). 이러한 문제를 철저하게 효과적으로 다루려면 수의사, 축산업자, 식품 운반자, 생산자 등 여러 분야의 참여자가 협동적으로 일하는 방식이 필요하다.

원헬스라는 개념은 파스퇴르와 코흐가 미생물학을 선도했던 19세기 후반, 의사 루돌프 피르호가 제창한 것이다(7). 피르호는 "인수공통감염증"이라는 용어를 처음으로 사용하면서 "수의학과 의학 사이에는 구분이 없으며 있어서도 안된다"라고 언급했지만, 최근까지도 이 개념은 잘 받아들여지지 않았다. 1960년대 이래 캘빈 슈바베는 "원메디신"이라는 용어를 만들었다. 하지만 동물-인간-환경의 상호 교차 영역에서 감염병의 진화와 전파에 대해서 이해하고 대응하기 위한 방안으로 원헬스 접근법을 탐구하고 개발하려는 노력을 하게 된 것은 불과 지난 10년 동안이었다. 원헬스라는 개념은 여러 시대에 걸쳐 원메디신과 원월드-원헬스라고도 불렸다.

오늘날 우리는 인간, 가축, 야생동물의 건강과 환경은 기본적으로 연결되어 있고, 질병이 사람과 식량과 경제에 부정적인 영향을 끼친다는 점을 인식하고 있다. 오늘의 세계에서는 사회의 한 영역이나 한 전문 분야가 신종 감염병과 재출현 감염병의 위험을 관리하기는 불가능하다. 어느 나라도 인간과 동물의 건강을 해치는 서식지의 감소나 멸종과 같은 현상을 중단시킬 수 없다. 그래서 우리는 보다 혁신적으로 기관간, 개인간, 전문가들 사이, 전문 분야 사이의 장벽을 무너뜨리고, 여러 분야의 전문성을 통합적으로 활용하여 인간, 가축, 야생동물의 건강과 생태계에 대한 위협을 예측하고 대응하고자 하는 것이다. 지금까지의 방법으로는 현재 마주하고 있는 신종 감염병의 위협과 앞으로 닥칠 범유행이나 항생제 내성 문제에 대처할 수 없다. 당면한 문제를 해결하기 위해서는 유연하고 미래지향적이며 다학제적인 접근법, 즉 원헬스 접근법이 필요하다.

원헬스라는 말의 의미는 2004년 야생동물보존협회의 "원월드, 원헬스: 단일

표 1. 원헬스를 정의하는 맨해튼 원리

1. 인간, 가축, 야생동물의 건강 사이의 관련성을 인식하고, 인간, 식량, 경제에 미치는 질병의 위협, 그리고 건강한 환경과 온전한 생태계 유지를 위해 필수적인 생물다양성에 대해 인식한다.

2. 토지와 물의 사용과 관련된 의사 결정이 건강에 실질적인 영향을 미친다는 점을 인식한다. 그렇지 못하면 생태계의 복원력이 틀어지고 질병의 출현과 확산이 초래된다.

3. 야생동물보건학을 범세계적인 질병의 예방, 감시, 모니터링, 통제, 완화 활동의 필수 요소로 포함시킨다.

4. 공중보건 프로그램이 생태계 보존에 크게 기여할 수 있다는 점을 인식한다.

5. 종 사이의 복잡한 관련성을 충분히 고려하여 신종 감염병과 재출현 감염병을 예방, 감시, 모니터링, 통제, 완화하는 데 유연하고 통합적이고 미래지향적인 접근법을 개발한다.

6. 감염병의 위협에 대한 해결책을 찾고자 할 때, 인간의 욕구와 생물의 다양성 보존, 두 가지 관점을 모두 만족시킬 방법을 찾는다.

7. 야생동물의 개체군을 보호하고, 질병의 이동, 종간 전파, 새로운 병원체-숙주 관계 형성의 위험을 줄이기 위해 살아 있는 야생동물과 야생육의 국제무역을 규제한다. 공중보건, 농업, 환경 보존의 관점에서 국제무역의 대가는 엄청나다. 국제사회는 이 무역이 전 세계의 경제와 사회의 안전에 실질적인 위협임을 인지해야 한다.

8. 자유롭게 돌아다니는 야생동물을 대량으로 살처분하는 것은 특별한 상황에서만 허용한다. 즉, 그 야생동물 개체군이 인간의 건강과 식품 안전, 혹은 더 광범위한 야생동물의 건강에 긴급하고 심각한 위협이 있다는 국제적, 다학제적 전문가의 합의가 있는 상황에서만 허용한다.

9. 범세계적으로 인간, 가축, 야생동물을 위협하는 신종 감염병과 재출현 감염병의 심각성에 맞춰 인간과 동물의 건강을 위한 기초자산 투자를 늘린다. 인간/동물의 질병 감시 역량과 언어 장벽을 고려하여 투명하고 시기적절하게 정보를 공유해야 한다. 그래야 관련되는 모든 사람들, 즉 정부기관과 비정부기관, 공중보건기관과 동물보건기관, 백신/약품 제조회사, 기타 이해관계자들의 공동 대응이 가능하다.

10. 전 지구적인 건강과 생물다양성의 보존이라는 목표를 달성하기 위해 정부, 지역 주민, 민간기관(예: 비영리단체), 공공영역 사이의 협력관계를 구축한다.

11. 질병이 출현/재출현하는 것을 파악하는 조기경보시스템의 한 활동으로, 공중보건과 축산동물보건을 다루는 단체와 질병 정보를 교환하는 야생동물보건감시망에 인적, 물적 자원을 제공한다.

12. 더 건강한 지구를 위해서, 전 세계인들이 건강과 통합 생태계 사이의 관계를 더 잘 이해하도록 교육하여야 한다.

출처 | APEC 2011(28).

화된 세계의 건강을 위한 다학제 통합" 회의에서 나온 맨해튼 원리에 잘 나타나 있다(표 1). 원헬스의 개념은 우리가 일하는 방식의 패러다임이 변화되었음을 나타낸다. 원헬스는 의사, 수의사, 치과의사 그리고 기타 보건과학과 환경 분야 사이의 협동과 협업을 권장한다. 원헬스의 개념을 발전시키고 인간, 동물, 환경의 건강을 위한 협력을 추구하는 노력은 웹사이트 (http://www.onehealthinitiative. com)에서 확인할 수 있다.

전통적으로 인간의 건강은 동물의 건강과는 별개의 것으로 간주해 왔으며, 환경은 그 자체가 별도의 공간이라 생각했다. 많은 나라에서 감염병의 관리를 포함하여 공중보건과 의료서비스를 제공하는 대규모 정부기관으로 보건부를 두고 있다. 병원, 진단 검사실, 연구소처럼 인간에 대한 주요 보건시설은 대부분 보건부의 관리 하에 있고, 자금 지원도 많이 받고 있다. 반면, 농림부가 관리하던 동물보건은 이제야 비로소 바뀌었거나 바뀌고 있는 중이다. 즉, 농업 분야가 생태계의 발전과 지속가능성에 중점을 두어서 야생동물을 포함한 환경 관리에 통합되고 있는 것이다.

일반적으로 정부의 입장에서 가축과 농업의 우선 순위가 내려가고 환경 관리의 중요성이 높아지고 있다.

원헬스에서 감염병의 중요성

감염병은 원헬스의 중심 주제이다. 범세계적인 보건 안전, 특히 신종 감염병의 유행과 확산은 국제적으로 큰 우려를 자아낸다. 특히 유행병이 되기 쉬운 신종 감염병의 출현은 경제에 심각하게 영향을 미친다(표 2). "신종 감염병"이란 용어는 새로운 감염병(예: 2003년 갑자기 출현한 SARS), 발생률이 증가하고 지리적인 범위가 넓어진 감염병(예: 뎅기바이러스에 의한 뎅기열과 뎅기출혈열), 혹은 이미 있었지만 최근 들어 숙주 범위가 확대되는 감염병(예: H5N1 조류인플루엔자)을 말한다. 신종 감염병이 인간, 동물, 환경에게 위험을 증가시킨다는 증거는 뚜렷하다. 이 질병들은 본질적으로 국가간의 경계를 넘어서 전파되기 때문에, 이들을 효과적으로 관리하기 위해서는 국제적인 접근이 필요하다(8).

표 2. 최근에 발생한 질병의 경제적 비용

질병	경제적인 영향
SARS(2003)	동아시아에서만 400억 불 이상, 전 세계적으로 약 600억 불
조류인플루엔자	직접적인 경제비용은 200억 불 이상
니파(1999)	말레이시아에서 5억 불로 추산됨
광우병	영국에서 75억 불로 추산됨
청설병	프랑스 14억 불, 네덜란드 85백만 불, 미국 1.3억 불/년
구제역(2001)	영국 3억 5천5백만 불
말인플루엔자	호주(2007) 10억 호주달러

출처 | 제1차 국제원헬스회의, 호주 멜버른(24).

식품이 병원성 미생물에 오염될 가능성은 오래 전부터 알려져 왔는데, 과거에는 주로 제품을 생산하는 단계에서 위험 관리가 이루어졌다. 식품 생산 과정에서 감염원과 오염 화학물질을 검출할 수 있도록 하면 이러한 위험이 관리되는 것으로 본 것이다. 하지만 광우병이 안고 있는 위험과 함께 대장균이나 살모넬라와 같은 식품매개 병원체의 영향이 더욱 증가하면서 식품의 생산 단계를 전체적으로 접근하지 않으면 안되게 되었다. 식품매개 병원체가 인간에게 초래하는 위험을 평가하고 동물이나 식물에서 이들을 관리하기 위해서는 원헬스 접근법이 필요하다. 그러나 항생제 내성이라는 측면에서는 통합과는 반대로 단편적인 접근이 이루어졌다. 수 년 동안 인간과 동물의 보건을 다루는 전문가들은 미생물의 항생제 내성이 증가하는 근본적인 원인에 관한 논쟁을 벌였다. 시간이 많이 흐른 후에야 집약적인 가축생산시스템에서 성장 촉진제로 쓰이는 항생제 때문에 내성이 생긴다고 인식하게 되었다. 처음부터 원헬스라는 방식으로 접근했더라면 문제가 훨씬 빨리 파악되었을 것이다.

질병의 출현에는 많은 요인들, 그중에서도 주로 인간의 행동과 관련된 요인들이 작용한다. 그런 요인에는 여행, 특히 항공기를 이용한 여행의 증가와 이동, 살아 있는 동물과 신선한 육류제품의 국제무역 증가, 토지 이용과 농업생산의 변화, 감도가 더 높은 신종 질병 검출 기술의 발전 등이 있다. 또한, 질병을 매개하는 외래 종이 확산되어 새로운 서식지에 정착하고, 이로 인하여 새로운 지역이 외래 감염병 확산의 진원지가 되는 것도 그 요인이다. 21세기의 가장 큰 문제 중 하나는 기후변화이다. 기후변화는 숙주, 매개체, 병원체의 생태계에 영향을 미쳐서 과거에 없던 새로운 질병의 출현이나, 혹은 질병이 생기고 전파되는 양상의 변화에 영향을 줄 것이다(9). 그리고 계속 증가하는 인구를 먹여 살리기 위해서 안전한 식량과 식수를 공급하는 것도 중요한 문제이다.

지난 20년에 걸쳐 질병 출현에는 세 가지 중요한 요인이 있음을 알게 되었다.

1. 항공 여행이 증가하여 질병이 대륙 간에 급속하게 전파될 수 있어 세계는 실질적으로 거대한 지구촌이 되었다.

2. 기후변화는 인간, 야생동물, 질병매개체들의 이동과 이들 사이의 관계 변화를 유발하여 생태계가 심각하게 교란되는 결과를 초래했다.

3. 대부분의 신종 질병은 인수공통감염성이며, 야생동물이나 가축에서 기원한다.

이러한 요인들을 인식하면서 우리는 신종 감염병을 감지하고 대응하는 가장 효과적인 방법이 원헬스 접근법이라는 것을 받아들이게 되었다. 감염병의 위험을 관리하는 개념인 원헬스는 미국, 유럽연합, 세계보건기구 등에서 폭넓게 받아들여지고 있다. 신종 감염병을 조기에 감지하기 위해서는 전 지구적 감시가 필수적이며, 이는 WHO, FAO, OIE 네트워크의 협력을 통해 달성될 수 있다(10). 그럼에도 불구하고 이 감시망에는 야생동물의 감시라는 빈틈이 있다. 야생동물은 어느 기관에서도 철저하게 감시하지 않고 있어서, 야생동물에서 생기는 집단발병은 야생동물들이 광범위하게 죽어 나가는 경우에만 알려지고 있다.

FAO, OIE, WHO, 세계은행, 유엔 시스템인플루엔자조정국(UNSIC), 유엔아동기금(UNICEF), 유럽연합 등과 같은 국제기구의 협력으로 원헬스 개념이 더욱 발전하고 있다. 국가 차원에서도 많은 나라들이 상세한 연구를 수행하여 신종 감염병에 더 효과적으로 대응하는 방안들을 만들어 내고 있다. 한 예로, 호주에서는 2009년 4월 유행병을 주제로 한 총리 주재 과학공학혁신위원회(PMSEIC)의 전문가 실무진을 결성하였다. 이 단체는 호주가 직면한 신종 감염병의 위협을 정의하고자 한 것으로, 2009년 6월에 보고서를 발간하였다[11]. 이 보고서는 치명적이고 재앙적인 유행병이 발생하는 것이 "if"가 아닌 "when"의 문제라고 결론지었다. 또한 즉각적인 우선순위로, 정부가 중요한 사항을 효과적으로 실행하기 위해 부처 사이에 조정을 실시하도록 권고하였다[11].

이 결론이 언급한 특별한 권고 사항은 아래와 같다.

1. 호주는 신종 감염병을 다룰 인적 능력을 보유하여 그런 유행병을 다루기 위한 준비를 해야 한다.

2. 호주는 장기적인 생물 안전 정보를 수집하고, 분석하고, 해석할 능력을 보유하여 신종 감염병의 출현에 대한 조기 경보를 제공해야 한다.

3. 호주는 잠재적인 유행병의 위험을 줄일 수 있도록 지역 간 협력으로 신종 감염병에 대응하는 역량을 더욱 향상시켜야 한다.

현재 미국, 캐나다, 영국, 덴마크, 인도, 라오스, 캄보디아, 몽골, 필리핀, 태국과 같은 많은 나라들이 원헬스 접근법을 통해 신종 감염병의 위험을 관리하기 시작했지만, 접근 방식이 나라마다 다르고 정부의 역할도 아주 다양하다[12]. 원헬스 접근의 예를 몇 가지 들어 보면, 최근 헨드라바이러스[13]와 조류인플루엔자[14]에 대한 위험 관리, 개광견병에 대한 대응[15], 미국에서 웨스트나일열의 집단발병에 대한 관리[16] 등이 있다. 호주에서 헨드라바이러스에 대한 대응은 원헬스 접근법의 장점을 보여 주었다[13].

1994년 호주 퀸즐랜드 브리즈번 교외의 헨드라에 있는 말 훈련장에서 13마리의 말과 1명의 조련사가 죽으면서 처음 알려진 헨드라는 말과 사람에게 걸리는 매우 드문 바이러스성 질병이다. 원인 병원체인 헨드라바이러스는 파라믹소바이러스과의 새로운 속 *Henipavirus*에 속하는, 이전에는 알려지지 않았던 새로운 바이러스이다. 1994년 이래 매년 호주에서 이 질병이 발병하고 있다. 대부분 말에서 발생했지만, 사람에서도 7명이 감염되고 4명이 사망하여 60%의 치사율을 보였다. 말에서는 모든 증례가 큰박쥐 군집과 긴밀한 접촉이 있었음이 밝혀졌다. 사람의 감염 증례에서는 모두 감염된 말과의 접촉이 확인되었으며, 직접적인 박쥐-인간 전파의 증거는 없었다.

호주에서 헨드라가 처음 발생한 후 연구가 시작되었다. 바이러스에 대한 연구는 주로 바이러스학자와 전염병학자가 참여하여, 바이러스를 완전히 동정하고 감염과 숙주세포 내 바이러스의 복제를 이해하는 데 중점을 두었다. 박쥐에 대한 연구는 박쥐보호론자, 야생동물 생태학자, 면역학자, 전염병학자, 수의사가 참여하여, 큰박쥐속 박쥐 종의 다양한 분포와 이동에 대한 연구뿐만 아니라 박쥐의 면역계에 대한 연구를 수행하였다. 말의 질병에 대한 연구는 수의사, 바이러스학자, 병리학자, 전염병학자, 면역학자가 관여하였다. 인간의 질병에는 의사, 면역학자, 사회학자, 통신 전문가가 참여하였다. 말의 주인과 병든 말을 치료하는 수의사 모두가 적절한 생물안전 주의를 취할 수 있도록 하는 데도 많은 노력을 기울였다. 2011년 6월과 7월, 헨드라대책위원회를 발족하여 감염이 발생한 주들에서 적절한 감염관리 전략을 수립하고, 감염에 대해서 협동적이고 효과적으로 대응하였다. 대책위원회는 위험을 완화시키기 위해서 추가 연구가 필요한 부분에 자원을 분배하고 헨드라 관리를 위한 의사 결정을 하였다. 헨드라는 야생동물 병원소로부터 가축으로, 가축에서 인간으로 감염이 연결되는 완벽한 예라고 할 수 있다. 병을 효과적으로 이해하고 완화 전략을 개발하기 위해서는 전체를 보는 원헬스 기술과 지식이 필요했다. 이 모든 것을 통합하여 위험관리를 위한 실질적인 접근법을 사용해야 효과적인 말 백신을 포함한 농장의 생물안전 조치가 실제로 작동한다는 것이 입증되었다. 박쥐를 죽이거나 다른 곳으로 서식지를 옮긴다는 생각은 박쥐의 생태학을 이해하면서 잘못된 생각이라는 것이 밝혀졌다. 인간용 헨드라백신 개발의 소요 기간을 알게 되자 단기간의 백신 개발 노력을 중단하였다. 하지만 기존의 문화를 허물고 칸막이를 없애고 자원과 결과를 공유하고자 하는 노력을 했을 때 비로소 이러한 이해와 지식의 상승작용이 나타났다. 박쥐를 죽이지 않고, 박쥐가 생태계에 기여하는 것을 유지하면서, 말과 인간 모두에 대해서 헨드라의 위험을 관리할 해결책이 만들어졌다. 이런 일들은 통합적인 원헬스 접근법이 아니면 불가능한 일이었다.

원헬스 접근법의 활용에서 추가로 언급해야 할 것은 정치적인 문제이다. 헨드라는 언론에서 중요하게 보도되었고, 이로 인해 지역사회가 불안해 하기 시작하여 정부의 큰 관심사가 되었다. 박쥐에 관한 우려, 말과 인간의 위험 모두가 관심의 대상이 되었다. 정부 차원에서 보면 이는 환경, 농업, 가축, 인간의 건강을 다루는 많은 부처들이 관련된다. 정부의 세 부처 모두에서 차출되어 만들어진 헨드라대책위원회, 모든 분야의 기술과 지식 활용, 단일 경로를 통한 홍보, 이 모든 것이 정치적인 위험과 기술적인 위험을 다루는 핵심이었다. 퀸즐랜드 주지사가 직접 책임을 지고 만든 대책위원회에 뉴사우스웨일즈와 영연방 정부에서 온 대표자를 포함한 다양한 인원이 포함됨으로써 지역사회의 우려를 반영한 범정부적인 대응을 보여 주었다. 하지만 헨드라가 집단발병한 상황에서 대책위원회는 역할과 보고 체계를 확립하고, 자원을 확보/관리하고, 종합적인 상황을 파악하는 데 귀중한 시간을 허비했다. 원헬스와 같은 실체가 미리 마련되어 있었더라면 시간과 노력이 절약되었을 것이다. 보다 중요한 것은, 평상시에 시나리오가 잘 만들어져 있었다면 많은 문제들이 미리 해결되었을 것이라는 점이다.

원헬스 개념의 발전

원헬스 접근법이 발전하게 된 중요한 동기는 고병원성 인플루엔자 A H5N1(HPAI H5N1)에 의한 조류인플루엔자 범유행 가능성에 대해서 국제적으로 대응하고자 한 것이었다. 인간–동물–환경의 공유영역에서 발생하는 위협을 다루는 정책을 개발하고 상호 협력을 하기 위해서는 지속적이고 다학제적인 접근이 필요했다. FAO, OIE, WHO, UNSIC, UNICEF, 세계은행, 그리고 그 외에 많은 국제기관과 국가기관의 주최로 HPAI의 확산, 전파, 봉쇄와 관련된 문제들을 의논하기 위해 일련의 조류범유행인플루엔자 국제장관회의(IMCAPI)가 개최되었다. 원헬스 접근법은 2007년 인도 뉴델리와 2008년 10월 이집트 샤름 엘 셰이크에서 개최된 IMCAPI 회의에서 다루어졌다. 이집트 회의에서는 "동물－인간－생태계 공유영역에서 감염병의 위험을 줄이기 위한 전략체계"를 개발함으로써, HPAI에 대응하는 전체적인 원헬스 접근법에 대한 중요성과 필요성을 명확하게 기술하였다. FAO, OIE, WHO의 공동합의문 "FAO－OIE－WHO 협력: 동물－인간－생태계 공유영역에서 책임 공유와 국제활동의 조화"는 국제적으로 통합된 원헬스 접근법을 지지하고 있다[17].

수많은 국가기관과 국제기관도 범유행하는 신종 인수공통감염증의 위협에 대해 원헬스 접근법의 개발을 선제적으로 지원하고 있다. 이미 여러 계획을 통해 원헬스 개념을 지원했던 세계은행은 자체 보고서 「인간, 병원체, 우리 지구」를 통해 원헬스 접근법이 조류인플루엔자와 사람인플루엔자에 실제로 활용되도록 하였다[18]. 유럽연합도 특히 아시아 지역에서 유럽대외관계청 아시아태평양부를 통해 활발하게 활동하고 있다. 많은 개별 국가들 역시 그 자체의 특별한 활동계획과 협동적인 접근법을 개발하고 있다. 예를 들면 아프리카대륙에서는 "남아프리카감염병감시센터(SACIDS)"의 원헬스 가상센터 모델[19]이 있고, 몽골 등 아시아/서태평양지역의 활동들도 있다[20~22]. 프랑스 역시 통합된 부처간 다학제간 원헬스 접근법을 권장하여 상세한 국가 원헬스 전략을 개발하였다[23].

미국에서는 초기에 미국수의학회가 강력하게 이끈 원헬스위원회가 발족된 후, 미국공중보건학회, 미국감염병학회(https://www.onehealthcommission.org/)를 포함하는 많은 전문가 단체들이 협력하고 있다. 미국미생물학회 역시 원헬스 개념을 채택하여, 미국미생물학회 연례회의와 미국과학진흥협회 연례회의에서 여러 분과를 구성하여 원헬스에 관한 토론을 진행하였다. 2011년 2월 호주 멜버른에서 제1차 국제원헬스회의가 개최되었다[24]. 이 회의에서는 인간, 동물, 환경에 미치는 질병의 영향에 관해 과학적으로 논의하는 공개토론의 장이 열렸다. 이 회의에서 일련의 중요한 원헬스 원리와 개념이 만들어졌다(표 3).

2009년 3월 캐나다 매니토바주 위니펙에서, 국가 차원에서 적용할 수 있는 활동을 개발하기 위해 "원월드, 원헬스: 생각에서 행동으로"라는 주제로 캐나다 공중보건청 주관의 자문회의가 개최되었다. 여기에는 WHO, FAO, OIE, 기타

표 3. 원헬스의 개념과 원리

1. 인간, 동물, 환경의 건강은 서로 연관이 많으므로 영역 간 소통을 증진시킬 필요가 있다.

2. 인간과 동물의 건강을 다루는 실무자 사이의 소통, 협동, 신뢰가 원헬스 전략을 성공적으로 발전시키는 핵심 요인이다.

3. 원헬스 개념은 식품의 안전, 식량 안전 보장, 경제, 사회적인 행동까지 확대된다.

4. 신종 감염병에 대한 감시와 대응 향상 등, "할 수 있는 일"을 하도록 장려하여야 한다.

5. 지역사회의 참여와 폭넓고 개방적인 대화를 보장해야 한다.

6. 원헬스를 발전시키기 위해서는 "하향식" 활동과 "상향식" 활동 모두가 필요하다.

출처 | APEC 2011(28).

국가기관과 국제기관이 참여하였다. 이 자문회의에서 동물-인간-생태계 측면에서 원헬스를 성공적으로 발전시키려면 국제적 수준과 국가, 지역, 마을 등 모든 수준에서 지속적인 노력이 필요하다는 결론에 도달하였다. 2010년 조지아주 스톤마운틴에서 개최된 제2차 회의에서는 미국 CDC와 국제 협력자들이 "정책적 관점-이행 로드맵의 작성과 평가"라는 주제로 원헬스의 운영에 필요한 다음 단계를 논의하였다(25). 스톤마운틴 워크숍의 주된 성과로, 원헬스의 활동을 지원하는 유용한 자원을 제공하고 정보를 전달하기 위하여 웹 기반 원헬스 세계네트워크(www.onehealthglobal.net)가 개발되었다.

원헬스의 발전에서 중요한 것은 모든 전문가, 즉 수의학, 의료종사자, 생의학자, 야생동물학자, 그리고 기타 관심을 가진 집단 모두에게 원헬스 개념을 교육하는 것이다. 그리고 기존의 혹은 새로운 인수공통감염증에 대응할 때나 항생제 내성의 기원을 추적하고 감지하고자 할 때도 분야 간 소통과 협력을 기반으로 한 원헬스 개념으로 접근해야 한다는 것이다(26, 27). 에든버러대학교는 대학원 과정에 원헬스를 개설하였으며(http://www.ed.ac.uk/schools-departments/vet/news-events/news/january2011), 뉴질랜드 매시대학교는 세계은행의 지원으로 아시아-태평양 지역에 있는 학생들을 위한 원헬스 석사 과정을 개설하였다(19). 그리고 캘리포니아대학교(UC Davis)는 원헬스연구소를 설립하였다. 의학과 수의학 프로그램 모두가 학부와 대학원 과정에서 원헬스의 개념을 소개하기 시작함에 따라 중요하고 지속적인 수련이 이루어지겠지만, 이 수련의 효과가 나타나려면 앞으로 이들 임상의사나 수의사 모두 그들의 전문 영역에서 일을 하기 시작할 때까지 기다려야 할 것이다.

원헬스의 발전: 아시아-태평양 국가

아시아-태평양 국가가 어떻게 원헬스 접근법을 그들의 공중보건 계획에 통합시키는지를 알아보자. 가장 좋은 예로, 아시아-태평양경제협력체(APEC) 회원국들이 강력하고 효과적인 원헬스 프로그램을 개발하여 여러 나라들이 적용하고 있다. 지역적인 관점에서 보면, 2011년 APEC 원헬스 사업계획은 지역간 네트워크를 강화하여 APEC 회원국의 경제를 살리고 신종 감염병과 인수공통감염증의 위협에 대응하는 체계를 만들었다[20]. 이 계획은 APEC 회원국의 현재 상황, 공통의 원헬스 비전과 미션 (목적), 6개의 목표, 그리고 회원 국가가 그 목표를 달성할 수 있는 일련의 행동을 제시하였다(표 4). 그리고 각 나라별로 원헬스에 참여하는 현재의 역량과 수준에 맞는 행동을 채택하여 원헬스 접근법을 실행하도록 강력하게 촉구하였다. 전체적인 임무는 동물-인간-생태계의 공유영역에서 협동적, 협력적, 다학제적으로 영역을 아우르는 접근법을 적용함으로써 APEC 회원국들에게 닥칠 신종 감염병과 인수공통감염증의 위험과 영향을 줄이는 것이다. APEC의 목표와 목표 달성을 위한 활동은 원헬스와 거기에 필요한 기본 활동을 가장 분명하게 보여 주고 있다[28].

국가별로 정치 역량과 정부의 지도력이 다르기 때문에 원헬스는 나라에 따라, 그리고 나라 안에서도 기관들 간에 받아들여지는 정도가 다양하다. 그 차이는 우선순위의 문제, 분야 사이의 소통, 전문 분야별로 다양한 문화 등에 의해 나타난다. 우선순위를 가진 다른 문제들과 경쟁하려면 원헬스 활동이 가치가 있다는 점을 제시하고 널리 알려야 한다. 대개 정치적인 활동이 긴급을 요하는 비상사태나 재난에 대응하여 추진되기 때문에 이 문제는 매우 현실적이다. 기술적인 수준에

표 4. 아시아–태평양 국가를 위한 원헬스의 6가지 목표

1. 신종 감염병과 인수공통감염증에 대해 원헬스 접근을 하기 위해 영역을 통괄하는 정치 역량과 정부의 지도력을 강화한다.

2. APEC 회원국에서 질병의 예방, 조사, 대응, 통제를 위한 부문간 협동과 협력을 강화한다.

3. 질병의 예방과 통제에 지역사회의 인식과 참여를 높인다.

4. 직업 훈련과 대학 교육에 원헬스 접근법을 통합시키고, 질병의 예방, 조사, 통제 분야에서 현장 교육을 확대시킨다.

5. 원헬스 접근법을 실행할 때 국제적인 협력과 다자간 협력을 강화시킨다.

6. 원헬스 접근법을 적용하고자 할 때 지속적이고 효과적인 자원 제공을 보장한다.

출처 | APEC 2011(28).

서 원헬스에 대한 실제적인 합의가 잘 이루어지더라도 정치적 차원에서 정부의 고위 관료로부터 원헬스 접근법에 대한 지지를 획득해야 한다. 신종 감염병과 인수공통감염증에 원헬스 접근법을 적용하기 위해서는 분야를 통괄하는 정치 역량과 정부의 지도력이 필요하다.

APEC 회원국에서는 부문간 협력과 조화를 위한 다양한 접근법이 사용되고 있다. 어떤 회원국은 긴급 상황이나 조류인플루엔자, 광견병과 같은 특정 질병이 발생했을 때 공식적으로 협력한다는 약정을 맺고 있다. 어떤 회원국은 부문간 협동과 조화를 이루고자 원헬스 부서를 만들었고, 어떤 회원국은 현재 아무런 준비가 없거나 소극적이다. 과거의 접근법은 일반적으로 신종 감염병의 조사, 통제, 대응을 개선하고자 하는 것이다. 하지만 원헬스 접근법은 모든 차원에서 질병의 출현을 예방하고, 생태계의 건강을 증진시키며, 협력과 조화를 이끌어 내도록 하는 것이다. 원헬스에서는 대학, 기업, 비정부기구를 포함하는 모든 관계자들이 참여하는 것이 필요하다.

많은 APEC 회원국에서 신종 감염병의 예방과 통제를 위한 자원과 연구 개발이 부족하다. 원헬스 접근법을 제대로 적용하지 못하고 있고, 부문간 협업의 경

험이 부족하며, 많은 회원국에서 관련 분야의 역량과 전문 지식이 부족하다. 또한 사회경제적인 연구를 위한 역량이 불충분하고, 연구 결과를 잘 공유하지 않는다. 국가간 감염병 확산 통제 능력을 향상시키려면 질병의 예방, 조사, 대응, 통제에 APEC 회원국들의 부문간 협력과 조화를 강화시켜야 한다.

지역사회 수준에서도 질병을 예방하고 통제하기 위한 대중의 인식과 참여 정도가 APEC 회원국마다 다르다. 공중보건과 동물보건을 담당하는 인력이 부족한 많은 회원국은 마을의 동물보건 종사자와 공중보건 종사자의 힘을 빌어 질병의 예방과 통제 프로그램을 실행한다. 여기서 필요한 최우선순위는 소통을 강화하고, 지역사회의 보건 분야 종사자들을 훈련하고, 교육 담당자들의 부문간 협업에 대한 훈련을 강화하는 것이다. 원헬스 개념은 아직까지 대중과 언론에게 약간 생소하다. 따라서 미디어와 지역사회를 참여시키기 위한 효과적인 접근법을 찾아내어 회원국들 사이에서 공유할 필요가 있다. 지역사회의 인식과 참여가 높아질수록 질병의 예방과 통제에 도움이 된다.

대학에서 원헬스 접근법이 채택되기 시작했다. 그중 가장 성공한 것이 현장 역학훈련 프로그램(FETP)이다. 원헬스 접근법은 일반적으로 직업 훈련이나 학부생 수준보다는 석사 과정에서 더 많이 채택되고 있다. 이렇게 원헬스 접근법이 직업훈련, 학부 교육, 그리고 FETP와 같은 대학원 교육을 통해 확산될 가능성이 상당히 높다. 해결해야 할 문제는 필요한 교육자와 지도자의 수를 산정하고, 졸업생의 수요와 공급의 균형을 맞추며, 교육받은 자원들에게 수준에 걸맞는 직업을 제공해야 한다는 것이다. APEC 회원국들은 교육과 훈련을 시행할 역량이 서로 다르다. 신종 감염병과 인수공통감염증에 대한 훈련 프로그램에 투자하는 것은 필요성과 역량을 전략적으로 평가하여 결정해야 한다. APEC 회원국은 실무를 통한 학습의 중요성과, 인간, 동물, 생태계의 건강을 위한 실무능력을 구축하는 FETP의 역할의 중요성을 잘 안다. 많은 회원국들이 공중보건에서 FETP를 실행하며, 수의사와 야생동물 전문가가 참여하는 훈련을 시행하고 있다. 하지만 회원국들에서 FETP를 채택하려고 하더라도 훈련을 시키기 위한 교육자, 특히 역학자와 물적 자원이 부족하다. 직업 훈련과 대학 교육에 원헬스 접근법을 집어 넣고, 질병의 예방, 조사, 통제에 현장 기반 훈련을 확대하기 위한 조치가 필요하다.

여러 회원국들이 원헬스의 의미를 서로 다르게 받아들이고 있기 때문에 원헬스 접근법을 계획하고 실행하는 모든 수준에서 소통의 단절이 있을 수 있다. 국제기구와 회원국 사이에 우선순위도 차이가 있다. APEC 회원국들의 역할이나 국제기구와의 관계 역시 같지 않다. 예를 들면, 어떤 회원국은 원조국인 반면 다른 회원국은 수혜국이다. WHO, OIE, FAO와 같은 여러 국제기구들이 원헬스 접근법을 전 세계적으로 발전시키려 협력하고 있다. 이렇게 국제적 혹은 다자간 협력을 강화하는 것이 원헬스 접근법을 발전시키기 위해 중요하다.

APEC 회원국 간 혹은 회원국 내의 부문간 역량이 서로 다르기 때문에 질병의 예방, 대비, 대응을 위한 국제적 역량을 강화하고, 국내적으로는 여러 부문을 아우르는 통합적인 역량을 구축할 필요가 있다. 이를 위해서는 자원을 보다 효율적으로 배분하고 비용을 분담하는 협약 등 새롭고 협동적인 방식으로 일을 하는 것이 필요하다. APEC 회원국은 현재 신종 감염병과 인수공통감염증의 급습과 돌발을 예방하기보다는 질병에 대한 긴급 대응에 비용을 많이 사용한다. 하지만 그 결과는 썩 좋지 않다. 현재의 시스템은 통상적으로 비상사태에 대한 대응에 초점을 맞추고 있다. 이러한 접근법은 경제에 지속적인 비용과 부담을 전가시킬 가능성이 높다. 따라서 우리는 질병의 예방과 통제라는 우선순위에 더 중점을 둘 필요가 있다. 원헬스 접근법은 부문간의 협력을 필요로 한다. 쉽지는 않겠지만, 여러 기관이 함께 원헬스에 대해서 투자하고, 성과나 결과물도 공유하도록 하는 공적인 절차를 개발하는 것이 필요하다.

결론

국제적으로 원헬스라는 하나의 깃발 아래, 저소득 국가와 중소득 국가에서 다양한 회의가 개최되고 있다. 이 회의는 유엔기구(FAO, WHO, OIE), 유럽연합, 미국 국제개발처나 개별 국가의 후원과 원조로 이루어진다. 이런 회의는 대부분 신종 인수공통감염증을 감지하고 대응하는 역량을 구축하는 데에 중점을 두고 있다. 그리고 이들은 동물과 인간의 보건기관들을 한데 불러 모아서 소통을 강화하고, 각자의 역할을 기반으로 한 협력적 접근법을 육성하고자 한다. 이 회의는 아시아에서 특히 성공을 거두었으며, 여러 나라에서 국가 차원의 실질적인 변화를 이끌어 냈다. 원헬스의 개념과 유용성을 더 잘 이해시키고 현재의 장벽을 무너뜨리기 위해서는 세계적으로 모든 수준에서 교육을 개선해야 한다. 특히 의과대학과 수의과대학의 교육 과정을 미래지향적으로 개편해야 한다는 것은 의심할 여지가 없다. 원헬스 개념은 실질적으로 우리가 활동하는 방식을 근본적으로 변화시킬 것이다. 즉, 대화는 공개적으로 해야 하고, 관리나 통치나 혹은 조정과 같이 부정적인 뉘앙스를 가진 용어는 사용을 피하는 것이 바람직하다. 또한, 현재 자체적으로 원헬스 활동을 하고 있는 지구촌의 많은 나라들이 그러한 활동을 계속 할 수 있도록 지원해야 한다.

이 장의 약어

APEC	Asia-Pacific Economic Cooperation	아시아태평양경제협력체
BSE	Bovine spongiform encephalopathy	광우병 (소해면상뇌병증)
CDC	Centers for Disease Control and Prevention	미국 질병통제예방센터
FAO	UN Food and Agriculture Organization	유엔 식량농업기구
FETP	Field Epidemiology Training Program	현장역학훈련 프로그램
HIV/AIDS	Human immunodeficiency virus/acquired immune deficiency syndrome	인체면역결핍바이러스/후천성면역결핍증
HPAI	Highly pathogenic avian influenza	고병원성 조류인플루엔자
IMCAPI	International Ministerial Conferences on Avian and Pandemic Influenza	범유행조류인플루엔자 국제장관회의
OIE	World Organization for Animal Health	세계동물보건기구
PMSEIC	Prime Minister's Science, Engineering and Innovation Council	호주 총리주재 과학공학혁신위원회
SACIDS	Southern African Centre for Infectious Disease Surveillance	남아프리카감염병감시센터
SARS	Severe acute respiratory syndrome	중증급성호흡기증후군
UNICEF	United States International Children's Emergency Fund	유엔 아동기금
UNSIC	United Nations System Influenza Coordination	유엔 시스템인플루엔자조정국
WHO	World Health Organization	세계보건기구

제 18 장

원헬스의 실현: 관료주의를 넘어서

서론

원헬스 접근법이 성공하려면 예전에는 협업한 적이 많지 않았던 파트너들이 같은 논의의 장에 나와서 각자가 속한 기관의 규정을 초월한 해결책을 찾아야 한다. 이러한 새로운 협력을 하려면 서로에게 익숙하지 않은 조직과 규율과 문화를 가진 협력자들이 팀을 이루어야 한다. 각각의 참여자는 서로 다른 권한을 갖고 있고, 각 기관의 문화와 가치에 젖어 있으며, 다른 참여자들에게는 익숙하지 않은 용어를 사용한다. 최근의 종설은 그러한 다분야적인 팀이 같은 목표와 가치를 가지고 한 가지 사업을 수행했을 때, 그리고 신뢰와 존경을 바탕으로 관계가 형성되었을 때 성공 가능성이 가장 높다고 보고하고 있다[1].

외부의 힘이나 법적인 강제가 실질적으로 기관간 협력을 증진시키기도 한다. 예를 들어 2003년 고병원성 조류인플루엔자(HPAI) H5N1이 출현했을 때 보여주었던 것처럼, 원헬스 접근법은 인간, 동물, 환경의 건강을 다루는 기관이 공통적인 절박한 위협에 직면했을 때 성공할 가능성이 높다. 식품매개 질병에 대한 감시에서는 특별 기금이 충분한 경우에 기관간 활동이 능률적일 수 있음을 보여주었다. 때로 강제적인 필요성에 의해 만들어진 협력 관계가 신뢰관계의 기반을 형성하여 원헬스 협력을 더 쉽게 만들기도 한다. 하지만 외부 기관에 의해 강요되거나 목표가 분명하지 않은 기관간 협력은 신뢰와 소통에 더욱 어려움을 겪을 가능성이 크고, 특히 재정지원 부족, 기관 사이의 불평등한 분배, 그리고 공통의 대의 부족과 같은 상황에서 더욱 그렇다.

그럼에도 불구하고 원헬스 접근법으로 관료주의 장벽을 뛰어넘어 부문간 합동 노력을 수행하여 모든 이해관계자들이 수긍하는 가치 있는 결과가 나온 사례는 많다.

사례연구 1: 2003년 HPAI H5N1의 확산

배경

1997년 봄부터 시작되어 가을까지 이어진 HPAI H5N1의 출현과 확산으로 홍콩에서 18명이 감염되어 6명이 사망하였다. 이 바이러스는 신종 인플루엔자 A 바이러스로 확인되었다. 같은 시기에 가금류에서 H5N1이 분리되었고, 병든 조류와 접촉했던 사람들이 감염된 것으로 보고되었다. 이 감염은 인간 사이의 전파가 아닌 조류–인간 사이의 전파에 의한 것이었다. 하지만 이 질병의 빠른 확산과 중증도로 해서, HPAI H5N1 바이러스가 전 세계로 확산되어 1918년 대유행과 유사한 범유행을 일으킬지 모른다는 불길한 전망이 나왔다. 또한 감염의 출처와 정확한 전파 방식이 불분명하여 그 우려가 증폭되었다[2].

홍콩의 HPAI H5N1 확산은 중국 본토로부터 생가금류의 수입을 금지하고, 1997년 12월 말에 150만 마리 이상의 닭을 전량 살처분한 후 종료되었다[3]. 하지만 2003년 홍콩에서 이 바이러스가 재출현하였으며, 그 후 전 세계로 확산되어 610명 이상의 환자와 360명의 사망자를 발생시켰다[4]. 인간 대 인간 전파의 위협은 보건기관에 심각한 우려를 안겼다[5]. 2003년의 확산으로 전 세계적으로 최소 4억 마리 이상의 가금류를 살처분하였다. 이러한 광범위한 살처분으로 인해 고단백 식품이 부족하였고, 소규모 농가의 생계가 위협을 받게 되었고, 가금류의 수출에 부정적인 영향을 미쳤다. 결국 H5N1으로 약 200억 불의 경제적인 손실이 있었다(6).

다각적인 대응

여러 나라의 보건당국과 동물보건기관이 HPAI H5N1의 출현에 대응했다. 이 범유행의 위협에 대한 대응이 성공한 이면에는 원조 기금을 포함한 국제적인 다기관 협력이 있었다(7). 이 위기 동안 수행된 원헬스 협력의 예는 다음과 같다.

- **세계 합동 감시:** 주요 3기구의 참여 하에 세계조기경보시스템(GLEWS)이 작동하였다(8). 이 개선된 감시보고시스템은 WHO, OIE, FAO의 기존 역량을 바탕으로 구축된 것이다. H5N1이 GLEWS의 구축을 촉진시킨 분수령이 되었다. 이 시스템은 인수공통전염병의 위협을 예측하고 예방하고 통제할 목적으로 국제사회와 이해관계자를 엮어서 더 광범위하고 지속적인 기능을 수행하고 있다. GLEWS는 정보의 공유, 역학 분석, 공동 위험평가를 통해 임무를 수행한다.

- **공동 연구:** 미국 CDC와 국립알레르기감염병연구소(NIAID)는 공중보건과 동물보건이 협력 연구를 수행하여 동물과 인간 사이의 H5N1 전파를 조사하는 데 필요한 자금을 제공하였다(9). NIAID는 5개의 인플루엔자 연구감시우수센터(CEIRS)를 설립하였다. NIAID는 또 인플루엔자 연구에 대한 NIAID 특별위원회의 권고에 따라 보건부 범유행대응대비계획의 일환으로 CEIRS 네트워크를 만들었다.

- **공동 대응:** 2004년에 기존의 FAO 시스템을 보완하여 H5N1 또는 이와 유사한 신종 병원체에 대한 대응 능력을 강화하는 ECTAD, 즉 초국경 동물질병긴급센터를 설립하였다(10). 감시 지도는 공중보건기관과 동물보건기관에 즉시 전자문서로 배포되었다.

- **새로운 의사소통 창구:** 효과적인 소통과 신뢰관계를 강화하기 위해 CDC는 OIE와 FAO 모두에 의사소통을 담당하는 직원을 배정하였다. 미국농무부(USDA)가 이미 두 국제기구에 상주하는 직원을 파견하였지만, CDC도 동물보건 관련 기구들과 수준 높은 협력 관계를 유지하고자 의사소통 담당자를 배치한 것이다.

사례연구 요약

이 사례는 다음과 같은 경우에 원헬스의 성과가 나타날 가능성이 더 많다는 것을 보여 준다.

- 서로 다른 임무를 가진 기관들이 분명한 공통의 외부 위협에 직면한다.
- 기존의 시스템을 확대하고 새로운 협력 관계를 형성하기에 적합한 국제기금이 있다.
- 기관들이 종전과 달리 직원의 파견 근무를 기꺼이 지원한다.

사례연구 2: 신종 범유행병의 위협에 대한 공동 감시

배경

조류인플루엔자(AI)는 자연 상태에서 물새류와 물떼새류에서 발견되는 인플루엔자 A 바이러스이다[11]. 야생조류와 바이러스는 오랜 시간에 걸쳐 서로 적응하였기 때문에 새에서는 대개 현성 질병이 발생하지 않는다. AI 바이러스는 검사실에서 정의된 기준에 맞고 가금류에서 높은 사망률을 야기하는 경우 고병원성(HPAI)으로 분류할 수 있다. 인플루엔자바이러스는 유전자 이동과 유전자 변이를 통해 인간에게 범유행을 야기할 수 있어 전 세계인에게 심각한 위협이 되고 있다. 2005년 아시아와 유럽에서 고병원성 H5N1 AI 바이러스가 발견되었다[12]. 이는 야생조류, 가금류, 인간의 건강에 영향을 미칠 가능성이 있어 심각한 우려를 불러 일으켰으며, 특히 H5N1이 미국으로 유입될 가능성 때문에 미국정부의 보건관계자들을 긴장하게 하였다. 감염된 가금류나 조류의 불법적인 운반, 오염된 제품, 감염된 여행객, 감염된 야생조류의 이동을 포함하여 바이러스가 미국으로 유입될 수 있는 경로는 수없이 많다[13]. 따라서, 공중보건기관, 농업 관련 기관, 야생동물 관리기관들의 공동 관심사인 이 긴급한 문제를 해결하기 위해 공동으로 대응 방안을 확립하였다.

고병원성 H5N1 AI 바이러스는 중국에서 감염된 닭이 발견된 1995~1996년에 처음으로 출현하였다[12]. 그 후 아시아의 가금류와 조류 사이에서 지속적으로 순환하면서 높은 치사율을 보였다. 고병원성 H5N1 AI 바이러스는 추가적인 유전자 대변이와 유전자 소변이를 일으키면서 조류, 포유류, 인간에게 더 잘 전파될 수 있게 되었다. 그 후 이 바이러스는 야생조류에서 재출현하여 2005년 4월 중국에서 여러 조류 종에서 높은 폐사율을 보였다.

공동 대응

H5N1 AI 바이러스가 아시아에서 일차적으로 해당 국가의 조류에 확산되었지만, 이 바이러스가 철새에도 존재함이 알려지면서 지리적으로 멀리 떨어진 지역으로 확산될 가능성이 대두되었다. 인접 지역에 가금류가 없는 몽골의 에르켈 호수에서 2005년 8월 인도기러기와 큰고니가 폐사한 사례도 있었다(14). 철새에 의해서 이전에는 감염이 보고되지 않았던 북미 지역으로 유입될 것이라는 우려가 높아졌다.

미국 국토안보회의의 범유행인플루엔자 대비 정책조정위원회의 요청에 따라 미국 농무부(USDA)와 내무부(DOI)는 야생조류를 통해 북미로 유입되는 HPAI 바이러스의 조기 탐지를 위한 공동국가전략계획을 만들었다(15). 이 사업을 시작하기 위해 농무부 동식물검역소(APHIS)의 야생동물국과 내무부의 지질조사국(USGS)은 2005년 농무부, 내무부, 보건부(HHS), 어류야생동물기관협회(IAFWA), 그리고 그 외 야생동물 개체군을 모니터링하고 관리하는 일에 참여하는 기관과 대학의 전문가로 이루어진 실무진을 구성하였다. 이들은 야생동물 내 H5N1 고병원성 조류인플루엔자의 조기 탐지를 위한 기관간 전략계획을 개발하여(USDA와 DOI, 2006), 2006년 3월 DOI, USDA, HHS의 승인을 받았다. 철새를 통해 고병원성 H5N1 AI 바이러스의 유입 가능성을 탐지하기 위한 계획에는 야생조류를 포획하여 표본을 채취하고, 폐사한 야생조류를 검사하는 등 다양한 방법이 동원되었다. 6년 동안의 활발한 감시로 45만 마리 이상의 조류와 환경 표본을 검사하였다. 이는 일찍이 북미에서 시행되었던 가장 큰 규모의 야생동물 질병 감시사업이었다(16).

이 감시사업은 여러 분야의 기관들이 서로 협력하여 긴급한 국가 문제를 다루기 위한 행동 방침에 동의하고 목표를 달성하기 위해 함께 노력했다는 점에서 원헬스 접근이 성공적으로 실행된 예이다. 이 프로젝트가 성공한 요인들로는 당시 모든 참여 기관이 공중보건, 경제, 천연자원을 심각하게 위협하는 긴급한 사항임을 인지하고, 이를 해결하려는 공통의 임무와 목적이 있었음을 들 수 있다. 더욱이, 범유행인플루엔자대비 조정위원회가 지휘하여 필요한 자금을 조달할 수 있는 수단과 일을 진행할 수 있는 권한을 제공했다. 따라서 원헬스 프로젝트를 성공적으로 실행하는 데는 공동의 사명 혹은 목적, 업무의 중요성과 긴급성, 핵심적인 가치에 대한 합의, 그리고 자금 조달 능력과 작업 수행의 권한 등이 필요하다고 결론내릴 수 있다.

AI 감시의 성과 중의 하나는 원헬스 접근법으로 다양한 기관들이 서로의 가치, 문화, 관점, 임무를 더 잘 이해할 수 있게 되었으며, 그들 사이에 신뢰와 공통의 기반을 구축하도록 도움을 주었다는 점이다. 이러한 관계를 바탕으로 야생동물 질병의 감시를 수행하는 많은 기관들이 어류야생동물보건네트워크를 형성하여 서로 협력할 수 있는 방법을 찾으면서 지속적인 결실을 보여 주고 있다[17].

사례연구 요약

이 사례는 원헬스의 성과가 나타나려면 다음과 같은 조건이 필요하다는 것을 보여 준다.

- 긴급한 공동의 목표를 인지한다.
- 업무를 수행하기 위한 권위와 권한이 있다.
- 기관간 운영위원회나 실무단이 만들어져 업무를 감독한다.

사례연구 3: 2009년 범유행 H1N1

배경

2009년 4월 호흡기질환을 앓고 있는 여러 명의 소아의 비강을 도말한 면봉 검체로 인플루엔자 검사를 시행했다. 이 아이들은 새로 출현한 인플루엔자 A H1N1의 첫 번째 환자들로 신고되었다[18]. 언론과 학술단체들은 성급하게 이 신종바이러스를 돼지인플루엔자라고 부르기 시작했다[19]. 이 인플루엔자바이러 스의 유전자는 이전에는 동물이나 인간에게서 전혀 동정되지 않았던 독특한 조 합을 가지고 있었고, 이 바이러스의 항원과 유전적인 특성은 이것이 북미계열의 돼지 H1N1이며 유라시아계열의 돼지 기원 H1N1과 가장 가까웠기 때문에[20], 이러한 명칭이 틀린 것은 아니다. 하지만 그 당시 미국 혹은 북미의 돼지가 신종 인플루엔자바이러스에 감염되었다는 아무런 증거가 없었기 때문에 "돼지인플루 엔자"라는 명칭은 많은 사람들에게 혼란을 가져다 주었다.

신종 바이러스는 인간 사이에서 급속하게 확산되어, WHO가 공식적으로 "감 염병 세계적 유행(팬데믹)"이라고 발표하기에 이르렀다[21]. 주뿐만 아니라 카운 티 수준에서 환자 수를 시기적절하게 공개한 것으로 보아 미국의 공중보건 대응 은 적극적이고 명쾌했다[18]. 하지만 뜻밖에도 일부 국제 돼지무역의 상대국들이 미국의 환자 수를 돼지 무리의 감염에 대한 하나의 지표로 사용하기 시작하였다 [22]. 미국산 돼지를 수입하던 여러 나라들은 미국 특정 주의 돼지와 돼지고기 제 품의 수입을 금지하는 근거로 감염 환자의 정보를 사용한 것이다. 말할 필요도 없 이 이는 즉각적으로 미국의 돼지생산 농가와 국가 전체의 경제에 부정적인 영향 을 초래하였다. 이 상황은 공중보건과 농업경제가 예기치 않게 서로 얽히는 관계 가 될 수 있음을 보여 준다.

지역이나 연방의 동물보건기관이나 돼지생산자단체는 어느 누구도 돼지인플루엔자바이러스(SIV)를 신고대상 질병으로 규정하지 않았다[23]. 이 바이러스는 동물에서 경미한 증상의 질병을 일으키지만, 회복되고 난 돼지는 시장으로 출하된다[24].

인간 사이에서 범유행 H1N1(pH1N1)의 출현은 즉각적인 비난을 불러 일으켰다. 공중보건 지도자들은 왜 USDA가 돼지에서 SIV가 순환하는 것을 몰랐는지, 대학의 동물진단검사실들이 왜 돼지 분리 인플루엔자바이러스를 공유하지 않는지, 그리고 왜 인간에서 범유행이 발생하는 동안에도 돼지 전시회와 품평회가 개최되었는지 의문을 제기했다. 이와 동시에 동물보건 단체는 SIV에 감염된 돼지가 인간의 건강에 위협을 주지 못하며, 돼지에서 바이러스를 능동적으로 감시하고 품평회와 판매를 규제하는 것은 불필요한 시장 손실을 초래한다는 주장을 되풀이했다. 2009년 8월 조간신문 디모인레지스터는 CDC 본사에 입점해 있지만 CDC와는 무관한 선물가게에서 "CDC가 파는 H1N1 봉제 장난감" 기사를 실어, 이러한 의견 충돌을 더욱 자극하였다. 안타깝게도 이 장난감은 돼지의 코딱지 모양으로 바이러스를 묘사했다[25].

한 목소리

사례연구 1에서 보듯이, 이전의 HPAI H5N1을 대비하기 위한 기관간 협력은 비록 일시적이었지만, 과거의 그러한 경험이 동물보건단체와 공중보건단체의 주요 지도자들 사이에 신뢰 관계가 형성되는 밑거름이 되었다. 이러한 신뢰를 바탕으로 관계자들은 pH1N1 대응에서 그들의 소속 기관의 입장을 넘어, 이전 관계를 재구축하고 정직하게 소통하였다. 공중보건 지도자들은 현재 순환하는 SIV의 지속적인 표본 채취와 동정의 중요성을 주장하였다. USDA의 국립수의연구소는 과학적으로 증명된 방법에 기반하여 감염에서 회복된 돼지고기 제품이 안전한지를 검사하였다[26]. USDA는 여러 주와 연방의 기관, 업계의 대표, 국제기구와 부처를 포함하는 다양한 핵심적인 이해관계자들과 함께 25회의 개별적인 한 시간짜리 화상회의를 열었다. 목적은 미국의 돼지에서 pH1N1 바이러스가 확인되었을 때 대중에게 공개하는 문건에 동의를 받는 것이었다. CDC의 전문가들도 이 모든 회의에 참석하였다.

이 캠페인은 공식적인 2009 pH1N1의 첫 보고서로 인해서 더 이상의 돼지고기 무역제한이나 금수조치가 일어나지 않게 한 핵심적인 요인이 되었다(27). 2009 pH1N1으로 인한 무역의 문제가 지속되었다면 미국산 돼지고기와 연관된 잠재적인 무역적자는 약 4억 5천6백만 불에 이를 수도 있었다(28). 전향적인 생각과 부문간 원헬스 접근법이 이러한 손실을 막을 수 있게 하였다.

사례연구의 요약

이 사례는 다음과 같은 경우에 원헬스의 성과가 나타날 가능성이 더 많다는 것을 보여 준다.

- 서로 다른 권한을 가진 기관들이 공통적인 외부의 위협에 동의한다.
- 서로 다른 기관에서 온 핵심 요원들이 다른 기관의 우려를 기꺼이 인정함으로써 신뢰가 구축된다.
- 상호 합의를 도출할 때는 과학적 근거에 기반한다.

사례연구 4: 기관간 협력을 권장하는 정부의 권한 - PulseNet과 FoodNet

배경

1992년 11월부터 1993년 2월 사이에 대장균 O157:H7 감염증이 확산되었다. 공중보건 관계자는 미국 서부 전역에 걸쳐 있던 수천 킬로그램의 햄버거용 다진 고기를 추적하여 추가 확산을 막으려 했다(29, 30). 그 당시 보건 당국은 오염된 고기의 리콜을 명령했지만, 이미 700명 이상의 환자가 발생하고 4명이 사망하여 식품에 대한 안전성 문제로 국가 전체가 공황 상태에 빠져든 후였다. 이 대규모 사건을 계기로 식품매개 질병을 예방하고 조사하기 위한 강력한 감시시스템을 구축하는 식품안전종합대책이 마련되었다(30). 이 법률의 제정으로 FoodNet과 PulseNet이라는 두 가지 주요 감시시스템이 만들어졌다(30, 31).

식품매개 질병에 대한 능동감시네트워크인 FoodNet은 CDC 신종 감염병 프로그램, 여러 주의 보건부, USDA, 식품의약품안전청(FDA)의 공동 프로젝트이다(30). FoodNet은 1996년 설립된 이래 미국 내 특정 식품이 매개하는 식품매개 병원체의 속성을 파악하고, 식품매개 질병의 전반적인 발생과 질병부담을 추정하는 핵심적인 역할을 하고 있다(32). 이 시스템은 일반적으로 식품을 통해 전파되는 9종류의 세균 감염과 기생충 감염에 대해 식품 전반에 걸쳐 감시를 적극적으로 시행한다. 그리고 시스템에 의해 생성된 정보를 활용하여 역학조사를 실시하고, 공중보건 관계자에게 식품매개 질병의 발생을 통제하는 방법을 안내한다.

식품매개 질병 감시를 위한 병원체아형 검사네트워크인 PulseNet은 연방 검사실과 지역/주 공중보건 연구소로 구성된 시스템으로, 식품매개 질병 확산과 연관되는 세균의 분자적인 아형을 검사한다(31). 이 시스템은 식품과 관련된 질병이 발생했을 때 50개 주에 있는 검사실에서 수집하고 배양된 병원체의 아형을 비교할 수 있게 한다. FoodNet에서 나온 데이터는 식품매개 질병 확산에 대한 역학 조사를 수행하는 데 도움을 준다. 그리고 PulseNet은 병원체 아형의 확인으로 무관해 보이는 산발적인 확산을 근원과 연관지어 확산 경로를 신속하게 확인하고 대응할 수 있게 한다. 미국에서 이 두 시스템 모두 여러 주에 걸친 식품매개 질병 확산의 근원을 적절하게 확인하는 데 필수적인 것임이 입증되었다(33).

기관간 협력

FoodNet과 PulseNet 시스템의 발전을 위해서는 부문간 협력이 필수적이다. 미국에서 식품의 안전을 담당하는 두 주요 기관은 USDA 소속의 식품안전검사청(FSIS)과 HHS 소속의 FDA이다. FSIS와 FDA가 FoodNet과 PulseNet의 결실을 맺기 위해 의회의 지원과 재정적인 지지를 받기 이전에는, 미국에서 대량으로 소비되는 식품의 생산을 규제하는 체제에 현재의 과학적 근거에 맞지 않는 법과 규제를 적용하는 경우가 많았다(33). 또한, 지역과 주 차원에서 대응하는 것은 개개의 위기에 대한 대응에 그치는 경우가 많아, 근본적인 예방을 위한 접근법은 거의 이루어지지 못했다. 마지막으로, 자금 지원이 부족하여 지역의 기관들은 연구의 대부분을 외부 역량에 의존했기 때문에 FSIS와 FDA의 정책결정을 뒷받침하는 연구가 부족하였다. 그래서 조직의 인프라가 뒷받침되지 아니한 실행 방안들이 만들어질 수밖에 없었다.

이렇게 부문간 협력이 이루어지기 전에는 식품매개 질병의 통제를 위한 여러 보건부서와 농림부서 사이에 정보와 방법론을 공유하려는 시도가 부족하였다(33). 동물보건기관과 공중보건기관들은 식품 안전을 도모한다는 공통의 목적을 가지고 있었지만, 서로 다른 기관 문화에 의해 개별적인 규제 입장을 가지고 있었다.

자금 지원이 뒷받침된 정부의 권한은 기관간 협력을 통해 FoodNet과 PulseNet의 발전을 촉진시켰을 뿐만 아니라, 인간과 동물 개체군 사이에 전파되는 병원체에 대해 폭넓게 이해할 수 있는 시스템을 구축함으로써 원헬스 접근법을 채택하도록 하였다. 예를 들어, PulseNet은 확산 사례를 신속하게 확인하여 지역과 주의 관계자에게 초기 확산에 대해 알리고 대응하게 하여 식품매개 질병 확산을 현저하게 줄인다. 또한, FoodNet이 수행하는 역학조사는 보건관계자가 선제적으로 식품매개 질병의 예방에 접근하도록 하는 정책의 변화를 알리는 데 도움이 된다.

법적 지원 하에서 PulseNet과 FoodNet은 검사의 표준을 제시함으로써 USDA 농업연구청의 USDA VetNet(PulseNet을 보완하기 위한 추적감시네트워크로, 방법은 PulseNet과 비슷하고 검체 종류만 다름. 역자 주)과 같은 다른 식품검사실이 감시시스템을 개발하는 데도 일조했다. 비슷하게, 소매 육류 공급을 정기적으로 감시하는 FDA의 항생제내성모니터링시스템(NARMS)은 모든 살모넬라 분리주에 대해서 PFGE 분석을 실시하는데[34], PulseNet은 VetNet과 NARMS의 분석 결과에 접속하여 기존의 출처에서 나온 분리주의 결과와 함께 분석함으로써 공통의 병원체가 있는지 비교하고, 식품매개 질병 확산에 대한 조사를 더욱 강화한다[35].

끝으로 PulseNet과 FoodNet 사이의 데이터베이스 연동과 더불어 다른 감시시스템과의 협력은 질병의 발생과 확산에서 미세한 변화라도 정확하게 감지할 수 있는 표준감시시스템을 만든다[36]. 이렇게 민감한 감지 도구는 식품매개 질병(예: 다제내성 병원체, 콜레라)이 출현하고 재출현하는 상황에서 중요성이 더욱 커지고 있다. 원헬스 접근법으로 이러한 기관들이 식품매개 질병의 확산과 부담을 줄이고자 하는 노력이 성공하려면 연방의 자금 지원과 법적 뒷받침이 필요하다.

사례연구의 요약

이 사례는 다음과 같은 경우에 원헬스의 성과가 나타날 가능성이 더 많다는 것을 보여 준다.

- 연방의 자금 지원과 법적인 뒷받침으로 협력과 정보의 공유를 의무화한다.
- 협력 기관들이 명확하게 역할과 책임을 규정한다.
- 기관간 협력이 호환 가능한 데이터시스템의 개발을 장려하여, 식품매개 질병의 확산 방지에 유익한 정보가 효율적으로 공유되도록 한다.

사례연구 5: 케냐의 인수공통감염증부

배경

2005년 WHO는 국제보건규약(IHR)을 개정하여 각 나라가 인수공통감염증 또는 인수공통감염증이 될 가능성이 있는 질병을 감시하기 위한 시스템을 만들고, 모든 관련부서가 협력하여 IHR을 이행하는 체계를 만들 것을 명시적으로 요구하였다(37). 케냐는 다른 나라들과 마찬가지로 인간과 동물의 개체군에서 인수공통감염증을 통합적으로 감시하는 데 소홀히 해 왔다. 인간에 대한 감시는 보건위생국(MOPHS)에서 담당했고, 동물에 대한 감시는 축산개발국(MOLD)에서 수행했다. 두 기관은 공식적으로 정보를 교환하는 경로가 없었다.

2006~2007년 동안 케냐에서 리프트밸리열(RVF)이 널리 퍼져서 많은 동물과 인간이 질병에 걸리고 죽었다(38). 질병이 확산될 때 부서간 소통이 잘 되지 않아서 효과적인 대응을 하는 데 어려움을 겪었다(39).

비슷한 시기에 HPAI H5N1이 출현하여 세계보건에 잠재적으로 중대한 위협으로 등장했다. 모든 나라는 인간과 동물의 보건관리를 포함하는 범유행대비계획을 개발해야 했다. 바이러스가 아프리카에 들어오기 전이었지만 케냐도 비상사태에 대비해야 했다. 케냐는 H5N1의 위협에 대비하여 국가인플루엔자대응반(NITF)을 구성하였다. NITF는 RVF에 대한 대응 과정에서 얻은 교훈을 평가하여, 공중보건과 동물보건 전문가를 효율적으로 연계시키는 협력을 통하여 인수공통감염증에 대한 대응을 전담하게 할 필요가 있다는 점을 인식하였다. 이를 위해 NITF는 공중보건과 동물보건을 다루는 정부부처, 군대, 경찰, 국립재난운영센터, 국립대학교, 연구기관에서 전문가를 초빙하였다.

2008년에 NITF를 확대개편하여 MOPHS, MOLD, WHO, FAO, 케냐 의

학연구소, 케냐 야생동물청, CDC 케냐지부, 케냐 현장역학검사훈련 프로그램, 케냐 국립박물관 등 관련 기구의 관계자들을 포함하는 다분야 연합체인 인수공통감염증기술실무단(ZTWG)을 구성하였다. ZTWG는 분기별로 회의를 하며, MOLD의 수의검역국장과 MOPHS의 공중보건위생국장이 각 기관을 대표하면서 교대로 의장을 맡는다.

ZTWG는 리더십, 전문지식, 분자역학적 과학지식을 키우고, 생물테러에 대한 대비, 응용연구, 감시, 질병의 돌발에 대한 대응, 정책의 입안 등을 담당할 인수공통감염증 관리기관 설립의 필요성을 느꼈다. 2011년 8월 2일 MOPHS와 MOLD의 대표자가 정부기구로 인수공통감염증부(ZDU)를 설립한다는 양해 각서에 서명하였다. ZDU의 비전은 효과적이고 효율적으로 다분야, 다부문의 감시대응시스템을 제공하여 케냐에서 발생하는 인수공통감염증의 부담과 위험과 확산을 줄이는 것이다. ZDU에는 감염병학자, 수의전염병학자, 데이터 분석가가 있다. 그리고 추가로 다양한 분야의 전문가(미생물학자, 사회경제학자, 곤충학자)들이 필요에 따라 ZDU와 협력한다. ZDU는 상급 기관인 ZTWG의 사무국 역할도 담당한다. ZDU에 배치된 2명의 전염병학자는 동일한 지위를 가지면서 원 소속 부서의 일원으로서 자신의 소속 부서에 업무를 보고한다.

사례연구의 요약

이 사례는 다음과 같은 경우에 원헬스의 성과가 나타날 가능성이 더 많다는 것을 보여 준다.

- 외부로부터 오는 일련의 위협이나 국제적 요구 사항이 부문간 협력을 요구한다.
- 대표는 한 부서에서 독점하기보다는 돌아가면서 맡는다.
- 투입 노력을 증가시키는 것이 국가적으로나 국제기구에서 좋은 반응을 얻는다.

논의

상기의 사례들은 최근에 전 세계적인 원헬스 문제에 효과적으로 대응하기 위해 부문간 협력을 필요로 했던 예들이다. H5N1과 H1N1의 예는 공동의 위협이 협력하지 않았던 관계자들 사이에 어떻게 소통이 이루어지는지를 보여 준다. 이들은 자신이 속한 부서에서 감염병에 대응하기 위해 다양한 부문들과 협력할 필요성을 인식하였다. 그래서 다양한 기관들이 법적 의무가 주어지기 전에 서로 협력할 수 있었다.

H5N1이 크게 유행하지 않았고 바이러스의 인간 대 인간 전파가 일어나지 않았기 때문에, 원헬스 협력이 실제로 탄력성 있는 성과를 냈을 것인지에 대해서는 검증하지 못했다. 하지만 2009년 pH1N1이 출현했을 때의 대응은 H5N1 당시 각각의 기관에 속한 관계자들 사이에 형성된 신뢰가 중요한 바탕이 되었다. 그래서 서로 다른 임무를 가진 정부기관들이 관료적인 경계를 넘어 단일화된 원헬스 협력의 접근법을 구축할 수 있었다.

협력에 장애가 되는 부서간 불균형: 야생동물기관

야생동물보건단체 혹은 야생동물 관리단체는 야생동물과 생태계의 건강 증진을 중시한다. 따라서 일차적으로 인간의 건강에 중점을 두고, 이차적으로 가축의 건강을 고려하는 원헬스 개념을 지지하지 않는다(40). 야생동물기관은 원헬스에 대해 부정적인 인식을 가지고 있다. 그 이유는, 원헬스에서는 환경의 변화가 인간의 건강을 위협하고, 그래서 환경을 원헬스 계획의 일부로만 간주한다고 생각하기 때문이다. 즉, 원헬스에서는 환경이 인간의 건강을 증진시키거나 고유의 가치를 지닌 어떤 것이 아니라 위협적인 것으로 간주된다고 인식한다는 것이다. 그래도 미국야생동물수의사회, 야생동물보존학회(40), EcoHealth Alliance(41), 국립공원청(42)과 같은 여러 야생동물기관은 원헬스 개념을 그들의 전략 계획에 통합시켰다. 하지만 이러한 개별적인 계획이 그 부문에서 통합적인 임무 수행에 연결되기까지는 아직도 갈 길이 멀다. 기관들이 협력하는 데 있어서의 걸림돌은 인간, 동물, 생태계의 건강이 중요하다는 핵심 가치에 대한 합의와 함께 자금 지원이 이루어져야 극복할 수 있을 것이다.

협력에 장애가 되는 부서간 불균형: 수의사와 의사

미국수의학회(AVMA)와 야생동물보존협회는 2007년 "원헬스에 관한 AVMA 태스크포스"를 출범시켰고[43], 2004년 야생동물보존협회의 맨해튼 원리를 널리 보급하면서[44] 원헬스의 초기 주창자로 기여했다. 의학 분야도 원헬스 접근법에 참여를 해 왔지만, 원헬스는 사실상 동물보건 분야가 주도적으로 이끌어 오고 있다. 현재 여러 측면에서 이러한 장벽을 극복하기 위한 노력이 이루어지고 있다. 예를 들면, (i) 보건기관을 포함하는 12개 이상의 연방기관이 참여하여 만들어진 원헬스 실무진 모임이 정기적으로 연락하면서 정보를 교환하고 있고, (ii) 특별히 동물과 인간의 건강 사이의 공유영역에서 활동할 수 있도록 수의사, 의사, 박사급의 국제 직원을 CDC에 배치하고, (iii) 인간의 건강에 중점을 둔 회의와 컨퍼런스에서 원헬스에 초점을 맞춘 세션들이 열리고 있다[48].

팀 구축: 원헬스의 핵심 역량

원헬스 접근법이라고 하는 기관간 협력은 결국 팀을 구축하고자 하는 문제이다. 그래서 신뢰를 구축하고, 어려운 문제나 충돌을 피하지 않고, 결과를 내기 위해 헌신하고, 각자가 책임을 다하고, 결과에 집중하고자 하는 것이다[45]. 2009년에 시작된 여러 계획들을 보면, 미네소타대학교와 함께 하는 록펠러재단 프로젝트(http://www.rockefellerfoundation.org/grants/grants-and-grantees/384ae11d-d234-4726-ad1b-c647de7ac1e9), 미국 국제개발처 신종범유행위협대응 프로그램[46], 스톤마운틴회의 훈련실무단[47] 등이 있다. 이들은 다양한 수준의 원헬스 실무자들을 위한 핵심 수행능력을 정의하는 과제를 각각 수행하고 있다. 각각의 기관은 소통과 효율적인 팀 구축이 가장 기본적인 핵심 기능이라는 점을 확인하였다. 스톤마운틴회의 실무단은 핵심 능력을 평가하는 단계를 추가했다. 온라인 과정에서 "원헬스"로 지정된 과목들은 리더십, 소통, 그리고 기관 운영 기법에 중점을 두고 있다(47). 원헬스 접근법이 성공하려면 동물과 인간에 대한 보건기관의 대표관계자가 공동의 임무와 목적을 규정하고, 이러한 목적들을 성취할 팀을 잘 구성하여야 한다.

우리는 또한 원헬스의 업무나 프로젝트에 참여하는 사람들의 개인적인 리더십이 필수라 생각한다. 특히, 다음과 같은 개별적인 능력이 중요하다.

- 협력하고자 하는 헌신과 의지
- 기관이나 조직의 경계를 넘어서 생각하는 능력
- 폭넓은 이해관계를 반영하는 능력
- 기관이나 조직 내에서의 의사 결정 권한 혹은 영향력
- 리더로서의 역할과 업무 협력 경험
- 과학적, 지적 능력
- 원헬스 활동에의 적극적인 참여

결론

관료주의적 경계는 과소평가할 수 없다. 그리고 각각의 부서가 특별한 목적과 기능을 가지고 있기 때문에 앞으로도 그 경계는 유지될 것이다. 그럼에도 불구하고 이 장에서 다룬 사례를 통해 관료주의적 경계는 극복될 수 있으며, 원헬스 접근법이 가시화될 수 있다는 것을 알 수 있다. 원헬스 접근이 성공하려면 다음과 같은 여러 조건들이 필요하다. 즉, 서로 다른 권한을 가진 기관들이 공통적인 외부의 위협에 대응해야 한다. 각각의 부서에서 적절한 자금을 사용할 수 있어야 한다. 각각의 기관이 새로운 협력자를 기꺼이 받아들여야 한다. 핵심 관계자들은 다른 기관에 있는 상대방과 신뢰관계를 구축하여야 한다. 모두가 동의

할 수 있는 과학적 근거에 기반한 성과를 내야 한다. 기관 별로 돌아가면서 대표를 맡아야 한다. 그리고 무엇보다도, 협동적인 원헬스 접근법의 가치가 가시적으로 증명되어야 한다.

이 장의 약어

AFWA	Association of Fish and Wildlife Agencies	어류야생동물기관협회
AI	Avian influenza	조류인플루엔자
APHIS	Animal and Plant Health Inspection Service	미국 동식물검역소
AVMA	American Veterinary Medical Association	미국 수의학회
CDC	Centers for Disease Control and Prevention	미국 질병통제예방센터
CEIRS	Centers of Excellence for Influenza Research and Surveillance	인플루엔자 연구감시우수센터
DOI	United States Department of the Interior	미국 내무부
ECTAD	Emergency Centre for Transboundary Animal Diseases	초국경 동물질병긴급센터
FAO	UN Food and Agriculture Organization	유엔 식량농업기구
FDA	Food and Drug Administration	미국 식품의약국
FSIS	Food Safety and Inspection Service	미국 농무부의 식품안전검사청
GLEWS	Global Early Warning System for Major Animal Disease	주요 동물 질병에 대한 세계조기경보시스템
HHS	United States Department of Health and Human Services	미국 보건부
HPAI	Highly pathogenic avian influenza	고병원성 조류인플루엔자
IHR	International Health Regulations	국제보건규약
MOLD	Ministry of Livestock Development	(케냐) 축산개발국
MOPHS	Ministry of Public Health and Sanitation	(케냐) 보건위생국
NARMS	National Antimicrobial Resistance Monitoring Systemfor Enteric Bacteria	미국 국립항생제내성모니터링시스템
NIAID	National Institute of Allergy and Infectious Diseases	미국 국립알레르기감염병연구소
NITF	National Influenza Task Force	(케냐) 국가인플루엔자대응반
OIE	World Organization for Animal Health	세계동물보건기구
PFGE	Pulsed field gel electrophoresis	간헐전기장젤전기영동
RVF	Rift Valley fever	리프트밸리열
SIV	Swine influenza virus	돼지인플루엔자바이러스
USDA	United States Department of Agriculture	미국 농무부
USGS	United States Geological Survey	미국 지질조사국
WHO	World Health Organization	세계보건기구
ZDU	Zoonotic Disease Unit	(케냐) 인수공통감염증부
ZTWG	Zoonotic Technical Working Group	(케냐) 인수공통감염증기술실무단

제 19 장

원헬스: 동아프리카에서 배운 교훈

서론

아프리카는 식량 부족, 빈곤, 질병 등 우리 시대의 가장 심각한 문제에 직면해 있다. 아프리카는 넓이가 3천만 km²로 두 번째로 큰 대륙이며, 지표면의 6%와 육지 질량의 20%를 차지한다. 아프리카에는 현재 54개의 주권국이 있고, 세계 인구의 약 15%가 살고 있다. 2009년 유엔에서 발표한 인간개발지수 하위 24개 국가 중 22개국이 사하라 이남 아프리카에 위치한다(http://hdr.undp.org/en/statistics/). 그리고 유엔이 집계한 가장 발전이 덜 된 나라의 목록에 오른 48개국 중 33개국이 아프리카에 있다. 반면에, 아프리카는 온전한 자연 생태계, 생물다양성, 풍부한 사회문화적인 자산을 갖고 있고, 어떤 대륙보다 지구온난화의 영향이 낮아서 상당한 탄소배출권을 가진 대륙이다. 소비(생태 발자국) 대비 생태용량은 150% 이상으로, 이러한 지표는 심각한 마이너스 지표를 가진 선진국에 비해 훨씬 양호하다. 한 지역의 생태발자국이 그의 생태용량을 초과할 경우 지속가능한 성장은 불가능하다(www.footprintnetwork.org).

아프리카의 지도자들은 높은 인구 증가율, 극심한 빈곤, 식품 안전성의 위협, 토지 이용 정책, 기후의 변화, 생물다양성의 보전 등과 같은 대단히 복잡한 문제를 두고 개발과 보존 가치 사이에서 갈등하고 있다. 이런 맥락에서 인간의 건강과 동물의 건강을 위해서 국가적으로 지속가능한 시스템을 구축하는 것은 이 세대의 어려운 임무 중의 하나이다. 다행히 국제사회는 아프리카의 보건 향상을 위해 장기간에 걸쳐 많은 투자를 하고 있다. 그러나 투자에 지역민이나 정부의 요구사항과 우선순위가 반영되지 않는 경우가 많다. 지원자와 수혜자 사이에서 보이는 관심 사항의 불일치는 지역의 보건 전문가들에게 더욱 큰 좌절감을 안겨주고 있다. 이런 문제는 말라리아(1, 2), 결핵(3), HIV(4), 황열병(5)과 같은 감염병의 예방과 통제에서 더 분명하게 드러난다.

범세계적인 관점에서 나타나는 보건과 개발 관련 문제를 해결하기 위해서는 한 분야, 한 기관 혹은 한 국가만으로는 실행하기 어려운 광범위한 접근과 장기적인 합의가 필요하다(6, 7). 원헬스 개념은 세계의 보건 문제가 서로 연결되어 있다는 데 인식을 같이 하고, 그런 면에서 다학제간 그리고 지역적, 국가적, 국제적인 소통과 협력의 중요성을 강조한다. 따라서 이 개념은 전통적인 분야별 접근법 대신 새로운 실행력, 즉 리더십, 팀 구성, 소통, 다분야 프로젝트의 관리 능력을 필요로 하는 전체적이고 통합적인 접근법으로 나아가려는 시도이다. 그러므로 원헬스 접근법은 여러 분야를 아우르는 기술, 지식, 경험을 가진 보건계 지도자를 육성하여 절박하고 복잡한 보건 문제를 해결하고자 하는 전략이다.

아프리카의 지도자들은 전통적으로 리더십을 공유하고, 자원을 나누고, 공동체를 중시하는 문화를 바탕으로 선제적으로 원헬스를 적용하여 전 세계의 모범이 되고 있다. 원조와 수혜 관계가 아닌 파트너십에 초점을 맞춤으로써 공통의 우선순위에 따른 발전을 도모하고, 그들 자신의 필요에 따라 주도적으로 보건 관련 문제를 다루고 있다. 아직 가야 할 길은 멀지만 이 통합적인 접근법은 인간의 건강, 식품의 안전성, 천연자원의 보존을 높이면서 귀중한 자원을 절약하는 지속가능한 플랫폼을 제공할 수 있다. 저자들이 경험한 동아프리카의 몇 가지 계획과 교훈을 아래에 기술하였다.

원헬스를 지지하는 대학교

원헬스를 실현하기 위해서는 통합적인 과학지식을 갖춘 지도자급의 전문가를 양성하는 것에 중점을 두고, 전공과 분야를 통괄하는 교육 구조를 만들어야 한다. 대학은 지식의 생산, 혁신, 협동, 훈련의 중심지로, 오랫동안 국가의 경제와 사회를 발전시킬 잠재력이 있다. 제임스 콜먼은 대학이 국가와 사회를 발전시키는 임무와 사명을 완수할 역량을 가졌다는 의미로 "개발대학"이라는 용어를 사용했다(8). 과거에는 국제개발을 위한 파트너십이 원조국과 수혜국의 정부 사이에만 형성되었다. 그러나 대학들이 위와 같은 역량을 인정받으면서 1980년대부터는 국제개발 파트너십에 필수적인 요소가 되었다. 1990년대 교육의 재편으로 무관심과 어두움의 기간이 지나간 뒤, 지금은 개발 목적의 고등교육에 투자하려는 관심이 되살아나고 있다(7, 9).

특히 대학교는 국가간, 분야간, 부문간 협력을 도모하는 원헬스 접근법을 실현하고 제도화하는 데 많은 이점이 있다. 대학교가 갖고 있는 지역사회 및 정부와의 강한 유대관계는 국제원조기관, 정부, 민간 부문, 지역사회 간의 협력을 촉진시킬 수 있다. 또한 대학교는 교육, 훈련, 연구의 중심지로서 다음 세대의 원헬스 전문가를 양성하는 다방면의 훈련을 제공할 수 있다.

대학교는 큰 잠재력을 갖고 있지만, 아프리카에서 원헬스를 실행하고 제도화하여 광범위한 발전과 세계적인 보건 목적을 달성하기 위해서는 아프리카 정부와 기관 자체의 역량을 넘어설 정도의 큰 자금 지원이 필요하다. 이러한 한계점을 인식하여 다른 나라의 대학교들과 협력하여 기관의 역량을 구축하는 전략이 시도되고 있다(7). 최근 미국 국제개발처(USAID), 아시아개발은행, UNESCO와 같은 선도적인 국제기구의 개발 전략의 하나로, 여러 나라 대학교들이 협력하는 대학네트워크가 만들어지고 있다. 대학네트워크는 일반적으로 여러 기관들이 모여 일련의 광범위한 활동이나 공통적인 문제에 관해 협력한다. 대학네트워크는 원헬스 계획에 부합하여 지역적인 건강문제와 세계적인 건강문제를 해결하기 위해 부문과 기관과 분야를 아우르는 공동연구를 수행하고 있다. 이는 고등교육기관의 보건 관련 대학이 주된 역할을 수행하는 원헬스네트워크와 컨소시엄의 수가 늘어나는 것으로 입증된다. 대학교들이 참여하는 많은 원헬스네트워크가 이미 사하라 이남 아프리카에서 운영되고 있다. 이들은 다양한 단체로부터 지원을 받고 있는데, 이는 여러 단체들이 세계 보건 문제를 해결하기 위해 대학네트워크를 활용하려는 경향이 있음을 보여 준다(표 1).

대학네트워크가 세계보건과 개발 분야에서 많은 역량을 갖고 있지만 이러한

표 1. 아프리카에서 운영중인 원헬스네트워크[a]

원헬스 관련 네트워크/컨소시엄	참가국	주요 자금 출처
원헬스 계획 – 생태계와 개체군의 건강을 위한 아프리카 연구컨소시엄 (Afrique One)	탄자니아, 가나, 아이보리, 우간다, 세네갈, 샤드	웰컴트러스트
원헬스 중동부아프리카 (OHCEA) 대학네트워크	에티오피아, 콩고민주공화국, 케냐, 르완다, 탄자니아, 우간다	USAID
감염병 연구력 향상을 위한 원헬스 네트워크(NRN-Biomed)	탄자니아, 가나, 우간다 (선진국과의 협력)	유럽연합
동남아프리카 낭미충증 실무단 (CWGESA)	탄자니아, 케냐, 우간다, 잠비아, 짐바브웨, 남아프리카공화국, 마다가스카르, 모잠비크, 르완다, 부룬디	자금의 주된 출처는 가입비, 일년 구독료, 보조금, 기부금, 기타 성금
남아프리카감염병감시센터 (SACIDS)	콩고민주공화국, 모잠비크, 남아프리카공화국, 잠비아, 탄자니아 (선진국의 연구센터 파트너와 협력)	웰컴트러스트, 록펠러재단, 구글
동물병에 대한 초국가적 남아프리카 개발공동체(SADC TADs)	앙골라, 보츠와나, 콩고민주공화국, 레소토, 말라위, 모리셔스, 모잠비크, 나미비아, 세이셸, 남아프리카공화국, 스와질란드, 탄자니아, 잠비아, 짐바브웨	회원국, SADC의 지역개발기금
동아프리카 보건연구자 우수직업훈련(THRiVE) 프로젝트	아프리카 파트너: 우간다, 탄자니아, 르완다 선진국 파트너: 영국	웰컴트러스트
아프리카 첨단연구 연수컨소시엄 (CARTA)	탄자니아, 케냐, 우간다, 르완다, 말라위, 나이지리아	웰컴트러스트

[a] 이는 현재 아프리카에서 운영되고 있는 원헬스네트워크의 전체 목록이 아닌 일부임.

접근법을 체계적으로 평가한 것은 많지 않다. 이는 부분적으로 대학네트워크가 상대적으로 새로 등장한 현상이고, 성과를 보이기까지 많은 시간이 필요하며, 행정적인 구조와 활동이 매우 광범위하여 평가가 어렵기 때문이다. 결과적으로 개발을 위한 전략으로서 대학네트워크의 장점과 단점에 관해서는 거의 알지 못하며, 심지어 세계 보건 문제에 대해서 원헬스 접근법을 시행할 때 대학의 역할이 무엇인지도 거의 알려져 있지 않다. 이러한 괴리를 메우기 위해 다음 절에서는 한 네트워크, 즉 원헬스 중동부 아프리카(OHCEA) 대학네트워크의 설계와 실행에서 나타난 주요 문제를 확인하고자 한다.

OHCEA 대학네트워크는 2010년 USAID로부터 자금을 지원 받는 5년 프로젝트의 하나로 만들어졌다(http://ohcea.org/). 이는 7개의 공중보건학교가 참여하는 보건지도자고등교육연대라는 기존의 네트워크를 확장시킨 것으로, 현재 콩고민주공화국, 에티오피아, 케냐, 탄자니아, 르완다, 우간다의 14개 공중보건수의학연구소와 정부부처가 참여하고 있다(http://halliance.org/). OHCEA 네트워크는 신종 인수공통감염증의 영역에서 원헬스 접근법을 구현하고 있으며, 보건전문가와 지도자에게 필요한 기술, 지식, 원헬스에 관한 사고방식을 함양하도록 하는 장기적인 전략을 가지고 있다. 아직까지 OHCEA 네트워크는 상대적으로 새로운 시도이지만, 아프리카에서 대학네트워크의 구축과 실행에서 배운 교훈이 많다(채프먼, 페콜, 윌슨, 미발표 자료).

1. 대학네트워크의 장점은 폭넓게 인재를 끌어 모으고 동원하여 수많은 문제를 다룰 수 있다는 점이다. 또한 보다 효율적으로 지속가능한 개발 성과를 달성한다. 그러나 참여 기관들의 소속 국가, 사용 언어, 법적 제도, 운영절차 등이 다르면 소통하고 협력하기에 매우 어려울 수 있다. 그런 어려움이 네트워크의 활동을 지연시키고, 협력을 방해하고, 또 어떤 파트너에게는 박탈감을 느끼게 할 수도 있다. 서로 동의하는 방향으로 네트워크의 활동을 꾸준하게 유지하려면 각 기관의 장점과 단점을 고려하는 강력한 소통시스템과 행정구조가 필요하다.

2. 대학네트워크는 여러 가지 문제에 관한 협력을 강화할 수는 있지만, 특정 문제나 접근법에 대해서는 의사 결정이 어렵고 많은 시간을 허비하기도 한다. 네트워크 그 자체의 조직과 지배구조를 협의하는 데 시간이 많이 걸리면 보다 실질적인 활동이 방해 받을 수 있다. 이는 결과적으로 일의 진행이 느려지고 추진력과 지원이 약화되는 원인이 된다. 반면, 조직의 구성에 적절한 시간을 들이지 않으면 네트워크의 힘과 지속성이 떨어질 수 있다. 새로운 대학네트워크를 만들 때는 초기에 강력한 행정구조를 만들고, 파트너에게 지속적으로 정보를 제공하고 참여시켜 네트워크의 활동이 꾸준하게 실행되도록 하는 양자 사이의 균형이 필요하다.

3. 네트워크의 성공은 소속된 각 대학교의 유능한 전문가뿐만 아니라 전체 네트워크에서 보유하고 있는 최고 전문가에 의해 좌우된다. 이들은 네트워크와 프로젝트를 위해 헌신하고 지원을 얻어내는 핵심적인 요원이다. 네트워크에서 관심을 불러 일으키고 의제를 밀어 붙이는 핵심 인물은 최고 전문가이지만, 한 기관 내에서 그 최고 전문가에게 너무 많은 의사 결정 권한이 부여되면 자원이 불균형적으로 분배되거나 악용된다는 인식이 생긴다. 따라서 네트워크의 최고 전문가는 중요하나 민감한 위치에 있다. 그래서 신뢰가 형성되고 네트워크의 의사 결정에서 모든 파트너의 관심이나 능력을 반영하기 위해서는 네트워크에 견제와 균형이 필요하다.

4. 외부의 자금 지원은 필요한 자원을 확보하고 새로운 계획을 수행하게 한다는 점에서 중요하다. 그러나 지역의 연구소나 외부의 지원기관 등 자금 제공자는 운영 절차가 다르고, 자원이나 역량도 다르고, 서로 다른 우선순위와 시간 계획을 가지고 대학네트워크에 접근할 것이다. 지역의 기관은 장기적인 관점에서 역량 구축에 중점을 두어 지속가능한 네트워크의 구조를 만들려고 하는 반면, 일반적으로 원조를 제공하는 기관은 단기적인 목표로 진행하고자 한다. 이들의 서로 다른 역량과 우선순위를 고려할 때 지역의 협력자와 외부의 자금 제공자는 초기부터 네트워크를 위한 명확하고 합리적인 목표와 일정을 확립해야 한다. 이 단계에서 회원 기관이 더 많은 정보를 얻을 수 있도록 보장하는 것 역시 그들의 주인의식을 고취시키고 지속가능한 장기적인 플랫폼 구축에 대한 지원을 획득하는 면에서 유리하다.

5. 협력은 서로 동등할 때 잘 이루어진다. 각 파트너는 네트워크에 참여함으로써 이익을 얻고자 하지만 모든 기관이 동일하게 기여하거나 동일한 이익을 얻을 수는 없다. OHCEA 파트너들은 네트워크의 공정하고 동등한 발전을 저해하는 주된 요인으로 자원의 부족과 불공정한 배분을 들고 있다. 각 파트너가 각자의 자원과 역량을 인식하고 각자가 얻을 수 있는 이익에 대해 동의해야 서로간의 경쟁을 줄이고 네트워크 전체의 협력을 증진시킬 수 있다.

위에서 요약한 것처럼, 대학네트워크는 정부와 대학교가 서로 협력하여 긴급한 세계 보건 문제를 해결할 수 있는 이점이 많다. OHCEA 네트워크는 중동부 아프리카에 원헬스 접근법을 실행함과 동시에 아프리카 고등교육기관의 역량을 키우는 두 가지 목표를 추구한다. 대학네트워크가 자원과 역량을 확대하면 운영의 복잡성도 함께 증가한다. 대학교 파트너들은 서로 다른 자원, 역량, 제약조건 등을 가지고 네트워크에 참여한다. 이는 바꾸어 말하면 대학들이 네트워크에 참여하는 방법과 그들이 네트워크로부터 무엇을 기대하는지가 다르다는 말이다. 그래서 파트너들에게 지속적으로 정보를 제공하고 의사 결정에 참여시키며 활동에 관여하게 하는 것이 네트워크의 추진력과 장기적인 지원을 유지하는 데 필수적인 요소이다. 가장 큰 과제는 이러한 구조를 단기간에 구축하고, 동시에 지속적인 활동의 흐름을 유지하면서, 외부의 기술 원조와 단기 프로젝트 자금 지원이 종료된 후에도 네트워크가 지속가능하게 하는 조치를 취해야 한다는 점이다.

인수공통감염증의 예방과 통제: 원헬스의 극대화

인수공통감염증과 신종 감염병은 동물과 인간의 건강, 식품 안전성, 경제, 환경에 심각한 위협을 주며, 사회의 안전망과 지역사회, 국가, 그리고 국가를 넘어 광범위한 영역의 안녕에도 영향을 미친다[10]. 신종 감염병의 75% 이상이 인수공통감염증이며, 대부분이 야생동물 개체군으로부터 출현한다. 또한 신종 감염병의 출현은 사회경제적, 환경적, 생태학적 요인들과 상당한 상관관계를 보인다. 전 세계적으로 질병의 출현에 대응하기 위한 자원이 불충분할 뿐만 아니라, 대부분의 자원이 신종 감염병의 발생 가능성이 낮은 지역에 배분되어 있다(11, 12). 그리고 인간, 동물, 환경의 건강 사이에도 전 세계의 공통적인 문제를 해결하기 위한 자금, 인프라, 역량 면에서 커다란 괴리가 있다. 다행히 이러한 문제점들이 점점 더 많이 인식되고 있어서, 아프리카에 있는 국제적, 국가적, 지역적 단위의 수많은 보건기구가 현재 원헬스 접근법을 주도적으로 육성하고 있다.

여러 국가의 정부로 구성되는 기관들이 세계적인 차원에서 신종 인수공통감염증의 위협에 대처하기 위해 원헬스 접근을 추진하고 있다. 세계동물보건기구(OIE)는 아프리카에서 지역이나 국가 차원의 워크숍을 개최하여 인수공통감염증에 대한 국제적인 표준을 제시하는 데 도움을 주고 있다(http://www.rr-africa. oie.int/en/en_index.html). 특별한 활동으로는 수의 관련 기구의 질병에 대한 감시와 통제 역량을 체계적으로 평가하고, 질병의 위험 분석, 감시, 진단에 관여하는 국가의 핵심 인력을 훈련시키고, 세계보건기구(WHO), 유엔 식량농업기구(FAO)와 함께하는 주요 3기구의 합의를 통해 검사실의 역량과 질병 진단 지식을 구축하는 것이다(13). FAO는 오랫동안 아프리카에서 일하면서 신종 감염병과 인수공통감염증을 다루기 위한 수많은 "긴급한 필요성"에 우선순위를 두어 왔다(14~16). 여기에는 광견병, 브루셀라증, 포충증 등의 인수공통감염증을 통제하기 위해 수의학의 전문가를 확대하고, 인간과 환경의 건강에 대한 위협을 감지하는 파수꾼으로 동물의 질병 발생을 이용하고자 하는 계획을 세우고, 동물과 동물 유래 식품의 안전성을 향상시키는 것 등이 있다. 위의 계획들에는 대부분 지난 수 년 동안 공중보건과 야생동물보건의 전문가들을 포함시키는 원헬스 접근법이 적용되고 있다.

WHO는 감염병의 예방과 통제를 위해 아프리카에 집중적으로 투자해서, 인간의 건강에 위협이 되는 인수공통감염증에 대한 보고 권고/의무 사항을 기술한 통합질병감시대응(IDSR)의 지침 제정을 지원하였다. 훈련은 진단 기반 감시시스템, 우선순위가 높은 질병의 관리를 위한 자금 지원과 함께 이루어진다(17). 따라서 WHO는 지방/중앙정부와 지역/세계보건기관을 연결시키는 강력한 질병감시시스템을 개발하도록 지원한다. 안타깝게도, 이러한 훈련과 시스템을 강화시키는 프로그램은 가축과 야생동물 개체군에는 자원을 배분하지 않아서, 원헬스 계획으로는 부적절하다. 결과적으로 축산업자나 농민들이 그러한 시스템을 만들고 유지하는 부담을 지게 된다(10, 14). 결국 인간과 동물의 질병 감시시스템 사이에 상당한 공백이 생기는 것이다. WHO, FAO, OIE 주요 3기구 사이의 협약은 이러한 공백을 인식하여 전 세계적으로, 특히 아프리카에서 원헬스 접근의 노력을 경주하고, 시스템에 기반한 사고와 접근법을 강화하는 파트너십과 네트워크를 적극적으로 지원한다(13).

원헬스 계획의 개념이 성공적임이 알려지면서 지역 차원에서 널리 채택되고 있다. 예를 들어, 중요한 동물 질병의 하나인 우역을 통제하기 위해 1951년 아프리카연합동물자원국(AU-IBAR)이 설립되었다. 그 후 AU-IBAR의 목표가 아프리카 전체의 모든 동물자원(어류, 가축, 야생동물)을 다루는 것으로 확대되었다. AU-IBAR는 "동물자원을 활용하여 아프리카를 기아와 빈곤으로부터 해방시킨다는 비전으로, 아프리카연합의 회원국과 지역경제공동체(RECs)를 지원"함으로써, 아프리카를 위한 동물자원 개발에 리더십을 제공하는 것을 목표로 한다. AU-IBAR는 원헬스를 위한 전략적인 계획을 가지고 있으며, 원헬스 접근으로 다수의 집단발생에 대한 조사와 훈련을 수행했다. 그리하여 대다수 회원국의 장관급 보건관계자들로부터 원헬스 접근법의 지지를 이끌어 냈다. 특별한 한 예를 들면, 야생동물, 가축, 공중보건에서 질병의 조사에 관한 원헬스 훈련을 지원한 것으로(http://www.au-ibar.org/component/jdownloads/finish/25/848), 여기에서는 아프리카의 여러 나라에서 온 인간, 가축, 야생동물의 보건을 담당하는 공무원들이 7~10일간의 워크숍에 참석하여 통합적인 사례 연구와 현장 경험을 통해 원헬스 접근법을 중점적으로 배웠다.

우간다를 예로 들어 보면, 세계의 많은 이목을 끌었던 신종 질병(예: 지난 3년 동안의 에볼라출혈열, 황열병, 탄저, 파동편모충증, 마버그바이러스, 점두병)이 발생하여 대중의 경각심이 높아졌고, 동시에 정부의 효과적이고 선제적인 대응이 필요했다(18). 2010년 우간다 북부에서 발생한 황열병의 집단발생은 환자의 대다수에서 두드러진 황달이 없었다는 점에서 그때까지 잘 알려진 임상 양상과 맞지 않아 확진이 지연되었다. 우간다 북부에서 발생했던 점두병을 이해하고 통제하려 했던 노력은 계속 실패하였다. 퀸엘리자베스국립공원에서 수백 마리의 하마가 죽은 탄저처럼 주요 동물병에 대해서조차 검체의 채취부터 냉장 수송, 장거리 운송 등 검체를 검사실로 보내는 데 심각한 문제가 발생했다. 이로 인해 우간다 정부는 유행병에 대한 준비와 대응을 하기 위한 국가태스크포스(NTF)를 만들어 부문간, 부처간 협력을 촉구하게 되었다. 과거에는 필요에 따라 임시로 만들어지고 상황이 종료되면 해산되었던 NTF는 현재 상설 기관이다. NTF는 지역 수준에서 국가 수준에 이르기까지 부처간 그리고 부문간 노력을 조정하고, 고위 수준에서는 국가간 기구, 비정부기구, 자금 지원 기관, 개발 파트너, 기타 이해관계자들의 노력을 조정하기 위한 플랫폼을 제공한다.

우간다의 사례가 특별한 것이 아니라, 모든 아프리카 국가들은 유사한 문제에 직면해 있다. 따라서 경험으로 배운 교훈을 더 많은 공동체와 나눌 필요가 있다. 여기서 배운 교훈은 다음과 같다.

- 국내 기관뿐만 아니라 외부의 전략적 동반자와 자금 지원 기관들이 모두 협력하여 더욱 발전된 계획을 수립하여야 한다.
- 현재 우리는 장기적인 지속가능한 해결책보다는 당면한 문제와 해결에만 관심을 보이고 있다.
- 전문적으로 검사를 할 수 있는 검사실과 국가/지역/세계의 질병 감시 기반시설 사이에 소통의 단절이 있다.
- 능동적 감시보다 수동적 감시에 더 의존하고 있고, 일반적으로 진단 담당자에 대한 훈련과 교육이 부족하다.
- 시장의 이해관계자가 감시 인프라에 지원해야 하는 동기가 적다. 따라서 동물 사육자, 수의사, 연관 산업, 지역/국가/국제적인 규제기관, 기타 핵심 이해관계자들에게 질병의 진단과 감시가 사업상 중요한 일이 되도록 하는 것이 원헬스가 안고 있는 중요한 문제이다[10].

동아프리카에서의 감염병 원헬스 사례

중대한 위험: 유인원 보존과 인수공통감염증

계통발생학적으로 우리와 가장 가까운 친족인 침팬지(*Pan troglodytes*), 보노보(*Pan paniscus*), 고릴라(서부 *Gorilla gorilla*, 동부 *G. beringei*)는 인간과 유인원 사이에 병원체를 확산시킬 수 있는 유전적인 유사성을 공유하고 있다[19~22]. HIV-1으로 진화된 원숭이면역결핍바이러스(SIVcpz)처럼 야생의 유인원은 인간을 감염시키는 병원체의 병원소가 될 수 있다[23]. 또한, 유인원이 메타뉴모바이러스[24~26], 소아마비[27], 홍역[28], 옴[29]과 같은 인간의 병원체에 감염될 수도 있다. 유인원과 인간은 모두 다른 야생동물이나 가축으로부터 들어온 에볼라바이러스[30], 와포자충과 편모충[31], 탄저균[32]과 같은 병원체에 감염될 수 있다. 모든 유인원은 멸종 위기에 처해 있어서 보존 노력이 시급한 상황인데, 인간과 유인원 사이에 양쪽 방향으로 전달되는 병원체가 위기를 가중시키고 있다[33].

1960년대와 1970년대에 탄자니아의 곰베국립공원과 마할레산맥국립공원, 코트디브아르의 타이국립공원에 침팬지를 연구하는 유인원행동연구소가, 그리고 르완다의 볼캐노스국립공원에 산악 고릴라를 연구하는 유인원행동연구소가 설립되었다. 이 연구소들은 원헬스 접근법의 필요성과 유용성을 잘 보여 주고 있다. 이 연구소의 현장에서 일하고 있는 행동연구자들은 각기 독립적으로 그들이 연구하는 개체군에서 감염병이 유행하는 것을 관찰한 후, 과거 자료를 분석하여 이 질병이 여러 곳에서 유인원이 죽는 가장 흔한 원인이라는 것을 밝혔다[27]. 그리고 유인원, 인간(연구자, 관광객, 지역 주민), 가축, 기타 야생동물로 질병이 전파될 가능성이 있어[25, 27, 28, 34, 35], 원헬스에 맞춘 다양한 대응책을 준비하였다.

유인원의 증상감시대응체계(36~38), 연구 인력을 위한 질병 예방 및 건강 프로그램(39, 40), 가축보건 프로그램 등 원헬스 프로그램이 시행되었다. 이러한 프로그램을 통해 얻은 전문지식과 성과는 인구 증가, 가축의 개체 수 증가, 생태관광 수요의 증가와 연계하여 유인원의 건강을 지속적으로 보호하기 위한 정책을 개발하는 데 도움이 되었다(33). 공중보건과 동물보건 증진이 유인원과 지역 주민에게 긍정적인 영향을 미친다는 것은 최근에 산악고릴라 개체군에서 명확하게 입증되었다(41). 현재 유인원을 장기적으로 모니터링하는 여러 곳에서 원헬스 개념이 성공적으로 실행되고 있음을 보여 주는 자료가 계속 나오고 있다.

두 번째로 성공한 질병 박멸: 우역

파라믹소바이러스과 모빌리바이러스속에 속하는 우역바이러스는 중앙아시아에서 약 2천 년 이상 전에 축우 개체수가 늘어날 때 출현하였다. 우역이 다른 우제류에 영향을 미칠 수도 있다는 것은 1890년대 아프리카에서 우역이 유행하는 동안 소, 영양, 물소가 대량 폐사하면서 분명해졌다. 이는 대재앙으로 이어져 결국 모든 지역사회가 굶주리거나 생계를 잃게 되었다. 일부 지역에서는 검역을 통해 매우 신속하게 통제가 이루어졌지만, 우역은 20세기에 걸쳐 동아프리카와 서아프리카에 엄청나게 많은 유목 야생동물과 소 떼에서 지속되었다(42, 43). 박멸을 위한 첫걸음이 시작되어, 1960년대에 케냐에서 효과적인 백신이 개발되면서 예방접종 캠페인이 즉각 실행되었다(44). 예방접종과 통제 방법을 사용하여 처음에는 놀랄 만한 진전이 이루어져서, 병이 감소되고 산발적인 발병만이 관찰되었다. 하지만 이러한 접근법만으로 병을 완전히 박멸하기에는 역부족이어서, 병은 계속해서 70년대, 80년대, 90년대까지 재출현하여 원조기관과 정부 모두에게 좌절감을 안겨 주었다(45).

우역을 박멸하지 못한 근본 원인은 질병의 생태와 역학에 관해 완전하게 이해하지 못한 데 있었다. 각각의 사건이 산발적으로 발생하였고 백신이 즉각 사용되어, 병원체의 다양성과 여러 숙주와의 관계를 이해할 수 있는 연구가 거의 이루어지지 않았다. 우역은 전적으로 가축의 문제로 간주되어, 축산부가 통제를 위한 권한과 자원과 전략을 독점하였다. 아이러니하게도 우연히 다른 분야가 질병의 모니터링과 관리에 관여하게 되었다. 하나는 우역 유행지역에 있는 야생동물관리자(46)였고, 다른 하나는 농부와 지역사회를 대상으로 인터뷰를 통하여 정보를 획득하는 참여 역학의 활용(47)이었다. 수의부서에서는 이러한 부문에 대해 거의 관리하지 않았고, 처음에는 오히려 그런 부문에 대한 활동을 회피하였다. 그 이유는 아마도 자신들의 감시시스템과 통제 방법을 활용한 성과에 결점이 노출될 것을 우려했기 때문이었을 것이다. 그래서 가축에서 순환하는 바이러스에 대한 지식이 제대로 확립되기 전에 이 병이 야생동물 사이에서 계속 발견되었다.

처음에는 어쩔 수 없이, 나중에 1990년대에는 탄력이 붙어서 야생동물 관계자와 수의생태학자들이 참여하게 되었고, 곧 수의분야, 야생동물부, 지역사회 사이에 긴밀한 협력이 이루어져 감시시스템과 네트워크를 확대시킨 결과, 보다 정밀하고 정확하게 유행지역을 확인할 수 있었다(48). 결과적으로 정확한 예방접종을 통해 우역바이러스가 마침내 억제되었으며, 마지막으로 2001년 케냐 메루국립공원의 물소에서 집단발생이 일어난 것이 기록되었다. 2003년 소에 대한 마지막 예방접종이 이루어졌고, 그 후 추가 사례가 발견되지 않아서 2010~2011년 OIE와 FAO는 세계가 우역으로부터 해방되었다고 선언하게 되었다(49). 이러한 성공은 임무가 다르지만 공통적인 관심과 목적을 가진 부서들이 협동하여 세상에서 처음 동물의 주요 질병을 박멸한 사례를 보여 준다. 이 예는 분야를 아우르는 원헬스 접근법의 첫 번째 의미있는 성취일 것이다.

광견병의 예방과 통제: 과학에 기반한 정책 수립

광견병은 예방 가능하지만 큰 관심을 받지 못하는 열대성 인수공통감염증으로, 아프리카에서는 역사적으로 보고가 많이 누락되고 통제가 잘 되지 못했다. 탄자니아의 세렝게티 생태계에서 광견병을 통제하고자 하는 원헬스 접근법이 하나의 성공적인 모델이 되었다. 세렝게티 생태계에서 광견병은 인간(대개 어린이들)과 가축(개, 소)을 희생시키고 멸종위기종인 야생 개를 위협하고 있었다. 세렝게티의 광견병 이야기는 힘든 작업을 수행한 헌신적인 다분야 팀의 이야기이고, 원헬스 프로젝트가 성공한 하나의 예이다.

1990년대 세렝게티에서 생태학자, 수의사, 공중보건 관계자, 야생동물 생물학자들은 세렝게티국립공원 주변에 있는 마을에서 개를 위한 포위접종 프로그램을 만들었다. 포위접종이란 병에 걸린 개체와, 그 개체와 접촉한 개체를 모두 찾아서 예방접종을 하는 것을 말한다. 연구가 이루어지기 전에는 개와 야생동물이 모두 병원소이기 때문에 광견병은 통제될 수 없는 것이라고 생각하였다(50). 그러나 연구 결과는 달랐다. 광견병은 집에서 기르는 개로부터 야생동물 숙주로 전파되고(51), 광견병에 걸린 동물이 각각 평균 약 ~1.2마리의 다른 동물만을 감염시킨다는 것이었다. 따라서 개의 예방접종을 통해서 광견병의 퇴치가 가능하다는 것을 보여 주었다(52). 공원 주변의 개에 대한 포위접종으로 인간이 광견병에 걸리는 것이 줄어들었고, 마을과 보호구역 내 광견병에 걸린 동물의 발생률 역시 줄어들었다(53). 연구자와 지역 보건관계자의 팀이 데이터에 기반한 과학과 장기적인 헌신과 투자로 개발도상국에서 광견병의 퇴치가 가능함을 보여 주었다. 이 연구의 결과로 빌멜린다게이츠재단의 지원을 받은 WHO는 광견병 박멸 시범국가로 탄자니아를 선정했다.

세렝게티 생태계에서 광견병을 퇴치한 원헬스 이야기는 광견병의 통제 성과뿐만 아니라 원헬스 접근법 자체에 대한 성공이라 볼 수 있다. 구체적으로 (i) 지역과 외국의 대학(영국, 미국, 캐나다, 탄자니아), 비정부기구(링컨공원동물원, 프랑크푸르트동물학회), 정부기관(탄자니아의 야생동물연구소), 민간 파트너십(개 백신의 기부)이 함께하는 다기관, 다부문의 파트너십으로 연구를 수행하였다(54). (ii) 연구가 이루어지는 모든 단계에서 지역민에게 교육이 실시되었다. 탄자니아 국민이 직원으로 고용되었으며, 탄자니아의 석박사 과정 학생들이 훈련을 받았다. (iii) 생태학자, 수의사, 모델제작자, 동물행동학자와 같은 다분야적인 학술팀이 능동적으로 공동연구에 참여하였다. (iv) 연구는 강력한 질병 감시, 새로운 현장진단, 통합적인 정보관리에 바탕을 두었다(55~58). (v) 장기간의 헌신으로 광견병 통제를 장기간 모니터링하고 적용할 수 있었다. 덤으로 새로운 병원체를 발견하기도 했다(59). 그리고 마지막으로 (vi) 지역사회에 대한 교육으로 인해 현지 지원이 가능했다.

이 프로젝트가 성공을 거둔 또 다른 이유는 수집된 현장의 자료가 정책을 알리는 데 적극적으로 활용되었기 때문이다. 이는 다음과 같은 세 가지 방법을 통해 이루어졌다. (i) 미가공 자료가 공표되었다[60, 61]. (ii) 미가공 자료를 활용하여 수학적, 통계적으로 비용효과적인 적용 방법을 만들 수 있었다[62~64]. (iii) 정보는 정부 부처, 게이츠재단, 그리고 전 세계의 공동연구자들에게 다시 전달되었다[54]. 따라서, 이 사례연구는 복잡한 문제에 대해 통합적인 접근법이 효과적이라는 점을 보여 준다.

반면교사: 범유행 조류인플루엔자로부터 얻은 교훈

조류인플루엔자 H5N1은 집오리와 반가축화된 오리 산업이 대규모로 발전한 중국 포양호 주변에서 출현했을 가능성이 가장 높다. 첫 번째의 인간 감염은 홍콩에서 감염된 닭으로부터 전파되었고, 그 후 10년 동안 가금류뿐만 아니라 이동하는 야생 물새류에서도 발병하여, 칭하이호에서 심각한 집단 폐사가 발견되기도 하였다[65]. 처음에는 야생조류가 H5N1 바이러스의 배출과 전파의 중요한 근원으로 추정되었다. 그러나 생태학자와 야생동물보건 전문가들은 고병원성 조류인플루엔자가 출현한 처음 몇 년 동안 질병의 통제와 예방에 관한 논의를 거의 하지 않았다. 결과적으로 야생조류에 대한 감시가 허술하였고, 야생동물의 종 동정과 모니터링에 대한 전문지식도 부족했다[66]. 이는 곧 부정확한 결과를 만들어 냈고, 조류인플루엔자 범유행에서 야생동물의 역할에 관한 잘못된 정보를 갖게 만들었다.

관계자들은 조류인플루엔자가 철새를 통해 확산된다는 생각에만 초점을 맞춤으로써 가장 중요한 위협, 즉 중국과 동남아시아에서 급속하게 산업화되는 가금류 부문에 초점을 맞추지 못하였으며, 가금의 인플루엔자는 대중과 언론매체를 공황에 빠뜨렸다[67]. 결국, 인플루엔자가 야생조류를 통해서가 아니라 주로 가금류의 무역을 통해 전 세계로 확산되었으며, 야생조류에 유행하는 인플루엔자가 사람이나 가금류에게 전파되지는 않은 것으로 확인되었다[68]. 엄청난 비용을 들여 백만 마리가 넘는 야생조류를 조사해도 야생조류가 병원소임을 확인할 수 없었다. 아프리카는 바이러스가 전파될 것을 예상하여 지역과 국가 차원 모두에서 국제적인 자금 지원을 받으면서 이 신종 범유행병에 대한 대비와 대응에 초점을 맞춘 프로그램을 갖추었다. 그러나 인플루엔자는 이 대륙의 대부분 지역에서 발견되지 않았다. 이 프로그램으로 나중에 다른 질병에서 이득이 발생했다는 것은 별개의 문제이다. 이러한 프로그램들의 초점이 너무 특화되어 있어서 다른 보다 긴급한 질병문제가 간과되었다는 것은 안타까운 일이다. 현재 이 바이러스의 병원소는 극동의 가금류들이다. 이 질병은 현재 극동 지방 외에 유사한 농업경제를 가진 지역, 즉 남아시아와 이집트 등에 풍토성으로 존재한다(69, 70).

지역사회에 기반한 원헬스 역량

원헬스 개념은 동아프리카에서 신종 감염병의 통제와 관리에서 이점이 증명되었기 때문에 여러 단계에서 추진력을 얻고 있다. 국제기관과 기부단체가 지원하는 많은 네트워크(표 1)들이 원헬스를 적용하고 있다는 것이 이 사실을 입증해준다. 앞으로 주목해야 할 것은 이러한 노력이 어떻게 지역사회 수준에서 도움이 될 실질적인 활동으로 옮겨질 수 있느냐 하는 것이다. 자금 지원을 많이 받는 국제적인 비정부기구가 아프리카에서 원헬스를 적용하는 중요한 역할을 하고 있다. 하지만 지역사회 수준에서 원헬스 계획을 이끌 수 있는 지역의 조직을 찾아내고 지원하는 데에는 여전히 괴리가 있다. 지역의 단체나 시민사회는 문화적 연관성을 가진 사람들로 구성되고, 지역의 공동체와 직접적으로 연결되어 있다는 면에서 장점이 많다. 또한 이들은 국가적, 지역적, 전 세계적 차원의 원헬스 논의에서 거의 배제되는 지방정부에 대한 이해가 높고 지방정부와 잘 협력한다. 우리는 이것이 원헬스 활동을 효과적으로 실행하고 지속시키기 위한 핵심 영역이라고 생각한다. 예를 들어, 세간의 이목을 끄는 에볼라바이러스와 마버그바이러스 등의 질병이 돌발하면 대개 국제기구가 보호장비와 빠른 진단검사 등의 자원을 가지고 항공편으로 도착하여 조사를 한 다음, 중요한 인프라를 구축하지 않은 채 떠나 버린다. 아프리카현장역학네트워크(AFENET)가 그러한 예의 하나이다. 이는 지역 당국이 자금도 없고 준비도 없이 다음 번 유행이 발생할 때까지 이 지역에서 모든 활동을 종료한다는 것을 의미한다. 이러한 유행을 경험한 지역사회에서 시행된 인터뷰를 통해, 회복된 환자와 지역사회가 많은 외상후 스트레스를 겪는다는 것이 밝혀졌지만 이러한 문제는 크게 다루어지지 않는다(71). 따라서, 보건, 생태학, 보존 등의 과학적인 측면과 지역사회에 기반한 접근법 양자에 모두 전문성을 갖춘, 지역에 기반을 둔 기구가 중요하다. 예를 들어, 지역에서 설립되어 운영되는 두 기구, 즉 보존및생태계보건동맹(http://www.ceha.co/)과 공중보건을통한보존(http://www.ctph.org/)은 우간다 서부의 야생동물, 인간, 가축의 공유영역에서 건강과 보존의 문제에 초점을 맞추고 있다. 이들은 지방정부와 외부 협력자들과 연계하여 집중적인 연구와 지역사회 참여 기반을 구축하였다. 이를테면 (i) 비보존지역에서 유인원과 인간 사이의 접촉에 대한 이해, (ii) 공교육 캠페인, 광견병의 예방접종, 중성화 시술을 통한 개체수의 조절, 기생충 구제로 도심지에서 개의 보건과 공중보건의 개선, (iii) 그리고 결핵과 브루셀라증을 앓는 가정에 대한 위험요인의 조사, 가축보건조사, 야생동물의 감시 등을 들 수 있다. AFENET(http://www.afenet.net/new/)은 원헬스에 입각하여 집단발병의 조사와 역학 연구를 수행하는 주체로서 성공적으로 집단발병을 조사하고 통제하였을 뿐만 아니라, 마카레레대학교와 연계하여 현장역학/예방수의학 석사 과정을 운영하고, 또 집단발병의 조사와 진단을 담당할 수 있도록 하는 여러 단기 과정들을 운영하고 있다. 미래에는 아프리카에서 이처럼 지역의 단체와 기구가 원헬스 접근법을 체계적으로 운영하는 핵심 주체가 될 것이다.

　르완다에서는 분야를 아우르고 분야간 협력을 높이기 위한 원헬스 학생동아리가 만들어져 시범적으로 운영되었다. 수의학, 간호학, 농업과학을 전공하는 학생들은 이 동아리를 통해 더 많은 학습효과를 거두고, 자발적으로 지역사회에 공헌하는 활동을 위한 리더십을 함양하게 되었다. 학생들은 자신들의 전공 분야를 넘어서 지역사회의 건강증진을 도모하는 수많은 아이디어를 쏟아 내었다. 여기에는 폭넓은 훈련, 지역 주민의 건강검진과 집단발병에 대한 대응 역량 지원, 심지어 중등학교에 가서 원헬스의 원리와 전략에 관해 학생들을 교육할 수 있는 교육팀의 구성에 대한 제안도 있었다. 학생들은 이 동아리를 이전에 없던 방식으로 함께하고, 서로에게 배우고, 협력을 실천하는 기회로 보고 있다. 이 성공모델을 기반으로 현재 동아프리카와 중앙아프리카 전역에서 원헬스 학생동아리가 결성되고 있다.

전진하는 길

아프리카가 인간, 동물, 생태계의 공유영역에서 직면하고 있는 문제는 그리 간단한 것이 아니다. 이 문제들은 매우 복잡하고, 기술로 단순히 해결할 수 없는 딜레마이다. 어떤 한 개인이나 한 분야, 한 부문 혹은 한 기구도 단독으로는 이러한 딜레마를 효과적으로 해결할 수 없다. 이 문제의 해결에는 원헬스 접근에 의해 만들어지는 분야간 통합된 시스템이 필요하다. 행동이 바뀌려면 장기적이고 다면적인 전략이 필요하다. 아프리카 전역에서 원헬스 접근법을 채택하려면 변혁을 촉진시키기 위한 의식적인 노력이 필요하다. 통신에 혁명을 일으켰던 휴대폰의 발전과 같은 기술적 진보가 아프리카의 변혁에 박차를 가할 수 있을 것이다. 명확한 목표를 가지고 변혁을 달성하려면 아래와 같은 일련의 촉매제가 포함되는 심도 있는 전략적 접근이 필요하다.

- **새로운 영웅과 흥미로운 이야기.** 역사적으로 보면 위협적인 도전을 극복하는 영웅에 관한 흥미로운 이야기가 행동에 영향을 미쳤다. 원헬스는 다음 세대를 위한 역할 모델을 제공하는 매력적인 이야기를 가진 영웅이 필요하다.

- **새로운 보상시스템.** 사회는 의식적, 무의식적으로 특정 행동에 대한 보상을 준다. 원헬스의 성공을 축하하고 성공에 기여한 인물과 조직을 인정하고 보상하면 원헬스의 채택이 가속화될 것이다.

- **새로운 언어.** 효과적인 소통을 위해서는 공용 언어가 핵심이다. 원헬스의 언어를 개발하면 협력을 촉진시키고 분야간, 부문간 파트너십과 활동을 강화시킬 것이다. 새로운 언어를 만든다는 것은 본질적으로 새로운 단어를 창조하는 것이 아니라 "생태계", "팀 활동", "원헬스"와 같은 핵심적인 용어와 개념에 대한 이해를 높인다는 것을 의미한다.

- **가치 체계와 규범.** 가치 체계는 사회적인 행동규범을 뒷받침해 준다. 예를 들어, 언론의 자유에 가치를 두면 다양한 전망과 견해에 대해서 진술하고 개방적인 논의의 장이 만들어진다. 원헬스의 핵심적인 역량에 가치를 두면 원헬스를 새로운 표준으로 채택할 수 있게 할 것이다. 기관 내에서 협동과 상호연관성의 규범에 가치를 두면 팀 활동이 더 쉽게 이루어진다. 언어는 원헬스의 규범에 대해서 이해관계자들과 효과적으로 소통할 수 있게 개발되어야 이해관계자들이 원헬스시스템을 이해할 수 있게 된다.

- **교육에 대한 새로운 접근.** 교육은 새로운 영웅에 관한 흥미로운 이야기, 원하는 행동에 대한 보상, 새로운 언어의 교육, 가치 체계와 새로운 행동규범을 심어 주는 수단을 구체화시킨다. "국경을 넘는 지식, 기술, 자금의 흐름으로 전 세계적인 상호의존성이 형성"되었고, 이에 따른 상호 학습과 공동 해결을 위한 교육의 재설계가 필요함에 따라 교육기관은 이에 맞춰 차세대를 교육시켜야 한다. 변화된 학습은 사실의 발견보다는 탐색과 창의를 강조할 것이며, 자격증보다는 핵심적인 지식, 기술, 태도를 달성하는 것을 일차적인 목표로 삼아야 한다.

결론

전통적인 우분투(공동체 정신) 리더십으로 인해 원헬스 접근법이 아프리카에서는 특별한 추진력을 가진다[72].

> 내가 아프리카에서 자란 가치를 여러분과 함께 나누라고 한다면, 나는 혹독한 (것으로 보일 수 있는) 시골 환경의 사회적 풍요를 자랑스럽게 나누고자 한다. 나의 삶에서 겪은 물질적 부족은 학습을 위한 풍요로운 환경이었다. 그것은 우분투에서 찾은 인간의 상호연결성의 가치, 인간성의 가치, 개인의 이익보다는 집단적인 선을 더 높게 평가하는 가치, 인간의 선함을 이끌어 내는 가치에 대한 나의 이해를 견고하게 해 주었다.
>
> (드미사니 은데벨레. 리더십에서 아프리카 우분투 철학이 가지는 가치)

우분투의 원리는 아프리카의 협동 전략을 뒷받침한다. 우분투는 상호연결성의 원칙과 실천을 바탕으로 하는, 모든 아프리카인의 마음 속에 깊이 들어 있는 지혜 중의 하나이다. "우분투는 본질적으로 우리 각자가 우리의 삶 속에서 활동하는 다른 사람의 역할을 인정하고 감사할 때 완전한 인간으로 존재할 수 있다는 것을 의미한다. 남아프리카에서 사용하는 대부분의 응우니어에서는 우분투를 '우문투 응우문투 응아반투'라고 한다. 이 말은 줄루어로 '사람은 다른 사람을 통해 사람으로 존재한다' 혹은 '나는 우리가 있음으로 해서 존재한다'는 뜻이다"(73).

아프리카인들은 "우분투"라 부르는 것을 가지고 있다. 이는 인간 존재의 본질에 관한 것이며, 아프리카가 세계에 주는 선물이다. 우분투는 손님을 후하게 대접하고, 다른 사람들을 배려하고, 친구의 남은 여정을 함께하는 것이다. 우리는 다른 사람을 통해 자아를 형성하며, 나의 인간성은 다른 사람의 인간성에 매여 있다고 믿는다. 내가 당신의 인간성을 말살하면 나 자신의 인간성도 가차 없이 말살되는 것이다. 고독한 인간이란 말은 모순적이다. 당신의 인간성은 당신이 속한 공동체에서 나오기 때문에 거기에서 공동선을 찾아야 한다.

(데스몬드 투투, 케이프타운의 명예 대주교)

이 장의 약어

AFENET	African Field Epidemiology Network	아프리카현장역학네트워크
AU-IBAR	African Union Interafrican Bureau for Animal Resources	아프리카연합 동물자원국
CARTA	Consortium for Advanced Research Training in Africa	아프리카 첨단연구연수 컨소시엄
CWGESA	Cysticercosis Working Group in Eastern and Southern Africa	동남아프리카 낭미충증 실무단
FAO	UN Food and Agriculture Organization	유엔 식량농업기구
HIV	Human immunodeficiency virus	인체면역결핍바이러스
IDSR	Integrated Disease Surveillance and Response	통합질병감시대응
NTF	National Task Force	(우간다) 국가태스크포스
OHCEA	One Health Central and Eastern Africa	원헬스 중동부 아프리카 네트워크
OIE	World Organization for Animal Health	세계동물보건기구
RECs	Regional Economic Communities	지역경제공동체
SACIDS	Southern African Centre for Infectious Disease Surveillance	남아프리카감염병감시센터
SIVcpz	Simian immunodeficiency virus of chimpanzees	원숭이면역결핍바이러스
THRiVE	Training Health Researchers into Vocational Excellence in East Africa	동아프리카 보건연구자 우수직업훈련 프로젝트
UNESCO	United Nation Educational, Scientific and Cultural Organization	유네스코
USAID	United States Agency for International Development	미국 국제개발처
WHO	World Health Organization	세계보건기구

제20장

원헬스의 미래

서론

　인간, 동물, 환경의 건강이 서로 완전히 연결되어 있기 때문에 교육이나 연구 또는 실제 현장에서 소통을 가로막는 경계를 허무는 것이 중요하다. 인수공통감염증을 자주 접하고, 미생물의 분포와 생활사에 영향을 주는 생태학적 요인을 잘 알고 있는 미생물학자들에게 원헬스 접근법의 가치는 명확하다. 미생물은 생태계의 경계를 쉽게 넘나든다. 즉, 미생물은 인간을 다른 종과 구분하는 여러 가지 환경 장벽을 뛰어넘을 수 있게 변이가 일어난다(1).

　이것이 새로운 생각은 아니다. 파스퇴르와 코흐는 동물과 인간의 질병에 관한 연구를 수행하여 동물과 인간의 건강이 상호 연결되어 있다는 것을 인식하였다(2). 루돌프 피르호와 윌리엄 오슬러 경 등 그 시대의 의학과 수의학 교육자들 역시 건강을 돌보는 데 있어서 인간과 동물의 경계를 자유롭게 넘나들었다(3, 4). 피르호는 "수의학과 의학 사이에는 나눌 만한 선이 없으며, 있을 필요도 없다"고 말했다(5). 현대 원헬스 접근법의 확립에 도움을 주었던 캘빈 슈바베는 "의학과 수의학 사이에는 패러다임의 차이가 전혀 없다. 두 학문 모두 모든 종에서 질병의 기원에 대한 동일한 해부학, 생리학, 병리학적 지식을 공유한다"라고 말하면서 이러한 관점을 인정했다(6). 원헬스를 향한 주요 추진력이 수의학계에서 나타났지만, 원헬스의 가치는 수의사와 의사 사이의 협력을 훨씬 더 뛰어넘는 것이다. 지난 10년 동안 원헬스는 인간과 동물의 건강의 공유영역에 대한 조사를 넘어 전 세계 생태계의 건강과 지속가능성을 포괄하는 개념으로 확대되었다[7].

원헬스 접근법이 비록 오래된 개념이기는 하지만 과거보다 더 중요해지고 있다. 원헬스 접근법을 활용하지 않았을 때의 위험성은 1999년 뉴욕에서 웨스트나일바이러스가 돌았을 때 수의학 검사실과 인체 진단검사실 사이의 협력 부족으로 인지가 늦어진 사태에서 명확하게 증명된다[8]. 그 후 이 병은 미국과 전 세계로 확산되었다.

신종 감염병의 60% 이상이 동물로부터 온 병원체의 전파로 발생하고(인수공통감염증), 이들 중 75%가 야생동물에서 온다는 점을 고려할 때, 전 세계에 미치는 감염병의 위협을 줄이려면 체계적인 원헬스 접근법을 활용해야 한다. 실제로 많은 나라들이 인수공통감염증을 조기에 감지할 수 있는 좀더 나은 방법을 찾고 있다. 캐나다 정부와 주요 국제기구들은 "원월드, 원헬스: 생각에서 행동으로"라는 제목으로 협의를 시작하고 있다. 현재 미국 CDC 안에는 원헬스사무국이 있어서 CDC와 농무부 사이의 협력을 강화하고 있다. 원헬스 접근법은 의생명과학 연구를 촉진하고, 공중보건의 효율성을 향상시키고, 과학적 지식 기반을 확장시키고, 의학교육과 임상진료를 개선하여 21세기의 보건의료를 발전시킬 것이다[6].

명백한 이점이 있음에도 불구하고 포괄적인 원헬스 접근법을 달성하는 데는 장애물이 많다. 의학, 수의학, 환경보건 분야에 대한 교육, 연구, 진단, 감시, 자금 지원은 대부분 상호 교차되지 않고 분리되어 있다. 의대생들은 거의 인체의학에 대해서만 교육을 받는다. 마찬가지로 수의사도 인간 이외의 동물에만 집중한다. 기초미생물학 과정에서도 환경은 대개 고려되지 않는다. 원헬스의 이점이 현실화되려면 이러한 장벽을 극복해야 한다. 한 가지 중요한 것은 피르호, 오슬러, 슈바베가 직시한 방식으로 교육의 기본 체계를 개혁하는 것이다. 다행히 일부 의학교육기관들은 이러한 문제를 제기하기 시작하였고, 원헬스 접근에 필요한 다학제적 교육 기회를 제공하고 있다. 여기에는 환경과 건강의 관계에 대한 부분도 포함되어 있다[7].

지역이나 전 세계가 모두 이러한 문제에 직면해 있다. 인구 구조가 바뀌고 있고, 환경 파괴와 국제적인 인구 이동이 인간과 동물의 건강에 큰 영향을 미치고 있다(7). 농장과 도시가 밀림으로 확장되면서 생태학적으로 야생동물 서식지가 파괴되었다. 그리하여 병원성 미생물이 새로운 서식처를 찾아서 동물에서 인간으로 전파되면서 신종 감염병이 발생하게 되었다(그림 1). 인류 문명의 발전은 지구의 기후변화를 초래하여 동물과 매개곤충 서식지의 분포에 영향을 미쳤다. 더욱이 해외 여행과 식량 배송망이 확대되어 전 세계적으로 도시와 시골 사이에 질병이 빠르게 전파되게 되었다. 따라서 이러한 위협을 막기 위해 다양한 영역에서 국제적인 협력이 필요하다.

이러한 문제를 해결하기 위해서는 병원체와 질병을 신속하게 찾아내고 대응할 수 있는 새로운 도구도 필요하다. 환경범유전체학, 지리적 모델링, 이동통신기술과 같은 새로운 도구로 환경 내 많은 질병을 신속하게 감지하여, 질병이 인간에게 심각한 위협이 되기 전에 앞 단계에서 전파를 차단해야 한다. 이는 감염

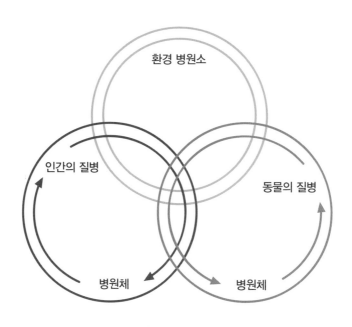

그림 1. 인간의 질병, 동물의 질병, 환경 사이의 상호관계. doi:10.1128/microbiolspec.OH-0018-2012.f1

병을 다루는 방식이 집단발병 후에 환자의 치료로 대응했던 기존의 방식에서, 선제적으로 사전에 감지하고 통제하는 방식으로 변화됨을 의미한다(그림 2). 원헬스 접근법이 성공하게 되면 공중보건기관이나 자금 지원 기관이 공중보건의 문제를 인식하기 전에 질병의 발생이 예방되게 된다. 따라서 이러한 성과를 얻기 위해서는 지원이 필요하다는 것을 정책결정자들에게 알리는 노력이 필요하다.

필요한 연구를 수행하도록 하기 위해서는 부처 사이에 교차 자금 지원의 기회가 주어져야 한다. 미국은 전통적으로 인간, 동물, 환경의 건강을 위한 자금을 지원하는 부서가 서로 다르기 때문에 여러 부처에서 원헬스 접근법을 지원할 가능성이 높지 않았다. 올바른 방향으로 가는 첫걸음으로 미국 국립보건원(NIH)과 국립과학재단이 감염병의 진화와 생태에 대한 연구를 지원하는 다부처계획을 들 수 있다. 또한 NIH는 야생동물 집단에서 인간 감염의 가능성이 있는 병원체의 출현에 관한 연구를 지원하여 왔다. 네이선 울프의 바이러스채터와 바이러스 예측 노력(9)(http://www.globalviral.org/), 피터 다삭의 연구는 학문 경계를 넘는 연구가 필요하다는 좋은 예들이다. 최근에 H5N1이 인간에게 전파되는 형태

현재까지의 패러다임:

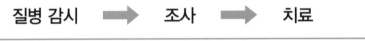

• 인간의 질병

원헬스 패러다임:

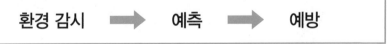

• 환경
• 동물
• 인간의 질병

그림 2. 인간의 건강에 대한 현재까지의 패러다임과 원헬스 패러다임.
doi:10.1128/microbiolspec.OH-0018-2012.f2

로 변이를 일으킬 가능성이 있다는 우려가 제기되면서 인간 이외의 동물 개체군과 환경에 대한 분자생물학적인 감시 프로그램이 필요하다는 것이 명백해졌다. 원헬스 접근법에 관한 다학제 연구를 위해서 적극적이고 지속적인 범부처 지원이 필요하다.

원헬스 접근법은 인간의 건강을 위해 분명하고 신속한 이점을 제공할 수 있는 앞 단계의 감시와 통제에 초점을 맞추기 때문에 공중보건에 중요한 영향력을 갖게 될 것이다. 그래서 CDC나 WHO와 같은 공중보건기관은 원헬스라는 의제를 발전시키기 위해 수의학 관련 기구 및 농무부와 협력하고 있다. 이 책『원헬스: 사람·동물·환경』(10)은 원헬스라는 필수 요소와, 우리의 미래에 원헬스 접근법이 미치는 영향을 흥미롭게 보여 준다.

이 장의 약어

CDC	Centers for Disease Control and Prevention	미국 질병통제예방센터
NIH	National Institutes of Health	미국 국립보건원
WHO	World Health Organization	세계보건기구

저자

저자

Kyle Adair • Centre for Immunity, Infection & Evolution, and Ashworth Laboratories, University of Edinburgh, Edinburgh EH9 3JT, United Kingdom

Salvador Almagro–Moreno • Department of Microbiology and Immunology, Geisel School of Medicine at Dartmouth, Hanover, NH 03755

Ronald M. Atlas • Department of Biology, University of Louisville, Louisville, KY 40292–0001

Hazel A. Barton • Department of Biology, University of Akron, Akron, OH 44325–3809

Liam Brierley • Centre for Immunity, Infection & Evolution, and Ashworth Laboratories, University of Edinburgh, Edinburgh EH9 3JT, United Kingdom

Edmundo Calva • Departamento de Microbiología Molecular, Instituto de Biotecnología, Universidad Nacional Autónoma de México, Cuernavaca, Morelos 62210, Mexico

Veronica Casas • Center for Microbial Sciences, San Diego State University, San Diego, CA 92182

David W. Chapman • Department of Organizational Leadership, Policy, and Development, University of Minnesota–Twin Cities, Minneapolis, MN 55455

Edward E. Clark • Wildlife Center of Virginia, Waynesboro, VA 22980

Peter Daszak • EcoHealth Alliance, New York, NY 10001

Julian Davies • Department of Microbiology and Immunology, Life Science Centre, University of British Columbia, Vancouver, BC V6T 1Z3, Canada

John Deen • Department of Veterinary Population Medicine, University of Minnesota College of Veterinary Medicine, St. Paul, MN 55108

Matthew Dixon • The Centre on Global Health Security, Chatham House, The Royal Institute of International Affairs, London SW1Y 4LE, United Kingdom

Bernadette Dunham • Center for Veterinary Medicine, U.S. Food and Drug Administration, Rockville, MD 20855

Julie C. Ellis • Tufts University, Cummings School of Veterinary Medicine, North Grafton, MA 01536

Macdonald W. Farnham • Department of Veterinary Population Medicine, University of Minnesota College of Veterinary Medicine, St.

Paul, MN 55108

John R. Fischer • Southeastern Cooperative Wildlife Disease Study, College of Veterinary Medicine, University of Georgia, Athens, GA 30602

Richard French • University of New Hampshire, New Hampshire Veterinary Diagnostic Laboratory, Durham, NH 03824

Carolyn Garcia • School of Nursing, University of Minnesota–Twin Cities, Minneapolis, MN 55455

Colin M. Gillin • Wildlife Health and Population Lab, Oregon Department of Fish and Wildlife, Corvallis, OR 97330

Duncan Hannant • Department of Applied Immunology, School of Veterinary Medicine and Science, University of Nottingham Sutton Bonington Campus, Nottingham LE12 5RD, United Kingdom

David L. Heymann • The Centre on Global Health Security, Chatham House, The Royal Institute of International Affairs, London SW1Y 4LE, United Kingdom, and Department of Infectious Disease Epidemiology, London School of Hygiene and Tropical Medicine, London WC1E 7HT, United Kingdom

Megan K. Hines • Wildlife Data Integration Network, Department of Surgical Sciences, University of Wisconsin School of Veterinary Medicine, Madison, WI 53706

Parviez R. Hosseini • EcoHealth Alliance, New York, NY 10001

William D. Hueston • Department of Veterinary Population Medicine, University of Minnesota College of Veterinary Medicine, St. Paul, MN 55108

Martyn Jeggo • Geelong Centre for Emerging Infectious Diseases, Deakin University, Waurn Ponds Campus, Geelong, Victoria VIC 3220, Australia

Jeremy C. Jones • Department of Infectious Diseases, Division of Virology, St. Jude Children's Research Hospital, Memphis, TN 38105

William B. Karesh · EcoHealth Alliance, New York, NY 10001

Lonnie J. King • College of Veterinary Medicine, Ohio State University, Columbus, OH 43210

Zeynep A. Koçer • Department of Infectious Diseases, Division of Virology, St. Jude Children's Research Hospital, Memphis, TN 38105

Richard Kock • Department of Pathology & Infectious Diseases, The

Royal Veterinary College, North Mymms, Hatfield, Hertfordshire AL9 7TA, United Kingdom

Meggan E. Kraft • Department of Veterinary Population Medicine, University of Minnesota College of Veterinary Medicine, St. Paul, MN 55108

Annie Li • City University of Hong Kong, Department of Biology and Chemistry, Kowloon Tong, Kowloon, Hong Kong

Elizabeth H. Loh • EcoHealth Alliance, New York, NY 10001

John S. Mackenzie • Curtin University, Perth, Western Australia WA 6012, Australia, and Burnet Institute, Melbourne, Victoria VIC 3004, Australia

Lawrence C. Madoff • ProMED-mail, University of Massachusetts Medical School, Massachusetts Department of Public Health, Jamaica Plain, MA 02130

Michael Mahero • Department of Veterinary Population Medicine, University of Minnesota College of Veterinary Medicine, St. Paul, MN 55108

Stanley Maloy • Center for Microbial Sciences, San Diego State University, San Diego, CA 92182-1010

Cris Marsh • Wildlife Data Integration Network, Department of Surgical Sciences, University of Wisconsin School of Veterinary Medicine, Madison, WI 53706

Patrick P. Martin • New York State Department of Environmental Conservation Wildlife Health Unit, Albany, NY 12233-4752

Robert G. McLean • Division of Biology, Kansas State University, Manhattan, KS 66506

Tracey S. McNamara • Western University of Health Sciences, Pomona, CA 91766

Dave McRuer • Wildlife Center of Virginia, Waynesboro, VA 22980

G. Medina-Vogel • Facultad de Ecología y Recursos Naturales, Universidad Andrés Bello, República 440, Santiago, Chile

Stephen S. Morse • Department of Epidemiology, Mailman School of Public Health, Columbia University, New York, NY 10032

Lawrence Mugisha • Department of Wildlife and Resource Management, Makerere University College of Veterinary Medicine, Animal Resources and Biosecurity, Kampala, Uganda

Kris A. Murray • EcoHealth Alliance, New York, NY 10001

Louis H. Nel • Department of Microbiology and Plant Pathology, Faculty of Natural and Agricultural Sciences, University of Pretoria, Pretoria, 0001, South Africa

Felicia B. Nutter • Department of Biomedical Sciences, Cummings School of Veterinary Medicine, Tufts University, North Grafton, MA 01536

Serge Nzietchueng • Department of Veterinary Population Medicine, University of Minnesota College of Veterinary Medicine, St. Paul, MN 55108

Debra Olson • School of Public Health, University of Minnesota-Twin Cities, Minneapolis, MN 55455

Albert D. M. E. Osterhaus • Department of Viroscience, Erasmus Medical Centre, 3000 CA Rotterdam, The Netherlands, and Artemis Research Institute for Wildlife Health in Europe, 3584 CK Utrecht, The Netherlands

Amy Pekol • Department of Organizational Leadership, Policy, and Development, University of Minnesota-Twin Cities, Minneapolis, MN 55455

Katharine M. Pelican • Department of Veterinary Population Medicine, University of Minnesota College of Veterinary Medicine, St. Paul, MN 55108

Leslie A. Reperant • Department of Viroscience, Erasmus Medical Centre, 3000 CA Rotterdam, The Netherlands

Hannah T. Reynolds • Department of Biology, University of Akron, Akron, OH 44325-3809

Cheryl Robertson • School of Nursing, University of Minnesota-Twin Cities, Minneapolis, MN 55455

Melinda K. Rostal • EcoHealth Alliance, New York, NY 10001

Carol Rubin • National Center for Emerging and Zoonotic Infectious Diseases, Centers for Disease Control and Prevention, Atlanta, GA 30333

Innocent B. Rwego • Department of Veterinary Population Medicine, University of Minnesota College of Veterinary Medicine, St. Paul, MN 55108, and Department of Biological Sciences, Makerere University, Kampala, Uganda

Emi K. Saito • National Surveillance Unit, Centers for Epidemiology and Animal Health, USDA APHIS Veterinary Services, Fort Collins, CO 80526

Krysten L. Schuler • Animal Health Diagnostic Center, Ithaca, NY 14850

William F. Siemer • Human Dimensions Research Unit, Department of Natural Resources, Cornell University, Ithaca, NY 14853

Claudia Silva • Departamento de Microbiología Molecular, Instituto de Biotecnología, Universidad Nacional Autónoma de México, Cuernavaca, Morelos 62210, Mexico

Kurt Sladky • Wildlife Data Integration Network, Department of Surgical Sciences, University of Wisconsin School of Veterinary Medicine, Madison, WI 53706

Jonathan Sleeman • National Wildlife Health Center, U.S. Geological Survey, Madison, WI 53711

Victoria Szewczyk • Wildlife Data Integration Network, Department of Surgical Sciences, University of Wisconsin School of Veterinary Medicine, Madison, WI 53706

Ronald K. Taylor • Department of Microbiology and Immunology, Geisel School of Medicine at Dartmouth, Hanover, NH 03755

Dominic A. Travis • Department of Veterinary Population Medicine, University of Minnesota College of Veterinary Medicine, St. Paul, MN 55108

Robert G. Webster • Department of Infectious Diseases, Division of Virology, St. Jude Children's Research Hospital, Memphis, TN 38105

Peregrine L. Wolff • Nevada Department of Wildlife, Reno, NV 89512

Mark E. J. Woolhouse • Centre for Immunity, Infection & Evolution, University of Edinburgh, Ashworth Laboratories, Edinburgh EH9 3JT, United Kingdom

Lisa Yon • School of Veterinary Medicine and Science, University of Nottingham Sutton Bonington Campus, Nottingham LE12 5RD, United Kingdom, and Twycross Zoo-East Midland Zoological Society, Twycross CV9 3PX, United Kingdom

Carlos Zambrana-Torrelio • EcoHealth Alliance, New York, NY 10001

참고문헌

1. **Smolinski MS, Hamburg MA, Lederberg J (ed).** 2003. *Microbial Threats to Health: Emergence, Detection and Response*, p 19. National Academies Press, Washington, DC.

2. **Taylor LH, Latham SM, Woolhouse ME.** 2001. Risk factors for human disease emergence. *Philos Trans R Soc London B Biol Sci* **356:**983–989.

3. **Brownlie J, Peckham C, Waage J, Woolhouse M, Lyall C, Meagher L, Tait J, Baylis M, Nicoll A.** 2006. *Foresight. Infectious Diseases: Preparing for the Future. Future Threats.* Office of Science and Innovation, London, United Kingdom.

4. **Camillus JC.** 2008. Strategy as a wicked problem. *Harvard Bus Rev* **86:**99–106.

5. **FAOSTAT.** 2012. *FAO statistical database.* Food and Agriculture Organization of the United Nations, Rome, Italy. http://faostat3.fao.org/home/index.html.

6. **International Livestock Research Institute.** 2012. *Mapping of Poverty and Likely Zoonoses Hotspots. Zoonoses Project 4: Report to Department for International Development, UK*, p 4–27. International Livestock Research Institute, Nairobi, Kenya.

7. **Delgado C, Rosegrant M, Steinfeld F, Ehui S, Courbois C.** 1999. *Lifestock to 2020: the Next Food Revolution*, p 1–12. Food, Agriculture and the Environment Discussion Paper 28. International Food Policy Research Institute, Washington, DC.

8. **Florkowski WJ.** 2008. Status and projections for foods imported into the United States, p 1–7. *In* Doyle MP, Erickson MC (ed), *Imported Foods: Microbiological Issues and Challenges.* ASM Press, Washington, DC.

9. **Scallon E, Hoekstra RM, Angulo FJ, Tauxe RV, Widdowson MA, Roy SL, Jones JL, Griffin PM.** 2011. Foodborne illness acquired in the United States—major pathogens. *Emerg Infect Dis* **17:**7–15.

10. **Tauxe R.** 2008. *Roots of foodborne illness. Meeting report.* New York Academy of Sciences, New York, NY.

11. **Ostfeld RS.** 2011. *Lyme Disease: the Ecology of a Complex System*, p 113–143. Oxford University Press, New York, NY.

12. **Wake DB, Vredenburg VT.** 2008. Colloquium paper: are we in the midst of the sixth mass extinction? A view from the world of amphibians. *Proc Natl Acad Sci USA* **105**(Suppl 1):11466–11473.

13. **Specter M.** 2012. The mosquito solution. *The New Yorker* (Annals of Science) July 9, 2012, 38–40.

14. **Kupferschmidt K.** 2012. Mycology. Attack of the clones. *Science* **337:**636–638.

15. **King LJ, Anderson LR, Blackmore CG, Blackwell MJ, Lautner EA, Marcus LC, Meyer TE, Monath TP, Nave JE, Ohle J, Pappaioanou M, Sobota J, Stokes WS, David RM, Glasser JH, Mahr RK.** Executive summary of the AVMA One Health Initiative Task Force report. *J Am Vet Med Assoc* **233:**259–261.

16. **Committee on Living Well with Chronic Disease: Public Health Action to Reduce Disability and Improve Functioning and Quality of Life.** 2012. *Living Well with Chronic Illness: A Call for Public Health Action.* National Academies Press, Washington, DC.

17. **Lederberg J.** 2000. Infectious history. *Science* **288:**287–293.

18. **Kuhn T.** 1996. *The Structure of Scientific Revolutions*, 3rd ed, p 3–27. University of Chicago Press, Chicago, IL. First published 1962.

19. **Reynolds HT, Barton HA.** 2013. White-nose syndrome: human activity in the emergence of an extirpating mycosis. *Microbiol Spectrum* **1**(1):OH-0008-2012. doi:10.1128/microbiolspectrum.OH-0008-2012.

20. **Grace D, Mutua F, Ochungo P, Kruska R, Jones K, Brierley L, Lapar L, Said M, Herrero M, Phuc PM, Thao NB, Akuku I, Ogutu F.** 2012. *Mapping of poverty and likely zoonoses hotspots.* International Livestock Research Institute. http://hdl.handle.net/10568/21161.

1. **Yousaf MZ, Qasim M, Zia S, Khan MR, Ashfaq UA, Khan S.** 2012. Rabies molecular virology, diagnosis, prevention and treatment. *Virol J* **9**:50. doi:10.1186/1743-422X-9-50.

2. **Trevitt CR, Singh PN.** 2003. Variant Creutzfeldt-Jakob disease: pathology, epidemiology, and public health implications. *Am J Clin Nutr* **78**:651–656.

3. **Liu J, Xiao H, Lei F, Zhu Q, Qin K, Zhang XW, Zhang XL, Zhao D, Wang G, Feng Y, Ma J, Liu W, Wang J, Gao GF.** 2005. Highly pathogenic H5N1 influenza virus infection in migratory birds. *Science* **309**:1206. doi:10.1126/science.1115273.

4. **Ellis CK, Carroll DS, Lash RR, Peterson AT, Damon IK, Malekani J, Formenty P.** 2012. Ecology and geography of human monkeypox case occurrences across Africa. *J Wildl Dis* **48**:335–347.

5. **Smith GJ, Vijaykrishna D, Bahl J, Lycett SJ, Worobey M, Pybus OG, Ma SK, Cheung CL, Raghwani J, Bhatt S, Peiris JS, Guan Y, Rambaut A.** 2009. Origins and evolutionary genomics of the 2009 swineorigin H1N1 influenza A epidemic. *Nature* **459**:1122–1125.

6. **Holmes EC.** 2001. On the origin and evolution of the human immunodeficiency virus (HIV). *Biol Rev Camb Philos Soc* **76**:239–254.

7. **Bengis RG, Leighton FA, Fischer JR, Artois M, Morner T, Tate CM.** 2004. The role of wildlife in emerging and re-emerging zoonoses. *Rev Sci Tech* **23**:497–511.

8. **Delgado C, Rosegrant M, Steinfeld H, Ehui S, Courbois C.** 1999. *Livestock to 2020: the Next Food Revolution*. Food, Agriculture, and the Environment Discussion Paper 28. International Food Policy Research Institute, Washington DC.

9. **Lloyd-Smith JO, George D, Pepin KM, Pitzer VE, Pulliam JR, Dobson AP, Hudson PJ, Grenfell BT.** 2009. Epidemic dynamics at the human-animal interface. *Science* **326**:1362–1367.

10. **Taylor LH, Latham SM, Woolhouse ME.** 2001. Risk factors for human disease emergence. *Philos Trans R Soc Lond B Biol Sci* **356**:983–989.

11. **Wolfe ND.** 2010. The transition from pandemic response to pandemic prevention, p 33–35. *In* Institute on Science for Global Policy (ed), *Emerging and Persistent Infectious Diseases: Focus on Surveillance*. Institute on Science for Global Policy, Washington, DC.

12. **Kruse H, Kirkemo AM, Handeland K.** 2004. Wildlife as source of zoonotic infections. *Emerg Inf Dis* **10**:2067–2072.

13. **Thorns CJ.** 2000. Bacterial food-borne zoonoses. *Rev Sci Tech* **19**:226–239.

14. **World Health Organization.** 2005. *Control of neglected zoonotic disease: challenges and the way forward.* World Health Organization, Geneva, Switzerland. http://www.who.int/zoonoses/Consultation_Sept05_en.pdf (last accessed January 17, 2013).

15. **Galante M, Garin O, Sicuri E, Cots F, Garcia-Altes A, Ferrer M, Dominguez A, Alonso J.** 2012. Health services utilization, work absenteeism and costs of pandemic influenza A (H1N1) 2009 in Spain: a multicenter-longitudinal study. *PLoS One* **7**:e31696. doi:10.1371/journal.pone.0031696.

16. **World Health Organization.** 2005. *International Health Regulations (2005)*, 2nd ed. World Health Organization, Geneva, Switzerland. http://whqlibdoc.who.int/publications/2008/9789241580410_eng.pdf (last accessed January 18, 2013).

17. **Rodier G, Greenspan AL, Hughes JM, Heymann DL.** 2007. Global public health security. *Emerg Infect Dis* **13**:1447–1452.

18. **Marsh Inc.** 2008. *The Economic and Social Impact of Emerging Infectious Disease: Mitigationthrough Detection, Research, and Response.* http://www.healthcare.philips.com/main/shared/assets/documents/bioshield/ecoandsocialimpactofemerginginfectiousdisease_111208.pdf (last accessed June 5, 2013).

19. **Hancock J, Cho G.** 2008. *Assessment of likely impacts of avian influenza on rural poverty reduction in Asia: responses, impacts and recommendations for IFAD strategy*. IFAD occasional papers no. 6. International Fund for Agricultural Development, Rome, Italy. http://www.ifad.org/operations/projects/regions/pi/paper/6.pdf (last accessed June 5, 2013).

20. **Dixon S, McDonald S, Roberts J.** 2002. The impact of HIV and AIDS on Africa's economic development. *BMJ* **324**:232–234.

21. **Chan-Yeung M, Xu RH.** 2003. SARS: epidemiology. *Respirology* **8**(Suppl):S9–S14.

22. **Wang LF, Eaton BT.** 2007. Bats, civets and the emergence of SARS. *Curr Top Microbiol Immunol* **315**:325–344.

23. **World Health Organization, Department of Communicable Disease Surveillance and Response.** 2004. *WHO SARS Risk Assessment and Preparedness Framework.* World Health Organization, Geneva, Switzerland. http://www.who.int/csr/resources/publications/CDS_CSR_ARO_2004_2.pdf (last accessed January 17, 2013).

24. **Keogh-Brown MR, Smith RD.** 2008. The economic impact of SARS: how does the reality match the predictions? *Health Policy* **88**:110–120.

25. **International Livestock Research Institute.** 2012. *Mapping of Poverty and Likely Zoonoses Hotspots. Zoonoses Project 4: Report to Department for International Development, UK.* International Livestock Research Institute, Nairobi, Kenya. http://cgspace.cgiar.org/bitstream/handle/10568/21161/ ZooMap_July2012_final.pdf (last accessed June 5, 2013).

26. **Biek R, Real LA.** 2010. The landscape genetics of infectious disease emergence and spread. *Mol Ecol* **19**:3515–3531.

27. **Barclay E.** 2008. Predicting the next pandemic. *Lancet* **372**:1025–1026.

28. **American Veterinary Medical Association.** 2008. *One Health: a New Professional Imperative.* Final report of One Health Initiative Task Force. American Veterinary Medical Association, Schaumburg, IL. https://www.avma.org/KB/Resources/Reports/Documents/onehealth_final.pdf (last accessed June 5, 2013).

29. **Parry J.** 2003. Asymptomatic animal traders prove positive for SARS virus. *BMJ* **327**:582. doi:10.1136/bmj.327.7415.582-a.

30. **Wolfe ND, Dunavan CP, Diamond J.** 2007. Origins of major human infectious diseases. *Nature* **447**:279–283.

31. **World Health Organization.** 2012. Outbreak news. Hantavirus pulmonary syndrome, Yosemite National Park, United States of America. *Wkly Epidemiol Rec* **87**:345–346.

32. **Reynolds MG, Carroll DS, Karem KL.** 2012. Factors affecting the likelihood of monkeypox's emergence and spread in the post-smallpox era. *Curr Opin Virol* **2**:335–343.

33. **Coker RJ, Hunter BM, Rudge JW, Liverani M, Hanvoravongchai P.** 2011. Emerging infectious diseases in southeast Asia: regional challenges to control. *Lancet* **377**:599–609.

34. **Sejvar JJ, Chowdary Y, Schomogyi M, Stevens J, Patel J, Karem K, Fischer M, Kuehnert MJ, Zaki SR, Paddock CD, Guarner J, Shieh WJ, Patton JL, Bernard N, Li Y, Olson VA, Kline RL, Loparev VN, Schmid DS, Beard B, Regnery RR, Damon IK.** 2004. Human monkeypox infection: a family cluster in the midwestern United States. *J Infect Dis* **190**:1833–1840.

35. **Smolinski MS, Hamburg MA, Lederberg J (ed).** 2003. *Microbial Threats to Health: Emergence, Detection, and Response.* National Academies Press, Washington, DC.

36. **Addiss DG, Davis JP, Roberts JM, Mast EE.** 1992. Epidemiology of giardiasis in Wisconsin: increasing incidence of reported cases and unexplained seasonal trends. *Am J Trop Med Hyg* **47**:13–19.

37. **Lalis A, Leblois R, Lecompte E, Denys C, ter Meulen J, Wirth T.** 2012. The impact of human conflict on the genetics of *Mastomys natalensis* and Lassa virus in West Africa. *PLoS One* **7**:e37068. doi:10.1371/journal.pone.0037068.

38. **Luby SP, Gurley ES, Hossain MJ.** 2009. Transmission of human infection with Nipah virus. *Clin Infect Dis* **49**:1743–1748.

39. **Keesing F, Belden LK, Daszak P, Dobson A, Harvell CD, Holt RD, Hudson P, Jolles A, Jones KE, Mitchell CE, Myers SS, Bogich T, Ostfeld RS.** 2010. Impacts of biodiversity on the emergence and transmission of infectious diseases. *Nature* **468**:647–652.

40. **Groseth A, Feldmann H, Strong JE.** 2007. The ecology of Ebola virus. *Trends Microbiol* **15**:408–416.

41. **LeBreton M, Prosser AT, Tamoufel U, Sateren W, Mpoudi-Nigole E, Diffol JL, Burke DS, Wolfe ND.** 2006. Patterns of bushmeat hunting and perceptions of disease risk among central African communities. *Anim Conserv* **9**:357–363.

42. **Rizkalla C, Blanco-Silva F, Gruver S.** 2007. Modeling the impact of Ebola and bushmeat hunting on western lowland gorillas. *Ecohealth* **4:**151–155.

43. **Pongsiri MJ, Roman J, Ezenwa VO, Goldberg TL, Koren HS, Newbold SC, Ostfeld RS, Pattanaykak SK, Salkeld DJ.** 2009. Biodiversity loss affects global disease ecology. *Bioscience* **59:**945–954.

44. **Anyamba A, Chretien JP, Small J, Tucker CJ, Formenty PB, Richardson JH, Britch SC, Schnabel DC, Erickson RL, Linthicum KJ.** 2009. Prediction of a Rift Valley fever outbreak. *Proc Natl Acad Sci USA* **106:**955–959.

45. **Lau CL, Smythe LD, Craig SB, Weinstein P.** 2010. Climate change, flooding, urbanisation and leptospirosis: fuelling the fire? *Trans R Soc Trop Med Hyg* **104:**631–638.

46. **Ogbu O, Ajuluchukwu E, Uneke CJ.** 2007. Lassa fever in West African sub-region: an overview. *J Vector Borne Dis* **44:**1–11.

47. **de Boer Y.** 2012. *An international climate treaty: is it worth fighting for? (meeting transcript).* Chatham House, London, United Kingdom. http://www.chathamhouse.org/sites/default/files/public/Meetings/Meeting%20Transcripts/280212deboer.pdf (last accessed January 20, 2013).

48. **Balkhy HH, Memish ZA.** 2003. Rift Valley fever: an uninvited zoonosis in the Arabian peninsula. *Int J Antimicrob Agents* **21:**153–157.

49. **European Food Safety Authority.** 2009. Special measures to reduce the risk for consumers through *Salmonella* in table eggs—e.g. cooling of table eggs. Scientific Opinion of the Panel on Biological Hazards. *EFSA J* **957:**1–29.

50. **Prusiner SB.** 1997. Prion diseases and the BSE crisis. *Science* **278:**245–251.

51. **Soon JM, Chadd SA, Baines RN.** 2011. *Escherichia coli* O157:H7 in beef cattle: on farm contamination and pre-slaughter control methods. *Anim Health Res Rev* **12:**197–211.

52. **Barton MD.** 2000. Antibiotic use in animal feed and its impact on human health. *Nutr Res Rev* **13:**279–299.

53. **Segura PA, Francois M, Gagnon C, Sauve S.** 2009. Review of the occurrence of anti-infectives in contaminated wastewaters and natural and drinking waters. *Environ Health Perspect* **117:**675–684.

54. **Abraham WR.** 2011. Megacities as sources for pathogenic bacteria in rivers and their fate downstream. *Int J Microbiol* **2011:**798292. doi:10.1155/2011/798292.

55. **Jay MT, Cooley M, Carychao D, Wiscomb GW, Sweitzer RA, Crawford-Miksza L, Farrar JA, Lau DK, O'Connell J, Millington A, Asmundson RV, Atwill ER, Mandrell RE.** 2007. *Escherichia coli* O157: H7 in feral swine near spinach fields and cattle, central California coast. *Emerg Infect Dis* **13:**1908–1911.

56. **Khan AS, Tshioko FK, Heymann DL, Le Guenno B, Nabeth P, Kerstiens B, Fleerackers Y, Kilmarx PH, Rodier GR, Nkuku O, Rollin PE, Sanchez A, Zaki SR, Swanepoel R, Tomori O, Nichol ST, Peters CJ, Muyembe-Tamfum JJ, Ksiazek TG.** 1999. The reemergence of Ebola hemorrhagic fever, Democratic Republic of the Congo, 1995. *J Infect Dis* **179**(Suppl 1):S76–S86.

57. **Cascio A, Bosilkovski M, Rodriguez-Morales AJ, Pappas G.** 2011. The socio-ecology of zoonotic infections. *Clin Microbiol Infect* **17:**336–342.

58. **The FAO-OIE-WHO Collaboration.** 2010. *Sharing responsibilities and coordinating global activities to address health risks at the animal-human-ecosystems interfaces (A Tripartite Concept Note).* http://www.who.int/foodsafety/zoonoses/final_concept_note_Hanoi.pdf (last accessed January 20, 2013).

59. **World Bank.** 2010. *People, Pathogens, and Our Planet: Volume One—Towards a One Health Approach for Controlling Zoonotic Diseases.* World Bank, Washington, DC. https://openknowledge.worldbank.org/handle/10986/2844 (last accessed June 5, 2013).

1. **Reperant LA, Cornaglia G, Osterhaus AD.** 2012. The importance of understanding the human-animal interface: from early hominins to global citizens. *Curr Top Microbiol Immunol* [Epub ahead of print.] doi:10.1007/82_2012_269.

2. **Herfst S, Schrauwen EJ, Linster M, Chutinimitkul S, de Wit E, Munster VJ, Sorrell EM, Bestebroer TM, Burke DF, Smith DJ, Rimmelzwaan GF, Osterhaus AD, Fouchier RA.** 2012. Airborne transmission of influenza A/H5N1 virus between ferrets. *Science* **336**:1534–1541.

3. **Imai M, Watanabe T, Hatta M, Das SC, Ozawa M, Shinya K, Zhong G, Hanson A, Katsura H, Watanabe S, Li C, Kawakami E, Yamada S, Kiso M, Suzuki Y, Maher EA, Neumann G, Kawaoka Y.** 2012. Experimental adaptation of an influenza H5 HA confers respiratory droplet transmission to a reassortant H5 HA/H1N1 virus in ferrets. *Nature* **486**:420–428.

4. **Russell CA, Fonville JM, Brown AE, Burke DF, Smith DL, James SL, Herfst S, van Boheemen S Linster M, Schrauwen EJ, Katzelnick L, Mosterin A, Kuiken T, Maher E, Neumann G, Osterhaus AD, Kawaoka Y, Fouchier RA, Smith DJ.** 2012. The potential for respiratory droplet-transmissible A/H5N1 influenza virus to evolve in a mammalian host. *Science* **336**:1541–1547.

5. **Van Blerkom LM.** 2003. Role of viruses in human evolution. *Am J Phys Anthropol* **122**(Suppl 37): 14–46.

6. **Gagneux S.** 2012. Host-pathogen coevolution in human tuberculosis. *Philos Trans R Soc Lond B Biol Sci* **367**:850–859.

7. **Ollomo B, Durand P, Prugnolle F, Douzery E, Arnathau C, Nkoghe D, Leroy E, Renaud F.** 2009. A new malaria agent in African hominids. *PLoS Pathog* **5**:e1000446.

8. **Stevens JR, Gibson W.** 1999. The molecular evolution of trypanosomes. *Parasitol Today* **15**:432–437.

9. **Weiss RA.** 2009. Apes, lice and prehistory. *J Biol* **8**:20.

10. **Hoberg EP, Alkire NL, de Queiroz A, Jones A.** 2001. Out of Africa: origins of the *Taenia* tapeworms in humans. *Proc Biol Sci* **268**:781–787.

11. **Linz B, Balloux F, Moodley Y, Manica A, Liu H, Roumagnac P, Falush D, Stamer C, Prugnolle F, van der Merwe SW, Yamaoka Y, Graham DY, Perez-Trallero E, Wadstrom T, Suerbaum S, Achtman M.** 2007. An African origin for the intimate association between humans and *Helicobacter pylori*. *Nature* **445**:915–918.

12. **McGeoch DJ, Dolan A, Ralph AC.** 2000. Toward a comprehensive phylogeny for mammalian and avian herpesviruses. *J Virol* **74**:10401–10406.

13. **McGeoch DJ, Rixon FJ, Davison AJ.** 2006. Topics in herpesvirus genomics and evolution. *Virus Res* **117**: 90–104.

14. **King AA, Shrestha S, Harvill ET, Bjornstad ON.** 2009. Evolution of acute infections and the invasion-persistence trade-off. *Am Nat* **173**:446–455.

15. **Bartlett MJ.** 1957. Measles periodicity and community size. *J R Statist Soc A* **120**:48–70.

16. **Diamond J.** 2002. Evolution, consequences and future of plant and animal domestication. *Nature* **418**:700–707.

17. **Wolfe ND, Dunavan CP, Diamond J.** 2007. Origins of major human infectious diseases. *Nature* **447**:279–283.

18. **Hare R.** 1967. The antiquity of diseases caused by bacteria and viruses: a review of the problem from a bacteriologist's point of view, p 115–131. *In* Brothwell D, Sandison AT (ed), *Diseases in Antiquity*. Charles C Thomas, Publisher, Springfield, IL.

19. **Comas I, Gagneux S.** 2009. The past and future of tuberculosis research. *PLoS Pathog* **5**:e1000600.

20. **Roca AL, Pecon-Slattery J, O'Brien SJ.** 2004. Genomically intact endogenous feline leukemia viruses of recent origin. *J Virol* **78**:4370–4375.

21. **Kapoor A, Simmonds P, Gerold G, Qaisar N, Jain K, Henriquez JA, Firth C, Hirschberg DL, Rice CM, Shields S, Lipkin WI.** 2011. Characterization of a canine homolog of hepatitis C virus. *Proc Natl Acad Sci USA* **108**:11608–11613.

22. **de Graaf M, Osterhaus AD, Fouchier RA, Holmes EC.** 2008. Evolutionary dynamics of human and avian metapneumoviruses. *J Gen Virol* **89:**2933–2942.

23. **Allander T, Tammi MT, Eriksson M, Bjerkner A, Tiveljung-Lindell A, Andersson B.** 2005. Cloning of a human parvovirus by molecular screening of respiratory tract samples. *Proc Natl Acad Sci USA* **102:**12891–12896.

24. **McIntosh K.** 2006. Human bocavirus: developing evidence for pathogenicity. *J Infect Dis* **194:**1197–1199.

25. **Taubenberger JK, Morens DM.** 2006. 1918 influenza: the mother of all pandemics. *Emerg Infect Dis* **12:**15–22.

26. **Parrish CR, Kawaoka Y.** 2005. The origins of new pandemic viruses: the acquisition of new host ranges by canine parvovirus and influenza A viruses. *Annu Rev Microbiol* **59:**553–586.

27. **Chomel BB, Belotto A, Meslin FX.** 2007. Wildlife, exotic pets, and emerging zoonoses. *Emerg Infect Dis* **13:**6–11.

28. **Wolfe ND, Daszak P, Kilpatrick AM, Burke DS.** 2005. Bushmeat hunting, deforestation, and prediction of zoonoses emergence. *Emerg Infect Dis* **11:**1822–1827.

29. **Peiris JS, Yuen KY, Osterhaus AD, Stohr K.** 2003. The severe acute respiratory syndrome. *N Engl J Med* **349:**2431–2441.

30. **Zaki AM, van Boheemen S, Bestebroer TM, Osterhaus AD, Fouchier RA.** 2012. Isolation of a novel coronavirus from a man with pneumonia in Saudi Arabia. *N Engl J Med* **367:**1814–1820.

31. **Chua KB.** 2003. Nipah virus outbreak in Malaysia. *J Clin Virol* **26:**265–275.

32. **Charrel RN, de Lamballerie X.** 2003. Arenaviruses other than Lassa virus. *Antiviral Res* **57:**89–100.

33. **Zeier M, Handermann M, Bahr U, Rensch B, Muller S, Kehm R, Muranyi W, Darai G.** 2005. New ecological aspects of hantavirus infection: a change of a paradigm and a challenge of prevention—a review. *Virus Genes* **30:**157–180.

34. **Achtman M, Zurth K, Morelli G, Torrea G, Guiyoule A, Carniel E.** 1999. *Yersinia pestis*, the cause of plague, is a recently emerged clone of *Yersinia pseudotuberculosis. Proc Natl Acad Sci USA* **96:**14043–14048.

35. **Perry RD, Fetherston JD.** 1997. *Yersinia pestis*—etiologic agent of plague. *Clin Microbiol Rev* **10:**35–66.

36. **Field HE, Mackenzie JS, Daszak P.** 2007. Henipaviruses: emerging paramyxoviruses associated with fruit bats, p 133–159. *In* Childs JE, Mackenzie JS, Richt JA (ed), *Wildlife and Emerging Zoonotic Diseases: the Biology, Circumstances and Consequences of Cross-Species Transmission.* Springer, Berlin, Germany.

37. **Bradley CA, Altizer S.** 2007. Urbanization and the ecology of wildlife diseases. *Trends Ecol Evol* **22:**95–102.

38. **Hopkins D.** 1980. Ramses V: earliest known victim? *World Health* **5:**22 http://whqlibdoc.who.int/smallpox/WH_5_1980_p22.pdf (last accessed May 2, 2013).

39. **Larsen CS.** 2006. The agricultural revolution as environmental catastrophe: implications for health and lifestyle in the Holocene. *Quat Int* **150:**12–20.

40. **McCormick M.** 2003. Rats, communications, and plague: toward an ecological history. *J Interdiscipl Hist* **34:**1–25.

41. **Papagrigorakis MJ, Yapijakis C, Synodinos PN.** 2008. Typhoid fever epidemic in ancient Athens, p 161–173. *In* Raoult D, Drancourt M (ed), *Paleomicrobiology: Past Human Infections.* Springer, Berlin, Germany.

42. **Yusim K, Peeters M, Pybus OG, Bhattacharya T, Delaporte E, Mulanga C, Muldoon M, Theiler J, Korber B.** 2001. Using human immunodeficiency virus type 1 sequences to infer historical features of the acquired immune deficiency syndrome epidemic and human immunodeficiency virus evolution. *Philos Trans R Soc Lond B Biol Sci* **356:**855–866.

43. **Heeney JL, Dalgleish AG, Weiss RA.** 2006. Origins of HIV and the evolution of resistance to AIDS. *Science* **313:**462–466.

44. **Bar-Yosef O, Belfer-Cohen A.** 2001. From Africa to Eurasia—early dispersals. *Quat Int* **75:**19–28.

45. **de The G.** 2007. Microbial genomes to write our history. *J Infect Dis* **196:**499–501.

46. **Slattery JP, Franchini G, Gessain A.** 1999. Genomic evolution, patterns of global dissemination, and interspecies transmission of human and simian T-cell leukemia/lymphotropic viruses. *Genome Res* **9:**525–540.

47. **Verdonck K, Gonzalez E, Van Dooren S, Vandamme AM, Vanham G, Gotuzzo E.** 2007. Human T-lymphotropic virus 1: recent knowledge about an ancient infection. *Lancet Infect Dis* **7**:266–281.

48. **Wheelis M.** 2002. Biological warfare at the 1346 siege of Caffa. *Emerg Infect Dis* **8**:971–975.

49. **Acemoglu D, Robinson J, Johnson S.** 2003. Disease and development in historical perspective. *J Eur Econ Assoc* **1**:397–405.

50. **Diamond J.** 1999. *Guns, Germs, and Steel: the Fates of Human Societies.* W. W. Norton & Company, New York, NY.

51. **Curtin PD.** 1968. Epidemiology and the slave trade. *Polit Sci Q* **83**:190–216.

52. **Timen A, Koopmans MP, Vossen AC, van Doornum GJ, Gunther S, van den Berkmortel F, Verduin KM, Dittrich S, Emmerich P, Osterhaus AD, van Dissel JT, Coutinho RA.** 2009. Response to imported case of Marburg hemorrhagic fever, The Netherlands. *Emerg Infect Dis* **15**:1171–1175.

53. **van Thiel PP, van den Hoek JA, Eftimov F, Tepaske R, Zaaijer HJ, Spanjaard L, de Boer HE, Van Doornum GJ, Schutten M, Osterhaus AD, Kager PA.** 2007. Fatal case of human rabies (Duvenhage virus) from a bat in Kenya: The Netherlands, December 2007. *Euro Surveill* **13**:pii=8007.

54. **Khan K, Arino J, Hu W, Raposo P, Sears J, Calderon F, Heidebrecht C, Macdonald M, Liauw J, Chan A, Gardam M.** 2009. Spread of a novel influenza A (H1N1) virus via global airline transportation. *N Engl J Med* **361**:212–214.

55. **Russell CA, Jones TC, Barr IG, Cox NJ, Garten RJ, Gregory V, Gust ID, Hampson AW, Hay AJ, Hurt AC, de Jong JC, Kelso A, Klimov AI, Kageyama T, Komadina N, Lapedes AS, Lin YP, Mosterin A, Obuchi M, Odagiri T, Osterhaus AD, Rimmelzwaan GF, Shaw MW, Skepner E, Stohr K, Tashiro M, Fouchier RA, Smith DJ.** 2008. The global circulation of seasonal influenza A (H3N2) viruses. *Science* **320**:340–346.

56. **Grenfell BT, Bjornstad ON, Kappey J.** 2001. Travelling waves and spatial hierarchies in measles epidemics. *Nature* **414**:716–723.

57. **Viboud C, Bjornstad ON, Smith DL, Simonsen L, Miller MA, Grenfell BT.** 2006. Synchrony, waves, and spatial hierarchies in the spread of influenza. *Science* **312**:447–451.

58. **Rosenthal BM.** 2009. How has agriculture influenced the geography and genetics of animal parasites? *Trends Parasitol* **25**:67–70.

59. **Mills JN, Childs JE.** 1998. Ecologic studies of rodent reservoirs: their relevance for human health. *Emerg Infect Dis* **4**:529–537.

60. **Lin XD, Guo WP, Wang W, Zou Y, Hao ZY, Zhou DJ, Dong X, Qu YG, Li MH, Tian HF, Wen JF, Plyusnin A, Xu J, Zhang YZ.** 2012. Migration of Norway rats resulted in the worldwide distribution of Seoul hantavirus today. *J Virol* **86**:972–981.

61. **Normile D.** 2008. Rinderpest. Driven to extinction. *Science* **319**:1606–1609.

62. **Blancou J.** 2002. History of the control of foot and mouth disease. *Comp Immunol Microbiol Infect Dis* **25**:283–296.

63. **Knudsen AB.** 1995. Global distribution and continuing spread of *Aedes albopictus*. *Parassitologia* **37**:91–97.

64. **Rappole JH, Derrickson SR, Hubalek Z.** 2000. Migratory birds and spread of West Nile virus in the Western Hemisphere. *Emerg Infect Dis* **6**:319–328.

65. **Di Giulio DB, Eckburg PB.** 2004. Human monkeypox: an emerging zoonosis. *Lancet Infect Dis* **4**:15–25.

66. **Gibbens JC, Sharpe CE, Wilesmith JW, Mansley LM, Michalopoulou E, Ryan JB, Hudson M.** 2001. Descriptive epidemiology of the 2001 foot-and-mouth disease epidemic in Great Britain: the first five months. *Vet Rec* **149**:729–743.

67. **Thompson D, Muriel P, Russell D, Osborne P, Bromley A, Rowland M, Creigh-Tyte S, Brown C.** 2002. Economic costs of the foot and mouth disease outbreak in the United Kingdom in 2001. *Rev Sci Tech* **21**:675–687.

68. **Daszak P, Cunningham AA, Hyatt AD.** 2000. Emerging infectious diseases of wildlife—threats to biodiversity and human health. *Science* **287**:443–449.

69. **Weldon C, du Preez LH, Hyatt AD, Muller R, Spears R.** 2004. Origin of the amphibian chytrid fungus. *Emerg Infect Dis* **10**:2100–2105.

70. **Frick WF, Pollock JF, Hicks AC, Langwig KE, Reynolds DS, Turner GG, Butchkoski CM, Kunz TH.** 2010. An emerging disease causes regional population collapse of a common North American bat species. *Science* **329**:679–682.

71. **Bengis RG, Kock RA, Fischer J.** 2002. Infectious animal diseases: the wildlife/livestock interface. *Rev Sci Tech* **21**:53–65.

72. **Gilbert M, Xiao X, Chaitaweesub P, Kalpravidh W, Premashthira S, Boles S, Slingenbergh J.** 2007. Avian influenza, domestic ducks and rice agriculture in Thailand. *Agric Ecosyst Environ* **119**:409–415.

73. **Scholtissek C, Naylor E.** 1988. Fish farming and influenza pandemics. *Nature* **331**:215.

74. **Tully DC, Fares MA.** 2008. The tale of a modern animal plague: tracing the evolutionary history and determining the time-scale for foot and mouth disease virus. *Virology* **382**:250–256.

75. **Reperant LA, Osterhaus AD.** 2012. Avian and animal influenza, p 31–39. *In* Van-Tam J, Sellwood C (ed), *Pandemic Influenza*, 2nd ed. CABI, Wallingford, United Kingdom.

76. **Brown P, Will RG, Bradley R, Asher DM, Detwiler L.** 2001. Bovine spongiform encephalopathy and variant Creutzfeldt-Jakob disease: background, evolution, and current concerns. *Emerg Infect Dis* **7**:6–16.

77. **Gold HS, Moellering RC, Jr.** 1996. Antimicrobial-drug resistance. *N Engl J Med* **335**:1445–1453.

78. **Patz JA, Epstein PR, Burke TA, Balbus JM.** 1996. Global climate change and emerging infectious diseases. *JAMA* **275**:217–223.

79. **Rogers DJ, Randolph SE.** 2006. Climate change and vector-borne diseases. *Adv Parasitol* **62**:345–381.

80. **Davies J.** 2013. Antibiotic resistance in and from nature. *Microbiol Spectrum* **1**(1):OH-0005-2012. doi: 10.1128/microbiolspec.OH-0005-2012.

1. **Zinsstag J, Schelling E, Waltner-Toews D, Tanner M.** 2011. From "one medicine" to "one health" and systemic approaches to health and well-being. *Prev Vet Med* **101**:148–156.

2. **Conrad PA, Mazet JA, Clifford D, Scott C, Wilkes M.** 2009. Evolution of a transdisciplinary "One Medicine-One Health" approach to global health education at the University of California, Davis. *Prev Vet Med* **92**:268–274.

3. **Kahn LH, Kaplan B, Monath TP, Steele JH.** 2008. Teaching "One Medicine, One Health." *Am J Med* **121**:169–170.

4. **Daszak P, Cunningham A, Hyatt A.** 2000. Emerging infectious diseases of wildlife—threats to biodiversity and human health. *Science* **287**:443–449.

5. **Patz JA, Daszak P, Tabor GM, Aguirre AA, Pearl M, Epstein J, Wolfe ND, Kilpatrick AM, Foufopoulos J, Molyneux D, Bradley DJ, Members of the Working Group on Land Use Change and Disease Emergence.** 2004. Unhealthy landscapes: policy recommendations on land use change and infectious disease emergence. *Environ Health Perspect* **112**:1092–1098.

6. **Pulliam JR, Epstein JH, Dushoff J, Rahman SA, Bunning M, Jamaluddin AA, Hyatt AD, Field HE, Dobson AP, Daszak P, Henipavirus Ecology Research Group (HERG).** 2012. Agricultural intensification, priming for persistence and the emergence of Nipah virus: a lethal bat-borne zoonosis. *J R Soc Interface* **9**:89–101.

7. **Dobson A, Foufopoulos J.** 2001. Emerging infectious pathogens of wildlife. *Philos Trans R Soc Lond B Biol Sci* **356**:1001–1012.

8. **Jones KE, Patel NG, Levy MA, Storeygard A, Balk D, Gittleman JL, Daszak P.** 2008. Global trends in emerging infectious diseases. *Nature* **451**:990–993.

9. **Harvell CD, Kim K, Burkholder JM, Colwell RR, Epstein PR, Grimes DJ, Hofmann EE, Lipp EK, Osterhaus ADME, Overstreet RM, Porter JW, Smith GW, Vasta GR.** 1999. Emerging marine diseases—climate links and anthropogenic factors. *Science* **285**:1505–1510.

10. **Macdonald DW, Laurenson MK.** 2006. Infectious disease: inextricable linkages between human and ecosystem health. *Biol Conserv* **131**:143–150.

11. **Woolhouse ME, Gowtage-Sequeria S.** 2005. Host range and emerging and reemerging pathogens. *Emerg Infect Dis* **11**:1842–1847.

12. **Nunn CL, Altizer S.** 2006. *Infectious Diseases in Primates: Behavior, Ecology and Evolution.* Oxford University Press, Oxford, United Kingdom.

13. **Nizeyi JB, Innocent RB, Erume J, Kalema G, Cranfield MR, Graczyk TK.** 2001. Campylobacteriosis, salmonellosis, and shigellosis in free-ranging human-habituated mountain gorillas of Uganda. *J Wildl Dis* **37**:239–244.

14. **Daszak P, Zambrana-Torrelio C, Bogich TL, Fernandez M, Epstein JH, Murray KA, Hamilton H.** 2013. Interdisciplinary approaches to understanding disease emergence: the past, present, and future drivers of Nipah virus emergence. *Proc Natl Acad Sci USA* **110**(Suppl 1):3681–3688.

15. **Dedmon R, Briggs D, Lembo T, Cleaveland S.** 2010. One health: collaboration, recent research and developments in the global effort to eliminate rabies. *Int J Infect Dis* **14**:e159. doi:10.1016/j.ijid.2010.02.1833.

16. **Greene M.** 2010. The "One Health" initiative: using open source data for disease surveillance. *Int J Infect Dis* **14**:e162. doi:10.1016/j.ijid.2010.02.1841.

17. **Kahn RE, Clouser DF, Richt JA.** 2009. Emerging infections: a tribute to the One Medicine, One Health concept. *Zoonoses Publ Health* **56**:407–428.

18. **Mazet JA, Clifford DL, Coppolillo PB, Deolalikar AB, Erickson JD, Kazwala RR.** 2009. A "One Health" approach to address emerging zoonoses: the HALI project in Tanzania. *PLOS Med* **6**:e1000190. doi:10.1371/journal.pmed.1000190.

19. **Mullins G, Jagne J, Stone L, Konings E, Howard-Grabman L, Hartman F, Fulton M.** 2010. "One World One Health" in practice: integrating public health and veterinary curricula on emerging infectious diseases in Africa. *Int J Infect Dis* **14**:e377–e378. doi:10.1016/j.ijid.2010.02.460.

20. **Zinsstag J, Mackenzie JS, Jeggo M, Heymann DL, Patz JA, Daszak P.** 2012. Mainstreaming One Health. *EcoHealth* **9**:107–110.

21. **Murray KA, Skerratt LF, Speare R, McCallum H.** 2009. Impact and dynamics of disease in species threatened by the amphibian chytrid fungus, *Batrachochytrium dendrobatidis. Conserv Biol* **23**:1242–1252.

22. **Roche B, Dobson AP, Guegan JF, Rohani P.** 2012. Linking community and disease ecology: the impact of biodiversity on pathogen transmission. *Philos Trans R Soc Lond B Biol Sci* **367**:2807–2813.

23. **Grenfell BT, Bjørnstad ON, Kappey J.** 2001. Travelling waves and spatial hierarchies in measles epidemics. *Nature* **414**:716–723.

24. **Anderson RM, May RM.** 1991. *Infectious Diseases of Humans: Dynamics and Control.* Oxford University Press, Oxford, United Kingdom.

25. **Hudson P, Rizzoli A, Grenfell B, Heesterbeek H, Dobson A.** 2002. Ecology of wildlife diseases, p 1–5. *In* Hudson P, Rizzoli A, Grenfell B, Heesterbeek H, Dobson A (ed), *The Ecology of Wildlife Diseases.* Oxford University Press, Oxford, United Kingdom.

26. **Anderson RM, May RM.** 1978. Regulation and stability of host-parasite population interactions. I. Regulatory processes. *J Anim Ecol* **47**:219–247.

27. **May RM, Anderson RM.** 1978. Regulation and stability of host-parasite population interactions. II. Destabilizing processes. *J Anim Ecol* **47**:249–267.

28. **Altizer S, Dobson A, Hosseini P, Hudson P, Pascual M, Rohani P.** 2006. Seasonality and the dynamics of infectious diseases. *Ecol Lett* **9**:467–484.

29. **Crowl TA, Crist TO, Parmenter RR, Belovsky G, Lugo AE.** 2008. The spread of invasive species and infectious disease as drivers of ecosystem change. *Front Ecol Environ* **6**:238–246.

30. **Haydon DT, Laurenson MK, Sillero-Zubiri C.** 2002. Integrating epidemiology into population viability analysis: managing the risk posed by rabies and canine distemper to the Ethiopian wolf. *Conserv Biol* **16**:1372–1385.

31. **Caley P, Hone J.** 2005. Assessing the host disease status of wildlife and the implications for disease control: *Mycobacterium bovis* infection in feral ferrets. *J Appl Ecol* **42**:708–719.

32. **Smith KF, Saxdov F, Lafferty KD.** 2006. Evidence for the role of infectious disease in species extinction and endangerment. *Conserv Biol* **20**:1349–1357.

33. **Altizer S, Harvell D, Friedle E.** 2003. Rapid evolutionary dynamics and disease threats to biodiversity. *Trends Ecol Evol* **18**:589–596.

34. **Mackenzie JS, Chua KB, Daniels PW, Eaton BT, Field HE, Hall RA, Halpin K, Johansen CA, Kirkland PD, Lam SK, McMinn P, Nisbet DJ, Paru R, Pyke AT, Ritchie SA, Siba P, Smith DW, Smith GA, van den Hurk AF, Wang LF, Williams DT.** 2001. Emerging viral diseases of Southeast Asia and the Western Pacific. *Emerg Infect Dis* **7**:497–504.

35. **O'Brien SJ, Troyer JL, Roelke M, Marker L, Pecon-Slattery J.** 2006. Plagues and adaptation: lessons from the Felidae models for SARS and AIDS. *Biol Conserv* **131**:255–267.

36. **Smith KF, Acevedo-Whitehouse K, Pedersen AB.** 2009. The role of infectious diseases in biological conservation. *Anim Conserv* **12**:1–12.

37. **Reference deleted.**

38. **Ebert D, Hamilton WD.** 1996. Sex against virulence: the coevolution of parasitic diseases. *Trends Ecol Evol* **11**:A79–A82.

39. **Anderson RM.** 1979. Parasite pathogenicity and the depression of host population equilibria. *Nature* **279**:150–152.

40. **McCallum H.** 1994. Quantifying the impact of disease on threatened species. *Pac Conserv Biol* **1**:107–117.

41. **Briggs C, Knapp RA, Vredenburg VT.** 2010. Enzootic and epizootic dynamics of the chytrid fungal pathogen of amphibians. *Proc Natl Acad Sci USA* **107**:9695–9700.

42. **McCallum H, Barlow N, Hone J.** 2001. How should pathogen transmission be modelled? *Trends Ecol Evol* **16**:295–300.

43. **Godfrey SS, Bull CM, Murray K, Gardner MG.** 2006. Transmission mode and distribution of parasites among groups of the social lizard *Egernia stokesii. Parasitol Res* **99**:223–230.

44. **Grenfell BT, Bolker BM.** 1998. Cities and villages: infection hierarchies in a measles metapopulation. *Ecol Lett* **1**:63–70.

45. **Begon M, Hazel SM, Telfer S, Bown K, Carslake D, Cavanagh R, Chantrey J, Jones T, Bennett M.** 2003. Rodents, cowpox virus and islands: densities, numbers and thresholds. *J Anim Ecol* **72**:343–355.

46. **Fenton A, Fairbairn JP, Norman R, Hudson PJ.** 2002. Parasite transmission: reconciling theory and reality. *J Anim Ecol* **71**:893–905.

47. **de Castro F, Bolker B.** 2005. Mechanisms of disease-induced extinction. *Ecol Lett* **8**:117–126.

48. **Lloyd-Smith JO, Cross PC, Briggs CJ, Daugherty M, Getz WM, Latto J, Sanchez MS, Smith AB, Swei A.** 2005. Should we expect population thresholds for wildlife disease? *Trends Ecol Evol* **20**:511–519.

49. **Hochachka WM, Dhondt AA.** 2000. Density-dependent decline of host abundance resulting from a new infectious disease. *Proc Natl Acad Sci USA* **97**:5303–5306.

50. **Davis S, Calvet E, Leirs H.** 2005. Fluctuating rodent populations and risk to humans from rodent-borne zoonoses. *Vector Borne Zoonotic Dis* **5**:305–314.

51. **Heisey DM, Joly DO, Messier F.** 2006. The fitting of general force-of-infection models to wildlife disease prevalence data. *Ecology* **88**:2356–2365.

52. **Woolhouse ME, Taylor LH, Haydon DT.** 2001. Population biology of multihost pathogens. *Science* **292**: 1109–1112.

53. **Craft ME, Hawthorne PL, Packer C, Dobson AP.** 2008. Dynamics of a multihost pathogen in a carnivore community. *J Anim Ecol* **77**:1257–1264.

54. **Dietz K.** 1993. The estimation of the basic reproduction number for infectious diseases. *Stat Methods Med Res* **2**:23–41.

55. **Hasibeder G, Dye C, Carpenter J.** 1992. Mathematical-modeling and theory for estimating the basic reproduction number of canine leishmaniasis. *Parasitology* **105**:43–53.

56. **Diekmann O, Heesterbeek H, Metz J.** 2000. *Mathematical Epidemiology of Infectious Diseases: Model Building, Analysis and Interpretation.* John Wiley and Sons, Chichester, United Kingdom.

57. **Hampson K, Dushoff J, Cleaveland S, Haydon DT, Kaare M, Packer C, Dobson A.** 2009. Transmission dynamics and prospects for the elimination of canine rabies. *PLoS Biol* **7**:462–471.

58. **Altizer S, Bartel R, Han BA.** 2011. Animal migration and infectious disease risk. *Science* **331**:296–302.

59. **Koelle K, Kamradt M, Pascual M.** 2009. Understanding the dynamics of rapidly evolving pathogens through modeling the tempo of antigenic change: influenza as a case study. *Epidemics* **1**:129–137.

60. **Real LA, Biek R.** 2007. Spatial dynamics and genetics of infectious diseases on heterogeneous landscapes. *J R Soc Interface* **4**:935–948.

61. **Pascual M, Rodo X, Ellner SP, Colwell R, Bouma MJ.** 2000. Cholera dynamics and El Nino-Southern Oscillation. *Science* **289**:1766–1769.

62. **Colwell RR.** 1996. Global climate and infectious disease: the cholera paradigm. *Science* **274**:2025–2031.

63. **Tompkins DM, Dunn AM, Smith MJ, Telfer S.** 2011. Wildlife diseases: from individuals to ecosystems. *J Anim Ecol* **80**:19–38.

64. **Weiss RA, McMichael AJ.** 2004. Social and environmental risk factors in the emergence of infectious diseases. *Nat Med* **10**:S70–S76.

65. **Smolinski MS, Hamburg MA, Lederberg J (ed).** 2003. *Microbial Threats to Health: Emergence, Detection, and Response.* National Academies Press, Washington, DC.

66. **LoGiudice K, Ostfeld RS, Schmidt KA, Keesing F.** 2003. The ecology of infectious disease: effects of host diversity and community composition on Lyme disease risk. *Proc Natl Acad Sci USA* **100**:567–571.

67. **Barbour AG, Fish D.** 1993. The biological and social phenomenon of Lyme disease. *Science* **260**: 1610–1616.

68. **Levi T, Kilpatrick AM, Mangel M, Wilmers CC.** 2012. Deer, predators, and the emergence of Lyme disease. *Proc Natl Acad Sci USA* **109**:10942–10947.

69. **Walsh JF, Molyneux DH, Birley MH.** 1993. Deforestation: effects on vector-borne disease. *Parasitology* **106**:S55–S75.

70. **Wilcox BA, Ellis B.** 2006. Forests and emerging infectious diseases of humans. *Unasylva* **224**:11–18.

71. **Orta-Martinez M, Finer M.** 2010. Oil frontiers and indigenous resistance in the Peruvian Amazon. *Ecol Econ* **70**:207–218.

72. **Vittor AY, Pan W, Gilman RH, Tielsch J, Glass G, Shields T, Sanchez-Lozano W, Pinedo VV, Salas-Cobos E, Flores S, Patz JA.** 2009. Linking deforestation to malaria in the Amazon: characterization of the breeding habitat of the principal malaria vector, *Anopheles darlingi. Am J Trop Med Hyg* **81**:5–12.

73. **Dhondt AA, Altizer S, Cooch EG, Davis AK, Dobson A, Driscoll MJ, Hartup BK, Hawley DM, Hochachka WM, Hosseini PR, Jennelle CS, Kollias GV, Ley DH, Swarthout EC, Sydenstricker KV.** 2005. Dynamics of a novel pathogen in an avian host: mycoplasmal conjunctivitis in house finches. *Acta Tropica* **94**:77–93.

74. **Lachish S, Gopalaswamy AM, Knowles SC, Sheldon BC.** 2012. Site-occupancy modelling as a novel framework for assessing test sensitivity and estimating wildlife disease prevalence from imperfect diagnostic tests. *Methods Ecol Evol* **3**:339–348.

75. **Jennelle CS, Cooch EG, Conroy MJ, Senar JC.** 2007. State-specific detection probabilities and disease prevalence. *Ecol Appl* **17**:154–167.

76. **Senar JC, Conroy MJ.** 2004. Multi-state analysis of the impacts of avian pox on a population of Serins (*Serinus serinus*): the importance of estimating recapture rates. *Anim Biodivers Conserv* **27**:133–146.

77. **Cooch EG, Conn PB, Ellner SP, Dobson AP, Pollock KH.** 2012. Disease dynamics in wild populations: modeling and estimation: a review. *J Ornithol* **152**:485–509.

78. **McClintock BT, Nichols JD, Bailey LL, MacKenzie DI, Kendall WL, Franklin AB.** 2010. Seeking a second opinion: uncertainty in disease ecology. *Ecol Lett* **13**:659–674.

79. **Faustino CR, Jennelle CS, Connolly V, Davis AK, Swarthout EC, Dhondt AA, Cooch EG.** 2004. *Mycoplasma gallisepticum* infection dynamics in a house finch population: seasonal variation in survival, encounter and transmission rate. *J Anim Ecol* **73**:651–669.

80. **Lomolino MV, Riddle BR, Whittaker RJ, Brown JH.** 2010. *Biogeography*, 4th ed. Sinauer Associates, Inc., Sunderland, MA.

81. **Cox CB, Moore PD.** 2010. *Biogeography: an Ecological and Evolutionary Approach*, 8th ed. John Wiley & Sons, Hoboken, NJ.

82. **Morand S, Krasnov BR (ed).** 2010. *The Biogeography of Host-Parasite Interactions*. Oxford University Press, New York, NY.

83. **MacArthur RH, Wilson EO.** 1967. *The Theory of Island Biogeography*. Princeton University Press, Princeton, NJ.

84. **Kuris AM, Blaustein AR, Alio JJ.** 1980. Hosts as islands. *Am Nat* **116**:570–586.

85. **Reperant L.** 2010. Applying the theory of island biogeography to emerging pathogens: toward predicting the sources of future emerging zoonotic and vector-borne diseases. *Vector Borne Zoonotic Dis* **10**:105–110.

86. **Poulin R.** 2004. Macroecological patterns of species richness in parasite assemblages. *Basic Appl Ecol* **5**: 423–434.

87. **May RM, Gupta S, McLean AR.** 2001. Infectious disease dynamics: what characterizes a successful invader? *Philos Trans R Soc Lond B Biol Sci* **356**:901–910.

88. **Murray KA, Skerratt LF, Speare R, Ritchie S, Smout F, Hedlefs R, Lee J.** 2012. Cooling off health security hot spots: getting on top of it down under. *Environ Int* **48**:56–64.

1. **Pullin AS.** 2002. *Conservation Biology*, p 345. Cambridge University Press, Cambridge, United Kingdom.

2. **Daszak P, Cunningham AA.** 2002. Emerging infectious diseases: a key role for conservation medicine, p 40–61. *In* Aguirre AA, Ostfeld RS, Tabor GM, House C, Pearl MC (ed), *Conservation Medicine: Ecological Health in Practice*. Oxford University Press, New York, NY.

3. **Medina-Vogel G.** 2010. Ecologia de enfermedades infecciosas emergentes y conservacion de species silvestres. *Arch Med Vet* **42:**11–24.

4. **Garner TW, Perkins MW, Govindarajulu P, Seglie D, Walker S, Cunningham AA, Fisher MC.** 2006. The emerging amphibian pathogen *Batrachochytrium dendrobatidis* globally infects introduced populations of the North American bullfrog, *Rana catesbeiana. Biol Lett* **3:**455–459.

5. **Manas S, Cena JC, Ruiz-Olmo J, Palazon S, Domingo M, Wolfinbarger JB, Bloom ME.** 2001. Aleutian mink disease parvovirus in wild riparian carnivores in Spain. *J Wildl Dis* **37:**138–144.

6. **Schrag SJ, Wiener P.** 1995. Emerging infectious disease: what are the relative roles of ecology and evolution? *Trends Ecol Evol* **10:**319–324.

7. **Epstein PR.** 2002. Biodiversity, climate change, and emerging infectious diseases, p 27–39. *In* Aguirre AA, Ostfeld RS, Tabor GM, House C, Pearl MC (ed), *Conservation Medicine: Ecological Health in Practice*. Oxford University Press, New York, NY.

8. **Pimm SL, Alves MA, Chivian E, Bernstein A.** 2008. What is biodiversity?, p 3–26. *In* Chivian E, Bernstein A (ed), *Sustaining Life: How Human Health Depends on Biodiversity*. Oxford University Press, New York, NY.

9. **Molyneux DH, Ostfeld RS, Bernstein A, Chivian E.** 2008. Ecosystem disturbance, biodiversity loss, and human infectious disease, p 287–323. *In* Chivian E, Bernstein A (ed), *Sustaining Life: How Human Health Depends on Biodiversity*. Oxford University Press, New York, NY.

10. **Daszak P, Cunningham AA, Hyatt AD.** 2000. Emerging infectious diseases of wildlife—threats to biodiversity and human health. *Science* **287:**443–449.

11. **Ostfeld RS, LoGiudice K.** 2003. Community disassembly, biodiversity loss, and the erosion of an ecosystem service. *Ecology* **84:**1421–1427.

12. **Ostfeld RS.** 2009. Biodiversity loss and the rise of zoonotic pathogens. *Clin Microbiol Infect* **15**(Suppl 1):40–43.

13. **Morand S.** 2011. Infectious diseases, biodiversity and global changes: how the biodiversity sciences may help, p 231–254. *In* Lopez-Pujol J (ed), *The Importance of Biological Interactions in the Study of Biodiversity*. InTech, Rijeka, Croatia.

14. **Daszak P, Cunningham AA, Hyatt AD.** 2001. Anthropogenic environmental change and the emergence of infectious diseases in wildlife. *Acta Tropica* **78:**103–116.

15. **Dietz R, Ansen CT, Have P, Heide-Jørgensen MP.** 1989. Clue to seal epizootic? *Nature* **338:**627.

16. **Hall AJ, Pomeroy PP, Harwood J.** 1992. The descriptive epizootiology of phocine distemper in the UK during 1988/89. *Sci Total Environ* **115:**31–44.

17. **Heide-Jørgensen MP, Harkonen T, Dietz R, Thompson PM.** 1992. Retrospective of the 1988 European seal epizootic. *Dis Aquat Organ* **13:**37–62.

18. **Broman T, Bergstrom S, On SL, Palmgren H, McCafferty DJ, Sellin M, Olsen B.** 2000. Isolation and characterization of *Campylobacter jejuni* subsp. *jejuni* from macaroni penguins (*Eudyptes chrysolophus*) in the subantartic region. *Appl Environ Microbiol* **66:**449–452.

19. **Palmgren H, McCafferty D, Aspan A, Broman T, Sellin M, Wollin R, Bergstrom S, Olsen B.** 2000. *Salmonella* in sub-Antarctica: low heterogeneity in *Salmonella* serotypes in South Georgian seals and birds. *Epidemiol Infect* **125:**257–262.

20. **Parmelee DF, Maxson SJ, Bernstein NP.** 1979. Fowl cholera outbreak among brown skuas at Palmer Station. *Antarct J U S* **14:**168–169.

21. **de Lisle GW, Stanislawak WL, Moors PJ.** 1990. *Pasteurella multocida* infections in rockhopper penguins (*Eudyptes chrysocome*) from Campbell Island, New Zealand. *J Wildl Dis* **26:**283–285.

22. **MacDonald JW, Conroy JW.** 1971. Virus disease resembling puffinosis in the gentoo penguin *Pygoscelis papua* on Signy Island, South Orkney Islands. *Br Antarct Surv Bull* **26**:80–83.

23. **Gardner H, Kerry K, Riddle M, Brouwer S, Gleeson L.** 1997. Poultry virus infection in Antarctic penguins. *Nature* **387**:245.

24. **Weimerskirch H.** 2004. Diseases threaten Southern Ocean albatrosses. *Polar Biol* **27**:374–379.

25. **Laws RM, Taylor RJ.** 1957. A mass dying of crabeater seals, *Lobodon carcinophagus* (gray). *Proc Zool Soc Lond* **129**:315–325.

26. **Fuchs V.** 1982. *Of Ice and Men.* Anthony Nelson, London, United Kingdom.

27. **Wobeser AG.** 2006. *Essentials of Disease in Wild Animals.* Blackwell Publishing, Ames, IA.

28. **Dobson A, Foufopolus J.** 2001. Emerging infectious pathogens of wildlife. *Philos Trans R Soc Lond B Biol Sci* **356**:1001–1012.

29. **Berger L, Speare R, Daszak P, Green DE, Cunningham AA, Goggin CL, Slocombe R, Ragan MA, Hyatt AD, McDonald KR, Hines HB, Lips KR, Marantelli G, Parkes H.** 1998. Chytridiomycosis causes amphibian mortality associated with population declines in the rain forests of Australia and Central America. *Proc Natl Acad Sci USA* **95**:9031–9036.

30. **Longcore JE, Pessier AP, Nichols DK.** 1999. *Batrachochytrium dendrobatidis* gen. et sp. nov., a chytrid pathogenic to amphibians. *Mycologia* **91**:219–227.

31. **Skerratt LF, Berger L, Speare R, Cashins S, McDonald KR, Phillott AD, Hines HB, Kenyon N.** 2007. Spread of chytridiomycosis has caused the rapid global decline and extinction of frogs. *Ecohealth* **4**:125–134.

32. **Gascon C, Collins JP, Moore RD, Church DR, McKay JE, Mendelson JR III (ed).** 2007. *Amphibian Conservation Action Plan.* World Conservation Union/Species Survival Commission Amphibian Specialist Group, Gland, Switzerland and Cambridge, United Kingdom. http://www.amphibianark.org/pdf/ACAP.pdf (last accessed June 10, 2013).

33. **Fisher MC, Garner TW.** 2007. The relationship between the emergence of *Batrachochytrium dendrobatidis*, the international trade in amphibians and introduced amphibian species. *Fungal Biol Rev* **21**: 2–9.

34. **Smith FS, Sax FS, Lafferty KD.** 2006. Evidence for the role of infectious disease in species extinction and endangerment. *Conserv Biol* **20**:1349–1357.

35. **Daszak P, Cunningham AA.** 1999. Extinction by infection. *Trends Ecol Evol* **14**:279.

36. **Daszak P, Berger L, Cunningham AA, Hyatt AD, Green DE, Speare R.** 1999. Emerging infectious diseases and amphibian population declines. *Emerg Infect Dis* **5**:735–748.

37. **Schloegel LM, Hero JM, Berger L, Speare R, McDonald K, Daszak P.** 2006. The decline of the sharp-snouted day frog (*Taudactylus acutirostris*): the first documented case of extinction by infection in a free-ranging wildlife species? *Ecohealth* **3**:35–40.

38. **Duffy JE.** 2002. Biodiversity and ecosystem function: the consumer connection. *Oikos* **99**:201–219.

39. **McKinney ML, Lockwood JL.** 1999. Biotic homogenization: a few winners replacing many losers in the next mass extinction. *Trends Ecol Evol* **14**:450–453.

40. **Diaz S, Fargione J, Chapin FS III, Tilman D.** 2006. Biodiversity loss threatens human well-being. *PLoS Biol* **4**:e277. doi:10.1371/journal.pbio.0040277.

41. **Terborgh J, Lopez V, Nunez P, Rao M, Shahabuddin G, Orihuela G, Riveros M, Ascanio R, Adler GH, Lambert TD, Balbas L.** 2001. Ecological meltdown in predator-free forest fragments. *Science* **294**:1923–1926.

42. **McMichael AJ.** 2004. Environmental and social influences on emerging infectious diseases: past, present and future. *Philos Trans R Soc Lond B Biol Sci* **359**:1049–1058.

43. **McCann KS.** 2000. The diversity-stability debate. *Nature* **405**:228–233.

44. **Begon M, Townsend CR, Harper JL.** 2006. *Ecology: from Individuals to Ecosystems*, 4th ed. Blackwell Publishing, Oxford, United Kingdom.

45. **Caut S, Casanovas JG, Virgos E, Lozano J, Witmer GW, Courchamp F.** 2007. Rats dying for mice: modelling the competitor release effect. *Austral Ecol* **32**:858–868.

46. **Heske EJ, Brown JH, Mistry S.** 1994. Long-term experimental study of a Chihuahuan Desert rodent community: 13 years of competition. *Ecology* **75**:438–445.

47. **Auffray JF, Renaud S, Claude J.** 2009. Rodent biodiversity in changing environments. *Kasetsart J (Nat Sci)* **43**:83–93.

48. **Pongsiri MJ, Roman J, Ezenwa VO, Goldberg TL, Koren HS, Newbold SC, Ostfeld RS, Pattanayak SK, Salkeld DJ.** 2009. Biodiversity loss affects global disease ecology. *BioScience* **59**:945–954.

49. **Chaisiri K, Chaeychomsri W, Siruntawineti J, Bordes F, Herbreteau V, Morand S.** 2010. Human-dominated habitats and helminth parasitism in Southeast Asian murids. *Parasitol Res* **107**:931–937.

50. **Mills JN.** 2006. Biodiversity loss and emerging infectious diseases: an example from the rodent-borne hemorrhagic fevers. *Biodiversity* **7**:9–17.

51. **Schmidt KA, Ostfeld RS.** 2001. Biodiversity and the dilution effect in disease ecology. *Ecology* **82**: 609–619.

52. **Clay CA, Lehmer EM, Jeor SS, Dearing MD.** 2009. Sin Nombre virus and rodent species diversity: a test of the dilution and amplification hypotheses. *PLoS One* **4**:e6467. doi:10.1371/journal.pone.0006467.

53. **Andren H.** 1994. Effects of habitat fragmentation on birds and mammals in landscapes with different proportions of suitable habitat: a review. *Oikos* **71**:355–366.

54. **McCullough DR (ed).** 1996. *Metapopulations and Wildlife Conservation.* Island Press, Washington, DC.

55. **Wiens JA.** 1996. Wildlife in patchy environments: metapopulations, mosaics and management, p 53–84. *In* McCullough DR (ed), *Metapopulations and Wildlife Conservation.* Island Press, Washington, DC.

56. **Hastings A, Harrison S.** 1994. Metapopulation dynamics and genetics. *Annu Rev Ecol Syst* **25**:167–188.

57. **Medina-Vogel G, Merino LO, Monsalve Alarcon R, Vianna JA.** 2008. Coastal-marine discontinuities, critical patch size and isolation: implications for marine otter conservation. *Anim Conserv* **11**:57–64.

58. **Vianna JA, Ayerdi P, Medina-Vogel G, Mangel JC, Zeballos H, Apaza M, Faugeron S.** 2010. Phylogrography of the marine otter (*Lontra felina*): historical and contemporary factors determining its distribution. *J Hered* **101**:676–689.

59. **Medina-Vogel G, Boher F, Flores G, Santibanez A, Soto-Azat C.** 2007. Spacing behavior of marine otters (*Lontra felina*) in relation to land refuges and fishery wastes in central Chile. *J Mammal* **88**:487–494.

60. **Lafferty KD.** 2008. Effect of disease on community interactions and food web structure, p 205–222. *In* Ostfeld RS, Keesing F, Eviner VT (ed), *Infectious Disease Ecology: Effects of Ecosystems on Disease and of Disease on Ecosystems.* Princeton University Press, Princeton, NJ.

61. **Cully JF Jr, Williams ES.** 2001. Interspecific comparisons of sylvatic plague in prairie dogs. *J Mammal* **82**:894–905.

62. **Lomolino MV, Smith GA.** 2001. Dynamic biogeography of prairie dog (*Cynomys ludovicianus*) town near the edge of their range. *J Mammal* **82**:937–945.

63. **Collinge SK, Johnson WC, Ray C, Matchett R, Grensten J, Cully JF, Gage KL, Kosoy MY, Loye JE, Martin AP.** 2005. Landscape structure and plague occurrence in black-tailed prairie dogs on grasslands of the western USA. *Landsc Ecol* **20**:941–955.

64. **Gillespie TR, Chapman CA.** 2006. Prediction of parasite infection dynamics in primate metapopulations based on attributes of forest fragmentation. *Conserv Biol* **20**:441–448.

65. **Riley SP, Foley J, Chomel B.** 2004. Exposure to feline and canine pathogens in bobcat and gray foxes in urban and rural zones of a national park in California. *J Wildl Dis* **40**:11–22.

66. **Anderson JF, Andreadis TG, Vossbrinck CR, Tirrell S, Wakem EM, French RA, Garmendia AE, Van Kruiningen HJ.** 1999. Isolation of West Nile virus from mosquitoes, crows, and a Cooper's hawk in Connecticut. *Science* **286**:2331–2333.

67. **Sainsbury AW, Nettleton P, Gilray J, Gurnell J.** 2000. Grey squirrels have high seroprevalence to a parapoxvirus associated with deaths in red squirrels. *Anim Conserv* **3**:229–233.

68. **van Riper C, van Riper SG, Goff ML, Laird M.** 1986. The epizootiology and ecological significance of malaria in Hawaiian land birds. *Ecol Monogr* **56**:327–344.

69. **Cunningham AA, Daszak P, Rodriguez JP.** 2003. Pathogen pollution: defining a parasitological threat to biodiversity conservation. *J Parasitol* **89**:S78–S83.

70. **Cabello CC, Cabello CF.** 2008. [Zoonoses with wildlife reservoirs: a threat to public health and the economy]. *Rev Med Chil* **136:**385–393. (In Spanish.)

71. **Tabor GM.** 2002. Defining conservation medicine, p 8–16. *In* Aguirre AA, Ostfeld RS, Tabor GM, House C, Pearl MC (ed), *Conservation Medicine: Ecological Health in Practice.* Oxford University Press, New York, NY.

72. **Farr RW.** 1995. Leptospirosis. *Clin Infect Dis* **21:**1–6; quiz 7–8.

73. **Lagadec E, Gomard Y, Guernier V, Dietrich M, Pascalis H, Temmam S, Ramasindrazana B, Goodman SM, Tortosa P, Delagi K.** 2012. Pathgogenic *Leptospira* spp. in bats, Madagascar and Union of the Comoros. *Emerg Infect Dis* **18:**1696–1698.

74. **Levett P.** 2005. Leptospirosis, p 2789–2798. *In* Mandell GL, Bennett JE, Dolin R (ed), *Mandell, Douglas, and Bennett's Principles and Practice of Infectious Diseases,* 5th ed. Churchill Livingstone, Philadelphia, PA.

75. **Vinetz JM, Wilcox BA, Aguirre A, Gollin LX, Katz AR, Fujioka RS, Maly K, Horwitz P, Chang H.** 2005. Beyond disciplinary boundaries: leptospirosis as a model of incorporating transdisciplinary approaches to understand infectious disease emergence. *Ecohealth* **2:**291–306.

76. **Gaydos JK, Conrad PA, Gilardi KV, Blundell GM, Ben-David M.** 2007. Does human proximity affect antibody prevalence in marine-foraging river otters (*Lontra canadensis*)? *J Wildl Dis* **43:**116–123.

77. **Hanni KD, Mazet JA, Gulland FM, Estes J, Staedler M, Murray MJ, Miller M, Jessup DA.** 2003. Clinical pathology and assessment of pathogen exposure in southern and Alaskan sea otters. *J Wildl Dis* **39:**837–850.

78. **Zunino E, Pizarro R.** 2007. [Leptospirosis: a literature review.] *Rev Chil Infectol* **24:**220–226 (In Spanish). 79. **Jaksic FM, Iriarte JA, Jimenez JE, Martinez DR.** 2002. Invaders without frontiers: cross-border invasions of exotic mammals. *Biol Invasions* **4:**157–173.

80. **Medina G.** 1997. A comparison of the diet and distribution of the southern river otter (*Lutra provocax*) and mink (*Mustela vison*) in Southern Chile. *J Zool* **242:**291–297.

81. **Fasola L, Chehebar C, Macdonald DW, Porro G, Cassini M.** 2009. Do alien North American mink compete for resources with native South American river otter in Argentinean Patagonia? *J Zool* **277:**187–195.

82. **Ibarra JT, Fasola L, Macdonald DW, Rozzi R, Bonacic C.** 2009. Invasive American mink *Mustela vison* in wetlands of the Cape Horn Biosphere Reserve, southern Chile: what are they eating? *Oryx* **43:**87–90.

83. **Rozzi R, Sheriffs M.** 2003. El vison (*Mustela vison* Schreber: Carnivora: Mustelidae), un nuevo mamifero exotico para la isla Navarino. *An Inst Patagon* **31:**97–104.

84. **Medina-Vogel G.** 1996. Conservation status of *Lutra provocax* in Chile. *Pacific Conserv Biol* **2:**414–419.

85. **Medina-Vogel G, Kaufmann VS, Monsalve R, Gomez V.** 2003. The relationship between riparian vegetation, woody debris, stream morphology, human activity and the use of rivers by southern river otter in Chile. *Oryx* **37:**422–430.

86. **Medina-Vogel G, Gonzalez-Lagos C.** 2008. Habitat use and diet of endangered southern river otter *Lontra provocax* in a predominantly palustrine wetland in Chile. *Wildl Biol* **14:**211–220.

87. **Aued MB, Chehebar C, Porro G, Macdonald DW, Cassini MH.** 2003. Environmental correlates of the distribution of southern river otters *Lontra provocax*. *Oryx* **37:**413–421.

88. **Haydon DT, Laurenson MK, Sillero-Zubiri C.** 2002. Integrating epidemiology into population viability analysis: managing the risk posed by rabies and canine distemper to the Ethiopian wolf. *Conserv Biol* **16:**1372–1385.

89. **Atlas R, Rubin C, Maloy S, Daszak P, Colwell R, Hyde B.** 2010. One Health—attaining optimal health for people, animals, and the environment. *Microbe* **5:**383–389.

90. **Dunn R.** 2010. Global mapping of ecosystem disservices: the unspoken reality that nature sometimes kills us. *Biotropica* **42:**555–557.

91. **Atlas RM, Maloy S (ed).** 2014. *One Health: People, Animals, and the Environment.* ASM Press, Washington, DC.

1. **Taylor LH, Latham SM, Woolhouse MEJ.** 2001. Risk factors for human disease emergence. *Philos Trans R Soc Lond B Biol Sci* **356**:983–989.

2. **King DA, Peckham C, Waage JK, Brownlie J, Woolhouse MEJ.** 2006. Epidemiology. Infectious diseases: preparing for the future. *Science* **313**:1392–1393.

3. **Woolhouse MEJ, Scott FA, Hudson Z, Howey R, Chase-Topping M.** 2012. Human viruses: discovery and emergence. *Philos Trans R Soc Lond B Biol Sci* **367**:2864–2871.

4. **Jones KE, Patel NG, Levy MA, Storeygard A, Balk D, Gittleman JL, Daszak P.** 2008. Global trends in emerging infectious diseases. *Nature* **451**:990–993.

5. **Sharp PM, Hahn BH.** 2010. The evolution of HIV-1 and the origin of AIDS. *Philos Trans R Soc Lond B Biol Sci* **365**:2487–2494.

6. **Epstein JH, Field HE, Luby S, Pulliam JR, Daszak P.** 2006. Nipah virus: impact, origins, and causes of emergence. *Curr Infect Dis Rep* **8**:59–63.

7. **King AM, Adams MJ, Carstens EB, Lefkowitz EJ (ed).** 2012. *Virus Taxonomy: Ninth Report of the International Committee for the Taxonomy of Viruses.* Elsevier, Amsterdam, The Netherlands.

8. **Woolhouse MEJ, Adair K.** 2013. The diversity of human RNA viruses. *Future Virol* **8**:159–171.

9. **Kitchen A, Shackelton LA, Holmes EC.** 2011. Family level phylogenies reveal modes of macroevolution in RNA viruses. *Proc Natl Acad Sci USA* **108**:238–243.

10. **Wolfe ND, Dunavan CP, Diamond J.** 2007. Origins of major human infectious diseases. *Nature* **447**:279–283.

11. **Woolhouse MEJ, Taylor LH, Haydon DT.** 2001. Population biology of multihost pathogens. *Science* **292**:1109–1112.

12. **Antia R, Regoes RR, Koella JC, Bergstrom CT.** 2003. The role of evolution in the emergence of infectious diseases. *Nature* **426**:658–661.

13. **Bae SE, Son HS.** 2011. Classification of viral zoonosis through receptor pattern analysis. *BMC Bioinformatics* **12**:96. doi:10.1186/1471-2105-12-96.

14. **Kuiken T, Holmes EC, McCauley J, Rimmelzwaan GF, Williams CS, Grenfell BT.** 2006. Host species barriers to influenza virus infections. *Science* **312**:394–397.

15. **Blancou J, Aubert MF.** 1997. [Transmission of rabies virus: importance of the species barrier]. *Bull Acad Natl Med* **181**:301–312 (In French.)

16. **Streicker DG, Turmelle AS, Vonhof MJ, Kuzmin IV, McCracken GF, Rupprecht CE.** 2010. Host phylogeny constrains cross-species emergence and establishment of rabies virus in bats. *Science* **329**:676–679.

17. **Woolhouse MEJ, Adair K.** 2013. Ecological and taxonomic variation among human RNA viruses. *J Clin Virol* [Epub ahead of print.] doi:10.1016/j.jcv.2013.02.019.

18. **Ebert D, Bull J.** 2008. The evolution and expression of virulence, p 153–167. *In* Stearns SC, Koella JC (ed), *Evolution in Health and Disease*, 2nd ed. Oxford University Press, Oxford, United Kingdom.

19. **World Health Organization Multicentre Collaborative Network for Severe Acute Respiratory Syndrome Diagnosis.** 2003. A multicentre collaboration to investigate the cause of severe acute respiratory syndrome. *Lancet* **361**:1730–1733.

20. **Morse SS, Mazet JA, Woolhouse M, Parrish CR, Carroll D, Karesh WB, Zambrana-Torrelio C, Lipkin WI, Daszak P.** 2012. Prediction and prevention of the next pandemic zoonosis. *Lancet* **380**:1956–1965.

21. **Drexler JF, Corman VM, Muller MA, Maganga GD, Vallo P, Binger T, Gloza-Rausch F, Rasche A, Yordanov S, Seebens A, Oppong S, Adu Sarkodie Y, Pongombo C, Lukashev AN, Schmidt-Chanasit J, Stocker A, Carneiro AJ, Erbar S, Maisner A, Fronhoffs F, Buettner R, Kalko EK, Kruppa T, Franke CR, Kallies R, Yandoko ER, Herrler G, Reusken C, Hassanin A, Kruger DH, Matthee S, Ulrich RG, Leroy EM, Drosten C.** 2012. Bats host major mammalian paramyxoviruses. *Nat Commun* **3**:796. doi:10.1038/ncomms1796.

22. **Ducomble T, Wilking H, Stark K, Takla A, Askar M, Schaade L, Nitsche A, Kurth A.** 2012. Lack of evidence for Schmallenberg virus infection in highly exposed persons, Germany, 2012. *Emerg Infect Dis* **18:**1333–1335.

23. **Cotten M, Lam TT, Watson SJ, Palser AL, Petrova V, Grant P, Pybus OG, Rambaut A, Guan Y, Pillay D, Kellam P, Nastouli E.** 2013. Full-genome deep sequencing and phylogenetic analysis of novel human betacoronavirus. *Emerg Infect Dis* **19:**736–742.

24. **Palmarini M.** 2007. A veterinary twist on pathogen biology. *PLoS Pathog* **3:**e12. doi:10.1371/journal. ppat.0030012.

25. **Woolhouse M, Antia R.** 2008. Emergence of new infectious diseases, p 215–228. *In* Stearns SC, Koella JC (ed), *Evolution in Health and Disease*, 2nd ed. Oxford University Press, Oxford, United Kingdom.

제7장 | 광견병 통제의 문제점

1. **Hogenhout SA, Redinbaugh MG, Ammar el-D.** 2003. Plant and animal rhabdovirus host range: a bug's view. *Trends Microbiol* **11:**264–271.

2. **Baer GM.** 2007. The history of rabies, p 1–22. *In* Jackson AC, Wunner WH (ed), *Rabies*, 2nd ed. Elsevier/ Academic Press, Amsterdam, The Netherlands.

3. **King AA, Turner GS.** 1993. Rabies: a review. *J Comp Pathol* **108:**1–39.

4. **Nel L.** 2005. Vaccines for lyssaviruses other than rabies. *Expert Rev Vaccines* **4:**533–540.

5. **Malerczyk C, Nel LH, Gniel D, Blumberg L.** 2010. Rabies in South Africa and the FIFA Soccer World Cup: travelers' awareness for an endemic but neglected disease. *Hum Vaccin* **6:**385–389.

6. **Fales FM.** 2010. Chapter 2: Mesopotamia. *Handb Clin Neurol* **95:**15–27.

7. **Badrane H, Tordo N.** 2003. Host switching in *Lyssavirus* history from the Chiroptera to the Carnivora orders. *J Virol* **75:**8096–8104.

8. **Domingo E, Sheldon J, Perales C.** 2012. Viral quasispecies evolution. *Microbiol Mol Biol Rev* **76:**159–216.

9. **Nel L, Jacobs J, Jaftha J, von Teichman B, Bingham J, Olivier M.** 2000. New cases of Mokola virus infection in South Africa: a genotypic comparison of southern African virus isolates. *Virus Genes* **20:**103–106.

10. **Sabeta CT, Markotter W, Mohale DK, Shumba W, Wandeler AI, Nel LH.** 2007. Mokola virus in domestic mammals, South Africa. *Emerg Infect Dis* **13:**1371–1373.

11. **Marston DA, Horton DL, Ngeleja C, Hampson K, McElhinney LM, Banyard AC, Haydon D, Cleaveland S, Rupprecht CE, Bigambo M, Fooks AR, Lembo T.** 2012. Ikoma lyssavirus, highly divergent novel lyssavirus in an African civet. *Emerg Infect Dis* **18:**664–667.

12. **Streicker DG, Turmelle AS, Vonhof MJ, Kuzmin IV, McCracken GF, Rupprecht CE.** 2010. Host phylogeny constrains cross-species emergence and establishment of rabies virus in bats. *Science* **329:**676–679.

13. **Streicker DG, Lemey P, Velasco-Villa A, Rupprecht CE.** 2012. Rates of viral evolution are linked to host geography in bat rabies. *PLoS Pathog* **8:**e1002720.

14. **Nel LH, Rupprecht CE.** 2007. Emergence of lyssaviruses in the Old World: the case of Africa. *Curr Top Microbiol Immunol* **315:**161–193.

15. **Markotter W, Kuzmin I, Rupprecht CE, Nel LH.** 2008. Phylogeny of Lagos bat virus: challenges for lyssavirus taxonomy. *Virus Res* **135:**10–21.

16. **Kuzmin IV, Shi M, Orciari LA, Yager PA, Velasco-Villa A, Kuzmina NA, Streicker DG, Bergman DL, Rupprecht CE.** 2012. Molecular inferences suggest multiple host shifts of rabies viruses from bats to mesocarnivores in Arizona during 2001–2009. *PLoS Pathog* **8:**e1002786.

17. **Schnell MJ, McGettigan JP, Wirblich C, Papaneri A.** 2010. The cell biology of rabies virus: using stealth to reach the brain. *Nat Rev Microbiol* **8:**51–61.

18. **Rupprecht CE, Hanlon CA, Hemachudha T.** 2002. Rabies re-examined. *Lancet Infect Dis* **2:**327–343.

19. **Scott T, Hasse R, Nel L.** 2012. Rabies in kudu (*Tragelaphus strepsiceros*). *Berl Munch Tierarztl Wochenschr* **125:**236–241.

20. **Lentz TL, Burrage TG, Smith AL, Crick J, Tignor GH.** 1982. Is the acetylcholine receptor a rabies virus receptor? *Science* **215:**182–184.

21. **Tuffereau C, Benejean J, Blondel D, Kieffer B, Flamand A.** 1998. Low-affinity nerve-growth factor receptor (P75NTR) can serve as a receptor for rabies virus. *EMBO J* **17:**7250–7259.

22. **Tuffereau C, Schmidt K, Langevin C, Lafay F, Dechant G, Koltzenburg M.** 2007. The rabies virus glycoprotein receptor p75NTR is not essential for rabies virus infection. *J Virol* **81:**13622–13630.

23. **Tuffereau C, Desmezieres E, Benejean J, Jallet C, Flamand A, Tordo N, Perrin P.** 2001. Interaction of lyssaviruses with the low-affinity nerve-growth factor receptor p75NTR. *J Gen Virol* **82**(Pt 12):2861–2867.

24. **Thoulouze MI, Lafage M, Schachner M, Hartmann U, Cremer H, Lafon M.** 1998. The neural cell adhesion molecule is a receptor for rabies virus. *J Virol* **72:**7181–7190.

25. **Jacob Y, Badrane H, Ceccaldi PE, Tordo N.** 2000. Cytoplasmic dynein LC8 interacts with lyssavirus phosphoprotein. *J Virol* **74:**10217–10222.

26. **Raux H, Flamand A, Blondel D.** 2000. Interaction of the rabies virus P protein with the LC8 dynein light chain. *J Virol* **74:**10212–10216.

27. **Tan GS, Preuss MA, Williams JC, Schnell MJ.** 2007. The dynein light chain 8 binding motif of rabies virus phosphoprotein promotes efficient viral transcription. *Proc Natl Acad Sci USA* **104:**7229–7234.

28. **Bentivoglio M, Mariotti R, Bertini G.** 2010. Neuroinflammation and brain infections: historical context and current perspectives. *Brain Res Rev* **66:**152–173.

29. **Faber M, Pulmanausahakul R, Hodawadekar SS, Spitsin S, McGettigan JP, Schnell MJ, Dietzschold B.** 2002. Overexpression of the rabies virus glycoprotein results in enhancement of apoptosis and antiviral immune response. *J Virol* **76:**3374–3381.

30. **Faber M, Li J, Kean RB, Hooper DC, Alugupalli KR, Dietzschold B.** 2009. Effective preexposure and postexposure prophylaxis of rabies with a highly attenuated recombinant rabies virus. *Proc Natl Acad Sci USA* **106:**11300–11305.

31. **Wirblich C, Schnell MJ.** 2011. Rabies virus (RV) glycoprotein expression levels are not critical for pathogenicity of RV. *J Virol* **85:**697–704.

32. **Ito Y, Ito N, Saito S, Masatani T, Nakagawa K, Atoji Y, Sugiayma M.** 2010. Amino acid substitutions at positions 242, 255 and 268 in rabies virus glycoprotein affect spread of viral infection. *Microbiol Immunol* **54:**89–97.

33. **Mebatsion T.** 2001. Extensive attenuation of rabies virus by simultaneously modifying the dynein light chain binding site in the P protein and replacing Arg333 in the G protein. *J Virol* **75:**11496–11502.

34. **Dietzschold B, Schnell M, Koprowski H.** 2005. Pathogenesis of rabies. *Curr Top Microbiol Immunol* **292:**45–56.

35. **Wiltzer L, Larrous F, Oksayan S, Ito N, Marsh GA, Wang LF, Blondel D, Bourhy H, Jans DA, Moseley GW.** 2012. Conservation of a unique mechanism of immune evasion across the *Lyssavirus* genus. *J Virol* **86:**10194–10199.

36. **Chopy D, Pothlichet J, Lafage M, Megret F, Fiette L, Si-Tahar M, Lafon M.** 2011. Ambivalent role of the innate immune response in rabies virus pathogenesis. *J Virol* **85:**6657–6668.

37. **Phares TW, Kean RB, Mikheeva T, Hooper DC.** 2006. Regional differences in blood-brain barrier permeability changes and inflammation in the apathogenic clearance of virus from the central nervous system. *J Immunol* **176:**7666–7675.

38. **Hooper DG, Roy A, Kean RB, Phares TW, Barkhouse DA.** 2011. Therapeutic immune clearance of rabies virus from the CNS. *Future Virol* **6:**387–397.

39. **Wandeler AI.** 2008. The rabies situation in Western Europe. *Dev Biol (Basel)* **131:**19–25.

40. **Centers for Disease Control and Prevention.** 2007. *US declared canine-rabies free. September 7, 2007.* Centers for Disease Control and Prevention, Atlanta, GA. http://www.cdc.gov/news/2007/09/canine_rabies.html (last accessed April 28, 2013).

41. **Velasco-Villa A, Reeder SA, Orciari LA, Yager PA, Franka R, Blanton JD, Zuckero L, Hunt P, Oertli EH, Robinson LE, Rupprecht CE.** 2008. Enzootic rabies elimination from dogs and reemergence in wild terrestrial carnivores, United States. *Emerg Infect Dis* **14:**1849–1854.

42. **Blanton JD, Palmer D, Rupprecht CE.** 2010. Rabies surveillance in the United States during 2009. *J Am Vet Med Assoc* **237:**646–657.

43. **Rupprecht CE, Barrett J, Briggs D, Cliquet F, Fooks AR, Lumlertdacha B, Meslin FX, Muler T, Nel LH, Schneider C, Tordo N, Wandeler AI.** 2008. Can rabies be eradicated? *Dev Biol (Basel)* **131:**95–121.

44. **Blanton JD, Palmer D, Dyer J, Rupprecht CE.** 2011. Rabies surveillance in the United States during 2010. *J Am Vet Med Assoc* **239:**773–783.

45. **Nel LH, Markotter W.** 2007. Lyssaviruses. *Crit Rev Microbiol* **33:**301–324.

46. **Global Alliance for Rabies Control.** 2011. *Annual number of deaths from rabies hits 70,000 worldwide. September 28, 2011.* Global Alliance for Rabies Control, Manhattan, KS. http://www.rabiescontrol.net/news/news-archive/annual-number-of-deaths-from-rabies-hits-70000-worldwide.html (last accessed April 28, 2013).

47. **SEARG—Southern and Eastern African Rabies Group.** 2013. http://www.searg.info/doku.php?id=meetings (last accessed April 28, 2013).

48. **Lembo T, Attlan M, Bourhy H, Cleaveland S, Costa P, de Balogh K, Dodet B, Fooks AR, Hiby E, Leanes F, Meslin FX, Miranda ME,Muller T, Nel LH, Rupprecht CE, Tordo N, Tumpey A, Wandeler A, Briggs DJ.** 2011. Renewed global partnerships and redesigned roadmaps for rabies prevention and control. *Vet Med Int* **2011:**923149.

49. **Cohen C, Sartorius B, Sabeta C, Zulu G, Paweska J, Mogoswane M, Sutton C, Nel LH, Swanepoel R, Leman PA, Grobbelaar AA, Dyason E, Blumberg L.** 2007. Epidemiology and molecular virus characterization of reemerging rabies, South Africa. *Emerg Infect Dis* **13:**1879–1886.

50. **Mallewa M, Fooks AR, Banda D, Chikungwa P, Mankhambo L, Molyneux E, Molyneux ME, Solomon T.** 2007. Rabies encephalitis in a malaria-endemic area of Malawi, Africa. *Emerg Infect Dis* **13:**136–139.

51. **Weyer J, Szmyd-Potapczuk AV, Blumberg LH, Leman PA, Markotter W, Swanepoel R, Paweska JT, Nel LH.** 2011. Epidemiology of human rabies in South Africa, 1983–2007. *Virus Res* **155:**283–290.

52. **World Health Organization.** 2005. *WHO Expert Consultation on Rabies: First Report.* WHO technical report series, **931.** World Health Organization, Geneva, Switzerland.

53. **Dodet B, Africa Rabies Bureau (AfroREB).** 2009. The fight against rabies in Africa: from recognition to action. *Vaccine* **27:**5027–5032.

54. **Knobel DL, Cleaveland S, Coleman PG, Fevre EM, Meltzer MI, Miranda ME, Shaw A, Zinsstag J, Meslin FX.** 2005. Re-evaluating the burden of rabies in Africa and Asia. *Bull World Health Organ* **83:**360–368.

55. **Zeng H, Pappas C, Katz JM, Tumpey TM.** 2011. The 2009 pandemic H1N1 and triple-reassortant swine H1N1 influenza viruses replicate efficiently but elicit an attenuated inflammatory response in polarized human bronchial epithelial cells. *J Virol* **85:**686–696.

56. **Menezes R.** 2008. Rabies in India. *CMAJ* **178:**564–566.

57. **World Organisation for Animal Health (OIE).** 2011. *World Animal Health Information Database (WAHID) Interface.* OIE, Paris, France. http://www.oie.int/wahis_2/public/wahid.php/Wahidhome/Home (last accessed April 28, 2013).

58. **Nel LH, Scott TP, Wright N, Mollentze N, Markotter W, Sabeta CT, le Roux K.** 2011. Rabies and rabies control in African regions, p 51–58. *In Rabies Control — Towards Sustainable Prevention at the Source.* Compendium of the OIE Global Conference on Rabies Control, Incheon-Seoul, Korea, 7 to 9 September 2011. OIE, Paris, France.

59. **Global Alliance for Rabies Control.** 2013. *World Rabies Day September 28, 2013.* Global Alliance for Rabies Control, Manhattan, KS. http://www.worldrabiesday.org/ (last accessed April 28, 2013).

60. **Lembo T, Partners for Rabies Prevention.** 2012. The blueprint for rabies prevention and control: a novel operational toolkit for rabies elimination. *PloS Negl Trop Dis* **6:**e1388.

61. **Bill & Melinda Gates Foundation.** 2008. *Grant OPP49679—World Health Organization.* Bill & Melinda Gates Foundation, Seattle, WA. http://www.gatesfoundation.org/How-We-Work/Quick-Links/Grants-Database/Grants/2008/11/OPP49679 (last accessed June 26, 2013).

62. **World Health Organization.** 2010. *Bill & Melinda Gates Foundation fund WHO-coordinated project to control and eventually eliminate rabies in low-income countries.* World Health Organization, Geneva, Switzerland. www.who.int/rabies/bmgf_who_project/en/index.html (last accessed April 28, 2013).

63. **Nel L, Le Roux K, Atlas R.** 2009. Rabies control program in South Africa. *Microbe* 4:61–65.

64. **Coetzee P, Nel LH.** 2007. Emerging epidemic dog rabies in coastal South Africa: a molecular epidemiological analysis. *Virus Res* 126:186–195.

65. **Coetzee P, Weyer J, Paweska JT, Burt FJ, Markotter W, Nel LH.** 2008. Use of a molecular epidemiological database to track human rabies case histories in South Africa. *Epidemiol Infect* 136:1270–1276.

66. **Global Alliance for Rabies Control.** 2010. *Alliance for Rabies Control—Projects overview—Philippines.* Global Alliance for Rabies Control, Manhattan, KS. http://www.rabiescontrol.net/assets/files/resources/newsletters/GARCnewsletter20.pdf (last accessed 26 June 2013).

67. **World Society for the Protection of Animals.** 2010. *Humane and sustainable dog population management in Colombo; mid-project review June 2007–June 2010.* World Society for the Protection of Animals, London, United Kingdom. http://www.fao.org/fileadmin/user_upload/animalwelfare/Case%20Study_Colombo.pdf (last accessed 26 June 2013).

68. **World Society for the Protection of Animals.** 2010. *Case study: Gianyar's mass vaccination project.* World Society for the Protection of Animals, London, United Kingdom. http://www.wspa-international.org/images/CaseStudy-GianyarRabies_ENG.pdf (last accessed April 28, 2013).

69. **Niezgoda M, Rupprecht CE.** 2006. Standard operating procedure for the direct rapid immunohistochemistry test for the detection of rabies virus antigen, p 1–16. National Laboratory Training Network Course. U.S. Department of Health and Human Services, Centers for Disease Control and Prevention, Atlanta, GA.

70. **World Organisation for Animal Health (OIE).** 2011. *The Fifth Strategic Plan.* OIE, Paris, France. http://www.oie.int/about-us/director-general-office/strategic-plan/ (last accessed April 28, 2013).

71. **Food and Agriculture Organization of the United Nations, Animal Production and Health Division.** 2012. *FAO, OIE and WHO recommit to defend against diseases at the animal-human-ecosystems interfaces.* Food and Agriculture Organization of the United Nations, Rome, Italy. http://www.fao.org/ag/againfo/home/en/news_archive/2011_Tripartite_against_Diseases.html (last accessed April 28, 2013).

72. **Nel LH.** 2013. Discrepancies in data reporting for rabies, Africa. *Emerg Infect Dis* 19:529–533.

1. **Strauss JH, Strauss EG.** 2002. *Viruses and Human Disease*, p 147–156. Academic Press, San Diego, CA.

2. **Chen W, Calvo PA, Malide D, Gibbs J, Schubert U, Bacik I, Basta S, O'Neill R, Schickli J, Palese P, Henklein P, Bennink JR, Yewdell JW.** 2001. A novel influenza A virus mitochondrial protein that induces cell death. *Nat Med* **7:**1306–1312.

3. **Jagger BW, Wise HM, Kash JC, Walters KA, Wills NM, Xiao YL, Dunfee RL, Schwartzman LM, Ozinsky A, Bell GL, Dalton RM, Lo A, Efstathiou S, Atkins JF, Firth AE, Taubenberger JK, Digard P.** 2012. An overlapping protein-coding region in influenza A virus segment 3 modulates the host response. *Science* **337:**199–204.

4. **Steinhauer DA, Skehel JJ.** 2002. Genetics of influenza viruses. *Annu Rev Genet* **36:**305–332.

5. **Webster RG, Bean WJ, Gorman OT, Chambers TM, Kawaoka Y.** 1992. Evolution and ecology of influenza A viruses. *Microbiol Rev* **56:**152–179.

6. **Smith FL, Palese P.** 1989. Variation in influenza virus genes: epidemiological, pathogenic, and evolutionary consequences, p 319–359. *In* Krug RM (ed), *The Influenza Viruses*. Plenum, New York, NY.

7. **Olsen B, Munster VJ, Wallensten A, Waldenstrom J, Osterhaus AD, Fouchier RA.** 2006. Global patterns of influenza A virus in wild birds. *Science* **312:**384–388.

8. **Tong S, Li Y, Rivailler P, Conrardy C, Castillo DA, Chen LM, Recuenco S, Ellison JA, Davis CT, York IA, Turmelle AS, Moran D, Rogers S, Shi M, Tao Y, Weil MR, Tang K, Rowe LA, Sammons S, Xu X, Frace M, Lindblade KA, Cox NJ, Anderson LJ, Rupprecht CE, Donis RO.** 2012. A distinct lineage of influenza A virus from bats. *Proc Natl Acad Sci USA* **109:**4269–4274.

9. **Krauss S, Obert CA, Franks J, Walker D, Jones K, Seiler P, Niles L, Pryor SP, Obenauer JC, Naeve CW, Widjaja L, Webby RJ, Webster RG.** 2007. Influenza in migratory birds and evidence of limited intercontinental virus exchange. *PLoS Pathog* **3:**e167.

10. **Fuller TL, Saatchi SS, Curd EE, Toffelmier E, Thomassen HA, Buermann W, DeSante DF, Nott MP, Saracco JF, Ralph C, Alexander JD, Pollinger JP, Smith TB.** 2010. Mapping the risk of avian influenza in wild birds in the US. *BMC Infect Dis* **10:**187.

11. **Nestorowicz A, Kawaoka Y, Bean WJ, Webster RG.** 1987. Molecular analysis of the hemagglutinin genes of Australian H7N7 influenza viruses: role of passerine birds in maintenance or transmission? *Virology* **160:**411–418.

12. **Pereda AJ, Uhart M, Perez AA, Zaccagnini ME, La Sala L, Decarre J, Goijman A, Solari L, Suarez R, Craig MI, Vagnozzi A, Rimondi A, Konig G, Terrera MV, Kaloghlian A, Song H, Sorrell EM, Perez DR.** 2008. Avian influenza virus isolated in wild waterfowl in Argentina: evidence of a potentially unique phylogenetic lineage in South America. *Virology* **378:**363–370.

13. **Neumann G, Kawaoka Y.** 2006. Host range restriction and pathogenicity in the context of influenza pandemic. *Emerg Infect Dis* **12:**881–886.

14. **Kuiken T, Holmes EC, McCauley J, Rimmelzwaan GF, Williams CS, Grenfell BT.** 2006. Host species barriers to influenza virus infections. *Science* **312:**394–397.

15. **Scull MA, Gillim-Ross L, Santos C, Roberts KL, Bordonali E, Subbarao K, Barclay WS, Pickles RJ.** 2009. Avian influenza virus glycoproteins restrict virus replication and spread through human airway epithelium at temperatures of the proximal airways. *PLoS Pathog* **5:**e1000424.

16. **Ito T, Kawaoka Y.** 2000. Host-range barrier of influenza A viruses. *Vet Microbiol* **74:**71–75.

17. **Fukuyama S, Kawaoka Y.** 2011. The pathogenesis of influenza virus infections: the contributions of virus and host factors. *Curr Opin Immunol* **23:**481–486.

18. **Baigent SJ, McCauley JW.** 2003. Influenza type A in humans, mammals and birds: determinants of virus virulence, host-range and interspecies transmission. *Bioessays* **25:**657–671.

19. **Alexander DJ.** 2000. A review of avian influenza in different bird species. *Vet Microbiol* **74:**3–13.

20. **Suarez DL, Senne DA, Banks J, Brown IH, Essen SC, Lee CW, Manvell RJ, Mathieu-Benson C, Moreno V, Pedersen JC, Panigrahy B, Rojas H, Spackman E, Alexander DJ.** 2004. Recombination resulting in virulence shift in avian influenza outbreak, Chile. *Emerg Infect Dis* **10:**693–699.

21. **Pasick J, Handel K, Robinson J, Copps J, Ridd D, Hills K, Kehler H, Cottam-Birt C, Neufeld J, Berhane Y, Czub S.** 2005. Intersegmental recombination between the haemagglutinin and matrix genes was responsible for the emergence of a highly pathogenic H7N3 avian influenza virus in British Columbia. *J Gen Virol* **86**:727–731.

22. **Li Z, Chen H, Jiao P, Deng G, Tian G, Li Y, Hoffmann E, Webster RG, Matsuoka Y, Yu K.** 2005. Molecular basis of replication of duck H5N1 influenza viruses in a mammalian mouse model. *J Virol* **79**:12058–12064.

23. **Spickler AR, Trampel DW, Roth JA.** 2008. The onset of virus shedding and clinical signs in chickens infected with high-pathogenicity and low-pathogenicity avian influenza viruses. *Avian Pathol* **37**:555–577.

24. **Food and Agriculture Organization of the United Nations (FAO).** 2012. *Understanding avian influenza.* Agriculture Department, Animal Production and Health Division, FAO, Rome, Italy. http://www.fao.org/avianflu/documents/key_ai/key_book_preface.htm (last accessed July 23, 2012).

25. **Kuntz-Simon G, Madec F.** 2009. Genetic and antigenic evolution of swine influenza viruses in Europe and evaluation of their zoonotic potential. *Zoonoses Public Health* **56**:310–325.

26. **Olsen CW.** 2002. The emergence of novel swine influenza viruses in North America. *Virus Res* **85**:199–210.

27. **Ma W, Lager KM, Vincent AL, Janke BH, Gramer MR, Richt JA.** 2009. The role of swine in the generation of novel influenza viruses. *Zoonoses Public Health* **56**:326–337.

28. **Myers KP, Olsen CW, Gray GC.** 2007. Cases of swine influenza in humans: a review of the literature. *Clin Infect Dis* **44**:1084–1088.

29. **Christman MC, Kedwaii A, Xu J, Donis RO, Lu G.** 2011. Pandemic (H1N1) 2009 virus revisited: an evolutionary retrospective. *Infect Genet Evol* **11**:803–811.

30. **Taubenberger JK, Reid AH, Janczewski TA, Fanning TG.** 2001. Integrating historical, clinical and molecular genetic data in order to explain the origin and virulence of the 1918 Spanish influenza virus. *Philos Trans R Soc Lond B Biol Sci* **356**:1829–1839.

31. **Yoon KJ, Schwartz K, Sun D, Zhang J, Hildebrandt H.** 2012. Naturally occurring *Influenza A virus* subtype H1N2 infection in a Midwest United States mink (*Mustela vison*) ranch. *J Vet Diagn Invest* **24**:388–391.

32. **Komadina N, Roque V, Thawatsupha P, Rimando-Magalong J, Waicharoen S, Bomasang E, Sawanpanyalert P, Rivera M, Iannello P, Hurt AC, Barr IG.** 2007. Genetic analysis of two influenza A (H1) swine viruses isolated from humans in Thailand and the Philippines. *Virus Genes* **35**:161–165.

33. **Suarez DL, Woolcock PR, Bermudez AJ, Senne DA.** 2002. Isolation from turkey breeder hens of a reassortant H1N2 influenza virus with swine, human, and avian lineage genes. *Avian Dis* **46**:111–121.

34. **Ma W, Vincent AL, Gramer MR, Brockwell CB, Lager KM, Janke BH, Gauger PC, Patnayak DP, Webby RJ, Richt JA.** 2007. Identification of H2N3 influenza A viruses from swine in the United States. *Proc Natl Acad Sci USA* **104**:20949–20954.

35. **Cullinane A, Elton D, Mumford J.** 2010. Equine influenza—surveillance and control. *Influenza Other Respi Viruses* **4**:339–344.

36. **Elton D, Bryant N.** 2011. Facing the threat of equine influenza. *Equine Vet J* **43**:250–258.

37. **Daly JM, MacRae S, Newton JR, Wattrang E, Elton DM.** 2011. Equine influenza: a review of an unpredictable virus. *Vet J* **189**:7–14.

38. **Sovinova O, Tumova B, Pouska F, Nemec J.** 1958. Isolation of a virus causing respiratory disease in horses. *Acta Virol* **2**:52–61.

39. **Webster RG.** 1993. Are equine 1 influenza viruses still present in horses? *Equine Vet J* **25**:537–538.

40. **Guo Y, Wang M, Kawaoka Y, Gorman O, Ito T, Saito T, Webster RG.** 1992. Characterization of a new avian-like influenza A virus from horses in China. *Virology* **188**:245–255.

41. **Kasel JA, Couch RB.** 1969. Experimental infection in man and horses with influenza A viruses. *Bull W H O* **41**:447–452.

42. **Hinshaw VS, Bean WJ, Webster RG, Rehg JE, Fiorelli P, Early G, Geraci JR, St Aubin DJ.** 1984. Are seals frequently infected with avian influenza viruses? *J Virol* **51**:863–865.

43. **Callan RJ, Early G, Kida H, Hinshaw VS.** 1995. The appearance of H3 influenza viruses in seals. *J Gen Virol* **76**(Pt 1):199–203.

44. **Blanc A, Ruchansky D, Clara M, Achaval F, Le Bas A, Arbiza J.** 2009. Serologic evidence of influenza A and B viruses in South American fur seals (*Arctocephalus australis*). *J Wildl Dis* **45**:519–521.

45. **Nielsen O, Clavijo A, Boughen JA.** 2001. Serologic evidence of influenza A infection in marine mammals of Arctic Canada. *J Wildl Dis* **37**:820–825.

46. **Hinshaw VS, Bean WJ, Geraci J, Fiorelli P, Early G, Webster RG.** 1986. Characterization of two influenza A viruses from a pilot whale. *J Virol* **58**:655–656.

47. **Lvov DK, Zdanov VM, Sazonov AA, Braude NA, Vladimirtceva EA, Agafonova LV, Skljanskaja EI, Kaverin NV, Reznik VI, Pysina TV, Oserovic AM, Berzin AA, Mjasnikova IA, Podcernjaeva RY, Klimenko SM, Andrejev VP, Yakhno MA.** 1978. Comparison of influenza viruses isolated from man and from whales. *Bull W H O* **56**:923–930.

48. **Anthony SJ, St Leger JA, Pugliares K, Ip HS, Chan JM, Carpenter ZW, Navarrete-Macias I, Sanchez-Leon M, Saliki JT, Pedersen J, Karesh W, Daszak P, Rabadan R, Rowles T, Lipkin WI.** 2012. Emergence of fatal avian influenza in New England harbor seals. *MBio* **3**:e00166-12.

49. **Gagnon CA, Spearman G, Hamel A, Godson DL, Fortin A, Fontaine G, Tremblay D.** 2009. Characterization of a Canadian mink H3N2 influenza A virus isolate genetically related to triple reassortant swine influenza virus. *J Clin Microbiol* **47**:796–799.

50. **Harder TC, Vahlenkamp TW.** 2010. Influenza virus infections in dogs and cats. *Vet Immunol Immunopathol* **134**:54–60.

51. **Clark NM, Lynch JP III.** 2011. Influenza: epidemiology, clinical features, therapy, and prevention. *Semin Respir Crit Care Med* **32**:373–392.

52. **Peiris JS, Cheung CY, Leung CY, Nicholls JM.** 2009. Innate immune responses to influenza A H5N1: friend or foe? *Trends Immunol* **30**:574–584.

53. **Nicholson KG, Wood JM, Zambon M.** 2003. Influenza. *Lancet* **362**:1733–1745.

54. **Shanks GD, Brundage JF.** 2012. Pathogenic responses among young adults during the 1918 influenza pandemic. *Emerg Infect Dis* **18**:201–207.

55. **Reid AH, Fanning TG, Hultin JV, Taubenberger JK.** 1999. Origin and evolution of the 1918 "Spanish" influenza virus hemagglutinin gene. *Proc Natl Acad Sci USA* **96**:1651–1656.

56. **Taubenberger JK, Hultin JV, Morens DM.** 2007. Discovery and characterization of the 1918 pandemic influenza virus in historical context. *Antivir Ther* **12**(4 Pt B):581–591.

57. **Horimoto T, Kawaoka Y.** 2005. Influenza: lessons from past pandemics, warnings from current incidents. *Nat Rev Microbiol* **3**:591–600.

58. **Pada S, Tambyah PA.** 2011. Overview/reflections on the 2009 H1N1 pandemic. *Microbes Infect* **13**:470–478.

59. **Capua I, Alexander DJ.** 2007. Animal and human health implications of avian influenza infections. *Biosci Rep* **27**:359–372.

60. **de Jong JC, Claas EC, Osterhaus AD, Webster RG, Lim WL.** 1997. A pandemic warning? *Nature* **389**:554.

61. **Kung NY, Morris RS, Perkins NR, Sims LD, Ellis TM, Bissett L, Chow M, Shortridge KF, Guan Y, Peiris MJ.** 2007. Risk for infection with highly pathogenic influenza A virus (H5N1) in chickens, Hong Kong, 2002. *Emerg Infect Dis* **13**:412–418.

62. **Chen H, Deng G, Li Z, Tian G, Li Y, Jiao P, Zhang L, Liu Z, Webster RG, Yu K.** 2004. The evolution of H5N1 influenza viruses in ducks in southern China. *Proc Natl Acad Sci USA* **101**:10452–10457.

63. **Imai M, Watanabe T, Hatta M, Das SC, Ozawa M, Shinya K, Zhong G, Hanson A, Katsura H, Watanabe S, Li C, Kawakami E, Yamada S, Kiso M, Suzuki Y, Maher EA, Neumann G, Kawaoka Y.** 2012. Experimental adaptation of an influenza H5 HA confers respiratory droplet transmission to a reassortant H5 HA/H1N1 virus in ferrets. *Nature* **486**:420–428.

64. **Herfst S, Schrauwen EJ, Linster M, Chutinimitkul S, de Wit E, Munster VJ, Sorrell EM, Bestebroer TM, Burke DF, Smith DJ, Rimmelzwaan GF, Osterhaus AD, Fouchier RA.** 2012. Airborne transmission of influenza A/H5N1 virus between ferrets. *Science* **336**:1534–1541.

65. **Ellebedy AH, Webby RJ.** 2009. Influenza vaccines. *Vaccine* **27**(Suppl 4):D65–D68.

66. **Schultz-Cherry S, Jones JC.** 2010. Influenza vaccines: the good, the bad, and the eggs. *Adv Virus Res* **77**:63–84.

67. **Szucs TD.** 1999. Influenza. The role of burden-of-illness research. *Pharmacoeconomics* **16**(Suppl 1):27–32.

68. **Kapczynski DR, Swayne DE.** 2009. Influenza vaccines for avian species. *Curr Top Microbiol Immunol* **333**:133–152.

69. **Vincent AL, Ma W, Lager KM, Janke BH, Richt JA.** 2008. Swine influenza viruses: a North American perspective. *Adv Virus Res* **72:**127–154.

70. **US Department of Agriculture Animal and Plant Health Inspection Service (APHIS).** APHIS issues conditional license for canine influenza virus vaccine. June 23, 2009. APHIS, Washington, DC. http://www.aphis.usda.gov/newsroom/content/2009/06/caninevacc.shtml (last accessed July 31, 2012).

71. **Saladino R, Barontini M, Crucianelli M, Nencioni L, Sgarbanti R, Palamara AT.** 2010. Current advances in anti-influenza therapy. *Curr Med Chem* **17:**2101–2140.

72. **World Health Organization (WHO).** 2005. Use of antiviral drugs in poultry, a threat to their effectiveness for the treatment of human avian influenza. November 11, 2005. WHO, Geneva, Switzerland. http://www.who.int/foodsafety/micro/avian_antiviral/en/ (last accessed July 31, 2012).

73. **Das K.** 2012. Antivirals targeting influenza A virus. *J Med Chem* **55:**6263–6277.

74. **Dowdle WR.** 2006. Influenza pandemic periodicity, virus recycling, and the art of risk assessment. *Emerg Infect Dis* **12:**34–39.

75. **Centers for Disease Control and Prevention (CDC).** 2012. Influenza Risk Assessment Tool (IRAT). June 21, 2012. CDC, Atlanta, GA. http://www.cdc.gov/flu/pandemic-resources/tools/risk-assessment.htm (last accessed July 25, 2012).

76. **Shinya K, Hamm S, Hatta M, Ito H, Ito T, Kawaoka Y.** 2004. PB2 amino acid at position 627 affects replicative efficiency, but not cell tropism, of Hong Kong H5N1 influenza A viruses in mice. *Virology* **320:**258–266.

77. **Seo SH, Hoffmann E, Webster RG.** 2002. Lethal H5N1 influenza viruses escape host anti-viral cytokine responses. *Nat Med* **8:**950–954.

78. **Conenello GM, Zamarin D, Perrone LA, Tumpey T, Palese P.** 2007. A single mutation in the PB1-F2 of H5N1 (HK/97) and 1918 influenza A viruses contributes to increased virulence. *PLoS Pathog* **3:**1414–1421.

1. **Le Minor L, Popoff MY.** 1987. Designation of *Salmonella enterica* sp. nov., nom. rev., as the type and only species of the genus *Salmonella*. *Int J Syst Bacteriol* **37**:465–468.

2. **Silva C, Wiesner M.** 2009. An introduction to systematics, natural history and population genetics of *Salmonella*, p 1–17. *In* Calva JJ, Calva E (ed.), *Molecular Biology and Molecular Epidemiology of Salmonella Infections*. Research Signpost, Trivandrum, India.

3. **Baumler AJ, Tsolis RM, Ficht TA, Adams LG.** 1998. Evolution of host adaptation in *Salmonella enterica*. *Infect Immun* **66**:4579–4587.

4. **Kingsley RA, Baumler AJ.** 2000. Host adaptation and the emergence of infectious disease: the *Salmonella* paradigm. *Mol Microbiol* **36**:1006–1014.

5. **Uzzau S, Brown DJ, Wallis T, Rubino S, Leori G, Bernard S, Casadesus J, Platt DJ, Olsen JE.** 2000. Host adapted serotypes of *Salmonella enterica*. *Epidemiol Infect* **125**:229–255.

6. **Hoelzer K, Moreno Switt AI, Wiedmann M.** 2011. Animal contact as a source of human non-typhoidal salmonellosis. *Vet Res* **42**:34. doi:10.1186/1297-9716-42-34.

7. **Edwards RA, Olsen GJ, Maloy SR.** 2002. Comparative genomics of closely related salmonellae. *Trends Microbiol* **10**:94–99.

8. **Karch H, Denamur E, Dobrindt U, Finlay BB, Hengge R, Johannes L, Ron EZ, Tønjum T, Sansonetti PJ, Vicente M.** 2012. The enemy within us: lessons from the 2011 European *Escherichia coli* O104:H4 outbreak. *EMBO Mol Med* **4**:841–848.

9. **Winter SE, Lopez CA, Baumler AJ.** 2013. The dynamics of gut-associated microbial communities during inflammation. *EMBO Rep* **14**:319–327.

10. **Maloy S, Mora G.** 2012. Unnecessary baggage, p 93–98. *In* Kolter R, Maloy S (ed), *Microbes and Evolution: The World That Darwin Never Saw*. ASM Press, Washington, DC.

11. **Matthews TD, Maloy SR.** 2011. Genome rearrangements in *Salmonella*, p 41–66. *In* Fratamico P, Liu Y, Kathari S (ed), *Genomes of Foodborne and Waterborne Pathogens*. ASM Press, Washington, DC.

12. **Silva C, Wiesner M, Calva E.** 2012. The importance of mobile genetic elements in the evolution of *Salmonella*: pathogenesis, antibiotic resistance and host adaptation, p 231–254. *In* Kumar Y (ed), *Salmonella: A Diversified Superbug*. InTech, Rijeka, Croatia.

13. **Chu C, Feng Y, Chien AC, Hu S, Chu CH, Chiu CH.** 2008. Evolution of genes on the *Salmonella* virulence plasmid phylogeny revealed from sequencing of the virulence plasmids of *S. enterica* serotype Dublin and comparative analysis. *Genomics* **92**:339–343.

14. **Guiney DG, Fierer J.** 2011. The role of the *spv* genes in *Salmonella* pathogenesis. *Front Microbiol* **2**:129. doi:10.3389/fmicb.2011.00129.

15. **Gulig PA, Curtiss R III.** 1987. Plasmid-associated virulence of *Salmonella typhimurium*. *Infect Immun* **55**:2891–2901.

16. **Gulig PA, Doyle TJ.** 1993. The *Salmonella typhimurium* virulence plasmid increases the growth rate of salmonellae in mice. *Infect Immun* **61**:504–511.

17. **Rychlik I, Gregorova D, Hradecka H.** 2006. Distribution and function of plasmids in *Salmonella enterica*. *Vet Microbiol* **112**:1–10.

18. **Chu C, Hong SF, Tsai C, Lin WS, Liu TP, Ou JT.** 1999. Comparative physical and genetic maps of the virulence plasmids of *Salmonella enterica* serovars Typhimurium, Enteritidis, Choleraesuis, and Dublin. *Infect Immun* **67**:2611–2614.

19. **Feng Y, Liu J, Li YG, Cao FL, Johnston RN, Zhou J, Liu GR, Liu SL.** 2012. Inheritance of the *Salmonella* virulence plasmids: mostly vertical and rarely horizontal. *Infect Genet Evol* **12**:1058–1063.

20. **Boyd EF, Hartl DL.** 1998. *Salmonella* virulence plasmid. Modular acquisition of the *spv* virulence region by an F-plasmid in *Salmonella enterica* subspecies I and insertion into the chromosome of subspecies II, IIIa, IV and VII isolates. *Genetics* **149**:1183–1190.

21. **Jones GW, Rabert DK, Svinarich DM, Whitfield HJ.** 1982. Association of adhesive, invasive, and virulent phenotypes of *Salmonella typhimurium* with autonomous 60-megadalton plasmids. *Infect Immun* **38:**476–486.

22. **Gulig PA, Danbara H, Guiney DG, Lax AJ, Norel F, Rhen M.** 1993. Molecular analysis of *spv* virulence genes of the *Salmonella* virulence plasmids. *Mol Microbiol* **7:**825–830.

23. **Olsen JE, Brown DJ, Thomsen LE, Platt DJ, Chadfield MS.** 2004. Differences in the carriage and the ability to utilize the serotype associated virulence plasmid in strains of *Salmonella enterica* serotype Typhimurium investigated by use of a self-transferable virulence plasmid, pOG669. *Microb Pathog* **36:**337–347.

24. **Ou JT, Baron LS.** 1991. Strain differences in expression of virulence by the 90 kilobase pair virulence plasmid of *Salmonella* serovar Typhimurium. *Microb Pathog* **10:**247–251.

25. **Namimatsu T, Asai T, Osumi T, Imai Y, Sato S.** 2006. Prevalence of the virulence plasmid in *Salmonella* Typhimurium isolates from pigs. *J Vet Med Sci* **68:**187–188.

26. **Wiesner M, Calva E, Fernandez-Mora M, Cevallos MA, Campos F, Zaidi MB, Silva C.** 2011. *Salmonella* Typhimurium ST213 is associated with two types of IncA/C plasmids carrying multiple resistance determinants. *BMC Microbiol* **11:**9. doi:10.1186/1471-2180-11-9.

27. **Wiesner M, Zaidi MB, Calva E, Fernandez-Mora M, Calva JJ, Silva C.** 2009. Association of virulence plasmid and antibiotic resistance determinants with chromosomal multilocus genotypes in Mexican *Salmonella enterica* serovar Typhimurium strains. *BMC Microbiol* **9:**131. doi:10.1186/1471-2180-9-131.

28. **Mulvey MR, Boyd DA, Olson AB, Doublet B, Cloeckaert A.** 2006. The genetics of *Salmonella* genomic island 1. *Microbes Infect* **8:**1915–1922.

29. **Lawson B, Hughes LA, Peters T, de Pinna E, John SK, Macgregor SK, Cunningham AA.** 2011. Pulsed-field gel electrophoresis supports the presence of host-adapted *Salmonella enterica* subsp. *Enteric* serovar Typhimurium strains in the British garden bird population. *Appl Environ Microbiol* **77:**8139–8144.

30. **Rabsch W, Andrews HL, Kingsley RA, Prager R, Tschape H, Adams LG, Baumler AJ.** 2002. *Salmonella enterica* serotype Typhimurium and its host-adapted variants. *Infect Immun* **70:**2249–2255.

31. **Xu T, Maloy S, McGuire KL.** 2009. Macrophages influence *Salmonella* host-specificity *in vivo*. *Microb Pathog* **47:**212–222.

32. **Rabsch W, Hargis BM, Tsolis RM, Kingsley RA, Hinz KH, Tschape H, Baumler AJ.** 2000. Competitive exclusion of *Salmonella enteritidis* by *Salmonella gallinarum* in poultry. *Emerg Infect Dis* **6:**443–448.

33. **Anderson LA, Miller DA, Trampel DW.** 2006. Epidemiological investigation, cleanup, and eradication of pullorum disease in adult chickens and ducks in two small-farm flocks. *Avian Dis* **50:**142–147.

34. **Rozen Y, Belkin S.** 2001. Survival of enteric bacteria in seawater. *FEMS Microbiol Rev* **25:**513–529.

35. **Winfield MD, Groisman EA.** 2003. Role of nonhost environments in the lifestyles of *Salmonella* and *Escherichia coli*. *Appl Environ Microbiol* **69:**3687–3694.

36. **Liebana E, Garcia-Migura L, Clouting C, Clifton-Hadley FA, Breslin M, Davies RH.** 2003. Molecular fingerprinting evidence of the contribution of wildlife vectors in the maintenance of *Salmonella* Enteritidis infection in layer farms. *J Appl Microbiol* **94:**1024–1029.

37. **Holt PS, Geden CJ, Moore RW, Gast RK.** 2007. Isolation of *Salmonella enterica* serovar Enteritidis from houseflies (*Musca domestica*) found in rooms containing *Salmonella* serovar Enteritidis-challenged hens. *Appl Environ Microbiol* **73:**6030–6035.

38. **Mian LS, Maag H, Tacal JV.** 2002. Isolation of *Salmonella* from muscoid flies at commercial animal establishments in San Bernardino County, California. *J Vector Ecol* **27:**82–85.

39. **Thomason BM, Biddle JW, Cherry WB.** 1975. Dection of salmonellae in the environment. *Appl Microbiol* **30:**764–767.

40. **Semenov AM, Kuprianov AA, van Bruggen AH.** 2010. Transfer of enteric pathogens to successive habitats as part of microbial cycles. *Microb Ecol* **60:**239–249.

41. **Gaze WH, Burroughs N, Gallagher MP, Wellington EM.** 2003. Interactions between *Salmonella typhimurium* and *Acanthamoeba polyphaga*, and observation of a new mode of intracellular growth within contractile vacuoles. *Microb Ecol* **46:**358–369.

42. **Gourabathini P, Brandl MT, Redding KS, Gunderson JH, Berk SG.** 2008. Interactions between food-borne pathogens and protozoa isolated from lettuce and spinach. *Appl Environ Microbiol* **74:**2518–2525.

43. **Tezcan-Merdol D, Ljungstrom M, Winiecka-Krusnell J, Linder E, Engstrand L, Rhen M.** 2004. Uptake and replication of *Salmonella enterica* in *Acanthamoeba rhysodes*. *Appl Environ Microbiol* **70:**3706–3714.

44. **Brewer MT, Xiong N, Dier JD, Anderson KL, Rasmussen MA, Franklin SK, Carlson SA.** 2011. Comparisons of *Salmonella* conjugation and virulence gene hyperexpression mediated by rumen protozoa from domestic and exotic ruminants. *Vet Microbiol* **151:**301–306.

45. **Rasmussen MA, Carlson SA, Franklin SK, McCuddin ZP, Wu MT, Sharma VK.** 2005. Exposure to rumen protozoa leads to enhancement of pathogenicity of and invasion by multiple-antibiotic-resistant *Salmonella enterica* bearing SGI1. *Infect Immun* **73:**4668–4675.

46. **Wildschutte H, Lawrence JG.** 2007. Differential *Salmonella* survival against communities of intestinal amoebae. *Microbiology* **153:**1781–1789.

47. **Wildschutte H, Wolfe DM, Tamewitz A, Lawrence JG.** 2004. Protozoan predation, diversifying selection, and the evolution of antigenic diversity in *Salmonella*. *Proc Natl Acad Sci USA* **101:**10644–10649.

48. **Fisher IS, Threlfall EJ.** 2005. The Enter-net and Salm-gene databases of foodborne bacterial pathogens that cause human infections in Europe and beyond: an international collaboration in surveillance and the development of intervention strategies. *Epidemiol Infect* **133:**1–7.

49. **Holden N, Pritchard L, Toth I.** 2009. Colonization outwith the colon: plants as an alternative environmental reservoir for human pathogenic enterobacteria. *FEMS Microbiol Rev* **33:**689–703.

50. **Heaton JC, Jones K.** 2008. Microbial contamination of fruit and vegetables and the behaviour of enteropathogens in the phyllosphere: a review. *J Appl Microbiol* **104:**613–626.

51. **Berger CN, Sodha SV, Shaw RK, Griffin PM, Pink D, Hand P, Frankel G.** 2010. Fresh fruit and vegetables as vehicles for the transmission of human pathogens. *Environ Microbiol* **12:**2385–2397.

52. **Critzer FJ, Doyle MP.** 2010. Microbial ecology of foodborne pathogens associated with produce. *Curr Opin Biotechnol* **21:**125–130.

53. **Schikora A, Garcia AV, Hirt H.** 2012. Plants as alternative hosts for *Salmonella*. *Trends Plant Sci* **17:**245–249.

54. **Schikora A, Virlogeux-Payant I, Bueso E, Garcia AV, Nilau T, Charrier A, Pelletier S, Menanteau P, Baccarini M, Velge P, Hirt H.** 2011. Conservation of *Salmonella* infection mechanisms in plants and animals. *PLoS One* **6:**e24112. doi:10.1371/journal.pone.0024112.

55. **Barak JD, Gorski L, Naraghi-Arani P, Charkowski AO.** 2005. *Salmonella enterica* virulence genes are required for bacterial attachment to plant tissue. *Appl Environ Microbiol* **71:**5685–5691.

56. **Barak JD, Jahn CE, Gibson DL, Charkowski AO.** 2007. The role of cellulose and O-antigen capsule in the colonization of plants by *Salmonella enterica*. *Mol Plant Microbe Interact* **20:**1083–1091.

57. **Lapidot A, Yaron S.** 2009. Transfer of *Salmonella enterica* serovar Typhimurium from contaminated irrigation water to parsley is dependent on curli and cellulose, the biofilm matrix components. *J Food Prot* **72:**618–623.

58. **Kroupitski Y, Pinto R, Brandl MT, Belausov E, Sela S.** 2009. Interactions of *Salmonella enterica* with lettuce leaves. *J Appl Microbiol* **106:**1876–1885.

59. **Gibson DL, White AP, Snyder SD, Martin S, Heiss C, Azadi P, Surette M, Kay WW.** 2006. *Salmonella* produces an O-antigen capsule regulated by AgfD and important for environmental persistence. *J Bacteriol* **188:**7722–7730.

60. **Schikora A, Carreri A, Charpentier E, Hirt H.** 2008. The dark side of the salad: *Salmonella* Typhimurium overcomes the innate immune response of *Arabidopsis thaliana* and shows an endopathogenic lifestyle. *PLoS One* **3:**e2279. doi:10.1371/journal.pone.0002279.

61. **Kroupitski Y, Golberg D, Belausov E, Pinto R, Swartzberg D, Granot D, Sela S.** 2009. Internalization of *Salmonella enterica* in leaves is induced by light and involves chemotaxis and penetration through open stomata. *Appl Environ Microbiol* **75:**6076–6086.

62. **Guo X, Chen J, Brackett RE, Beuchat LR.** 2001. Survival of salmonellae on and in tomato plants from the time of inoculation at flowering and early stages of fruit development through fruit ripening. *Appl Environ Microbiol* **67:**4760–4764.

63. **Shi X, Namvar A, Kostrzynska M, Hora R, Warriner K.** 2007. Persistence and growth of different *Salmonella* serovars on pre- and postharvest tomatoes. *J Food Prot* **70**:2725–2731.

64. **Gu G, Hu J, Cevallos-Cevallos JM, Richardson SM, Bartz JA, van Bruggen AH.** 2011. Internal colonization of *Salmonella enterica* serovar Typhimurium in tomato plants. *PLoS One* **6**:e27340. doi:10.1371/journal.pone.0027340.

65. **Baumler AJ, Hargis BM, Tsolis RM.** 2000. Tracing the origins of *Salmonella* outbreaks. *Science* **287**:50–52.

제10장 　 콜레라: 환경 병원소와 질병의 전파

1. **Kaper JB, Morris JG, Levine MM.** 1995. Cholera. *Clin Microbiol Rev* **8**:48–86.

2. **Faruque SM, Albert MJ, Mekalanos JJ.** 1998. Epidemiology, genetics, and ecology of toxigenic *Vibrio cholerae*. *Microbiol Mol Biol Rev* **62**:1301–1314.

3. **Finkelstein RA, LoSpalluto JJ.** 1969. Pathogenesis of experimental cholera. Preparation and isolation of choleragen and choleragenoid. *J Exp Med* **130**:185–202.

4. **Taylor RK, Miller VL, Furlong DB, Mekalanos JJ.** 1987. Use of *phoA* gene fusions to identify a pilus colonization factor coordinately regulated with cholera toxin. *Proc Natl Acad Sci USA* **84**:2833–2837.

5. **Dalsgaard A, Albert MJ, Taylor DN, Shimada T, Meza R, Serichantalergs O, Echeverria P.** 1995. Characterization of *Vibrio cholerae* non-O1 serogroups obtained from an outbreak of diarrhea in Lima, Peru. *J Clin Microbiol* **33**:2715–2722.

6. **Bagchi K, Echeverria P, Arthur JD, Sethabutr O, Serichantalergs O, Hoge CW.** 1993. Epidemic of diarrhea caused by *Vibrio cholerae* non-O1 that produced heat-stable toxin among Khmers in a camp in Thailand. *J Clin Microbiol* **31**:1315–1317.

7. **Dalsgaard A, Serichantalergs O, Pitarangsi C, Echeverria P.** 1995. Molecular characterization and antibiotic susceptibility of *Vibrio cholerae* non-O1. *Epidemiol Infect* **114**:51–63.

8. **Morris JG, Wilson R, Davis BR, Wachsmuth IK, Riddle CF, Wathen HG, Pollard RA, Blake PA.** 1981. Non-O group 1 *Vibrio cholerae* gastroenteritis in the United States: clinical, epidemiologic, and laboratory characteristics of sporadic cases. *Ann Intern Med* **94**:656–658.

9. **Bag PK, Bhowmik P, Hajra TK, Ramamurthy T, Sarkar P, Majumder M, Chowdhury G, Das SC.** 2008. Putative virulence traits and pathogenicity of *Vibrio cholerae* non-O1, non-O139 isolates from surface waters in Kolkata, India. *Appl Environ Microbiol* **74**:5635–5644.

10. **Dziejman M, Serruto D, Tam VC, Sturtevant D, Diraphat P, Faruque SM, Rahman MH, Heidelberg JF, Decker J, Li L, Montgomery KT, Grills G, Kucherlapati R, Mekalanos JJ.** 2005. Genomic characterization of non-O1, non-O139 *Vibrio cholerae* reveals genes for a type III secretion system. *Proc Natl Acad Sci USA* **102**:3465–3470.

11. **Shin OS, Tam VC, Suzuki M, Ritchie JM, Bronson RT, Waldor MK, Mekalanos JJ.** 2011. Type III secretion is essential for the rapidly fatal diarrheal disease caused by non-O1, non-O139 *Vibrio cholerae*. *MBio* **2**:e00106-11.

12. **Reen FJ, Almagro-Moreno S, Ussery D, Boyd EF.** 2006. The genomic code: inferring Vibrionaceae niche specialization. *Nat Rev Microbiol* **4**:697–704.

13. **de Magny GC, Mozumder PK, Grim CJ, Hasan NA, Naser MN, Alam M, Sack RB, Huq A, Colwell RR.** 2011. Role of zooplankton diversity in *Vibrio cholerae* population dynamics and in the incidence of cholera in the Bangladesh Sundarbans. *Appl Environ Microbiol* **77**:6125–6132.

14. **Huq A, West PA, Small EB, Huq MI, Colwell RR.** 1984. Influence of water temperature, salinity, and pH on survival and growth of toxigenic *Vibrio cholerae* serovar O1 associated with live copepods in laboratory microcosms. *Appl Environ Microbiol* **48**:420–424.

15. **Senderovich Y, Izhaki I, Halpern M.** 2010. Fish as reservoirs and vectors of *Vibrio cholerae*. *PLoS ONE* **5**:e8607.

16. **Tamplin ML, Gauzens AL, Huq A, Sack DA, Colwell RR.** 1990. Attachment of *Vibrio cholera* serogroup O1 to zooplankton and phytoplankton of Bangladesh waters. *Appl Environ Microbiol* **56:**1977–1980.

17. **Abd H, Saeed A, Weintraub A, Nair GB, Sandstrom G.** 2007. *Vibrio cholerae* O1 strains are facultative intracellular bacteria, able to survive and multiply symbiotically inside the aquatic free-living amoeba *Acanthamoeba castellanii. FEMS Microbiol Ecol* **60:**33–39.

18. **Halpern M, Senderovich Y, Izhaki I.** 2008. Waterfowl: the missing link in epidemic and pandemic cholera dissemination? *PLoS Pathog* **4:**e1000173.

19. **Islam MS, Drasar BS, Sack RB.** 1994. The aquatic flora and fauna as reservoirs of *Vibrio cholerae*: a review. *J Diarrhoeal Dis Res* **12:**87–96.

20. **Islam MS, Miah MA, Hasan MK, Sack RB, Albert MJ.** 1994. Detection of non-culturable *Vibrio cholerae* O1 associated with a cyanobacterium from an aquatic environment in Bangladesh. *Trans R Soc Trop Med Hyg* **88:**298–299.

21. **Huq A, Yunus M, Sohel SS, Bhuiya A, Emch M, Luby SP, Russek-Cohen E, Nair GB, Sack RB, Colwell RR.** 2010. Simple sari cloth filtration of water is sustainable and continues to protect villagers from cholera in Matlab, Bangladesh. *MBio* **1:**e00034-10.

22. **Huo A, Xu B, Chowdhury MA, Islam MS, Montilla R, Colwell RR.** 1996. A simple filtration method to remove plankton-associated *Vibrio cholerae* in raw water supplies in developing countries. *Appl Environ Microbiol* **62:**2508–2512.

23. **Colwell RR, Huq A, Islam MS, Aziz KMA, Yunus M, Khan NH, Mahmud A, Sack RB, Nair GB, Chakraborty J, Sack DA, Russek-Cohen E.** 2003. Reduction of cholera in Bangladeshi villages by simple filtration. *Proc Natl Acad Sci USA* **100:**1051–1055.

24. **Sack DA, Sack RB, Nair GB, Siddique AK.** 2004. Cholera. *Lancet* **363:**223–233.

25. **Ansaruzzaman M, Bhuiyan NA, Safa A, Sultana M, McUamule A, Mondlane C, Wang XY, Deen JL, von Seidlein L, Clemens JD, Lucas M, Sack DA, Nair GB.** 2007. Genetic diversity of El Tor strains of *Vibrio cholerae* O1 with hybrid traits isolated from Bangladesh and Mozambique. *Int J Med Microbiol* **297:**443–449.

26. **Nair GB, Faruque SM, Bhuiyan NA, Kamruzzaman M, Siddique AK, Sack DA.** 2002. New variants of *Vibrio cholerae* O1 biotype El Tor with attributes of the classical biotype from hospitalized patients with acute diarrhea in Bangladesh. *J Clin Microbiol* **40:**3296–3299.

27. **Lan R, Reeves PR.** 2002. Pandemic spread of cholera: genetic diversity and relationships within the seventh pandemic clone of *Vibrio cholerae* determined by amplified fragment length polymorphism. *J Clin Microbiol* **40:**172–181.

28. **Safa A, Nair GB, Kong RYC.** 2010. Evolution of new variants of *Vibrio cholerae* O1. *Trends Microbiol* **18:**46–54.

29. **Son MS, Megli CJ, Kovacikova G, Qadri F, Taylor RK.** 2011. Characterization of *Vibrio cholerae* O1 El Tor biotype variant clinical isolates from Bangladesh and Haiti, including a molecular genetic analysis of virulence genes. *J Clin Microbiol* **49:**3739–3749.

30. **World Health Organization.** 2009. *State of the World's Vaccines and Immunization*, 3rd ed. World Health Organization, Geneva, Switzerland. http://whqlibdoc.who.int/publications/2009/9789241563864_eng.pdf (last accessed April 30, 2013).

31. **Sontag D.** 2012. In Haiti, global failures on a cholera epidemic. March 31, 2012. *The New York Times.* http://www.nytimes.com/2012/04/01/world/americas/haitis-cholera-outraced-the-experts-and-tainted-the-un.html?pagewanted=all (last accessed April 30, 2013).

32. **Krukonis ES, DiRita VJ.** 2003. From motility to virulence: sensing and responding to environmental signals in *Vibrio cholerae. Curr Opin Microbiol* **6:**186–190.

33. **Childers BM, Klose KE.** 2007. Regulation of virulence in *Vibrio cholerae*: the ToxR regulon. *Future Microbiol* **2:**335–344.

34. **Chatterjee S, Ghosh K, Raychoudhuri A, Chowdhury G, Bhattacharya MK, Mukhopadhyay AK, Ramamurthy T, Bhattacharya SK, Klose KE, Nandy RK.** 2009. Incidence, virulence factors, and clonality among clinical strains of non-O1, non-O139 *Vibrio cholerae* isolates from hospitalized diarrheal patients in Kolkata, India. *J Clin Microbiol* **47:**1087–1095.

35. **Sharma C, Thungapathra M, Ghosh A, Mukhopadhyay AK, Basu A, Mitra R, Basu I, Bhattacharya SK, Shimada T, Ramamurthy T, Takeda T, Yamasaki S, Takeda Y, Nair GB.** 1998. Molecular analysis of non-O1, non-O139 *Vibrio cholerae* associated with an unusual upsurge in the incidence of cholera-like disease in Calcutta, India. *J Clin Microbiol* **36**:756–763.

36. **Faruque SM, Chowdhury N, Kamruzzaman M, Dziejman M, Rahman MH, Sack DA, Nair GB, Mekalanos JJ.** 2004. Genetic diversity and virulence potential of environmental *Vibrio cholerae* population in a cholera-endemic area. *Proc Natl Acad Sci USA* **101**:2123–2128.

37. **Zheng J, Ho B, Mekalanos JJ.** 2011. Genetic analysis of anti-amoebae and anti-bacterial activities of the type VI secretion system in *Vibrio cholerae*. *PLoS ONE* **6**:e23876.

38. **MacIntyre DL, Miyata ST, Kitaoka M, Pukatzki S.** 2010. The *Vibrio cholerae* type VI secretion system displays antimicrobial properties. *Proc Natl Acad Sci USA* **107**:19520–19524.

39. **Pukatzki S, Ma AT, Sturtevant D, Krastins B, Sarracino D, Nelson WC, Heidelberg F, Mekalanos JJ.** 2006. Identification of a conserved bacterial protein secretion system in *Vibrio cholerae* using the *Dictyostelium* host model system. *Proc Natl Acad Sci USA* **103**:1528–1533.

40. **Ma AT, Mekalanos JJ.** 2010. In vivo actin cross-linking induced by *Vibrio cholerae* type VI secretion system is associated with intestinal inflammation. *Proc Natl Acad Sci USA* **107**:4365–4370.

41. **Tam VC, Suzuki M, Coughlin M, Saslowsky D, Biswas K, Lencer WI, Faruque SM, Mekalanos JJ.** 2010. Functional analysis of VopF activity required for colonization in *Vibrio cholerae*. *MBio* **1**:e00289-10.

42. **Colwell RR, Huq A.** 1994. Environmental reservoir of *Vibrio cholerae*. The causative agent of cholera. *Ann N Y Acad Sci* **740**:44–54.

43. **Faruque SM, Islam MJ, Ahmad QS, Biswas K, Faruque ASG, Nair GB, Sack RB, Sack DA, Mekalanos JJ.** 2006. An improved technique for isolation of environmental *Vibrio cholerae* with epidemic potential: monitoring the emergence of a multiple-antibiotic-resistant epidemic strain in Bangladesh. *J Infect Dis* **193**:1029–1036.

44. **de Magny GC, Colwell RR.** 2009. Cholera and climate: a demonstrated relationship. *Trans Am Clin Climatol Assoc* **120**:119–128.

45. **Islam MS.** 1990. Increased toxin production by *Vibrio cholerae* O1 during survival with a green alga, *Rhizoclonium fontanum*, in an artificial aquatic environment. *Microbiol Immunol* **34**:557–563.

46. **Islam MS, Drasar BS, Bradley DJ.** 1990. Long-term persistence of toxigenic *Vibrio cholerae* O1 in the mucilaginous sheath of a blue-green alga, *Anabaena variabilis*. *J Trop Med Hyg* **93**:133–139.

47. **Morris JG, Acheson D.** 2003. Cholera and other types of vibriosis: a story of human pandemics and oysters on the half shell. *Clin Infect Dis* **37**:272–280.

48. **Nahar S, Sultana M, Naser MN, Nair GB, Watanabe H, Ohnishi M, Yamamoto S, Endtz H, Cravioto A, Sack RB, Hasan NA, Sadique A, Huq A, Colwell RR, Alam M.** 2011. Role of shrimp chitin in the ecology of toxigenic *Vibrio cholerae* and cholera transmission. *Front Microbiol* **2**:260.

49. **Dalsgaard A, Huss HH, H-Kittikun A, Larsen JL.** 1995. Prevalence of *Vibrio cholerae* and *Salmonella* in a major shrimp production area in Thailand. *Int J Food Microbiol* **28**:101–113.

50. **de Sousa OV, Vieira RH, de Menezes FG, dos Reis CM, Hofer E.** 2004. Detection of *Vibrio parahaemolyticus* and *Vibrio cholerae* in oyster, *Crassostrea rhizophorae*, collected from a natural nursery in the Coco river estuary, Fortaleza, Ceara, Brazil. *Rev Inst Med Trop Sao Paulo* **46**:59–62.

51. **Broza M, Halpern M.** 2001. Pathogen reservoirs. Chironomid egg masses and *Vibrio cholerae*. *Nature* **412**:40.

52. **Huq A, Small EB, West PA, Huq MI, Rahman R, Colwell RR.** 1983. Ecological relationships between *Vibrio cholerae* and planktonic crustacean copepods. *Appl Environ Microbiol* **45**:275–283.

53. **Chiavelli DA, Marsh JW, Taylor RK.** 2001. The mannose-sensitive hemagglutinin of *Vibrio cholerae* promotes adherence to zooplankton. *Appl Environ Microbiol* **67**:3220–3225.

54. **Forssman B, Mannes T, Musto J, Gottlieb T, Robertson G, Natoli JD, Shadbolt C, Biffin B, Gupta L.** 2007. *Vibrio cholerae* O1 El Tor cluster in Sydney linked to imported whitebait. *Med J Aust* **187**:345–347.

55. **Carvajal GH, Sanchez J, Ayala ME, Hase A.** 1998. Differences among marine and hospital strains of *Vibrio cholerae* during Peruvian epidemic. *J Gen Appl Microbiol* **44**:27–33.

56. **McIntyre RC, Tira T, Flood T, Blake PA.** 1979. Modes of transmission of cholera in a newly infected population on an atoll: implications for control measures. *Lancet* **1**:311–314.

57. **Maggi P, Carbonara S, Fico C, Santantonio T, Romanelli C, Sforza E, Pastore G.** 1997. Epidemiological, clinical and therapeutic evaluation of the Italian cholera epidemic in 1994. *Eur J Epidemiol* **13:**95–97.

58. **Klontz KC, Tauxe RV, Cook WL, Riley WH, Wachsmuth IK.** 1987. Cholera after the consumption of raw oysters. A case report. *Ann Intern Med* **107:**846–848.

59. **Twedt RM, Madden JM, Hunt JM, Francis DW, Peeler JT, Duran AP, Hebert WO, McCay SG, Roderick CN, Spite GT, Wazenski TJ.** 1981. Characterization of *Vibrio cholerae* isolated from oysters. *Appl Environ Microbiol* **41:**1475–1478.

60. **Piergentili P, Castellani-Pastoris M, Fellini RD, Farisano G, Bonello C, Rigoli E, Zampieri A.** 1984. Transmission of non O group 1 *Vibrio cholerae* by raw oyster consumption. *Int J Epidemiol* **13:**340–343.

61. **Jutla AS, Akanda AS, Griffiths JK, Colwell RR, Islam S.** 2011. Warming oceans, phytoplankton, and river discharge: implications for cholera outbreaks. *Am J Trop Med Hyg* **85:**303–308.

62. **Lobitz B, Beck L, Huq A, Wood B, Fuchs G, Faruque AS, Colwell RR.** 2000. Climate and infectious disease: use of remote sensing for detection of *Vibrio cholerae* by indirect measurement. *Proc Natl Acad Sci USA* **97:**1438–1443.

63. **Faruque SM, Naser IB, Islam MJ, Faruque AS, Ghosh AN, Nair GB, Sack DA, Mekalanos JJ.** 2005. Seasonal epidemics of cholera inversely correlate with the prevalence of environmental cholera phages. *Proc Natl Acad Sci USA* **102:**1702–1707.

64. **Faruque SM, Islam MJ, Ahmad QS, Faruque AS, Sack DA, Nair GB, Mekalanos JJ.** 2005. Self-limiting nature of seasonal cholera epidemics: role of host-mediated amplification of phage. *Proc Natl Acad Sci USA* **102:**6119–6124.

65. **Waldor MK, Mekalanos JJ.** 1996. Lysogenic conversion by a filamentous phage encoding cholera toxin. *Science* **272:**1910–1914.

66. **Karaolis DK, Johnson JA, Bailey CC, Boedeker EC, Kaper JB, Reeves PR.** 1998. A *Vibrio cholera* pathogenicity island associated with epidemic and pandemic strains. *Proc Natl Acad Sci USA* **95:**3134–3139.

67. **Rajanna C, Wang J, Zhang D, Xu Z, Ali A, Hou YM, Karaolis DK.** 2003. The vibrio pathogenicity island of epidemic *Vibrio cholerae* forms precise extrachromosomal circular excision products. *J Bacteriol* **185:**6893–6901.

68. **Waldor MK, Tschape H, Mekalanos JJ.** 1996. A new type of conjugative transposon encodes resistance to sulfamethoxazole, trimethoprim, and streptomycin in *Vibrio cholerae* O139. *J Bacteriol* **178:**4157–4165.

69. **Jermyn WS, Boyd EF.** 2002. Characterization of a novel *Vibrio* pathogenicity island (VPI-2) encoding neuraminidase (*nanH*) among toxigenic *Vibrio cholerae* isolates. *Microbiology* **148:**3681–3693.

70. **Dziejman M, Balon E, Boyd D, Fraser CM, Heidelberg JF, Mekalanos JJ.** 2002. Comparative genomic analysis of *Vibrio cholerae*: genes that correlate with cholera endemic and pandemic disease. *Proc Natl Acad Sci USA* **99:**1556–1561.

71. **Almagro-Moreno S, Boyd EF.** 2009. Sialic acid catabolism confers a competitive advantage to pathogenic *Vibrio cholerae* in the mouse intestine. *Infect Immun* **77:**3807–3816.

72. **Almagro-Moreno S, Boyd EF.** 2009. Insights into the evolution of sialic acid catabolism among bacteria. *BMC Evol Biol* **9:**118.

73. **Davies BW, Bogard RW, Young TS, Mekalanos JJ.** 2012. Coordinated regulation of accessory genetic elements produces cyclic di-nucleotides for *V. cholerae* virulence. *Cell* **149:**358–370.

74. **Merrell DS, Butler SM, Qadri F, Dolganov NA, Alam A, Cohen MB, Calderwood SB, Schoolnik GK, Camilli A.** 2002. Host-induced epidemic spread of the cholera bacterium. *Nature* **417:**642–645.

75. **Almagro-Moreno S, Napolitano MG, Boyd EF.** 2010. Excision dynamics of *Vibrio* pathogenicity island-2 from *Vibrio cholerae*: role of a recombination directionality factor VefA. *BMC Microbiol* **10:**306.

76. **Murphy RA, Boyd EF.** 2008. Three pathogenicity islands of *Vibrio cholerae* can excise from the chromosome and form circular intermediates. *J Bacteriol* **190:**636–647.

77. **Chakraborty S, Mukhopadhyay AK, Bhadra RK, Ghosh AN, Mitra R, Shimada T, Yamasaki S, Faruque SM, Takeda Y, Colwell RR, Nair GB.** 2000. Virulence genes in environmental strains of *Vibrio cholerae*. *Appl Environ Microbiol* **66:**4022–4028.

78. **Rivera IN, Chun J, Huq A, Sack RB, Colwell RR.** 2001. Genotypes associated with virulence in environmental isolates of *Vibrio cholerae*. *Appl Environ Microbiol* **67:**2421–2429.

79. **Mukhopadhyay AK, Chakraborty S, Takeda Y, Nair GB, Berg DE.** 2001. Characterization of VPI pathogenicity island and CTXΦ prophage in environmental strains of *Vibrio cholerae. J Bacteriol* **183**:4737–4746.

80. **Gennari M, Ghidini V, Carburlotto G, Lleo MM.** 2012. Virulence genes and pathogenicity islands in environmental *Vibrio* strains nonpathogenic to humans. *FEMS Microbiol Ecol* **82**:563–573.

81. **Meibom KL, Blokesch M, Dolganov NA, Wu CY, Schoolnik GK.** 2005. Chitin induces natural competence in *Vibrio cholerae. Science* **310**:1824–1827.

82. **Yu C, Lee AM, Bassler BL, Roseman S.** 1991. Chitin utilization by marine bacteria. A physiological function for bacterial adhesion to immobilized carbohydrates. *J Biol Chem* **266**:24260–24267.

83. **Meibom KL, Li XB, Nielsen AT, Wu CY, Roseman S, Schoolnik GK.** 2004. The *Vibrio cholerae* chitin utilization program. *Proc Natl Acad Sci USA* **101**:2524–2529.

84. **Nalin DR, Daya V, Reid A, Levine MM, Cisneros L.** 1979. Adsorption and growth of *Vibrio cholerae* on chitin. *Infect Immun* **25**:768–770.

85. **Watnick PI, Fullner KJ, Kolter R.** 1999. A role for the mannose-sensitive hemagglutinin in biofilm formation by *Vibrio cholerae* El Tor. *J Bacteriol* **181**:3606–3609.

86. **Kirn TJ, Jude BA, Taylor RK.** 2005. A colonization factor links *Vibrio cholerae* environmental survival and human infection. *Nature* **438**:863–866.

87. **Tamayo R, Patimalla B, Camilli A.** 2010. Growth in a biofilm induces a hyperinfectious phenotype in *Vibrio cholerae. Infect Immun* **78**:3560–3569.

88. **Huq A, Huq SA, Grimes DJ, O'Brien M, Chu KH, Capuzzo JM, Colwell RR.** 1986. Colonization of the gut of the blue crab (*Callinectes sapidus*) by *Vibrio cholerae. Appl Environ Microbiol* **52**:586–588.

89. **Eyles MJ, Davey GR.** 1988. *Vibrio cholerae* and enteric bacteria in oyster-producing areas of two urban estuaries in Australia. *Int J Food Microbiol* **6**:207–218.

90. **Tamplin ML, Fisher WS.** 1989. Occurrence and characteristics of agglutination of *Vibrio cholerae* by serum from the eastern oyster, *Crassostrea virginica. Appl Environ Microbiol* **55**:2882–2887.

91. **Hood MA, Ness GE, Rodrick GE.** 1981. Isolation of *Vibrio cholerae* serotype O1 from the eastern oyster, *Crassostrea virginica. Appl Environ Microbiol* **41**:559–560.

92. **DePaola A, Kaysner CA, McPhearson RM.** 1987. Elevated temperature method for recovery of *Vibrio cholerae* from oysters (*Crassostrea gigas*). *Appl Environ Microbiol* **53**:1181–1182.

93. **Saravanan V, Sanath Kumar H, Karunasagar I, Karunasagar I.** 2007. Putative virulence genes of *Vibrio cholerae* from seafoods and the coastal environment of Southwest India. *Int J Food Microbiol* **119**:329–333.

94. **Schuster BM, Tyzik AL, Donner RA, Striplin MJ, Almagro-Moreno S, Jones SH, Cooper VS, Whistler CA.** 2011. Ecology and genetic structure of a northern temperate *Vibrio cholerae* population related to toxigenic isolates. *Appl Environ Microbiol* **77**:7568–7575.

95. **Baker-Austin C, Trinanes JA, Taylor NG, Hartnell R, Siitonen A, Martinez-Urtaza J.** 2013. Emerging *Vibrio* risk at high latitudes in response to ocean warming. *Nat Climate Change* **3**:73–77.

96. **Senderovich Y, Gershtein Y, Halewa E, Halpern M.** 2008. *Vibrio cholerae* and *Aeromonas*: do they share a mutual host? *ISME J* **2**:276–283.

97. **Halpern M, Broza YB, Mittler S, Arakawa E, Broza M.** 2004. Chironomid egg masses as a natural reservoir of *Vibrio cholerae* non-O1 and non-O139 in freshwater habitats. *Microb Ecol* **47**:341–349.

98. **Halpern M, Landsberg O, Raats D, Rosenberg E.** 2007. Culturable and VBNC *Vibrio cholerae*: interactions with chironomid egg masses and their bacterial population. *Microb Ecol* **53**:285–293.

99. **Halpern M, Gancz H, Broza M, Kashi Y.** 2003. *Vibrio cholerae* hemagglutinin/protease degrades chironomid egg masses. *Appl Environ Microbiol* **69**:4200–4204.

100. **Purdy AE, Watnick PI.** 2011. Spatially selective colonization of the arthropod intestine through activation of *Vibrio cholerae* biofilm formation. *Proc Natl Acad Sci USA* **108**:19737–19742.

101. **Acosta CJ, Galindo CM, Kimario J, Senkoro K, Urassa H, Casals C, Corachan M, Eseko N, Tanner M, Mshinda H, Lwilla F, Vila J, Alonso PL.** 2001. Cholera outbreak in southern Tanzania: risk factors and patterns of transmission. *Emerg Infect Dis* **7**(3 Suppl):583–587.

102. **Green AJ, Sanchez MI.** 2006. Passive internal dispersal of insect larvae by migratory birds. *Biol Lett* **2**:55–57.

103. **Rabbani GH, Greenough WB.** 1999. Food as a vehicle of transmission of cholera. *J Diarrhoeal Dis Res* **17:**1–9.

104. **Lee JV, Bashford DJ, Donovan TJ, Furniss AL, West PA.** 1982. The incidence of *Vibrio cholerae* in water, animals and birds in Kent, England. *J Appl Bacteriol* **52:**281–291.

105. **Ogg JE, Ryder RA, Smith HL.** 1989. Isolation of *Vibrio cholerae* from aquatic birds in Colorado and Utah. *Appl Environ Microbiol* **55:**95–99.

106. **Abd H, Weintraub A, Sandstrom G.** 2005. Intracellular survival and replication of *Vibrio cholerae* O139 in aquatic free-living amoebae. *Environ Microbiol* **7:**1003–1008.

107. **Sandstrom G, Saeed A, Abd H.** 2010. *Acanthamoeba polyphaga* is a possible host for *Vibrio cholerae* in aquatic environments. *Exp Parasitol* **126:**65–68.

108. **Newsome AL, Scott TM, Benson RF, Fields BS.** 1998. Isolation of an amoeba naturally harboring a distinctive *Legionella* species. *Appl Environ Microbiol* **64:**1688–1693.

109. **Islam MS, Goldar MM, Morshed MG, Khan MN, Islam MR, Sack RB.** 2002. Involvement of the *hap* gene (mucinase) in the survival of *Vibrio cholerae* O1 in association with the blue-green alga, *Anabaena* sp. *Can J Microbiol* **48:**793–800.

110. **Epstein PR.** 1993. Algal blooms in the spread and persistence of cholera. *BioSystems* **31:**209–221.

111. **Finkelstein RA, Boesman-Filkenstein M, Chang Y, Hase CC.** 1992. *Vibrio cholerae* hemagglutinin/protease, colonial variation, virulence, and detachment. *Infect Immun* **60:**472–478.

112. **Islam MS, Goldar MM, Morshed MG, Bahkt HB, Islam MS, Sack DA.** 2006. Chemotaxis between *Vibrio cholerae* O1 and a blue-green alga, *Anabaena* sp. *Epidemiol Infect* **134:**645–648.

113. **Nelson EJ, Harris JB, Morris JG, Calderwood SB, Camilli A.** 2009. Cholera transmission: the host, pathogen and bacteriophage dynamic. *Nat Rev Microbiol* **7:**693–702.

114. **Jensen MA, Faruque SM, Mekalanos JJ, Levin BR.** 2006. Modeling the role of bacteriophage in the control of cholera outbreaks. *Proc Natl Acad Sci USA* **103:**4652–4657.

115. **Valeru SP, Wai SN, Saeed A, Sandstrom G, Abd H.** 2012. ToxR of *Vibrio cholerae* affects biofilm, rugosity and survival with *Acanthamoeba castellanii*. *BMC Res Notes* **5:**33.

116. **Long RA, Rowley DC, Zamora E, Liu EJ, Bartlett DH, Azam F.** 2005. Antagonistic interactions among marine bacteria impede the proliferation of *Vibrio cholerae*. *Appl Environ Microbiol* **71:**8531–8536.

제11장 | 박쥐흰코증후군: 인간의 활동으로 생긴 진균증

1. **Blehert DS, Hicks AC, Behr M, Meteyer CU, Berlowski-Zier BM, Buckles EL, Coleman JT, Darling SR, Gargas A, Niver R, Okoniewski JC, Rudd RJ, Stone WB.** 2009. Bat white-nose syndrome: an emerging fungal pathogen? *Science* **323:**227.

2. **Gargas A, Trest MT, Christensen M, Volk TJ, Blehert DS.** 2009. *Geomyces destructans* sp. nov. associated with bat white-nose syndrome. *Mycotaxon* **108:**147–154.

3. **Fisher MC, Henk DA, Briggs CJ, Brownstein JS, Madoff LC, McCraw SL, Gurr SJ.** 2012. Emerging fungal threats to animal, plant and ecosystem health. *Nature* **484:**186–194.

4. **Frick WF, Pollock JF, Hicks AC, Langwig KE, Reynolds S, Turner GG, Butchkoski CM, Kunz TH.** 2010. An emerging disease causes regional population collapse of a common North American bat species. *Science* **329:**679–682.

5. **Rice AV, Currah RS.** 2006. Two new species of *Pseudogymnoascus* with *Geomyces* anamorphs and their phylogenetic relationship with *Gymnostellatospora*. *Mycologia* **98:**307–318.

6. **Hughes KA, Lawley B, Newsham KK.** 2003. Solar UV-B radiation inhibits the growth of Antarctic terrestrial fungi. *Appl Environ Microbiol* **69:**1488–1491.

7. **Taylor DL, Herriott IC, Long J, O'Neill K.** 2007. TOPO TA is A-OK: a test of phylogenetic bias in fungal environmental clone library construction. *Environ Microbiol* **9:**1329–1334.

8. **Kochkina GA, Ivanushkina NE, Akimov VN, Gilichinskii DA, Ozerskaya SM.** 2007. Halo- and psychrotolerant *Geomyces* fungi from arctic cryopegs and marine deposits. *Mikrobiologiia* **76**:39–47 (In Russian).

9. **Marshall WA.** 1998. Aerial transport of keratinaceous substrate and distribution of the fungus *Geomyces pannorum* in Antarctic soils. *Microb Ecol* **36**:212–219.

10. **Anbu P, Hilda A, Gopinath SC.** 2004. Keratinophilic fungi of poultry farm and feather dumping soil in Tamil Nadu, India. *Mycopathologia* **158**:303–309.

11. **Blanchette RA, Held BW, Arenz BE, Jurgens JA, Baltes NJ, Duncan SM, Farrell RL.** 2010. An Antarctic hot spot for fungi at Shackleton's historic hut on Cape Royds. *Microb Ecol* **60**:29–38.

12. **Schabereiter-Gurtner C, Pinar G, Lubitz W, Rolleke S.** 2001. Analysis of fungal communities on historical church window glass by denaturing gradient gel electrophoresis and phylogenetic 18S rDNA sequence analysis. *J Microbiol Methods* **47**:345–354.

13. **Christen-Zaech S, Patel S, Mancini AJ.** 2008. Recurrent cutaneous *Geomyces pannorum* infection in three brothers with ichthyosis. *J Am Acad Dermatol* **58**(5 Suppl 1):S112–S113.

14. **Erne JB, Walker MC, Strik N, Alleman AR.** 2007. Systemic infection with *Geomyces* organisms in a dog with lytic bone lesions. *J Am Vet Med Assoc* **230**:537–540.

15. **Gianni C, Caretta G, Romano C.** 2003. Skin infection due to *Geomyces pannorum* var. *pannorum*. *Mycoses* **46**:430–432.

16. **Zelenkova H.** 2006. *Geomyces pannorum* as a possible causative agent of dermatomycosis and onychomycosis in two patients. *Acta Dermatovenerol Croat* **14**:21–25.

17. **Speakman JR, Thomas DW.** 2003. Physiological ecology and energetics of bats, p 430–492. *In* Kunz TH, Fenton MB (ed), *Bat Ecology*. University of Chicago Press, Chicago, IL.

18. **Bouma HR, Carey HV, Kroese FG.** 2010. Hibernation: the immune system at rest? *J Leukoc Biol* **88**:619–624.

19. **Kunz TH, Fenton MB (ed).** 2003. *Bat Ecology*. University of Chicago Press, Chicago, IL.

20. **Park KJ, Jones G, Ransome RD.** 2000. Torpor, arousal and activity of hibernating greater horseshoe bats (*Rhinolophus ferrumequinum*). *Funct Ecol* **14**:580–588.

21. **Bouma HR, Kroese FG, Kok JW, Talaei F, Boerema AS, Herwig A, Draghiciu O, van Buiten A, Epema AH, van Dam A, Strijkstra AM, Henning RH.** 2011. Low body temperature governs the decline of circulating lymphocytes during hibernation through spingosine-1-phosphate. *Proc Natl Acad Sci USA* **108**:2052–2057.

22. **Warnecke L, Turner JM, Bollinger TK, Lorch JM, Misra V, Cryan PM, Wibbelt G, Blehert DS, Willis CK.** 2012. Inoculation of bats with European *Geomyces destructans* supports the novel pathogen hypothesis for the origin of white-nose syndrome. *Proc Natl Acad Sci USA* **109**:6999–7003.

23. **Cryan PM, Meteyer CU, Boyles JG, Blehert DS.** 2010. Wing pathology of white-nose syndrome in bats suggests life-threatening disruption of physiology. *BMC Biol* **8**:135–143.

24. **Song A, Tian X, Israeli E, Galvao R, Bishop R, Bishop K, Swartz S, Breuer K.** 2008. Aeromechanics of membrane wings with implications for animal flight. *AIAA J* **46**:2096–2106.

25. **Makanya AN, Mortola JP.** 2007. The structural design of the bat wing web and its possible role in gas exchange. *J Anat* **211**:687–697.

26. **Thomas DW, Geiser F.** 1997. Periodic arousals in hibernating mammals: is evaporative water loss involved? *Funct Ecol* **11**:585–591.

27. **Turner GG, Reeder DM, Coleman JT.** 2011. A five-year assessment of mortality and geographic spread of white-nose syndrome in North American bats and a look at the future. *Bat Res News* **52**:13–27.

28. **Meteyer CU, Buckles EL, Blehert DS, Hicks AC, Green DE, Shearn-Bochsler V, Thomas NJ, Gargas A, Behr MJ.** 2009. Histopathologic criteria to confirm white-nose syndrome in bats. *J Vet Diagn Invest* **21**:411–414.

29. **Lorch JM, Gargas A, Meteyer CU, Berlowski-Zier BM, Green DE, Shearn-Bochsler V, Thomas NJ, Blehert DS.** 2010. Rapid polymerase chain reaction diagnosis of white-nose syndrome in bats. *J Vet Diagn Invest* **22**:224–230.

30. **Lindner DL, Gargas A, Lorch JM, Banik MT, Glaeser J, Kunz TH, Blehert DS.** 2011. DNA-based detection of the fungal pathogen *Geomyces destructans* in soils from bat hibernacula. *Mycologia* **103:**241–246.

31. **Feldmann R.** 1984. Teichfledermaus—*Myotis dasycneme* (Boie, 1825), p 107–111. *In* Schropfer R, Feldmann R, Vierhaus H (ed), *Die Saugetiere Westfalens.* Westfalisches Museum fur Naturkunde, Munster, Germany.

32. **Wibbelt G, Kurth A, Hellmann D, Weishaar M, Barlow A, Veith M, Pruger J, Gorfol T, Grosche L, Bontadina F, Zophel U, Seidl HP, Cryan PM, Blehert DS.** 2010. White-nose syndrome fungus (*Geomyces destructans*) in bats, Europe. *Emerg Infect Dis* **16:**1237–1243.

33. **Puechmaille SJ, Verdeyroux P, Fuller H, Gouilh MA, Bekaert M, Teeling EC.** 2010. White-nose syndrome fungus (*Geomyces destructans*) in bat, France. *Emerg Infect Dis* **16:**290–293.

34. **Peuchmaille SJ, Wibbelt G, Korn V, Fuller H, Forget F, Muhldorfer K, Kurth A, Bogdanowicz W, Borel C, Bosch T, Cherezy T, Drebet M, Gorfol T, Haarsma AJ, Herhaus F, Hallart G, Hammer M, Jungmann C, Le Bris Y, Lutsar L, Masing M, Mulkens B, Passior K, Starrach M, Wojtaszewski A, Zophel U, Teeling EC.** 2011. Pan-European distribution of white-nose syndrome (*Geomyces destructans*) not associated with mass mortality. *PLoS ONE* **6:**e19167.

35. **Masing M, Lutsar L.** 2007. Hibernation temperatures in seven species of sedentary bats (*Chiroptera*) in northeastern Europe. *Acta Zool Lituanica* **17:**47–55.

36. **Novakova A.** 2009. Microscopic fungi isolated from the Domica Cave system (Slovak Karst National Park, Slovakia). A review. *Int J Speleology* **38:**71–82.

37. **Culver DC.** 1982. *Cave Life: Evolution and Ecology.* Harvard University Press, Cambridge, MA.

38. **Klimchouk AB, Ford DC, Palmer AN, Dreybrodt W.** 2000. *Speleogenesis: Evolution of Karstic Aquifers.* National Speleological Society, Huntsville, AL.

39. **Barton HA, Jurado V.** 2007. What's up down there: microbial diversity in starved cave environments. *Microbe* **2:**132–138.

40. **Shelley V, Kaiser S, Shelley E, Williams T, Kramer M, Haman K, Keel K, Barton HA.** 2013. Evaluation of strategies for the decontamination of equipment for *Geomyces destructans*, the causative agent of white-nose syndrome (WNS). *J Cave Karst Stud* **75:**1–10.

41. **Lorch JM, Meteyer CU, Behr MJ, Boyles JG, Cryan PM, Hicks AC, Ballmann AE, Coleman JT, Redell DN, Reeder DM, Blehert DS.** 2011. Experimental infection of bats with *Geomyces destructans* causes white-nose syndrome. *Nature* **480:**376–378.

42. **Constantine DG.** 2003. Geographic translocation of bats: known and potential problems. *Emerg Infect Dis* **9:**17–21.

43. **Anthony EL, Kunz TH.** 1977. Feeding strategies of the little brown bat, *Myotis lucifugus*, in southern New Hampshire. *Ecology* **58:**775–786.

44. **Kilpatrick AM.** 2011. Globalization, land use, and the invasion of West Nile virus. *Science* **334:**323–327.

45. **Blehert DS, Lorch JM, Ballmann AE, Cryan PM, Meteyer CU.** 2011. Bat white-nose syndrome in North America. *Microbe* **6:**267–273.

46. **Chaturvedi V, Springer DJ, Behr MJ, Ramani R, Li X, Peck MK, Ren P, Bopp DJ, Wood B, Samsonoff WA, Butchkoski CM, Hicks AC, Stone WB, Rudd RJ, Chaturvedi S.** 2010. Morphological and molecular characterizations of psychrophilic fungus *Geomyces destructans* from New York bats with white-nose syndrome (WNS). *PloS ONE* **5:**e10783.

47. **Hallen TG, McCracken GF.** 2010. Management of the panzootic white-nose syndrome through culling of bats. *Conserv Biol* **25:**189–194.

48. **Dobony CA, Hicks AC, Langwig KE, von Linden RI, Okoniewski JC, Rainbolt RE.** 2011. Little brown *Myotis* persist despite exposure to white-nose syndrome. *J Fish Wildl Manage* **2:**190–195.

49. **Gewin V.** 2008. Riders of a modern-day Ark. *PLoS Biol* **6:**e24.

50. **Sterflinger K.** 2000. Fungi as geologic agents. *Geomicrobiol J* **17:**97–124.

51. **Di Piazza M.** 2007. The crisis in Lascaux: update March 2007. *Rock Art Res* **24:**136–137.

52. **Dupont J, Jacquet C, Dennetiere B, Lacoste S, Bousta F, Orial G, Cruaud C, Couloux A, Roquebert MF.** 2007. Invasion of the French Paleolithic painted cave of Lascaux by members of the *Fusarium solani* species complex. *Mycologia* **99**:135–162.

53. **Fox JL.** 2008. Some say Lascaux Cave paintings are in microbial "crisis" mode. *Microbe* **3**:110–112.

54. **U.S. Fish & Wildlife Service.** 2012. *North American bat death toll exceeds 5.5 million from white-nose syndrome.* U.S. Fish & Wildlife Service Office of Communications, Arlington, VA. http://static.whitenosesyndrome.org/sites/default/files/files/wns_mortality_2012_nr_final_0.pdf (last accessed May 19, 2013).

55. **Boyles JG, Cryan PM, McCracken GF, Kunz TH.** 2011. Economic importance of bats in agriculture. *Science* **6025**:41–42.

제12장 | 자연계의 항생제 내성

1. **Kirby WM, Rantz LA.** 1943. Quantitative studies of sulfonamide resistance. *J Exp Med* **77**:29–39.

2. **Finland M.** 1971. Changes in susceptibility of selected pathogenic bacteria to widely used antibiotics. *Ann N Y Acad Sci* **182**:5–20.

3. **Keen PL, Montforts MHMM (ed).** 2012. *Antimicrobial Resistance in the Environment.* Wiley-Blackwell, Hoboken, NJ.

4. **D'Costa VM, McGrann KM, Hughes DW, Wright GD.** 2006. Sampling the antibiotic resistome. *Science* **311**:374–377.

5. **Sommer MO, Dantas G, Church GM.** 2009. Functional characterization of the antibiotic resistance reservoir in the human microflora. *Science* **325**:1128–1131.

6. **Cundliffe E, Demain AL.** 2010. Avoidance of suicide in antibiotic-producing microbes. *J Ind Microbiol Biotechnol* **37**:643–672.

7. **Sommer MO, Church GM, Dantas G.** 2010. The human microbiome harbors a diverse reservoir of antibiotic resistance genes. *Virulence* **1**:299–303.

8. **D'Costa VM, King CE, Kalan L, Morar M, Sung WW, Schwarz C, Froese D, Zazula G, Calmels F, Debruyne R, Golding GB, Poinar HN, Wright GD.** 2011. Antibiotic resistance is ancient. *Nature* **477**:457–461.

9. **Pallecchi L, Lucchetti C, Bartoloni A, Bartalesi F, Mantella A, Gamboa H, Carattoli A, Paradisi F, Rossolini GM.** 2007. Population structure and resistance genes in antibiotic-resistant bacteria from a remote community with minimal antibiotic exposure. *Antimicrob Agents Chemother* **51**:1179–1184.

10. **Martinez JL.** 2009. The role of natural environments in the evolution of resistance traits in pathogenic bacteria. *Proc Soc Biol* **276**:2521–2530.

11. **Asimov A, Mackie RI.** 2007. Evolution and ecology of antibiotic resistance genes. *FEMS Microbiol Lett* **271**:147–161.

12. **Allen HK, Donato J, Wang HH, Cloud-Hansen KA, Davies J, Handelsman J.** 2010. Call of the wild: antibiotic resistance genes in natural environments. *Nat Rev Microbiol* **8**:251–259.

13. **Courvalin P.** 2006. Vancomycin resistance in gram-positive cocci. *Clin Infect Dis* **42**(Suppl 1):S25–S34.

14. **D'Costa VM, Tariq A, Mukhtar TA, Patel T, Koteva K, Waglechner N, Hughes DW, Wright GD, De Pascale G.** 2012. Inactivation of the lipopeptide antibiotic daptomycin by hydrolytic mechanisms. *Antimicrob Agents Chemother* **56**:757–764.

15. **Patel R, Piper K, Cockerill FR III, Steckelberg JM, Yousten AA.** 2000. The biopesticide *Paenibacillus popilliae* has a vancomycin resistance gene cluster homologous to the enterococcal VanA vancomycin resistance gene cluster. *Antimicrob Agents Chemother* **44**:705–709.

16. **Guardabassi L, Perichon B, van Heijenoort J, Blanot D, Courvalin P.** 2005. Glycopeptide resistance *vanA* operons in *Paenibacillus* strains isolated from soil. *Antimicrob Agents Chemother* **49**:4227–4233.

17. **Jukes TH.** 1973. Public health significance of feeding low levels of antibiotics to animals. *Adv Appl Microbiol* **16:**1–54.

18. **Kristiansson E, Fick J, Janzon A, Grabic R, Rutgersson C, Weijdegard B, Soderstrom H, Larsson DG.** 2011. Pyrosequencing of antibiotic-contaminated river sediments reveals high levels of resistance and gene transfer elements. *PLoS ONE* **6:**e17038.

19. **Lawrence JG, Ochman H.** 1997. Amelioration of bacterial genomes: rates of change and exchange. *J Mol Evol* **44:**383–397.

20. **Hon WC, McKay GA, Thompson PR, Sweet RM, Yang DS, Wright GD, Berghuis AM.** 1997. Structure of an enzyme required for aminoglycoside antibiotic resistance reveals homology to eukaryotic protein kinases. *Cell* **89:**887–895.

21. **Yanagisawa T, Kawakami M.** 2003. How does *Pseudomonas fluorescens* avoid suicide from its antibiotic pseudomonic acid? Evidence for two evolutionarily distinct isoleucyl-tRNA synthetases conferring self-defense. *J Biol Chem* **278:**25887–25894.

22. **Andersson DI, Hughes DH.** 2010. Antibiotic resistance and its cost: is it possible to reverse resistance? *Nat Rev Microbiol* **8:**260–271.

23. **Bush K, Courvalin P, Dantas G, Davies J, Eisenstein B, Huovinen P, Jacoby GA, Kishony R, Kreiswirth BN, Kutter E, Lerner S, Levy S, Lewis K, Lomovskaya O, Miller JH, Mobashery S, Piddock LJ, Projan S, Thomas CM, Tomasz A, Tulkens PM, Walsh TR, Watson JD, Witkowski J, Witte W, Wright G, Yeh P, Zgurskaya HI.** 2011. Tackling antibiotic resistance. *Nat Rev Microbiol* **9:**894–896.

24. **Davies J, Ryan KS.** 2012. Introducing the parvome: bioactive compounds in the microbial world. *ACS Chem Biol* **7:**252–259.

25. **Relman DA.** 2011. Microbial genomics and infectious diseases. *N Engl J Med* **365:**347–357.

26. **Forsberg KJ, Reyes A, Wang B, Selleck EM, Sommer MO, Dantas G.** 2012. The shared antibiotic resistome of soil bacteria and human pathogens. *Science* **337:**1107–1111.

27. **Dethlefsen L, Relman DA.** 2011. Incomplete recovery and individualized responses of the human distal gut microbiota to repeated antibiotic perturbation. *Proc Natl Acad Sci USA* **108:**4554–4561.

제13장 | 공중보건 질병 감시네트워크

1. **Morse SS.** 1990. Regulating viral traffic. *Issues Sci Technol* **7:**81–84.

2. **Daszak P, Cunningham AA, Hyatt AD.** 2000. Emerging infectious diseases of wildlife—threats to biodiversity and human health. *Science* **287:**443–449.

3. **Morse SS.** 1995. Factors in the emergence of infectious disease. *Emerg Infect Dis* **1:**7–15.

4. **Wolfe ND, Dunavan CP, Diamond J.** 2007. Origins of major human infectious diseases. *Nature* **447:**279–283.

5. **Lederberg J, Shope RE, Oaks SC Jr (ed).** 1992. *Emerging Infections: Microbial Threats to Health in the United States.* National Academies Press, Washington, DC.

6. **Henderson DA.** 1993. Surveillance systems and intergovernmental cooperation, p 283–289. *In* Morse SS (ed), *Emerging Viruses.* Oxford University Press, New York, NY.

7. **Karesh WB, Cook RA.** 2009. One world—one health. *Clin Med* **9:**259–260.

8. **Langmuir AD.** 1963. The surveillance of communicable diseases of national importance. *N Engl J Med* **1268:**182–192.

9. **Thacker SB, Berkelman RL.** 1988. Public heath surveillance in the United States. *Epidemiol Rev* **10:**164–190.

10. **German RR, Lee LM, Horan JM, Milstein RL, Pertowski CA, Waller MN; Guidelines Working Group Centers for Disease Control and Prevention (CDC).** 2001. Updated guidelines for evaluating public health surveillance systems: recommendations from the Guidelines Working Group. *MMWR Recomm Rep* **50:**1–35.

11. **Executive Office of the President, United States Government.** 2012. *National Strategy for Biosurveillance.* http://www.whitehouse.gov/sites/default/files/National_Strategy_for_Biosurveillance_trf:wdr July_2012. pdf (last accessed June 26, 2013).

12. **Hitchcock P, Chamberlain A, Van Wagoner M, Inglesby TV, O'Toole T.** 2007. Challenges to global surveillance and response to infectious disease outbreaks of international importance. *Biosecur Bioterror* **5:**206–227.

13. **Castillo-Salgado C.** 2010. Trends and directions of global public health surveillance. *Epidemiol Rev* **32:**93–109.

14. **Butler D.** 2012. Flu surveillance lacking. *Nature* **483:**520–522.

15. **Peiris JS, Poon LL, Guan Y.** 2012. Surveillance of animal influenza for pandemic preparedness. *Science* **335:**1173–1174.

16. **Zhong NS, Zheng BJ, Li YM, Poon LL, Xie ZH, Chan KH.** 2003. Epidemiology and cause of severe acute respiratory syndrome (SARS) in Guangdong, People's Republic of China, in February, 2003. *Lancet* **362:**1353–1358.

17. **Heymann D, Rodier G.** 2004. Global surveillance, national surveillance, and SARS. *Emerg Infect Dis* **10:**173–175.

18. **World Health Organization.** 2005. *International Health Regulations (2005)*, 2nd ed. World Health Organization, Geneva, Switzerland. http://whqlibdoc.who.int/publications/2008/9789241580410_eng.pdf (last accessed June 26, 2013).

19. **OIE (World Organisation for Animal Health).** 2012. *Terrestrial Animal Health Code (2012).* OIE, Paris, France. http://www.oie.int/en/international-standard-setting/terrestrial-code/access-online/ (last accessed June 26, 2013).

20. **Morse SS, Schluederberg A.** 1990. Emerging viruses: the evolution of viruses and viral diseases. *J Infect Dis* **162:**1–7.

21. **Morse SS, Rosenberg BH, Woodall J.** 1996. ProMED global monitoring of emerging diseases: design for a demonstration program. *Health Policy* **38:**135–153.

22. **World Health Organization (WHO).** 2000. *Global Outbreak Alert and Response. Report of a WHO Meeting.* WHO, Geneva, Switzerland. WHO/CDS/CSR/2000.3. http://www.who.int/csr/resources/publications/surveillance/whocdscsr2003.pdf (last accessed June 26, 2013).

23. **The FAO-OIE-WHO Collaboration.** 2006. Global Early Warning and Response System for major animal diseases, including zoonoses (GLEWS). www.oie.int/fileadmin/Home/eng/Animal_Health_in_the_World/docs/pdf/GLEWS_Tripartite-Finalversion010206.pdf (last accessed June 26, 2013).

24. **The FAO-OIE-WHO Collaboration.** 2010. Sharing responsibilities and coordinating global activities to address health risks at the animal-human-ecosystems interfaces (A Tripartite Concept Note). http://www.who.int/foodsafety/zoonoses/final_concept_note_Hanoi.pdf (last accessed June 26, 2013).

25. **Russell KL, Rubenstein J, Burke RL, Vest KG, Johns MC, Sanchez JL, Meyer W, Fukuda MM, Blazes DL.** 2011. The Global Emerging Infection Surveillance and Response System (GEIS), a U.S. government tool for improved global biosurveillance: a review of 2009. *BMC Public Health* **11**(Suppl 2):S2. doi:10.1186/1471-2458-11-S2-S2.

26. **Kimball AM, Moore M, French HM, Arima Y, Ungchusak K, Wibulpolprasert S, Taylor T, Touch S, Leventhal A.** 2008. Regional infectious disease surveillance networks and their potential to facilitate the implementation of the International Health Regulations. *Med Clin N Am* **92:**1459–1471.

27. **Moore M, Dausey DJ, Phommasack B, Touch S, Guoping L, Nyein SL, Ungchusak K, Vung ND, Oo MK.** 2012. Sustainability of sub-regional disease surveillance networks. *Global Health Governance* **5:**1–43. http://blogs.shu.edu/ghg/?s=moore.

28. **Long WJ.** 2011. *Pandemics and Peace: Public Health Cooperation in Zones of Conflict.* United States Institute of Peace Press, Washington, DC.

29. **Yong E.** 2011. Disease trackers. *BMJ* **343:**d4117. doi:10.1136/bmj.d4117.

30. **Coker R, Rushton J, Mounier-Jack S, Karimuribo E, Lutumba P, Kambarage D, Pfeiffer DU, Stark K, Rweyemamu M.** 2011. Towards a conceptual framework to support one-health research for policy on emerging zoonoses. *Lancet Infect Dis* **11:**326–331.

31. **Smolinski MS, Hamburg MA, Lederberg J (ed).** 2003. *Microbial Threats to Health: Emergence, Detection, and Response.* National Academies Press, Washington, DC.

32. **Keusch GT, Pappaioanou M, Gonzalez MC, Scott KA, Tsai P (ed).** 2009. *Sustaining Global Surveillance and Response to Emerging Zoonotic Diseases.* National Academies Press, Washington, DC.

33. **Centers for Disease Control and Prevention.** 1997. Case definitions for infectious conditions under public health surveillance. *MMWR Recomm Rep* **46:**1–55.

34. **Henning KJ.** 2004. What is syndromic surveillance? *MMWR Morb Mortal Wkly Rep* **53**(Suppl):7–11.

35. **Buehler JW, Hopkins RS, Overhage JM, Sosin DM, Tong V; CDC Working Group.** 2004. Framework for evaluating public health surveillance systems for early detection of outbreaks: recommendations from the CDC Working Group. *MMWR Recomm Rep* **53:**1–11.

36. **Centers for Disease Control and Prevention (CDC).** 2004. Syndromic surveillance. Reports from a national conference, 2003. *MMWR Morb Mortal Wkly Rep* **53**(Suppl):1–264.

37. **Mostashari F, Hartman J.** 2003. Syndromic surveillance: a local perspective. *J Urban Health* **80**(2 Suppl 1):i1–i7.

38. **Das D, Weiss D, Mostashari F, Treadwell T, McQuiston J, Hutwagner L, Karpati A, Bornschlegel K, Seeman M, Turcios R, Terebuh P, Curtis R, Heffernan R, Balter S.** 2003. Enhanced drop-in syndromic surveillance in NYC following September 11, 2001. *J Urban Health* **80**(2 Suppl 1):i76–i88.

39. **Lombardo J, Burkom H, Elbert E, Magruder S, Lewis SH, Loschen W, Sari J, Sniegoski C, Wojcik R, Pavlin J.** 2003. A systems overview of the Electronic Surveillance System for the Early Notification of Community-Based Epidemics (ESSENCE II). *J Urban Health* **80**(2 Suppl 1):i32–i42.

40. **Reingold A.** 2003. If syndromic surveillance is the answer, what is the question? *Biosecur Bioterror* **1:**77–81.

41. **United States Government Accountability Office (GAO).** 2001. *Global Health: Challenges in Improving Infectious Disease Surveillance Systems.* Report GAO-01-722. GAO, Washington, DC. http://www.gao.gov/assets/240/232631.pdf (last accessed June 26, 2013).

42. **Feng Z, Li W, Varma JK.** 2011. Gaps remain in China's ability to detect emerging infectious diseases despite advances since the onset of SARS and avian flu. *Health Aff (Millwood)* **30:**127–135.

43. **Kuiken T, Leighton FA, Fouchier RA, LeDuc JW, Peiris JS, Schudel A, Stohr K, Osterhaus AD.** 2005. Pathogen surveillance in animals. *Science* **309:**1680–1681.

44. **Freifeld CC, Chunara R, Mekaru SR, Chan EH, Kass-Hout T, Ayala Iacucci A, Brownstein JS.** 2010. Participatory epidemiology: use of mobile phones for community-based health reporting. *PLoS Med* **7:**e1000376. doi:10.1371/journal.pmed.1000376.

45. **Lipkin WI.** 2010. Microbe hunting. *Microbiol Mol Biol Rev* **74:**363–377.

46. **Relman DA.** 2011. Microbial genomics and infectious diseases. *N Engl J Med* **365:**347–357.

47. **Snitkin ES, Zelazny AM, Thomas PJ, Stock F, NISC Comparative Sequencing Program, Henderson DK, Palmore TN, Segre JA.** 2012. Tracking a hospital outbreak of carbapenem-resistant *Klebsiella pneumonia* with whole-genome sequencing. *Sci Transl Med* **4:**148ra116. doi:10.1126/scitranslmed.3004129.

48. **Woolhouse MEJ, Adair K, Brierley L.** 2013. RNA viruses: a case study of the biology of emerging infectious diseases. *Microbiol Spectrum* **1**(2):OH-0001-2012. doi:10.1128/microbiolspec.OH-0001-2012.

49. **Reperant LA, Osterhaus ADME.** 2013. The human-animal interface. *Microbiol Spectrum* **1**(1):OH-0013-2012. doi:10.1128/microbiolspec.OH-0013-2012.

50. **Madoff LC, Li A.** 2013. Web-based surveillance systems for human, animal, and plant diseases. *Microbiol Spectrum* **1**(3):OH-0015-2012. doi:10.1128/microbiolspec.OH-0015-2012.

1. Taylor LH, Latham SM, Woolhouse ME. 2001. Risk factors for human disease emergence. *Philos Trans R Soc Lond B Biol Sci* **356**:983–989.

2. Keusch GT, Pappaioanou M, Gonzalez MC, Scott KA, Tsai P (ed). 2009. Achieving an effective zoonotic disease surveillance system, p 115–164. *In Global Surveillance and Response to Emerging Zoonotic Diseases.* National Academies Press, Washington, DC.

3. Heymann DL, Rodier GR. 1998. Global surveillance of communicable diseases. *Emerg Infect Dis* **4**:362–365.

4. Brownstein JS, Freifeld CC, Madoff LC. 2009. Digital disease detection—harnessing the Web for public health surveillance. *N Engl J Med* **360**:2153–2155, 2157.

5. Wilson K, Brownstein JS. 2009. Early detection of disease outbreaks using the Internet. *CMAJ* **180**:829–831.

6. Madoff LC. 2004. ProMED-mail: an early warning system for emerging diseases. *Clin Infect Dis* **39**:227–232.

7. Mykhalovskiy E, Weir L. 2006. The Global Public Health Intelligence Network and early warning outbreak detection: a Canadian contribution to global public health. *Can J Public Health* **97**:42–44.

8. Heymann DL, Rodier G. 2004. Global surveillance, national surveillance, and SARS. *Emerg Infect Dis* **10**:173–175.

9. Heymann DL, Rodier GR, WHO Operational Support Team to the Global Outbreak Alert and Response Network. 2001. Hot spots in a wired world: WHO surveillance of emerging and re-emerging infectious diseases. *Lancet Infect Dis* **1**:345–355.

10. Jones KE, Patel NG, Levy MA, Storeygard A, Balk D, Gittleman JL, Daszak P. 2008. Global trends in emerging infectious diseases. *Nature* **451**:990–993.

11. Wilson K, von Tigerstrom B, McDougall C. 2008. Protecting global health security through the International Health Regulations: requirements and challenges. *CMAJ* **179**:44–48.

12. Mandl KD, Overhage JM, Wagner MM, Lober WB, Sebastiani P, Mostashari F, Pavlin JA, Gesteland PH, Treadwell T, Koski E, Hutwagner L, Buckeridge DL, Aller RD, Grannis S. 2004. Implementing syndromic surveillance: a practical guide informed by the early experience. *J Am Med Inform Assoc* **11**:141–150.

13. Ginsberg J, Mohebbi MH, Patel RS, Brammer L, Smolinski MS, Brilliant L. 2009. Detecting influenza epidemics using search engine query data. *Nature* **457**:1012–1014.

14. Polgreen PM, Chen Y, Pennock DM, Nelson FD. 2008. Using Internet searches for influenza surveillance. *Clin Infect Dis* **47**:1443–1448.

15. Signorini A, Segre AM, Polgreen PM. 2011. The use of Twitter to track levels of disease activity and public concern in the U.S. during the influenza A H1N1 pandemic. *PLoS One* **6**:e19467. doi:10.1371/journal.pone.0019467.

16. Chretien JP, Burkom HS, Sedyaningsih ER, Larasati RP, Lescano AG, Mundaca CC, Blazes DL, Munayco CV, Coberly JS, Ashar RJ, Lewis SH. 2008. Syndromic surveillance: adapting innovations to developing settings. *PLoS Med* **5**:e72. doi:10.1371/journal.pmed.0050072.

17. Brownstein JS, Cassa CA, Mandl KD. 2006. No place to hide—reverse identification of patients from published maps. *N Engl J Med* **355**:1741–1742.

18. Lebiebicioglu H. 2012. Enterohemorrhagic *Escherichia coli* epidemic: the sensitive role of the media in the handling of epidemics. *Clin Infect Dis* **54**:450–451.

1. **Centers for Disease Control and Prevention.** 2010. *Emerging Infectious Diseases* journal background and goals. Centers for Disease Control and Prevention, Atlanta, GA. http://wwwnc.cdc.gov/eid/pages/background-goals.htm (last accessed April 2, 2013).

2. **Parmesan C.** 2006. Ecological and evolutionary responses to recent climate change. *Annu Rev Ecol Evol Syst* **37**:637–669.

3. **Cione JJ, Uhlhorn EW.** 2003. Sea surface temperature variability in hurricanes: implications with respect to intensity change. *Mon Weather Rev* **131**:1783–1796.

4. **Rohwer F, Youle M, Vosten D.** 2010. *Coral Reefs in the Microbial Seas.* Plaid Press, Basalt, CO.

5. **Casas V, Sobrepena G, Rodriguez-Mueller B, Ahtye J, Maloy SR.** 2011. Bacteriophage-encoded shiga toxin gene in atypical bacterial host. *Gut Pathog* **3**:10. doi:10.1186/1757-4749-3-10.

6. **Casas V, Magbanua J, Sobrepena G, Kelley ST, Maloy SR.** 2010. Reservoir of bacterial exotoxin genes in the environment. *Int J Microbiol* **2010**:754368. doi:10.1155/2010/754368.

7. **Casas V, Miyake J, Balsley H, Roark J, Telles S, Leeds S, Zurita I, Breitbart M, Azam F, Bartlett D, Rohwer F.** 2006. Widespread occurrence of phage-encoded exotoxin genes in terrestrial and aquatic environments in Southern California. *FEMS Microbiol Lett* **261**:141–149.

8. **Harvell CD, Mitchell CE, Ward JR, Altizer S, Dobson AP, Ostfeld RS, Samuel MD.** 2002. Climate warming and disease risks for terrestrial and marine biota. *Science* **296**:2158–2162.

9. **Harvell CD, Kim K, Burkholder JM, Colwell RR, Epstein PR, Grimes DJ, Hofmann EE, Lipp EK, Osterhaus AD, Overstreet RM, Porter JW, Smith GW, Vasta GR.** 1999. Emerging marine diseases—climate links and anthropogenic factors. *Science* **285**:1505–1510.

10. **Dearing MD, Dizney L.** 2010. Ecology of hantavirus in a changing world. *Ann N Y Acad Sci* **1195**:99–112.

11. **Le Guenno B.** 1997. Haemorrhagic fevers and ecological perturbations. *Arch Virol Suppl* **13**:191–199.

12. **Weil AA, Ivers LC, Harris JB.** 2012. Cholera: lessons from Haiti and beyond. *Curr Infect Dis Rep* **14**:1–8.

13. **Jutla AS, Akanda AS, Islam S.** 2010. Tracking cholera in coastal regions using satellite observations. *J Am Water Resour Assoc* **46**:651–662.

14. **Khasnis AA, Nettleman MD.** 2005. Global warming and infectious disease. *Arch Med Res* **36**:689–696.

15. **Shuman EK.** 2010. Global climate change and infectious diseases. *N Engl J Med* **362**:1061–1063.

16. **Neerinckx S, Bertherat E, Leirs H.** 2010. Human plague occurrences in Africa: an overview from 1877 to 2008. *Trans R Soc Trop Med Hyg* **104**:97–103.

17. **Riesenfeld CS, Schloss PD, Handelsman J.** 2004. Metagenomics: genomic analysis of microbial communities. *Annu Rev Genet* **38**:525–552.

18. **Handelsman J, Rondon MR, Brady SF, Clardy J, Goodman RM.** 1998. Molecular biological access to the chemistry of unknown soil microbes: a new frontier for natural products. *Chem Biol* **5**:R245–R249.

19. **Casas V, Rohwer F.** 2007. Phage metagenomics. *Methods Enzymol* **421**:259–268.

20. **Gilbert JA, Dupont CL.** 2011. Microbial metagenomics: beyond the genome. *Annu Rev Mar Sci* **3**:347–371.

21. **Conlan S, Kong HH, Segre JA.** 2012. Species-level analysis of DNA sequence data from the NIH Human Microbiome Project. *PLoS One* **7**:e47075. doi:10.1371/journal.pone.0047075.

22. **Gevers D, Knight R, Petrosino JF, Huang K, McGuire AL, Birren BW, Nelson KE, White O, Methe BA, Huttenhower C.** 2012. The Human Microbiome Project: a community resource for the healthy human microbiome. *PLoS Biol* **10**:e1001377. doi:10.1371/journal.pbio.1001377.

23. **Ursell LK, Metcalf JL, Parfrey LW, Knight R.** 2012. Defining the human microbiome. *Nutr Rev* **70** (Suppl 1):S38–S44.

24. **Wylie KM, Truty RM, Sharpton TJ, Mihindukulasuriya KA, Zhou Y, Gao H, Sodergren E, Weinstock GM, Pollard KS.** 2012. Novel bacterial taxa in the human microbiome. *PLoS One* **7**:e35294. doi:10.1371/journal.pone.0035294.

25. **Wooley JC, Godzik A, Friedberg I.** 2010. A primer on metagenomics. *PLoS Comput Biol* **6:**e1000667. doi:10.1371/journal.pcbi.1000667.

26. **Breitbart M, Salamon P, Andresen B, Mahaffy JM, Segall AM, Mead D, Azam F, Rohwer F.** 2002. Genomic analysis of uncultured marine viral communities. *Proc Natl Acad Sci USA* **99:**14250–14255.

27. **Breitbart M, Felts B, Kelley S, Mahaffy JM, Nulton J, Salamon P, Rohwer F.** 2004. Diversity and population structure of a near-shore marine-sediment viral community. *Proc Biol Sci* **271:**565–574.

28. **Breitbart M, Hewson I, Felts B, Mahaffy JM, Nulton J, Salamon P, Rohwer F.** 2003. Metagenomic analyses of an uncultured viral community from human feces. *J Bacteriol* **85:**6220–6223.

29. **Cann AJ, Fandrich SE, Heaphy S.** 2005. Analysis of the virus population present in equine faeces indicates the presence of hundreds of uncharacterized virus genomes. *Virus Genes* **30:**151–156.

30. **Culley AI, Lang AS, Suttle CA.** 2006. Metagenomic analysis of coastal RNA virus communities. *Science* **312:**1795–1798.

31. **Zhang T, Breitbart M, Lee WH, Run JQ, Wei CL, Soh SW, Hibberd ML, Liu ET, Rohwer F, Ruan Y.** 2006. RNA viral community in human feces: prevalence of plant pathogenic viruses. *PLoS Biol* **4:**e3. doi:10.1371/journal.pbio.0040003.

32. **Willner D, Furlan M, Haynes M, Schmieder R, Angly FE, Silva J, Tammadoni S, Nosrat B, Conrad D, Rohwer F.** 2009. Metagenomic analysis of respiratory tract DNA viral communities in cystic fibrosis and non-cystic fibrosis individuals. *PLoS One* **4:**e7370. doi:10.1371/journal.pone.0007370.

33. **Edwards RA, Rohwer F.** 2005. Viral metagenomics. *Nat Rev Microbiol* **3:**504–510.

34. **Deng Q, Barbieri JT.** 2008. Molecular mechanisms of the cytotoxicity of ADP-ribosylating toxins. *Annu Rev Microbiol* **62:**271–288.

35. **Dayhoff MO, Schwartz RM, Orcutt BC.** 1978. A model of evolutionary change in proteins, p 345–352. *In* Dayhoff MO (ed), *Atlas of Protein Sequence and Structure*, vol. **5**. National Biomedical Research Foundation, Washington, DC.

36. **Murphy JR.** 1996. Chapter 32, *Corynebacterium diphtheriae*. *In* Baron S (ed), *Medical Microbiology*, 4th ed. University of Texas Medical Branch at Galveston, Galveston, TX. Available from http://www.ncbi.nlm.nih.gov/books/NBK7971/.

37. **Pakalniskiene J, Falkenhorst G, Lisby M, Madsen SB, Olsen KE, Nielsen EM, Mygh A, Boel J, Mølbak K.** 2009. A foodborne outbreak of enterotoxigenic *E. coli* and *Salmonella anatum* infection after a high-school dinner in Denmark, November 2006. *Epidemiol Infect* **137:**396–401.

38. **Sekse C, Muniesa M, Wasteson Y.** 2008. Conserved Stx2 phages from *Escherichia coli* O103:H25 isolated from patients suffering from hemolytic uremic syndrome. *Foodborne Pathog Dis* **5:**801–810.

39. **Vojdani JD, Beuchat LR, Tauxe RV.** 2008. Juice-associated outbreaks of human illness in the United States, 1995 through 2005. *J Food Prot* **71:**356–364.

40. **Franz E, van Bruggen AH.** 2008. Ecology of *E. coli* O157:H7 and *Salmonella enterica* in the primary vegetable production chain. *Crit Rev Microbiol* **34:**143–161.

41. **Charatan F.** 2006. FDA warns US consumers not to eat spinach after *E. coli* outbreak. *BMJ* **333:**673.

42. **Lynch M, Painter J, Woodruff R, Braden C, Centers for Disease Control and Prevention.** 2006. Surveillance for foodborne-disease outbreaks—United States, 1998–2002. *MMWR Surveill Summ* **55:**1–42.

43. **Centers for Disease Control and Prevention (CDC).** 2006. Ongoing multistate outbreak of *Escherichia coli* serotype O157:H7 infections associated with consumption of fresh spinach—United States, September 2006. *MMWR Morb Mortal Wkly Rep* **55:**1045–1046.

44. **Devasia RA, Jones TF, Ward J, Stafford L, Hardin H, Bopp C, Beatty M, Mintz E, Schaffner W.** 2006. Endemically acquired foodborne outbreak of enterotoxin-producing *Escherichia coli* serotype O169:H41. *Am J Med* **119:**168.e7–168.e10.

45. **Scheutz F, Nielsen EM, Frimodt-Møller J, Boisen N, Morabito S, Tozzoli R, Nataro JP, Caprioli A.** 2011. Characteristics of the enteroaggregative Shiga toxin/verotoxin-producing *Escherichia coli* O104:H4 strain causing the outbreak of haemolytic uraemic syndrome in Germany, May to June 2011. *Euro Surveill* **16:**pii=19889. http://www.eurosurveillance.org/ViewArticle.aspx?ArticleId=19889.

46. **Mellmann A, Harmsen D, Cummings CA, Zentz EB, Leopold SR, Rico A, Prior K, Szczepanowski R, Ji Y, Zhang W, McLaughlin SF, Henkhaus JK, Leopold B, Bielaszewska M, Prager R, Brzoska PM, Moore RL, Guenther S, Rothberg JM, Karch H.** 2011. Prospective genomic characterization of the German enterohemorrhagic *Escherichia coli* O104:H4 outbreak by rapid next generation sequencing technology. *PLoS One* **6**:e22751. doi:10.1371/journal.pone.0022751.

47. **Brzuszkiewicz E, Thurmer A, Schuldes J, Leimbach A, Liesegang H, Meyer FD, Boelter J, Petersen H, Gottschalk G, Daniel R.** 2011. Genome sequence analyses of two isolates from the recent *Escherichia coli* outbreak in Germany reveal the emergence of a new pathotype: Entero-Aggregative-Haemorrhagic *Escherichia coli* (EAHEC). *Arch Microbiol* **193**:883–891.

48. **Freeman BJ.** 1951. Studies on the virulence of bacteriophage-infected strains of *Corynebacterium diphtheriae*. *J Bacteriol* **61**:675–688.

49. **Groman NB.** 1953. The relation of bacteriophage to the change of *Corynebacterium diphtheriae* from avirulence to virulence. *Science* **117**:297–299.

50. **Lenski RE, Levin BR.** 1985. Constraints on the coevolution of bacteria and virulent phage: a model, some experiments, and predictions for natural communties. *Am Nat* **125**:585–602.

51. **Waldor MK, Mekalanos JJ.** 1996. Lysogenic conversion by a filamentous phage encoding cholera toxin. *Science* **272**:1910–1914.

52. **Davis BM, Moyer KE, Boyd EF, Waldor MK.** 2000. CTX prophages in classical biotype *Vibrio cholerae*: functional phage genes but dysfunctional phage genomes. *J Bacteriol* **182**:6992–6998.

53. **Ochman H, Lawrence JG, Groisman EA.** 2000. Lateral gene transfer and the nature of bacterial innovation. *Nature* **405**:299–304.

54. **Boyd EF, Davis BM, Hochhut B.** 2001. Bacteriophage-bacteriophage interactions in the evolution of pathogenic bacteria. *Trends Microbiol* **9**:137–144.

55. **Muniesa M, Lucena F, Jofre J.** 1999. Study of the potential relationship between the morphology of infectious somatic coliphages and their persistence in the environment. *J Appl Microbiol* **87**:402–409.

56. **Muniesa M, Lucena F, Jofre J.** 1999. Comparative survival of free Shiga toxin 2-encoding phages and *Escherichia coli* strains outside the gut. *Appl Environ Microbiol* **65**:5615–5618.

57. **Sinton LW, Hall CH, Lynch PA, Davies-Colley RJ.** 2002. Sunlight inactivation of fecal indicator bacteria and bacteriophages from waste stabilization pond effluent in fresh and saline waters. *Appl Environ Microbiol* **68**:1122–1131.

58. **Moce-Llivina L, Muniesa M, Pimenta-Vale H, Lucena F, Jofre J.** 2003. Survival of bacterial indicator species and bacteriophages after thermal treatment of sludge and sewage. *Appl Environ Microbiol* **69**:1452–1456.

59. **Tanji Y, Mizoguchi K, Yoichi M, Morita M, Kijima N, Kator H, Unno H.** 2003. Seasonal change and fate of coliphages infected to *Escherichia coli* O157:H7 in a wastewater treatment plant. *Water Res* **37**:1136–1142.

60. **Dumke R, Schroter-Bobsin U, Jacobs E, Roske I.** 2006. Detection of phages carrying the Shiga toxin 1 and 2 genes in waste water and river water samples. *Lett Appl Microbiol* **42**:48–53.

61. **Masago Y, Katayama H, Watanabe T, Haramoto E, Hashimoto A, Omura T, Hirata T, Ohgaki S.** 2006. Quantitative risk assessment of noroviruses in drinking water based on qualitative data in Japan. *Environ Sci Technol* **40**:7428–7433.

62. **McLaughlin MR, Rose JB.** 2006. Application of *Bacteroides fragilis* phage as an alternative indicator of sewage pollution in Tampa Bay, Florida. *Estuar Coast* **29**:246–256.

63. **Patz JA, Daszak P, Tabor GM, Aguirre AA, Pearl M, Epstein J, Wolfe ND, Kilpatrick AM, Foufopoulos J, Molyneux D, Bradley DJ, Working Group on Land Use Change and Disease Emergence.** 2004. Unhealthy landscapes: policy recommendations on land use change and infectious disease emergence. *Environ Health Perspect* **112**:1092–1098.

64. **Schmidt KA, Ostfeld RS.** 2001. Biodiversity and the dilution effect in disease ecology. *Ecology* **82**:609–619.

65. **Chua KB, Goh KJ, Wong KT, Kamarulzaman A, Tan PS, Ksiazek TG, Zaki SR, Paul G, Lam SK, Tan CT.** 1999. Fatal encephalitis due to Nipah virus among pig-farmers in Malaysia. *Lancet* **354**:1257–1259.

66. **Lam SK, Chua KB.** 2002. Nipah virus encephalitis outbreak in Malaysia. *Clin Infect Dis* **34**(Suppl 2):S48–S51.

67. **Rose JB, Epstein PR, Lipp EK, Sherman BH, Bernard SM, Patz JA.** 2001. Climate variability and change in the United States: potential impacts on water- and foodborne diseases caused by microbiologic agents. *Environ Health Perspect* **109:**211–221.

68. **Ford TE, Colwell RR, Rose JB, Morse SS, Rogers DJ, Yates TL.** 2009. Using satellite images of environmental changes to predict infectious disease outbreaks. *Emerg Infect Dis* **15:**1341–1346.

제16장 | 야생동물 질병의 감시: 웨스트나일바이러스에서 얻은 교훈

1. **Childs J, Shope RE, Fish D, Meslin FX, Peters CJ, Johnson K, Debess E, Dennis G, Jenkins S.** 1998. Emerging zoonoses. *Emerg Infect Dis* **4:**453–454.

2. **Jones KE, Patel NG, Levy MA, Storeygard A, Balk D, Gittleman JL, Daszak P.** 2008. Global trends in emerging infectious diseases. *Nature* **451:**990–993.

3. **Daszak P, Cunningham AA, Hyatt AD.** 2000. Emerging infectious diseases of wildlife—threats to biodiversity and human health. *Science* **287:**443–449.

4. **Daszak P, Tabor GM, Kilpatrick AM, Epstein J, Plowright R.** 2004. Conservation medicine and a new agenda for emerging diseases. *Ann N Y Acad Sci* **1026:**1–11.

5. **Centers for Disease Control and Prevention.** 2003. Update: multistate outbreak of monkeypox—Illinois, Indiana, Kansas, Missouri, Ohio, and Wisconsin, 2003. *MMRW Morb Mortal Wkly Rep* **52:**642–646.

6. **Chomel BB, Belotto A, Meslin FX.** 2007. Wildlife, exotic pets, and emerging zoonoses. *Emerg Infect Dis* **13:**6–11.

7. **Rabinowitz P, Gordon Z, Chudnov D, Wilcox M, Odofin L, Liu A, Dein J.** 2004. Animals as sentinels of bioterrorism agents. *Emerg Infect Dis* **12:**647–652.

8. **Friend M.** 2006. *Disease Emergence and Resurgence: the Wildlife-Human Connection. Circular 1285*. U.S. Geological Survey, Reston, VA.

9. **Kruse H, Kirkemo AM, Handeland K.** 2004. Wildlife as source of zoonotic infections. *Emerg Infect Dis* **10:**2067–2072.

10. **Association of Fish and Wildlife Agencies.** 2008. *National Fish and Wildlife Health Initiative Toolkit*. Association of Fish and Wildlife Agencies, Washington, DC. http://www.fishwildlife.org/files/Fish-Wildlife-Health-Initiative-Toolkit_rev5-09.pdf (last accessed May 20, 2013).

11. **Siemer WF, Lauber TB, Decker DJ, Riley SJ.** 2012. *Agency Capacities To Detect and Respond to Disease Events: 2011 National Survey Results*. Human Dimensions Research Unit Series Publication 12-1. Department of Natural Resources, Cornell University, Ithaca, NY.

12. **Siemer WF, Lauber TB, Decker DJ, Riley SJ.** 2012. Building capacity to address disease threats: Clues from a study of state wildlife agencies. *North American Wildlife & Natural Resources Conference* 77: In press.

13. **McLean RG, Ubico SR, Docherty DE, Hansen WR, Sileo L, McNamara TS.** 2001. West Nile virus transmission and ecology in birds. *Ann N Y Acad Sci* **951:**54–57.

14. **Nolen RS.** 2012. The CDC for wildlife. *JAVMA News* **241:**1393–1399.

1. **Woolhouse ME, Gowtage-Sequeria S.** 2005. Host range and emerging and reemerging pathogens. *Emerg Infect Dis* **11:**1842–1847.

2. **Wolfe ND, Dunavan CP, Diamond J.** 2007. Origins of major human infectious diseases. *Nature* **447:**279–283.

3. **Shaw AM.** 2009. Economics of zoonosis and their control, p 161–167. *In* Rushton J (ed), *The Economics of Animal Health and Production*. CABI, Wallingford, United Kingdom.

4. **Cutler SJ, Fook AR, van der Poel WH.** 2010. Public health threat of new, reemerging, and neglected zoonoses in the industrialized world. *Emerg Infect Dis* **16:**1–7.

5. **Cascio A, Bosilkovski M, Rodriguez-Morales AJ, Pappas G.** 2011. The socio-ecology of zoonotic infections. *Clin Microbiol Infect* **17:**336–342.

6. **de Haan C, Van Veen TS, Brandenburg B, Gauthier J, Le Gall F.** 2001. *Livestock Development: Implications for Rural Poverty, the Environment, and Global Food Security*. World Bank, Washington, DC.

7. **Atlas RM.** 2012. One Health: its origins and future. *Curr Top Microbiol Immunol* [Epub ahead of print.] PMID: 22527177.

8. **Jones KE, Patel NG, Levy MA, Storeygard A, Balk D, Gittleman JL, Daszak P.** 2008. Global trends in emerging infectious diseases. *Nature* **451:**990–993.

9. **Rosenthal J.** 2009. Climate change and the geographical distribution of infectious diseases. *EcoHealth* **6:**489–495.

10. **Vallat B.** 2009. One World, One Health (editorial), p 1–2. *OIE Bulletin* no. 2. OIE (World Organisation for Animal Health), Paris, France. http://www.oie.int/fileadmin/Home/eng/Publications_%26_Documentation/docs/pdf/bulletin/Bull_2009-2-ENG.pdf (last accessed August 19, 2013).

11. **Prime Minister's Science, Engineering and Innovation Council (PMSEIC).** 2009. *Epidemics in a Changing World: Report of the Expert Working Group on Epidemics in a Changing World.* PMSEIC, Canberra, New South Wales, Australia. http://www.innovation.gov.au/Science/PMSEIC/Documents/EpidemicsinaChangingWorld.pdf (last accessed August 19, 2013).

12. **Leboeuf A.** 2011. *Making Sense of One Health: Cooperating at the Human-Animal-Ecosystem Health Interface.* Health and Environment Report no. 7. Institut Francais des Relations Internationales, Paris, France. www.ifri.org/downloads/ifrihereport7alineleboeuf.pdf (last accessed August 19, 2013).

13. **Wang LF, Mackenzie JS, Broder CC.** 2013. Henipaviruses, p 286–313. *In* Knipe DM, Howley PM (ed), *Fields Virology*, 6th ed. Lippincott Williams & Wilkins, Philadelphia, PA.

14. **Leong HK, Goh CS, Chew ST, Lim CW, Lin YN, Chang SF, Yap HH, Chua SB.** 2008. Prevention and control of avian influenza in Singapore. *Ann Acad Med Singapore* **37:**504–509.

15. **Drew WL.** 2004. Rabies, p 597–600. *In* Ryan KJ, Ray CG (ed), *Sherris Medical Microbiology*, 4th ed. McGraw-Hill, New York, NY.

16. **Hayes EB, Gubler DJ.** 2006. West Nile virus: epidemiology and clinical features of an emerging epidemic in the United States. *Annu Rev Med* **57:**181–194.

17. **International Ministerial Conference on Animal and Pandemic Influenza.** 2010. *Hanoi Declaration. Animal and pandemic influenza: the way forward*, Hanoi, Vietnam, 19-21 April 2010. International Ministerial Conference on Animal and Pandemic Influenza. http://www.unicef.org/influenzaresources/files/Hanoi_Declaration_21April_IMCAPI_Hanoi_2010.pdf (last accessed August 19, 2013).

18. **World Bank.** 2010. *People, Pathogens, and Our Planet: Volume One—Towards a One Health Approach for Controlling Zoonotic Diseases.* World Bank, Washington, DC. https://openknowledge.worldbank.org/handle/10986/2844 (last accessed June 5, 2013).

19. **Rweyemamu M, Kambarage D, Karimuribo E, Wambura P, Matee M, Kayembe JM, Mweene A, Neves L, Masumu J, Kasanga C, Hang'ombe B, Kayunze K, Misinzo G, Simuunza M, Paweska JT.** 2012. Development of a One Health national capacity in Africa: the Southern African Centre for Infectious Disease Surveillance (SACIDS) One Health Virtual Centre Model. *Curr Top Microbiol Immunol* [Epub ahead of print.] doi:10.1007/82_2012_244.

20. **Gongal G.** 2012. One Health approach in the South East Asia region: opportunities and challenges. *Curr Top Microbiol Immunol* [Epub ahead of print.] doi:10.1007/82_2012_242.

21. **Batsukh Z, Tsolmon B, Otgonbaatar D, Undraa B, Dolgorkhand A, Ariuntuya O.** 2012. One Health in Mongolia. *Curr Top Microbiol Immunol* [Epub ahead of print.] doi:10.1007/82_2012_253.

22. **Coughlan B, Hall D.** 2012. The development of One Health approaches in the Western Pacific. *Curr Top Microbiol Immunol* [Epub ahead of print.] doi:10.1007/82_2012_270.

23. **French Ministry of Foreign and European Affairs.** 2011. *Position francaise sur le concept "One Health/ Une seule sante": pour une approche integree de la sante face a la mondialisation des risques sanitaires. Strategic working document.* Ministry of Foreign and European Affairs, Paris, France. http://www.diplomatie.gouv.fr/fr/IMG/pdf/Rapport_One_Health.pdf (last accessed August 19, 2013).

24. **Mackenzie JS, Jeggo MH.** 2011. 1st International One Health Congress (editorial). *EcoHealth* 7:S1–S2.

25. **One Health Global Network.** 2011. *Expert meeting on One Health Governance and Global Network. Stone Mountain One Health Conference USA. Atlanta report 2011.* One Health Global Network. http://eeas.europa.eu/health/docs/2011_report-experts-atlanta_en.pdf (last accessed August 19, 2013).

26. **Chatham House.** 2010. *Meeting report. Shifting from emergency response to prevention of pandemic disease threats at source.* Chatham House, London, United Kingdom. http://www.chathamhouse.org/sites/default/files/public/Research/Energy,%20Environment%20and%20Development/0410mtg_report.pdf (last accessed August 19, 2013).

27. **Vink WD, McKenzie JS, Cogger N, Muellner P, Boreman B.** 2013. Building a foundation for "One Health": an education strategy for enhancing and sustaining national and regional capacity in endemic and emerging zoonotic disease management. *Curr Top Microbiol Immunol* 366:in press.

28. **Asia-Pacific Economic Cooperation (APEC).** 2011. *APEC One Health Action Plan.* APEC, Singapore.

제18장 │ 원헬스의 실현: 관료주의를 넘어서

1. **Anholt RM, Stephen C, Copes R.** 2012. Strategies for collaboration in the interdisciplinary field of emerging zoonotic diseases. *Zoonoses Public Health* 59:229–240.

2. **Centers for Disease Control and Prevention (CDC).** 1997. Isolation of avian influenza A(H5N1) viruses from humans—Hong Kong, May-December 1997. *MMWR Morb Mortal Wkly Rep* 46:1204–1207.

3. **Chan PK.** 2002. Outbreak of avian influenza A(H5N1) virus infection in Hong Kong in 1997. *Clin Infect Dis* 34(Suppl 2):S58–S64.

4. **World Health Organization.** 2013. *Cumulative number of confirmed human cases for avian influenza A (H5N1) reported to WHO, 2003-2013.* World Health Organization, Geneva, Switzerland. http://www.who.int/influenza/human_animal_interface/EN_GIP_20130116CumulativeNumberH5N1cases.pdf (last accessed August 20, 2013).

5. **Peiris JS, de Jong MD, Guan Y.** 2007. Avian influenza virus (H5N1): a threat to human health. *Clin Microbiol Rev* 20:243–267.

6. **Food and Agriculture Organization, Global Early Warning System (FAO-GLEWS).** 2012. *H5N1 HPAI Global overview: January-March 2012. Bulletin 31.* FAO, Rome, Italy. http://www.fao.org/docrep/015/an388e/an388e.pdf (last accessed August 20, 2013).

7. **Tiensin T, Chaitaweesub P, Songserm T, Chaisingh A, Hoonsuwan W, Buranathai C, Parakamawongsa T, Premashthira S, Amonsin A, Gilbert M, Nielen M, Stegeman A.** 2005. Highly pathogenic avian influenza H5N1, Thailand, 2004. *Emerg Infect Dis* 11:1664–1672.

8. **Global Early Warning System (GLEWS).** 2013. *Global Early Warning System for Major Animal Diseases Including Zoonoses.* http://www.glews.net/ (last accessed August 20, 2013).

9. **National Institute of Allergy and Infectious Diseases.** 2011. *Centers of Excellence for Influenza Research and Surveillance (CEIRS).* National Institute of Allergy and Infectious Diseases, Bethesda, MD. http://www.niaid.nih.gov/labsandresources/resources/ceirs/Pages/default.aspx (last accessed August 20, 2013).

10. **Food and Agriculture Organization, Emergency Centre for Transboundary Animal Diseases Regional Office for Asia and the Pacific.** 2012. Lessons learned from HPAI. *ECTAD-RAP News*, March-April 2012. http://www.fao.org/docrep/016/an414e/an414e.pdf (last accessed August 20, 2013).

11. **Beigel JH, Farrar J, Han AM, Hayden FG, Hyer R, de Jong MD, Lochindarat S, Nguyen TK, Nguyen TH, Tran TH, Nicoll A, Touch S, Yuen KY; Writing Committee of the World Health Organization (WHO) Consultation on Human Influenza A/H5.** 2005. Avian influenza A (H5N1) infection in humans. *N Engl J Med* **353:**1374–1385.

12. **Kandun IN, Wibisono H, Sedyaningsih ER, Yusharmen, Hadisoedarsuno W, Purba W, Santoso H, Septiawati C, Tresnaningsih E, Heriyanto B, Yuwono D, Harun S, Soeroso S, Giriputra S, Blair PJ, Jeremijenko A, Kosasih H, Putnam SD, Samaan G, Silitonga M, Chan KH, Poon LL, Lim W, Klimov A, Lindstrom S, Guan Y, Donis R, Katz J, Cox N, Peiris M, Uyeki TM.** 2006. Three Indonesian clusters of H5N1 virus infection in 2005. *N Engl J Med* **355:**2186–2194.

13. **Kilpatrick AM, Chmura AA, Gibbons DW, Fleischer RC, Marra PP, Daszak P.** 2006. Predicting the global spread of H5N1 avian influenza. *Proc Natl Acad Sci USA* **103:**19368–19373.

14. **Sakoda Y, Sugar S, Batchluun D, Erdene-Ochir TO, Okamatsu M, Isoda N, Soda K, Takakuwa H, Tsuda Y, Yamamoto N, Kishida N, Matsuno K, Nakayama E, Kajihara M, Yokoyama A, Takada A, Sodnomdarjaa R, Kida H.** 2010. Characterization of H5N1 highly pathogenic avian influenza virus strains isolated from migratory waterfowl in Mongolia on the way back from the southern Asia to their northern territory. *Virology* **406:**88–94.

15. **US Department of Agriculture (USDA), US Department of the Interior, and US Department of Health and Human Services.** 2006. *An Early Detection System for Highly Pathogenic H5N1 Avian Influenza in Wild Migratory Birds: U.S. Interagency Strategic Plan.* USDA, Washington, DC. http://www.usda.gov/documents/wildbirdstrategicplanpdf.pdf (last accessed August 20, 2013).

16. **Deliberto TJ, Swafford SR, Van Why KR.** 2011. Development of a national early detection system for highly pathogenic avian influenza in wild birds in the United States of America, p 156–175. *In* Majumdar SK, Brenner FJ, Huffman JE, McLean RG, Panah AI, Pietrobon PJ, Keeler SP, Shive S (ed), *Pandemic Influenza Viruses: Science, Surveillance and Public Health.* Pennsylvania Academy of Science, Easton, PA.

17. **National Fish and Wildlife Health Initiative for the United States.** 2007. http://www.fishwildlife.org/files/Fish-Wildlife-Health-Initiative-Toolkit_rev5-09.pdf (last accessed August 20, 2013).

18. **Centers for Disease Control and Prevention (CDC).** 2009. Swine influenza A (H1N1) infection in two children—southern California, March–April 2009. *MMWR Morb Mortal Wkly Rep* **58:**400–402.

19. **Rubin GJ, Amlot R, Page L, Wessely S.** 2009. Public perceptions, anxiety, and behaviour change in relation to the swine flu outbreak: cross sectional telephone survey. *BMJ* **339:**b2651.doi:10.1136/bmj.b2651.

20. **Garten RJ, Davis CT, Russell CA, Shu B, Lindstrom S, Balish A, Sessions WM, Xu X, Skepner E, Deyde V, Okomo-Adhiambo M, Gubareva L, Barnes J, Smith CB, Emery SL, Hillman MJ, Rivailler P, Smagala J, de Graaf M, Burke DF, Fouchier RA, Pappas C, Alpuche-Aranda CM, Lopez-Gatell H, Olivera H, Lopez I, Myers CA, Faix D, Blair PJ, Yu C, Keene KM, Dotson PD Jr, Boxrud D, Sambol AR, Abid SH, St George K, Bannerman T, Moore AL, Stringer DJ, Blevins P, Demmler-Harrison GJ, Ginsberg M, Kriner P, Waterman S, Smole S, Guevara HF, Belongia EA, Clark PA, Beatrice ST, Donis R, Katz J, Finelli L, Bridges CB, Shaw M, Jernigan DB, Uyeki TM, Smith DJ, Klimov AI, Cox NJ.** 2009. Antigenic and genetic characteristics of swine-origin 2009 A(H1N1) influenza viruses circulating in humans. *Science* **325:**197–201.

21. **Chan M.** 2009. *World now at the start of 2009 influenza pandemic. June 11, 2009.* World Health Organization, Geneva Switzerland. http://www.who.int/mediacentre/news/statements/2009/h1n1_pandemic_phase6_20090611/en/ (last accessed August 20, 2013).

22. **Pappaioanou M, Gramer M.** 2010. Lessons from pandemic H1N1 2009 to improve prevention, detection, and response to influenza pandemics from a One Health perspective. *ILAR J* **51:**268–280.

23. **USDA Food Safety and Inspection Service (FSIS).** 2006. *Reportable and foreign animal diseases.* FSIS, Washington, DC. http://www.fsis.usda.gov/wps/wcm/connect/2afa5f-e7df-479c-9058-55aecc60d145/PHVt-Reportable__Foreign_Animal_Diseases.pdf?MOD=AJPERES.

24. **Spronk GD.** 2001. Swine influenza virus. *Adv Pork Prod* **12:**51–54.

25. **Giantmicrobes.** 2013. *Swine flu (influenza A virus H1N1).* Giantmicrobes, Stamford, CT. http://www.giantmicrobes.com/us/products/swineflu.html (last accessed August 20, 2013).

26. **Vincent AL, Lager KM, Harland M, Lorusso A, Zanell E, Ciacci-Zanella JR, Kehrli ME, Klimov A.** 2009. Absence of 2009 pandemic H1N1 influenza A virus in fresh pork. *PLoS One* **4**:e8367. doi:10.1371/journal.pone.0008367.

27. **Gostin LO.** 2009. Influenza A(H1N1) and pandemic preparedness under the rule of international law. *JAMA* **301**:2376–2378.

28. **Zering K.** 2009. Economic disaster in the U.S. pork industry and implications for North Carolina. *NC State University Swine News* **32**:8. http://www.ncsu.edu/project/swine_extension/swine_news/2009/sn_v3209%20%28september%29.htm (last accessed August 20, 2013).

29. **Tuttle J, Gomez T, Doyle MP, Wells JG, Zhao T, Tauxe RV, Griffin PM.** 1999. Lessons from a large outbreak of *Escherichia coli* O157:H7 infections: insights into the infectious dose and method of widespread contamination of hamburger patties. *Epidemiol Infect* **122**:185–192.

30. **Allos BM, Moore MR, Griffin PM, Tauxe RV.** 2004. Surveillance for sporadic foodborne disease in the 21st century: the FoodNet perspective. *Clin Infect Dis* **38**(Suppl 3):S115–S120.

31. **Swaminathan B, Barrett TJ, Hunter SB, Tauxe RV, CDC PulseNet Task Force.** 2001. PulseNet: the molecular subtyping network for foodborne bacterial disease surveillance, United States. *Emerg Infect Dis* **7**:382–389.

32. **Henao OL, Scallan E, Mahon B, Hoekstra RM.** 2010. Methods for monitoring trends in the incidence of foodborne diseases: Foodborne Diseases Active Surveillance Network 1996–2008. *Foodborne Pathog Dis* **7**:1421–1426.

33. **Woteki CE, Kineman BD.** 2003. Challenges and approaches to reducing foodborne illness. *Ann Rev Nutr* **23**:315–344.

34. **US Food and Drug Administration (FDA).** 2013. *National Antimicrobial Resistance Monitoring System (NARMS)*. FDA, Silver Spring, MD. http://www.fda.gov/AnimalVeterinary/SafetyHealth/AntimicrobialResistance/NationalAntimicrobialResistanceMonitoringSystem/ (last accessed August 20, 2013).

35. **Gerner-Smidt P, Hise K, Kincaid J, Hunter S, Rolando S, Hyytia-Trees E, Ribot EM, Swaminathan B, Pulsenet Taskforce.** *2006*. PulseNet USA: a five-year update. *Foodborne Pathog Dis* **3**:9–19.

36. **Jones TF, Scallan E, Angulo FJ.** 2007. FoodNet: overview of a decade of achievement. *Foodborne Pathog Dis* **4**:60–66.

37. **von Tigerstrom B.** 2005. The revised international health regulations and restraint of national health measures. *Health Law J* **13**:35–76.

38. **Centers for Disease Control and Prevention (CDC).** 2007. Rift Valley fever outbreak—Kenya, November 2006–January 2007. *MMWR Morb Mortal Wkly Rep* **56**:73–76.

39. **Breiman RF, Minjauw B, Sharif SK, Ithondeka P, Njenga MK.** 2010. Rift Valley Fever: scientific pathways toward public health prevention and response. *Am J Trop Med Hyg* **83**(2 Suppl):1–4.

40. **Wildlife Conservation Society.** 2013. *One World–One Health*. Wildlife Conservation Society, Bronx, NY. http://www.wcs.org/conservation-challenges/wildlife-health/wildlife-humans-and-livestock/one-world-one-health.aspx (last accessed August 20, 2013).

41. **EcoHealth Alliance.** 2010. *One Health for One World. April 13, 2010*. EcoHealth Alliance, New York, NY. http://www.ecohealthalliance.org/news/146-one_health_for_one_world (last accessed August 20, 2013).

42. **National Park Service, US Department of the Interior.** 2013. *Disease detection and response*. National Park Service, Washington, DC. http://www.nps.gov/public_health/di/di.htm (last accessed August 20, 2013).

43. **One Health Commission.** 2013. *Historical background summary of the One Health Commission*. https://www.avma.org/KB/Resources/Reports/Documents/onehealth_final.pdf (last accessed August 20, 2013).

44. **Cook RA, Karesh WB, Osofsky SA.** 2004. *One World, One Health: building interdisciplinary bridges to health in a globalized world. One World, One Health symposium*. http://www.oneworldonehealth.org/sept2004/owoh_sept04.html (last accessed August 20, 2013).

45. **Lencioni PM.** 2006. *The Five Dysfunctions of a Team: a Leadership Fable*. John Wiley & Sons, New York, NY.

46. **US Agency for International Development.** 2013. Emerging Pandemic Threats program. U.S. Agency for International Development, Washington, DC. http://www.usaid.gov/news-information/fact-sheets/emerging-pandemic-threats-program (last accessed August 20, 2013).

47. **Rubin C.** 2011. *Operationalizing One Health: the Stone Mountain meeting.* Presented at 1st International One Health Congress, February 16, 2011. http://www.cdc.gov/onehealth/pdf/atlanta/australia.pdf (last accessed August 20, 2013).

48. **Centers for Disease Control and Prevention.** 2012. *One Health related meetings.* http://www.cdc.gov/onehealth/meetings.html.

1. **Donnelly MJ, McCall PJ, Lengeler C, Bates I, D'Alessendro U, Barnish G, Konradsen F, Klinkenberg E, Townson H, Trape JF, Hastings IM, Mutero C.** 2005. Malaria and urbanization in sub-Saharan Africa. *Malar J* **4:**12. doi:10.1186/1475-2875-4-12.

2. **Hay SI, Guerra CA, Tatem AJ, Atkinson PM, Snow RW.** 2005. Urbanization, malaria transmission and disease burden in Africa. *Nat Rev Microbiol* **3:**81–90.

3. **Chaisson RE, Martison NA.** 2008. Tuberculosis in Africa—combating an HIV-driven crisis. *N Engl J Med* **358:**1089–1092.

4. **Dunkle KL, Jewkes RK, Brown HC, Gray GE, McIntyre JA, Harlow SD.** 2004. Gender-based violence, relationship power, and risk of HIV infection in women attending antenatal clinics in South Africa. *Lancet* **363:**1415–1421.

5. **Barnett ED.** 2007. Yellow fever: epidemiology and prevention. *Clin Infect Dis* **44:**850–856.

6. **de Beyer JA, Preker AS, Feachem RG.** 2000. The role of the World Bank in international health: renewed commitment and partnership. *Soc Sci Med* **50:**169–176.

7. **Buse K, Walt G.** 2000. Global public-private partnerships: part I—a new development in health? *Bull World Health Organ* **78:**549–561.

8. **Coleman JS.** 1984. The idea of the developmental university, p 85–104. *In* Hetland A (ed), *Universities and National Development.* Almqvist & Wiksell International, Stockholm, Sweden.

9. **Samoff J, Carrol B.** 2004. The promise of partnership and continuities of dependence: external support to higher education in Africa. *Afr Stud Rev* **47:**67–199.

10. **Conraths FJ, Schwabenbauer K, Vallat B, Meslin FX, Fussel A-E, Slingenbergh J, Mettenleiter TC.** 2011. Animal health in the 21st century—a global challenge. *Prev Vet Med* **102:**93–97.

11. **Jones KE, Patel NG, Levy MA, Storeygard A, Balk D, Gittleman JL, Daszak P.** 2008. Global trends in emerging infectious diseases. *Nature* **451:**990–993.

12. **International Livestock Research Institute.** 2012. *Mapping of Poverty and Likely Zoonoses Hotspots. Zoonoses Project 4: Report to Department for International Development, UK.* International Livestock Research Institute, Nairobi, Kenya. http://cgspace.cgiar.org/bitstream/handle/10568/21161/ZooMap_July2012_final.pdf (last accessed June 5, 2013).

13. **Food and Agriculture Organization/World Organisation for Animal Health (OIE)/World Health Organization.** 2010. *Stakeholders Meeting for Emerging Pandemic Threats: FAO, OIE and WHO IDENTIFY Project.* OIE, Paris, France. http://www.oie.int/doc/ged/D11474.PDF (last accessed August 23, 2013).

14. **Food and Agriculture Organization.** 2003. *Veterinary public health and control of zoonoses in developing countries.* Food and Agriculture Organization, Rome, Italy. http://www.fao.org/docrep/006/y4962t/y4962t01.htm (last accessed August 23, 2013).

15. **Kuzmin IV, Bozick B, Guagliardo SA, Kunkel R, Shak JR, Tong S, Rupprecht CE.** 2011. Bats, emerging infectious diseases, and the rabies paradigm revisited. *Emerg Health Threats J* **4:**7159. doi:10.3402/ehtj.v4i0.7159.

16. **Stephen C, Ribble C.** 2001. Death, disease and deformity—using outbreaks in animals as sentinels for emerging environmental health risk. *Global Change Human Health* **2:**108–117.

17. **World Health Organization (WHO)/Centers for Disease Control and Prevention.** 2010. *Technical Guidelines for Integrated Disease Surveillance and Response in the African Region*, 2nd ed. WHO Regional Office for Africa, Brazzaville, Republic of Congo. http://www.cdc.gov/globalhealth/dphswd/idsr/pdf/Technical%20Guidelines/IDSR%20Technical%20Guidelines%202nd%20Edition_2010_English.pdf (last accessed August 23, 2013).

18. **Wamala JF, Malimbo M, Okot CL, Atai-Omoruto AD, Tenywa E, Miller JR, Balinandi S, Shoemaker T, Oyoo D, Omonyo EO, Kagirita A, Musenero MM, Makumbi I, Nanyunja M, Lutwama JJ, Downing R, Mbonye AK.** 2012. Epidemiological and laboratory characterization of a yellow fever outbreak in northern Uganda, October 2010–January 2011. *Int J Infect Dis* **16**:e536–e542.

19. **Homsy J.** 1999. *Ape Tourism and Human Diseases: How Close Should We Get? A Critical Review of Rules and Regulations Governing Park Management & Tourism for the Wild Mountain Gorilla, Gorilla gorilla beringei.* International Gorilla Conservation Programme, Nairobi, Kenya. http://www.igcp.org/wp-content/themes/igcp/docs/pdf/homsy_rev.pdf (last accessed August 23, 2013).

20. **Scally A, Dutheil JY, Hillier LW, Jordan GE, Goodhead I, Herrero J, Hobolth A, Lappalainen T, Mailund T, Marques-Bonet T, McCarthy S, Montgomery SH, Schwalie PC, Tang YA, Ward MC, Xue Y, Yngvadottir B, Alkan C, Andersen LN, Ayub Q, Ball EV, Beal K, Bradley BJ, Chen Y, Clee CM, Fitzgerald S, Graves TA, Gu Y, Heath P, Heger A, Karakoc E, Kolb-Kokocinski A, Laird GK, Lunter G, Meader S, Mort M, Mullilkin JC, Munch K, O'Connor TD, Phillips AD, Prado-Martinez J, Rogers AS, Sajjadian S, Schmidt D, Shaw K, Simpson JT, Stenson PD, Turner DJ, Vigilant L, Vilella AJ, Whitener W, Zhu B, Cooper DN, de Jong P, Dermitzakis ET, Eichler EE, Flicek P, Goldman N, Mundy NI, Ning Z, Odom DT, Ponting CP, Quail MA, Ryder OA, Searle SM, Warren WC, Wilson RK, Schierup MH, Rogers J, Tyler-Smith C, Durbin R.** 2012. Insights into hominid evolution from the gorilla genome sequence. *Nature* **483**:169–175.

21. **Wallis J, Lee DR.** 1999. Primate conservation: the prevention of disease transmission. *Int J Primatol* **20**:803–826.

22. **Woodford MH, Butynski TM, Karesh W.** 2002. Habituating the great apes: the disease risks. *Oryx* **36**:153–160.

23. **Heeney JL, Dalgleish AG, Weiss RA.** 2006. Origins of HIV and the evolution of resistance to AIDS. *Science* **313**:462–466.

24. **Kaur T, Singh J, Tong S, Humphrey C, Clevenger D, Tan W, Szekely B, Wang Y, Li Y, Alex Muse E, Kiyono M, Hanamura S, Inoue E, Nakamura M, Huffman MA, Jiang B, Nishida T.** 2008. Descriptive epidemiology of fatal respiratory outbreaks and detection of a human-related metapneumovirus in wild chimpanzees (*Pan troglodytes*) at Mahale Mountains National Park, Western Tanzania. *Am J Primatol* **70**:755–765.

25. **Kondgen S, Kuhl H, N'Goran PK, Walsh PD, Schenk S, Ernst N, Biek R, Formenty P, Matz-Rensing K, Schweiger B, Junglen S, Ellerbrok H, Nitsche A, Briese T, Lipkin WI, Pauli G, Boesch C, Leendertz FH.** 2008. Pandemic human viruses cause decline of endangered great apes. *Curr Biol* **18**:260–264.

26. **Palacios G, Lowenstine LJ, Cranfield MR, Gilardi KV, Spelman L, Lukasik-Braum M, Kinani JF, Mudakikwa A, Nyirakaragire E, Bussetti AV, Savji N, Hutchison S, Egholm M, Lipkin WI.** 2011. Human metapneumovirus infection in wild mountain gorillas, Rwanda. *Emerg Infect Dis* **17**:711–713.

27. **Williams JM, Lonsdorf EV, Wilson ML, Schumacher-Stankey J, Goodall J, Pusey AE.** 2008. Causes of death in the Kasekela chimpanzees of Gombe National Park, Tanzania. *Am J Primatol* **70**:766–777.

28. **Hastings BE, Kenny D, Lowenstine LJ, Foster JW.** 1991. Mountain gorillas and measles: ontogeny of a wildlife vaccination program, p 198–205. *In* Junge RE (ed), *Proceedings of the Annual Meeting of the American Association of Zoo Veterinarians.* Blackwell, Philadelphia, PA.

29. **Kalema-Zikusoka G, Kock RA, Macfie EJ.** 2002. Scabies in free-ranging mountain gorillas (*Gorilla beringei beringei*) in Bwindi Impenetrable National Park, Uganda. *Vet Rec* **150**:12–15.

30. **Bermejo M, Rodriguez-Teijeiro JD, Illera G, Barroso A, Vila C, Walsh PD.** 2006. Ebola outbreak killed 5000 gorillas. *Science* **314**:1564.

31. **Nizeyi JB, Cranfield MR, Graczyk TK.** 2002. Cattle near the Bwindi Impenetrable National Park, Uganda, as a reservoir of *Cryptosporidium parvum* and *Giardia duodenalis* for local community and freeranging gorillas. *Parasitol Res* **88**:380–385.

32. **Leendertz FH, Lankester F, Guislain P, Neel C, Drori O, Dupain J, Speede S, Reed P, Wolfe N, Loul S, Mpoudi-Ngole E, Peeters M, Boesch C, Pauli G, Ellerbrok H, Leroy EM.** 2006. Anthrax in Western and Central African great apes. *Am J Primatol* **68:**928–933.

33. **IUCN.** 2012. *The IUCN Red List of Threatened Species. Version 2012.2.* International Union for Conservation of Nature and Natural Resources, Cambridge, United Kingdom. http://www.iucnredlist.org (downloaded November 30, 2012).

34. **Goodall J.** 1986. *The Chimpanzees of Gombe: Patterns of Behavior.* Harvard University Press, Cambridge, MA.

35. **Nishida T.** 1990. *The Chimpanzees of the Mahale Mountains.* University of Tokyo Press, Tokyo, Japan.

36. **Decision Tree Writing Group.** 2006. Clinical response decision tree for the mountain gorilla (*Gorilla beringeii*) as a model for great apes. *Am J Primatol* **68:**909–927.

37. **Lonsdorf EV, Travis D, Pusey AE, Goodall J.** 2006. Using retrospective health data from the Gombe chimpanzee study to inform future monitoring efforts. *Am J Primatol* **68:**897–908.

38. **Cranfield M, Minnis R.** 2007. An integrated health approach to the conservation of Mountain gorillas (*Gorilla beringei beringei*). *Int Zoo Yb* **41:**110–121.

39. **The Mountain Gorilla Veterinary Project 2002 Employee Health Group.** 2004. Risk of disease transmission between conservation personnel and the mountain gorillas: results from an employee health program in Rwanda. *EcoHealth* **1:**351–361.

40. **Ali R, Cranfield M, Gaffikin L, Mudakikwa T, Ngeruka L, Whittier C.** 2004. Occupational health and gorilla conservation in Rwanda. *Int J Occup Environ Health* **10:**319–325.

41. **Robbins MM, Gray M, Fawcett KA, Nutter FB, Uwingeli P, Mburanumwe I, Kagoda E, Basabose A, Stoinski TS, Cranfield MR, Byamukama J, Spelman LH, Robbins AM.** 2011. Extreme conservation leads to recovery of the Virunga mountain gorillas. *PLoS One* **6:**e19788. doi:10.1371/journal.pone.0019788.

42. **Spinage C.** 2003. *Cattle Plague: a History.* Kluwer/Plenum Press, New York, NY.

43. **Roeder PL, Taylor WP, Rweyemamm MM.** 2006. Rinderpest in the twentieth and twenty-first centuries, p 105–142. *In* Barrett T, Pastoret PP, Taylor WP (ed), *Rinderpest and Peste des Petits Ruminants: Virus Plagues of Large and Small Ruminants.* Academic Press, London, United Kingdom.

44. **Plowright W.** 1968. Rinderpest virus, p 25–110. *In* Gard S, Hallauer C, Meyer KF (ed), *Virology Monographs*, vol **3**. Springer-Verlag, New York, NY.

45. **Rossiter PB, Jessett DM, Wafula JS, Karstad L, Chema S, Taylor WP, Rowe L, Nyange JC, Otaru M, Mumbala M, Scott GR.** 1983. Re-emergence of rinderpest as a threat in East Africa since 1979. *Vet Rec* **113:**459–461.

46. **Kock RA, Wambua JM, Mwanzia J, Wamwayi H, Ndungu EK, Barrett T, Kock ND, Rossiter PB.** 1999. Rinderpest epidemic in wild ruminants in Kenya, 1993-97. *Vet Rec* **145:**275–283.

47. **Mariner JC, Roeder PL.** 2003. Use of participatory epidemiology to study the persistence of lineage 2 rinderpest virus in East Africa. *Vet Rec* **152:**641–647.

48. **Kock RA, Wamwayi HM, Rossiter PB, Libeau G, Wambwa E, Okori J, Shiferaw FS, Mlengeya TD.** 2006. Re-infection of wildlife populations with rinderpest virus on the periphery of the Somali ecosystem in East Africa. *Prev Vet Med* **75:**63–80.

49. **Anderson J, Baron M, Cameron A, Kock R, Jones B, Pfeiffer D, Mariner J, McKeever D, Oura C, Roeder P, Rossiter P, Taylor W.** 2011. Rinderpest eradicated; what next? *Vet Rec* **169:**10–11.

50. **Lembo T, Hampson K, Kaare MT, Ernest E, Knobel D, Kazwala RR, Haydon DT, Cleaveland S.** 2010. The feasibility of canine rabies elimination in Africa: dispelling doubts with data. *PLoS Negl Trop Dis* **4:**e626. doi:10.1371/journal.pntd.0000626.

51. **Lembo T, Hampson K, Haydon DT, Craft M, Dobson A, Dushoff J, Ernest E, Hoare R, Kaare M, Mlengeya T, Mentzel C, Cleaveland S.** 2008. Exploring reservoir dynamics: a case study of rabies in the Serengeti ecosystem. *J Appl Ecol* **45:**1246–1257.

52. **Hampson K, Dushoff J, Cleaveland S, Haydon DT, Kaare M, Packer C, Dobson A.** 2009. Transmission dynamics and prospects for the elimination of canine rabies. *PLoS Biol* **7:**e53. doi:10.1371/journal.pbio.1000053.

53. **Kaare M, Lembo T, Hampson K, Ernest E, Estes A, Mentzel C, Cleaveland S.** 2009. Rabies control in rural Africa: evaluating strategies for effective domestic dog vaccination. *Vaccine* **27:**152–160.

54. **Lembo T, Attlan M, Bourhy H, Cleaveland S, Costa P, de Balogh K, Dodet B, Fooks AR, Hiby E, Leanes F, Meslin FX, Miranda Muller T, Nel LH, Rupprecht CE, Tordo N, Tumpey A, Wandeler A, Briggs DJ.** 2011. Renewed global partnerships and redesigned roadmaps for rabies prevention and control. *Vet Med Int* **2011:**923149. doi:10.4061/2011/923149.

55. **Lembo T, Niezgoda M, Velasco-Villa A, Cleaveland S, Ernest E, Rupprecht CE.** 2006. Evaluation of a direct, rapid immunohistochemical test for rabies diagnosis. *Emerg Infect Dis* **12:**310–313.

56. **Cleaveland S, Packer C, Hampson K, Kaare M, Kock R, Craft M, Lembo T, Mlengeya T, Dobson A.** 2008. The multiple roles of infectious diseases in the Serengeti ecosystem, p 209–239. *In* Sinclair AR, Packer C, Mduma SA, Fryxell JM (ed), *Serengeti III: Human Impacts on Ecosystem Dynamics*. University of Chicago Press, Chicago, IL.

57. **Halliday J, Daborn C, Auty H, Mtema Z, Lembo T, Bronsvoort M, Handel I, Knobel D, Hampson K, Cleaveland S.** 2012. Bringing together emerging and endemic zoonoses surveillance: shared challenges and a common solution. *Philos Trans R Soc Lond B Biol Sci* **367:**2872–2880.

58. **Lembo T, Auty H, Hampson K, Craft ME, Fyumagwa R, Ernest E, Haydon D, Hoare R, Kaare M, Lankester F, Mlengeya T, Travis DA, Cleaveland S.** 2013. Infectious diseases in the Serengeti: what we know and how we know it. *In* Sinclair AR, Metzger K, Mduma SA, Fryxell JM (ed), *Serengeti IV: Sustaining Biodiversity in a Coupled Human-Natural System*. University of Chicago Press, Chicago, IL, in press.

59. **Marston DA, Horton DL, Ngeleja C, Hampson K, McElhinney LM, Banyard AC, Haydon D, Cleaveland S, Rupprecht CE, Bigambo M, Fooks AR, Lembo T.** 2012. Ikoma lyssavirus, highly divergent novel lyssavirus in an African civet. *Emerg Infect Dis* **18:**664–667.

60. **Hampson K, Dushoff J, Cleaveland S, Haydon DT, Kaare M, Packer C, Dobson A.** 2009. Transmission dynamics and prospects for the elimination of canine rabies. *PLoS Biol* **7:**e53. doi:10.1371/journal.pbio.1000053.

61. **Lembo T.** 2007. *An investigation of disease reservoirs in complex ecosystems: rabies and canine distemper in the Serengeti. Ph.D. thesis.* University of Edinburgh, Edinburgh, United Kingdom.

62. **Beyer HL, Hampson K, Lembo T, Cleaveland S, Kaare M, Haydon DT.** 2012. The implications of metapopulation dynamics on the design of vaccination campaigns. *Vaccine* **30:**1014–1022.

63. **Beyer HL, Hampson K, Lembo T, Cleaveland S, Kaare M, Haydon DT.** 2011. Metapopulation dynamics of rabies and the efficacy of vaccination. *Proc Biol Sci* **278:**2182–2190.

64. **Fitzpatrick MC, Hampson K, Cleaveland S, Meyers LA, Townsend JP, Galvani AP.** 2012. Potential for rabies control through dog vaccination in wildlife-abundant communities of Tanzania. *PLoS Negl Trop Dis* **6:**e1796. doi:10.1371/journal.pntd.0001796.

65. **Liu J, Xiao H, Lei F, Zhu Q, Qin K, Zhang XW, Zhang XL, Zhao D, Wang G, Feng Y, Ma J, Liu W, Wang J, Gao GF.** 2005. Highly pathogenic H5N1 influenza virus infection in migratory birds. *Science* **309:**1206. doi:10.1126/science.1115273.

66. **Knight-Jones TJ, Hauser R, Matthes D, Stark KD.** 2010. Evaluation of effectiveness and efficiency of wild bird surveillance for avian influenza. *Vet Res* **41:**50. doi:10.1051/vetres/2010023.

67. **Alexander DJ.** 2007. An overview of the epidemiology of avian influenza. *Vaccine* **25:**5637–5644.

68. **Hogerwerf L, Wallace RG, Ottaviani D, Slingenbergh J, Prosser D, Bergmann L, Gilbert M.** 2010. Persistence of highly pathogenic avian influenza H5N1 virus defined by agro-ecological niche. *EcoHealth* **7:**213–225.

69. **Lebarbenchon C, Feare CJ, Renaud F, Thomas F, Gauthier-Clerc M.** 2010. Persistence of highly pathogenic avian influenza viruses in natural ecosystems. *Emerg Infect Dis* **16:**1057–1062.

70. **Abdelwhab EM, Hafez HM.** 2011. An overview of the epidemic of highly pathogenic H5N1 avian influenza virus in Egypt: epidemiology and control challenges. *Epidemiol Infect* **139:**647–657.

71. **Hewlett BS, Hewlett BL.** 2008. *Ebola, Culture and Politics: the Anthropology of an Emerging Disease*. Thompson/Wadworth Press, Belmont, CA.

72. **Van der Colff L.** 2003. Leadership lessons from the African tree. *Manage Decision* **41:**257–261.

73. **Ncube LB.** 2010. Ubuntu: a transformative leadership philosophy. *J Leadership Stud* **4:**77–82.

1. **Kolter R, Maloy S.** 2012. *Microbes and Evolution: the World That Darwin Never Saw.* ASM Press, Washington, DC.

2. **Atlas RM.** 2013. One Health: its origins and future. *In* Mackenzie JS, Jeggo M, Daszak PS, Richt JA (ed), *One Health: The Human-Animal-Environment Interfaces in Emerging Infectious Diseases. Curr Top Microbiol Immunol* **365**.

3. **Kahn LH, Kaplan B, Steele JH.** 2007. Confronting zoonoses through closer collaboration between medicine and veterinary medicine (as 'One Medicine'). *Vet Ital* **43:**5–19.

4. **Kahn LH, Kaplan B, Monath TP, Steele JH.** 2008. Teaching "One Medicine, One Health." *Am J Med* **121:**169–170.

5. **Saunders LZ.** 2000. Virchow's contributions to veterinary medicine: celebrated then, forgotten now. *Vet Pathol* **37:**199–207.

6. **Atlas R, Rubin C, Maloy S, Daszak P, Colwell R, Hyde B.** 2010. One Health: attaining optimal health for people, animals, and the environment. *Microbe* **5:**383–389.

7. **Shomaker TS, Green EM, Yandow SM.** 2013. One Health: a compelling convergence. *Acad Med* **88:**49–55.

8. **American Society for Microbiology.** 2011. *Microbeworld Video: One Health and the lessons learned from the 1999 West Nile virus outbreak (MWV46).* American Society for Microbiology, Washington, DC. http://www.microbeworld.org/podcasts/microbeworld-video/898-one-health-and-the-lessons-learned-from-the-1999-west-nile-virus-outbreak-mwv46- (last accessed August 26, 2013).

9. **Wolfe ND, Dunavan CP, Diamond J.** 2007. Origins of major human infectious diseases. *Nature* **447:**279–283.

10. **Atlas RM, Maloy S.** 2014. *One Health: People, Animals, and the Environment.* ASM Press, Washington, DC.

추천사

2020년 지금, 전 세계적인 유행을 일으키고 있는 코로나바이러스로 인해 우리는 알려지지 않은 바이러스의 지배를 받고 있는 것은 아닌지 다시 생각해 보게 된다. 이 신종 바이러스는 인구의 도시 집중화와 발전된 교통수단을 통해 매우 빠르게 전 세계적으로 확산되었고, 세계 사회경제 시스템을 교란시키고 있다. 오늘날의 과제는 감염병 유행에 대한 해결책을 찾는 것뿐만 아니라 신종 감염병의 발생을 예측하고 예방하는 것이다. 이를 위한 한 가지 방법은 여러 자료를 통해 과거와 현재의 기록을 확인하고 이해하는 것이다. 이 책은 수세기에 걸쳐서 있어 왔던 감염병을 분석하고 알기 쉽게 설명해 주고 있다. 우리는 이 책을 통해 우리가 생명의 순환 속에서 책임감 있는 행위자이며, 지구 생명체의 수호자인 것을 다시 한번 인식하게 된다.

신종 감염병은 우리나라를 포함한 전 세계 미생물학, 의학, 수의학, 환경보건학, 공중보건학 등 여러 학문 분야에서 마주하고 있는 어려운 문제 중 하나이다. 역사적으로 그 어느 나라도 감염병의 출현 위험에서 자유롭지 않았다. 최근 새롭게 등장하는 감염병의 절반 이상이 인수공통감염증이며, 그중 대부분이 야생에서 유래된 것이다. 21세기에는 인수공통감염증의 출현으로 인한 문제가 더욱 심각해질 것이며 기후변화, 식량난, 환경오염, 세계 보건 안보 등 추가적인 문제가 뒤따를 것이다. 이러한 문제를 해결하려면 인간, 동물 및 환경의 상호의존성을 이해하여 위협을 예측하고 직면한 과제를 해결하기 위한 다원적 접근이 필요하다.

원헬스 분야의 대가들이 공동으로 엮은 이 책은 원헬스 접근법의 성공적인 적용 예를 통하여 과거의 사례를 교훈삼아 당면한 문제를 해결하고, 향후 도래할 위협에 대처할 혜안을 보여 준다. 그런 면에서 미생물학자뿐 아니라 수의사, 의사, 환경보건과학자, 생태학자, 공중 보건 종사자, 정책입안자 등 관련된 모든 사람들에게 이 책은 흥미를 유발할 것이다.

앞으로 인간, 동물, 환경 사이에 겹치는 영역이 지속적으로 확장되면서 원헬스 접근법은 점점 더 많은 분야의 참여를 요구하게 될 것이다. 빅데이터 환경, 소셜미디어, 과학기술의 획기적 발전은 기존 연구 분야의 영역를 확장하고 새로운 분야가 기여할 수 있는 좋은 기회를 제공한다. 앞으로 우리가 나아가야 할 길은 인간, 동물, 환경 사이의 공유 영역을 잘 이해하여 인류의 질병 부담을 줄이는, 당장 눈에 보이는 성과가 없어도 꾸준히 나아가야 하는 길이다.

이 책이 신종·재출현 감염병과 인수공통감염증 출현의 원인, 새로운 미생물의 발견, 그리고 감염병 위협의 예방과 조기발견, 신속한 대처에 관심이 있는 모든 사람들에게 많은 도움이 될 것으로 생각하며, 적절한 시기에 이러한 책을 접할 수 있음에 감사한다.

_ 정은경(질병관리청장)

추천사

오랜 기간 원헬스의 필요성을 이해시키려는 노력은 국제기구 WHO–OIE–FAO를 중심으로 이루어져 왔지만, 전문가들의 기대만큼 그 개념이 우리 생활 속에 함축적으로 스며들지는 못하였다. 그도 그럴 것이 세계 여러 나라 정부의 행정 체계나 원헬스를 실행하여야 할 주체들이 균형과 이해, 협력을 바탕으로 활동하는 데에는 한계가 있기 때문이다. 이 책의 2장에서 "원헬스 접근법의 가치를 대응보다 예방이 중요"하다고 주제를 뽑은 것처럼, 대한임상미생물학회에서 낸 번역서 『원헬스: 사람·동물·환경』은 수동적인 주체보다는 능동적인 주체가 이 문제를 끌고 나가야 함을 강조하고 있다. 이번 코로나19(COVID-19) 유행 상황을 계기로, 이 책이 우리 사회가 신종 감염병에 대처할 때 원헬스를 기반으로 이루어지도록 하는 데 중요한 지침서가 되길 기대한다. 특히 많은 사회적 변화를 겪게 될 미래 세대에게 큰 울림이 있길 바란다.

_ 박봉균 (농림축산검역본부장. 서울대학교 수의과대학 교수)

추천사

인간 활동에 의한 생태계 변화는 코로나19와 같은 예기치 않은 새로운 질병을 초래하곤한다. 신종 감염병은 인간뿐만 아니라 환경과 동물을 연구하는 사람들에게 큰 도전으로 다가오고 있으나, 현재의 지식으로는 짧은 시간 내에 그 질병을 이겨내기 어려울 것이라는 어두운 전망이 지배적이다. 한 분야의 연구만으로 질병과 싸워 나가기에는 역부족임에도 불구하고 타 분야와의 공동연구가 이런저런 이유로 활성화되지 못하고 있는 것은 아쉬운 점이다.

이에 대한 돌파구가 필요한 상황에서 대한임상미생물학회의 『원헬스』 발간은 그야말로 시의적절한 학계의 대응이다. 환경, 인간, 동물의 연구를 한데 묶어 바라보는 개념인 원헬스는 각 분야에서 축적된 지식이 상호의존적임을 인식하고, 이를 함께 보완해 가며 질병을 통제하고자 하는 노력이다. 점점 다양해지고 긴급해지는 감염병의 위협에 맞서는 첫 단계는 원헬스적 시각으로 우리의 연구체계를 재정립하는 것이라고 말할 수 있다.
이 책은 원헬스에 대한 거시적 담론과 구체적인 사실을 함께 제시하고 있다. 책에 담긴 과학적 발견과 해석은 전문가들에게 많은 도움이 될 것이며, 제도적 측면의 논의와 역사적 교훈 등은 정치, 행정, 경제 분야의 리더들에게 새로운 시사점을 제공할 것이다. 국립환경과학원장이자 환경과학자인 필자에게 이 책은 환경 생태와 기후변화에 대한 연구가 숙주, 매개체, 병원체 연구에 도움을 주고, 그 연구가 다시 미확인 질병의 출현이나 양상 연구에 도움을 주는 선순환의 시작점이 될 것이라는 기대를 갖게 한다.

원헬스 패러다임이 필요한 지금 바로 이 시점에 이 책이 출간되는 것은 우리에게는 참으로 커다란 행운이 아닐까 생각한다. 2년 전에 한발 앞서 이를 기획한 역자들의 혜안과 통찰력에 박수를 보내며, 전문가 및 일반 대중에게 필독을 권하면서 추천의 글을 마친다.

_ 장윤석(국립환경과학원장. 포항공과대학교 환경공학부 교수)